Shiyong Jichu Yu Linchuang Huli

实用基础与临床护理

主编 王 瑞 李 维 张志芳 何 翠

高颜颜 王 宁 韩 瑜

黑龙江科学技术出版社

图书在版编目（CIP）数据

实用基础与临床护理 / 王瑞等主编. -- 哈尔滨：
黑龙江科学技术出版社，2022.8
ISBN 978-7-5719-1583-4

Ⅰ．①实… Ⅱ．①王… Ⅲ．①护理学 Ⅳ．①R47

中国版本图书馆CIP数据核字（2022）第151994号

实用基础与临床护理

SHIYONG JICHU YU LINCHUANG HULI

主　编	王　瑞　李　维　张志芳　何　翠　高颜颜　王　宁　韩　瑜
责任编辑	包金丹
封面设计	宗　宁
出　版	黑龙江科学技术出版社
	地址：哈尔滨市南岗区公安街70-2号　邮编：150007
	电话：（0451）53642106　传真：（0451）53642143
	网址：www.1kcbs.cn
发　行	全国新华书店
印　刷	哈尔滨双华印刷有限公司
开　本	787 mm×1092 mm　1/16
印　张	30.25
字　数	768千字
版　次	2022年8月第1版
印　次	2023年1月第1次印刷
书　号	ISBN 978-7-5719-1583-4
定　价	198.00元

编委会

主　编

王　瑞　李　维　张志芳　何　翠

高颜颜　王　宁　韩　瑜

副主编

颜晓晨　张兰萍　曹　玉　李　洁

李　瑶　田　梅　李　旭

编委会

F oreword
前 言

　　站在新的历史起点，紧跟国际医学发展趋势，我国做出了全面推进健康中国建设、积极应对人口老龄化的重要部署，要求以人民为中心，为人民提供全方位、全周期健康服务，把保障人民健康放在优先发展的战略位置，把满足人民群众多样化护理需求作为出发点和落脚点。以上要求为护理工作高质量发展带来了新的机遇。然而，与经济、社会发展和人民群众日益增长的健康需求相比，当前我国护理事业发展还存在不平衡、不充分的问题：护士队伍数量相对不足、分布不均；护理服务供给与群众多样化、差异化的需求存在一定差距；护理服务的内涵需要进一步丰富和拓展；护理领域相关体制、机制仍需健全、完善。为此，我们特邀请了具有丰富临床经验的护理专家编写了《实用基础与临床护理》一书，希望能为我国护理事业不断进步献出微薄的力量。

　　本书旨在通过帮助护理人员补齐短板、加强护理人员队伍建设，来达到持续深化优质护理、优化护理资源布局、完善护理服务体系的目的。内容编写上尽量将护理知识与临床实际应用融为一体，缩短从理论到实践的差距。首先，全面叙述了临床上各科室常用的护理操作及常见症状的护理等内容，为读者夯实临床护理基础知识；其次，较为详细地讲述了心血管内科、消化内科、神经外科和普外科等各科室常见病护理的重点、难点问题，体现了整体护理的观念，强调了个体化护理的重要性。本书内容丰富，讲解通俗易懂，适合各级医院的护理人员阅读参考。

　　由于编者学识水平及经验有限，编写时间仓促，且护理学知识也在不断更新，书中难免存在不足之处，敬请使用本书的读者积极指正，以便日后及时修订。

《实用基础与临床护理》编委会

2022 年 5 月

第一章

护理学概论

第一节　护理学的概念

护理学是一门以自然科学和社会科学为理论基础的综合性应用科学,它从出现到发展成为一个独立学科走过了一百多年的历程,也就是英国人弗罗伦斯·南丁格尔创建护理教育、开办护理事业以来的历史过程。在这较长的历史进程中,随着医学科学与相关科学的发展和在某个特定时期人们对健康定义的认识和需求的不断提高,护理概念的演变大致经历了以疾病护理为中心、以患者护理为中心、以人的健康护理为中心的三个历史阶段。这些理论认识的进步,是在护理实践的积累和对护理学总体研究的基础上发展形成的。

一、以疾病护理为中心阶段

这个阶段的初期护理,仅作为一种劳务为患者提供一些生活、卫生处置方面的服务。随着护理教育的开展,护理人员能将简单的护理知识与技术应用于临床,如为患者进行口腔护理、皮肤护理等。在人们心目中,护理只是一种操作或一种技艺,是医疗工作中的辅助性劳动。随着自然科学的不断发展及各种科学学说的创立,医学科学理论和临床实践逐渐摆脱了宗教和神学的束缚,人们开始用生物医学模式的观点来解释疾病,即疾病是由细菌感染或外来因素袭击导致的损伤和/或脏器与组织功能障碍,此阶段,人们仅以机体是否有损伤作为健康与不健康的界定标准。在这种健康概念的指导下,医疗行为着眼于对躯体或患病部位疾病的诊断和治疗,从而形成了以疾病为中心的指导思想。在这种思想的影响下,人们认为护理是依附于医疗的,因此,护士扮演着医嘱执行人的角色,把协助医师对疾病进行检查、诊断、治疗看成是护理工作的主要内容;把认真执行医疗计划、协助医师除去患者躯体上的"病灶"和修复脏器、组织功能作为护理工作的根本任务、目标和职责。护理工作处在附属、被动的地位,这在相当程度上影响了护理学的理论发展,护理学没有自己完整的理论体系,护理学教程基本上是套用医疗专业基础医学、临床医学理论外加疾病护理常规和技术操作规程的内容。因此,以疾病护理为中心的护理模式,决定了护理人员是医师助手的附属地位,造成了护理人员被动执行医嘱的局面。

事物都是在不断实践中发展,又在发展中加以验证的。以疾病为中心的护理模式是护理学发展过程的第一个历史阶段,这一时期的护理实践及其发挥的作用具有以下特点:①护理工作虽处于从属地位,但与医疗工作分工比较明确,责任界定比较清楚,护理工作在整个生命科学中占有重要的地位;②在一个较长时期的护理实践中,经过前辈们的努力,总结、建立了一整套护理制度、疾病护理常规、技术操作规程等,为护理学的发展提供了理论依据和实践基础;③以基础医学、临床医学、疾病护理为主的课程的开办,为完善现代护理学科的理论体系奠定了良好的基础;④以疾病为中心的护理,因对疾病的发生、发展、转归与患者的心理、情绪、精神,以及社会等因素的关系不了解,使护理过程只局限在患者躯体、局部病灶上,而忽略了对患者心理及其他因素的护理。这个阶段延续到了 20 世纪 60 年代。

二、以患者护理为中心阶段

一般认为,以患者护理为中心的理论来源于美国籍奥地利理论生物学家贝塔朗菲的系统论,玛莎·罗杰斯的护理概念理论、美国心理学家马斯洛的需求层次论、生态学家纽曼的人和环境的相互关系的学说等。这些学说的研究和确立,为人们提供了重新认识健康与心理、情绪、精神、社会环境几者关系的理论依据。例如,马斯洛认为,对人合理的基本需要的满足可以预防疾病,不能满足需要就孕育着疾病,而恢复这些需要可以治疗疾病。也就是根据人体的整体系统性和需要层次性来对患者进行身心护理,就能更好地帮助患者提高健康水平。1948 年,世界卫生组织(WHO)对人的健康作出了新的定义,"健康不仅仅是没有躯体上的疾病和缺陷,还要有完整的心理和社会适应状态",这一健康观念的更新,使护理内容、护理范畴得到了充实和延伸,为护理学的研究开辟了新领域。1955 年,美国的莉迪亚·霍尔提出在护理工作中应用护理程序这一概念。程序是事物向一定目标进行的系列活动,护理程序则是以恢复或促进人的健康为目标,进行的一系列前后连贯、相互影响的护理活动。护理程序的提出,是第一次将系统的、科学的方法具体用于护理实践,使护理工作有了转折性的发展。随着高等教育的设立及一些护理理论的相继问世,护理专业跨入了一个新的高度。

20 世纪 60 年代,美国护士玛莎·罗杰斯首次提出:"应重视人是一个整体,除生物因素外,心理、精神、社会、经济等方面的因素都会影响人的健康状态和康复程度。"70 年代,美国罗彻斯特大学医学家恩格尔提出了生物、心理社会这一新的模式,引起了健康科学领域认识观的根本改变,在护理学领域产生了深刻的影响。这一模式强化了身心是一元的,形神是合一的,两者是不可分割的整体,身心疾病和心身疾病是交互的,既可"因病致郁"又可"因郁致病",只不过主次、先后转化不同而已,进一步阐明了人是一个整体的概念。在这种新要领的指导下,护理工作由对疾病护理为中心转向了以患者护理为中心的护理方式。应用护理程序全面收集患者生理、心理、社会等方面的资料,制订相应的护理计划,实施身心整体护理。新的医学模式给护理学注入了新的活力,使护理理论、护理内容、活动领域拓宽到了心理、行为、社会、环境、伦理等范畴。护理概念、护理研究任务和研究内容、学科知识体系等发生了根本性变化,并肩负起了着特定的任务和目标,护理学得到了充实和发展。这一阶段是护理学开始形成独立的、较完整的理论体系和实践内容的重要历史时期,对未来护理事业的发展产生了深远的影响,给现实护理工作带来了诸多变化。

(一)护理内容、护理范畴的转化和延伸

(1)从单纯的医院内床边护理转向医院外为社区、家庭提供多种服务。

(2)从单纯的治疗疾病护理转向对一个完整的人的护理,也就是根据人的整体系统性和需要层次性来满足患者各种合理的需要,并进行健康咨询、保健指导。

（3）护士由单纯执行医嘱、实施医疗措施转向卫生宣教、心理护理、改变环境条件等，独立完成诸多促进、维护患者康复、战胜病痛、减轻痛苦的护理工作。

（二）护患关系由主动和被动向指导合作及共同参与的方向转化

以疾病护理为中心阶段，由于生物医学模式观念的影响，护士主动做的是协助医师解决患者躯体上的病，而不是护理患病的人，在这种情况下，患者也只能被动地接受治疗和护理。其心理、精神、情绪、家庭等方面的问题，得不到护理人员的帮助和照顾，更不可能参与疾病治疗、护理方案的决策。由于护患之间缺乏交流和沟通，导致彼此关系冷漠，患者无法起到在恢复健康、预防疾病方面的主观能动作用。在以患者护理为中心阶段，由于健康概念的更新，医护人员认识到患者是一个系统的整体，故在护理过程中除完成一般诊疗护理计划，更多的是对患者进行心理疏导、康复教育，以及满足患者的需求。在制订医疗护理计划时，重视对患者的意见和要求的采纳，这样可以提高患者的参与意识，取得更好的治疗效果。

（三）护理人员的知识结构发生了根本性变化

随着医学模式的转变、健康定义的更新和护理学的自成体系，护理人员所掌握的知识内容必须发生相应的变化，否则就不能适应新的护理模式的要求。如护理学教育的课程设置由原来单纯以疾病为中心的医学知识，转向以医学知识为基础，增加了一些自然科学、心理学、人际关系学、行为学、伦理学、美学、管理学等知识，开始建立起以人的健康为中心的护理学教育模式，并为护理学的进一步发展奠定了理论基础。

（四）护理管理指导思想的转变

以疾病护理为中心阶段，护理管理尤其病房管理多以方便护理工作为出发点。因此，规章制度限制患者这样、那样活动的内容占有一定的比重，给患者带来诸多不便；而在以患者护理为中心阶段制定的护理制度、护理措施是以把患者看成一个统一的整体为出发点，处处以患者需要为准则，重视患者的个体差异，因人施护。在病房管理工作中，积极争取患者的参与并尊重他（她）们的意见。对护理人员工作质量的评价中，除了需要具有娴熟的专业知识和技术，还要考查其对患者的服务是否具有系统性和全面性。

（五）护理学的研究方向、研究范围、研究内容发生了很大变化

随着医学模式的转变、健康定义的更新，护理学的功能面临新的挑战，为完成新时期的护理任务，促进护理学科的发展，除需对基础护理、专科护理、新业务、新技术的理论进行研究，还要开展对人整体系统性的研究，如人的心理、精神、情绪、社会状况与健康的关系；医院环境对患者康复的影响，以及护理过程中人际关系的研究，如医师与护士、护士与患者之间的关系，这是护理过程中基本的人际关系；未来社会人们的健康状况及对护理学的要求，疾病谱的变化给护理学带来的影响等。

三、以整体人的健康保健为中心阶段

随着健康定义的更新，人们的保健意识也发生了相应的变化，健康保健已成为每个公民的迫切需求。在以疾病护理为中心阶段，人们在患病后才感到健康受到损害并寻求治疗，在局部病灶治愈后则认为自己完全恢复了健康。在这种观念的影响下，医疗保健的重点是面向急、危、重症的少数患者。另外，随着医学科学的进步和新药物的问世，传统的疾病谱发生了很大的变化，由细菌所致的疾病得到了很好的控制，但与心理、情绪、行为、环境等因素有关的疾病却大为增加，如心脑血管病、恶性肿瘤、糖尿病等，这再次说明了疾病具有整体性。

1978年,世界卫生组织正式公布了在人类健康保健方面的战略目标,即"2000年人人享有卫生保健"。这一目标的提出,促使世界各国政府不得不重新考虑本国的卫生工作方向,以及将财政开支、人力资源转移至农村、社区、家庭的问题。1980年,美国护士协会(AMA)根据护理学的发展和人类对健康保健的需求,对护理实践的性质、任务和范畴下了一个科学性的定义,即"护理是诊断和治疗人类对现存的和潜在的健康问题的反应",这一定义再次反映了护理的整体概念。从定义中可以看出护理的着重点是人类对健康问题的"反应",而不是健康问题和疾病本身,这就限定了护理是为人类健康服务的专业,也是与医疗专业相区别之处。

定义指出,护理是诊断和治疗人类对健康问题反应的活动过程。"诊断"是找出问题或确定问题的过程;"治疗"是解决问题的过程;"反应"是多方面的,如生理的、病理的、心理的、行为的反应等,这些反应均发生在整体的人身上。因此,护理的对象是整体的人,而不是单纯某局部的病,定义还提到护理对象是有"现存的和潜存的健康问题"的人,"健康问题"是指与人类健康有关的各种问题,也就是对维持或恢复人类健康状态有损害作用的各种因素,这些因素或问题现存于或潜在于人们的机体、生理、心理、自然环境及社会环境中。这就意味着,护理对象不仅是已经生病的患者,还包括尚未生病但有潜在致病因素或存在健康问题的人。定义中指出的"人类对健康问题的反应",是针对健康问题的,即患者在康复过程中也会存在影响健康的问题,这就不难看出"问题"和"疾病"是两个不同的概念。因此,护士比医师需要解决的问题更多。定义中的"健康问题"及"人类对健康问题的反应",适应了新的健康定义和医学模式的转变,护理学开始涉及人类学、哲学、心理学、自然科学等学科领域。这不仅有助于护理学成为一门专业,延伸了护理学的活动范畴,提高了护理实践的深度,还在理论上使护理人员获得了前所未有的自主决策权。护理学在理论和实践的发展中又进入了一个新的历史时期。这一时期的护理任务是促进健康、预防疾病、帮助康复、减轻痛苦,提高全人类的健康水平。为此,要加强护理学教育,调整护理学教育,调整护理人员的知识结构,提高护理队伍的整体素质,使护理人员能更好地完成时代赋予的护理任务。

AMA对护理的定义对护理工作的影响是广泛的、深刻的,它使护理学成了现代科学体系中的一门综合自然科学,为人类健康服务的应用科学;使护理工作任务由原来对患者的护理,拓宽了到从人类健康至疾病护理的全过程;使工作范畴从医院延伸到了社区、家庭,从个体延伸到了群体。护理的工作方法是通过收集资料、制定护理方案、落实护理计划、评价护理效果。进行护理诊断和治疗是一个自主性、独立性很强的活动过程,与传统的被动执行医嘱形成了明显的反差。这种护理模式解决了以往传统护理中被忽略却又客观存在的大量健康问题,使护理成为人类健康有力的科学保证。

(王　瑞)

第二节　护理学的性质、任务和范畴

一、护理学的性质

护理学是一种什么性质的科学,不同的护理概念会有不同的解释。随着护理概念的更新,护理学有了新的内涵。我国著名研究者周培源认为,"护理学是社会科学、自然科学理论指导下的一门综合性的应用科学","护理学是医学科学中分出来的一个独立学科,它不仅有自己完整的理论体系,而且在应用新技术方面有许多新的发展。护理学在医学中越来越占有重要地位"。我国护理专家林菊英认为,"护理学是一门新兴的独立学科","护理理论逐渐自成体系,有其独立的学说与理论,有明确的为人民保健服务的职责"。顾英奇曾说过,"护理学是一门独立的学科,它在整个生命科学中占有重要的地位"。著名护理专家安之璧也曾对护理的性质下过定义,"护理学是医学科学领域中的一项专门的学科,是医学科学的重要组成部分,又是临床医学的一个重要方面(因为它属于医学领域中的一门学科,涉及临床医学内容较多,但又不完全属于临床医学的内容)。正因为它与其他科学有一定的横向联系,因此,它又是社会科学、自然科学相互渗透的一门综合性的应用科学"。

国外护理界一些知名人士对护理学的性质也有各种各样的见解。伊莫金·金认为,"护理是行动、反应、相互作用和处理的过程,护士帮助各种年龄和社会经济地位的人在日常生活中满足他们的基本需要,并在生命的某些特殊时期应付健康和疾病的问题"。美国《Journal of Aduanced Nursing》的一篇《关于四种护理理论的提法的比较》,认为护理是一门科学,它可帮助人们达到最完善的健康状态。英国人弗罗伦斯·南丁格尔对护理学虽未予以明确定义,但她认为,"人是各种各样的,由于社会、职业、地位、民族、信仰、生活习惯、文化程度的不同,所得的疾病和病情也不同,要使千差万别的人都能达到治疗和康复所需要的最佳身心状态,本身就是一项最精细的艺术"。

虽然国内外研究者对护理学的性质看法不一,概括词句和角度不尽相同,但均涉及关于护理学性质的三个问题:护理学是不是一门科学?护理学是不是一门独立的学科?护理学是不是一门自然科学、社会科学的综合性应用科学?

(一)护理学是一门科学

在说明护理学是一门科学之前,首先要明确什么是科学。概括地讲,科学是自然、社会和思维的知识体系,它是通过人们的生产、社会实践发展起来的。科学的任务是揭示事物发展的规律,是对实践经验的总结和升华,是实践经验的结晶。每一门科学都只是研究客观世界发展过程中的某一阶段或某种运动方式。这就说明科学有经验科学与理论科学的区别,科学与科学理论有密切的联系,有内涵的重叠。护理学是一个实践性、技术性很强的专业,是以一定的科学原理为依据,又在活动中不断总结经验,促进理论升华的。如以疾病护理为中心、以患者护理为中心、以整体人的健康保健为中心的护理模式的演变,是在新的护理理论指导下完成,又在实践中不断总结经验,不断完善的。这就是说明在护理学的整体活动中,既要有理论科学又要有经验科学,才能完成护理任务。

鉴于以上客观现实和理论,护理学就是一门科学。但由于护理学尚属一门新兴科学,它的兴起与发展只经历了一百余年的历史,前八九十年的发展比较缓慢,后四五十年发展虽较快,但它的理论才刚刚形成,学科建设还在起步中,大量的护理实践还未能被更好地总结,护理模式尚需要进一步验证。尽管如此,护理学是一门科学的信念是不可动摇的。只有树立护理学是一门科学的观念,才能振奋护理人员的精神,推动护理事业的发展。

(二)护理学是一门独立学科

在论证护理学是一门科学的同时,还应讨论护理学是不是一门独立学科,这对确定护理学的性质是至关重要的。护理学是不是一门独立学科,不同的研究者持有不同的理论和观点。有人认为护理学既不完全依赖其他学科,也不是完全独立的学科;有人则认定根据护理学的知识体系、服务对象和任务,可以说护理学是一门独立的学科。我们认为后一种说法是有道理的。论证护理学是不是独立学科,首先要对"独立"有个正确的概念。所谓"独立",其含义只能是相对的,而不是绝对的。在新发明、新发现并应用到实际工作中去的周期日益缩短,科学知识急剧增加的今天,学科相互渗透是必然的。不与其他学科不发生任何关系、不借用其他学科的成就来充实自己的情况是不存在的。把护理学理解为如此的"独立"是不恰当的,对任何一个独立学科采取如此的看法,也是不符合客观现实的。

那么为什么有的人对护理学是不是一门独立学科会产生疑问呢,原因首先是将"独立"理解得太绝对,没有认真地分析"独立"的含义;其次是因为临床护理和预防保健工作的理论支持多以医学的若干学科为基础。因此,有人认为护理学既然运用的是医学理论,就应该是附属于医学的,而不是独立的。诚然,护理工作中的基础护理、专业护理等,这是根据基础医学和有关临床医学的理论延伸、发展而来的,但在运用过程中不是简单的重复,而是在护理学领域中通过实践形成了自身的特定内容、目标和任务,旨在为治疗患者的身心疾病、减轻患者的痛苦、满足患者的需要、促进人类的健康创造优良的环境和条件。由此看来,护理学要完成本学科的既定任务,除了需要医学理论外还要借助自然科学、社会科学、行为科学及心理学等理论的支持,这些理论既丰富了护理学的知识体系,又构成了护理学的特定内容体系。这就说明,护理学有自己的理论与观点,有自己的活动领域与活动范围,有自己的研究任务与研究内容,因此护理学已自成体系,完全有理由认定护理学是一门独立学科。

在论证护理学是一门独立学科的同时,还应明确其属性问题,这对确定护理学的性质是有意义的。要认识护理学的属性,必须对其承担的任务和达到目标所采取的手段进行分析。前面已经讲过"护理是诊断和治疗人类对现存的和潜在的健康问题的反应",这是护理与医疗专业相区别之处。但是在完成本学科任务时,除了需要借助社会学、心理学、行为学等理论外,在很大程度上还要以医学理论和方法为基础,来满足患者恢复健康和帮助健康人提高健康水平的各种需求。另外,为做好上述工作,护理人员须为患者创造良好的心理环境和周围环境,也就是说护理任务的完成不仅需要运用医学知识提供的手段,而且需要运用心理学、社会学和行为学方面的知识提供的手段。再有,从"人是一个整体"这一观念出发,护理的对象不仅是生病的人,还包括尚未生病但有潜在致病因素或存在健康问题的人。这就说明健康不仅意味着人体生物学变量的偏离被纠正,而且也包括建立心理和社会状态的平衡。综上所述,护理学是自然科学、社会科学理论指导下的综合性应用科学,它具有自然科学和社会科学的双重性。

二、护理学的任务和范畴

(一)护理学的任务

随着护理事业的发展,护理概念的更新,护理的任务和职能正经历着深刻的变化。如美国研究者卡伦·克瑞桑·索伦森和茹安·拉克曼合著的《基础护理》一书,在"护士作用的变化"一节中提到:"早在1948年,护士埃丝特·露西尔·布朗(Esther Lncille Brown)就告诉护士们要把她们的作用看成是变化的,是朝气蓬勃的,而不是固定不变的。当代护理正处在变化和适应时期,对扩大或护士作用扩大这种词正开展着讨论"。国内外研究者对护理学的任务给予了充分的关注,纷纷阐述了各自的看法和观点。1965年,德国法兰克福会议上讨论修订的《护士伦理学国际法》规定,护理学任务是"护士护理患者,担负着建立有助康复的、物理的、社会的和精神的环境,并着重用教授和示范的方法预防疾病,促进健康。他们为个人、家庭和居民提供保健服务,并与其他行业合作"。1978年,世界卫生组织在德国斯图加特召开的关于护理服务、提高护理学理论水准的专题讨论会上议定:"护士作为护理学这门学科的专业工作者的唯一任务就是帮助患者恢复健康,并帮助健康人提高健康水平"。1980年,美国护士协会提出了现代护理学定义,"护理是诊断和治疗人类对现存的和潜在的健康问题的反应"。1986年,我国在南京召开的全国首届护理工作会议上,原卫生部副部长顾英奇在讲话中指出,"护理工作除配合医疗执行医嘱外,更多更主要的是对患者的全面照顾,促进其身心恢复健康……护理学就是要研究社会条件、环境变化、情绪影响与疾病发生、发展的关系,对每个患者的具体情况进行具体分析,寻求正确的护理方式,消除各种不利的社会、家庭、环境、心理等因素,以促进患者康复……随着科学技术的进步,社会的发展,人民生活水平的提高,护士将逐步由医院走向社会,更多地参与防病保健。因此护理学有其明确的研究目标和领域,在卫生保健事业中与医疗有着同等重要的地位"。

以上这些论述表明,随着时代的进步和在某个特定时期人们对健康定义的认识和对保健需求的提高,护理学的任务、功能、作用和服务对象发生了很大的变化。这些变化是传统护理学向现代护理学过渡的重要标志,是护理概念更新的重要依据。主要变化有以下几个方面:①护理不再是一项附属于医疗的、技术性的职业,而是独立、平等地与医师共同为人类健康服务的专业。美国研究者卡伦·克瑞桑·索伦森和茹安·拉克曼认为:"护士的独特作用是帮助患者或健康人进行有益于健康的活动或使之恢复健康"。②新的护理的任务,已经不只是对患者的护理,而是扩展到了对人的保健服务。护理人员除了需要完成对疾病的护理,还担负着心理、社会方面的治疗任务。护理的目标除了谋求纠正患者局部或脏器功能变异外,还要致力于保证患者心理的平衡。这就说明护理对象既包括在生理方面有疾病的人,也包括未患疾病但有健康问题的人或既有现存的也有潜在的健康问题的人。这就使得护理任务由对患者的护理扩展到了从健康到疾病的全过程。③由于护理学是为人类健康服务的专业,就要设法消除各种不利健康的社会、家庭、心理等因素,创造一个使人愉快和有利于治疗疾病及恢复健康的环境。这就说明,护理工作的场所不再限定在医院床边,而要拓宽至社会、家庭和所有有人群的地方,开展卫生教育,进行健康咨询和防病治病。

(二)护理学的范畴

随着护理观念的更新,护理任务及作用的改变,护理学的研究方向、研究任务、研究内容也发生了相应的转变。在以疾病护理为中心阶段,护理学的研究主要围绕疾病护理和技术护理开展,因此,在疾病专科护理、常规护理、技术操作方面积累了较丰富的经验,形成了较系统的内容,为现代护理学研究奠定了理论和实践的基础。随着健康定义的更新,为更好地实现人类健康这一总目标,护理任务、活动领域、服务对象都在发生着相应的变化。因此,护理学的研究方向、研究内容必须发生改变,人们需要用科学的理论、实践适应和促进护理学的发展。护理学研究应充实以下主要方面。

(1)更新传统的研究内容。疾病护理、护理技术等方面的研究,过去有较好的基础,现今面临的任务是进一步总结、创新、引进各种先进的经验和方法,使之更加科学、严谨和规范,引导护理技术现代化。不断发现各新病种的护理理论和护理技术并应用于临床,特别是与心理、行为、精神、环境密切相关的疾病,如心脑血管病、恶性肿瘤、糖尿病及老年病等,应加强研究,攻克护理中的难点。

(2)充实关于人的研究。人是生理、心理、精神、文化的统一体,是动态的,又是独特的。随着健康观念的更新,如何开展人的心理(包括患者心理)、精神、社会状况、医院环境(包括护患关系)对疾病发生、发展、转归,以及对健康影响的研究,是现代护理学研究的核心问题。只有对这些问题进行深入的研究,才能引导护理人员全面地为整体的动态的健康人、有潜在健康问题的人和患者提供高质量的护理。

(3)新的护理定义决定了护理学是为人的健康服务的专业。因此,以患者护理为中心必须向以整体人健康护理为中心的方向转化。这就要求护理人员在工作中既要重视人类现存的健康问题,还要顾及潜在的影响健康的因素,更要做好预防保健和卫生宣教工作。这就不难看出,护理工作的对象不仅是患者,还有存在致病因素的人和健康的人;护理工作的活动领域从医院延伸至社区、家庭和有人群的地方。这就很自然地改变了传统的工作程序、内容和模式。为使护理工作适应变化的情况,面对新问题提出的挑战,护理人员必须履行新的职责,进行新的研究和探索。①成立什么样的管理机构,组织协调财政开支、转移人力资源,使护理人员从医院走向社区、家庭和有人群的地方;用什么方法激励护理人员自身的积极性,培养其责任心,使其能主动开展卫生教育,做好健康咨询和防病治病工作;根据人群的文化素养、生活条件、地理条件和周围环境的不同应制订些什么计划和措施,怎样组织实施。②要使护理人员适应变化的工作环境和内容,更好地承担起为人类健康服务的职责,必须进行专业培训或护理学继续教育。对于采取什么方式和进行哪些教育,应进行研究和探索。在这方面不仅需要理论研究,还要在实践中不断探索,尽快总结出一套符合中国国情的护理模式。③对一些特殊领域的人群,如长时间位于水下和地层深处作业、宇航人员等,健康保健怎样开展;由于环境特殊,对护理提出哪些新的要求。这些都是需要研究的新领域、新课题。

(4)新的护理定义反映了护理的整体观念。在实施中遇到的具体问题,如医疗诊断与护理诊断是一种什么关系、护理诊断与护理问题是一个什么概念、护理程序与护理过程有什么区别、整体护理与心身疾病护理有什么差异,这些均属概念性问题。只有概念明确了,才能做好工作。因此,必须进行理论和实践方面的研究,求得正确的答案。

(5)护理学是医学领域里的一门独立学科,已被社会所承认,其任务和服务范围在不断向纵深延伸,传统的知识体系(学科群)不再适应新形势的要求,因此,必须加以充实、补充和调整。从我国护理教育现状来看,虽然一些护理专家努力进行了探索和改革的尝试,护理学发生了一些可喜的变化,但仍未完全摆脱传统的知识体系模式。设置一个什么样的学科群才能适应现代护理学的要求,是值得大家思考的问题。著名护理专家林菊英认为:"在各类护士学校的课程内,既有加强护士基本素质的人文科学,如文学、美学、音乐、伦理学科,也有社会科学,如社会学、行为科学等,还有为护理学提供基础的医学基础课。但这些课的安排不是按医学生需要的内容和学时,而是按护理学的要求,从人的生老病死全过程讲起。同时结合社会保健组织中护士的作用、对不同人群所需的护理保健知识,其中包括对患者的护理技术"。正确认识这些问题并解决这些问题,对建设护理学科、开拓护理事业、培养护理人才是十分重要的。

(王　瑞)

第三节 护理人员的职业道德

一、护理职业道德的概念

道德是一种社会意识形态,属上层建筑的范畴。它是依靠社会舆论、内心信念和传统习惯力量,来调整人们相互之间关系的行为规范的总和,作为一种精神力量,调动着人们生产或工作的积极性,影响着人们之间的关系。

职业道德是从事一定职业的人,在特定的工作或劳动中的行为规范,是一般社会道德在职业生活中的特殊表现。职业道德主要包括对职业价值的认识、职业情感的培养、敬业精神的树立、职业意志的锻炼,以及良好职业行为的形成。职业道德是促进人们自我修养、自我完善的重要保证,它可影响从事这一职业的人的道德理想、道德行为和职业的发展方向,影响和促进整个社会道德的进步。我国广泛开展的精神文明建设,实际上就是对各行各业的工作者或劳动者进行的职业道德教育。职业道德可影响和决定本职业对社会的作用。

职业道德是人类社会所特有的道德现象,这种现象包括两方面的内容,即职业道德意识和职业道德行为。职业道德意识是职业道德的主要方面,包括职业道德的观念、态度、情感、信念、意志、理想及善恶概念等。职业道德行为是在道德意识指导下进行的职业活动。护理人员的职业道德是一种特殊的意识,是护理人员在履行自己职责的过程中,调整个人与他人、个人与社会之间关系的行为准则和规范的总和。在护理实践中,这些行为标准和规范又可作为对护理人员及其行为进行评价的一种标准存在,影响着护理人员的心理意识,以至形成护理人员独特的、与职业相关的内心信念,从而构成护理人员的个人品质和职业道德境界。因此,也可以说,护理职业道德是护理人员在实施护理工作中,以好坏进行评价的原则规范、心理意识和行为活动的总和。

随着医学模式的转变,护理概念和健康定义的更新,以及护理学作为独立学科的确立(原为附属专业),规定了护理学是为人的健康服务的专业。护理工作任务和目标发生了根本性转变,由单纯以疾病护理、以患者护理为中心,转变为以整体人的健康护理为中心。护理对象既包括有心理又有生理问题的人,还有未患疾病但有潜在健康问题的人。护理工作范畴由单纯的医院内护理,拓宽至社区、家庭和有人群地方的防病治病和卫生保健。为更好地适应这些转变,完成护理任务,护理人员的职业道德也应从调整个体人际关系,扩大到包括调整护理事业与社会关系在内的更广阔的领域。因此,护理人员职业道德的内涵和外延,正在向着更深入更广泛的范畴发展。

强调护理人员的职业道德是事业的需要,是促进人类健康的需要。其意义体现在预防和治疗患者的疾病,以及促进人类健康。根据"护理是诊断和治疗人类对现存的和潜在的健康问题的反应"的定义,不难看出现代护理学的根本任务有着新的内涵和外延,由此,也决定了新的护理内容和方法。基于这种情况,护理已不再是一种单纯的应用性操作技术,而是一门完整独立的科学体系。护理也绝非生物医学护理与心理医学护理的简单相加,而是要做到心身是一元的、形神是合一的,两者必须有机结合形成系统的整体护理,因此,护理必须具有更高的要求和囊括更丰富的内容。为此,护理人员必须有独特的角色、责任和任务,而这角色、责任的体现和任务的完成,直接取决于护理人员的专业能力和道德水平。也就要求护理人员既要有高深的专业知识和技术，又要有高度的责任心、同情心、事业心和使命感，才能不断提高护理质量，满足患者不同层次的需求。为促进人类健康提供专科护理、健康咨询、膳食营养，以及安全舒适环境等，这些工作的完成质量都与护理人员的道德水准有关，而道德水准差、对人类健康事业漠不关心、缺乏敬业精神和责任感、工作马虎、作风懒散的护理人员，护理质量自然下降，甚至会因为工作失误给患者造成严重后果。衡量护理人员职业道德水准的标准，就是护理质量和效果，就是在护理全过程中能否尽职尽责地履行职业道德责任，达到保护生命、减轻痛苦、促进人类健康的目的。

二、护理人员的职业道德要求

护理工作的服务对象是人，包括患者、有潜在健康问题的人和健康人。要最大限度地满足这些人的卫生保健需要，主要限制因素是护理人员的专业理论、专业技术和道德水平，这些因素是相互促进、相互转化的。其中护士的道德理想、道德信念和道德品行，影响和决定着护士对待服务对象的根本态度，促进着护士的护理行为。通过护理人员的自觉意识，并借助社会舆论的支持，促进护士业务技能的发挥和对服务对象的同情心和责任感，使护理工作得以正常进行并能保持优良的质量。另外，护理工作的全过程充分体现着科学性和服务性的特点，科学性表现在护理学已形成了理论体系和新概念，每项专业护理、基础护理、技术操作均有理论依据，每项措施均有严格的时间性、连续性、准确性，而且有规范的工作程序和标准要求。服务性表现在对服务对象全面的照顾，包括提供理想的生活、治疗、休养环境、膳食营养、防病治病知识、临终关怀等。在完成上述任务的过程中，往往会发生患者病情危重、昏迷和无人监督的情况，因此，只有靠护理人员高尚的职业良心，牢固树立社会主义的人道主义思想，遵循全心全意为人类健康服务的宗旨，才能做好护理工作。

（一）热爱护理事业

热爱护理事业要求护士有敬业精神，具有一生献身护理事业的愿望和情感，树立在护理岗位上全心全意为促进人类健康贡献毕生的决心。热爱护理事业来源于对护理工作正确与深刻的认识，来源于对护理工作价值与作用的体验。护理是促进人类健康的专业，保护劳动力重要因素的医学科学的组成部分，通过保护生命、减轻痛苦、预防疾病、促进健康的间接形式促进社会的发展，护士是不可缺少的社会角色。在我们国家，在现实生活中，人人都是被服务对象，人人又都为他人服务，而且每个人只有在为他人、为社会服务中才能实现个人的价值，才能取得生存的物质基础。护理工作虽然具体而又繁忙，但正是这种平凡的工作在为社会做贡献，为人类谋幸福。在中外护理史上有不少护理工作者，由于热爱护理事业，在自己的工作岗位上留下了可歌可泣的事迹，受到了人们的颂扬和爱戴。

（二）热爱服务对象

护理服务对象是有生理功能、思维能力和情感的人。不仅有健康人，更有躯体上、精神上、心理上受疾病折磨的人，甚至有在死亡线上挣扎的人。这些人寄希望于医护人员，护士的职业行为直接关系到人们的生老病死，关系到千家万户的悲欢离合。因此，护理人员一定要满腔热忱地关心患者的疾苦，爱护患者，把患者利益放在第一位。要做到这一点，必须树立高度的同情心和责任感。同情心、责任感是护理人员的一种道德感情，是心灵的表露，是护理人员必须具备的道德品行。对患者深切的同情和认真负责的精神是一切高尚行为的基础，同情患者就要设身处地体察患者的痛苦，帮助患者；同情患者就不能对患者的痛苦麻木不仁，司空见惯，习以为常；同情患者就应该以患者为中心,就应该认真负责地做好患者的整体护理。

热爱服务对象,就应该与服务对象心心相印,对他们不能待答不理,不能嫌烦怕乱,更不能不尊重他们,应做到有问必答,有事必帮,尊重他们维护健康的权利,采纳他们的建议,欢迎他们积极参与防病治病和卫生宣教工作,以提高全民族的健康水平,这些都是护理人员应遵守的职业道德规范。

(三)严格遵守护理制度

护理制度是护理人员在长期的护理实践中,根据护理工作的性质、任务、特点、工作程序、技术标准、信息传递,以及与这些内容有关的人力、物力、设备、人际关系等的管理,经过反复实践与验证制定出来的确保患者安全和护理质量的有关规定,经卫生行政部门按照组织程序确定下来的制度。

由此可见,护理制度是护理工作规律的客观反映,是各项护理工作的保证。因为护理工作除了具有分工细、内容多、范围广、人际接触广的特点,全程护理工作还要严格遵循科学性、技术性、服务性的要求。如何使护理工作正常运转,做到护理人员坚守岗位、忠于职守,确保医疗、护理计划准确,保证患者在接受治疗、检查、护理过程中的安全,以及更好地为患者提供生活、心理、休养环境和膳食营养护理等,必须有一套完整、系统、科学、有效的制度作保证。例如,交接班制度、查对制度、分级护理制度、岗位责任制度、预防院内感染制度、差错事故管理制度、膳食管理制度,以及物品管理制度等。有了护理制度才能保证护理教学、护理科研和继续护理学教育等的贯彻执行。因此,护理人员必须严格遵守各项护理制度,这不仅是护士的基本职业要求,也是制约护理人员履行职责的重要保证。

1.严密细致地观察患者病情变化

观察患者病情变化是护理人员的一项重要职责,是护理人员必须具备的道德要求。护理人员必须以高度的责任感,耐心细致地观察病情,及时准确地捕捉每一个瞬息变化。观察病情及时准确对患者的康复是至关重要的,可根据病情制定有针对性的医疗、护理计划,可为危重患者赢得抢救时间,挽救生命,还可发现和预防并发症的发生。观察病情时,夜班护理人员更要加强责任心,因为病情变化发生在夜间的机会相对较多,但夜班人员少,工作忙,容易忽略病情变化,再加上夜间缺乏监督,思想容易松懈,护理人员如不保持警惕,可能会忽略患者的病情变化,在这种情况下,道德责任、道德信念、道德良心就会起着主导作用。

2.严格遵守操作规程

护理工作是为人类健康服务的,要求护理人员对每项操作都持审慎的态度。"审",即详细、周密、明查;"慎",即小心、谨慎、精确。"审慎"就是要求护理人员对操作认真负责,一丝不苟,严查细对,并以这种严肃认真的负责态度,给患者以安全感,保证操作质量,取得患者的信任。"审慎"是护士责任的一个重要心理素质,也是高尚道德的一种表现。哲学家伊壁鸠鲁认为:"最大的善乃是审慎,一切美德乃由它产生"。这就说明,一个人对待工作持审慎态度是重要的,护理工作更是如此。在医院里,绝大部分的医疗、护理措施都要护理人员执行,如口服给药、肌内给药、静脉给药、灌肠、导尿、气管插管、人工呼吸、心外按压、呼吸机应用、正压给氧、心脏电击复律等,这些操作均有严格的规程要求。护理工作中出现的打错针、服错药、输错血、灌错肠、插错胃管等,无一不是违反操作规程造成的。就查对程序来说,操作中如不按程序查对,或不按要求全部查对,或不认真查对,就可能发生差错事故,给患者造成痛苦、残疾甚至死亡,这方面的教训是极其深刻的。因此,护理人员在进行工作时必须严格执行操作规程,实行医疗、护理措施时,必须做到严禁工作马虎、草率从事,对患者要有高度的同情心、责任心、细心和耐心,才能做到一丝不苟地遵守操作规程,这也是职业道德的要求。

(四)努力钻研专业理论和技术,提高自身专业水平

一个职业道德良好的护理人员,不仅要有热爱护理事业、忠于患者利益、自觉遵守各项护理制度的优秀品质,还必须具有扎实的护理医学理论基础、精湛的护理技术水平和解决护理疑难问题的能力,才能很好地完成工作任务。现代科学技术发展迅速,不断出现新学科、新理论、新技术、新领域。据有关资料介绍,近年来科学技术的新发明、新发现比过去两千多年的总和还要多,而且科学技术的发明、发现被应用至实际工作中的周期日趋缩短。有人分析医学知识量大约每10年翻一番,这样,知识更新的周期必然缩短。18世纪,科学技术更新的周期约为80年,而现代只有5~10年,自然,知识废旧率相应提高。一个人一生的工龄为30~40年,在这漫长的时间里,仅靠在学校学习的知识,不进行知识更新、不钻研专业知识显然跟不上科学技术发展的步伐,适应不了工作的需要。有人统计,一个人在工作岗位上获得的知识占全部知识的80%~90%,这就说明护理人员在职钻研业务知识对提高自身素质是何等重要。随着护理观念的更新、独立学科的建立、服务领域的拓宽,以及健康教育的开展等,不提高自身的专业水平,就不可能更好地完成保护生命、减轻痛苦、促进健康的任务。

(五)认真做好心理护理

随着医学模式的转变,人们逐渐认识到疾病和健康不仅与先天因素、理化因素及生物因素有关,与社会环境、地理因素、工作条件、人际关系、心境状态有密切关系。因此,不仅通过药物和医疗手段能治病,健康的情绪和良好的心境更有利于健康和疾病的康复。有些疾病需要心理和药物治疗同时进行才能痊愈,甚至在某些情况下心理治疗可起到药物治疗所起不到的作用。因此,护理人员要从"人是一元的""形神是合一的"观念出发,认真、细致地做好心理护理。弗罗伦斯·南丁格尔认为:"护理工作的对象不是冷冰冰的石块、木头和纸片,而是有热血和生命的人类。"因此,护理人员在进行心理护理时,必须以高度的同情心、责任感,从心理学的角度了解、分析患者的综合情况,在制订心理护理计划时应掌握以下原则。

1.对患者的心理需求要有预见性

这就是要求护理人员全面了解患者所受社会、心理、生理因素的相互影响,以敏锐的观察力发现患者情绪的波动、语言语调的变化、饭量的增减、睡眠的好坏,预测每个患者可能出现的心理问题和心理需求,以便及时、准确地为患者解除痛苦,满足需求。

2.心理护理要体现个体差异

由于服务对象的年龄、性格特征、文化修养、民族习惯、社会地位、经济状况、所患疾病种类等的不同,所产生的心理问题或心理需求亦不一样,故在进行心理护理时一定要有针对性,充分体现个体差异,对患者进行区别对待,才能获得好的效果。

3.心理护理要着眼于消除患者的消极情绪和有碍健康的心境

通过对患者进行心理疏导、安慰、解释、鼓励、启发、劝解,以及努力创造良好的治疗、休养环境(柔和充足的光线、适宜的温度和湿度、清新的空气、和谐的色彩、悦耳的音响等)和膳食条件,提高患者生活质量、树立其信心,使其主动配合治疗。临床实践证明,情绪能影响机体的免疫功能,恐惧、紧张、抑郁、悲观等情绪可使机体免疫功能低下,而欢快、乐观等情绪可提高机体的免疫功能,起到防病治病的作用。进行心理护理,就是使患者能够保持最佳心理状态,起到保持健康、预防疾病和治疗疾病的目的。

4.心理护理需要良好的语言修养

语言不仅是表达思维、表达感情的工具,也是交流思想、传递意志的工具。语言疏导是护理人员做好心理护理的重要手段,护理人员必须加强语言修养,亲切的语言可给服务对象以安慰、鼓舞和信任;能调动患者战胜自身疾病的勇气和信心;能给同事间以协调、合作、和谐的感受,增强友善、团结和理解。职业语言应有以下原则和要求。

(1)说话要文明礼貌。说话文明礼貌能给服务对象以信任感和安全感。询问病情、解答问题、卫生宣教、指导自我护理及进行某些检查时,说话要耐心、诚恳、准确,且忌粗犷。对患者要有称呼,如同志、大爷、大娘、先生、小姐等,患者配合检查、治疗后应道声谢谢。

(2)说话语调要温和,避免生硬。护理艺术也和其他艺术一样,有情才能感人。护理人员对服务对象要有高度的同情心,说话自然就会有感情,就能做到说话亲切、语调温和,患者愿意与之交流。一个好的护理人员应该通过语言激励患者振奋精神,坚定其与病魔做斗争的信心,切忌生硬的刺激性语言,任何缺乏感情的语言都会使患者感到伤心、不安和丧失战胜疾病的信心。

(3)要注意保守秘密。患者是带着痛苦和期望来医院就诊的,为了解除身心的痛苦,因为信任医护人员,会把不给父母、亲人说的话或隐私都给医护人员倾吐,如生理上的缺陷、心理上的痛苦等。医护人员应怀着高度的同情心和责任感,帮助患者解除身心的痛苦,不应任意传播,对一些预后不良的患者,应根据其心理承受能力,与医师共同协商如何对其作恰如其分的解释,必要时需保守秘密。

(4)说话要看对象,不能千篇一律。患者来自四面八方,他们所受的教育、文化素养、社会地位、民族习惯、经济状况、性格特征、病情轻重,均有一定差异。因此,为使心理护理能有针对性,说话方式和分寸不能千篇一律,用什么词、什么口气说话需要斟酌。对性格豁达、开朗的患者就可以随便一点,甚至幽默一点;对性格内向的人,说话就要谨慎,避免发生误会;对农民或文化水平低的患者,特别是老年人,说话要通俗易懂或用方言;对病情重或预后不好的患者,视具体情况而定。

总之,护理人员在运用语言进行护理时,要坚持保护性、科学性、艺术性、灵活性相统一的原则,根据不同对象和具体情况灵活运用语言,表达意志要清楚贴切,防止恶性、刺激性语言,以获得理想的心理护理效果。

(六)团结友善通力合作

护理工作任务重、内容多、分工细,活动领域宽,独立性小,适应性大。在对服务对象实施医疗、护理计划,进行系统性整体护理时,不是孤立、封闭的,而是要与多方面相互联系、相互制约、相互支持才能完成。特别是在当今社会,医院由传统的管理转入经济核算,所提供的服务和应用的卫生材料,均向着以质论价或以价论质的方向进行转变,这本身就增加了护理工作的复杂性,而且在完成护理任务的全过程中,要与医疗、医技、总务后勤、器械设备、行政、财会等部门发生联系,需要得到他们的帮助和支持。为做好护理工作,最大限度地满足患者身心的需求,应主动与有关部门联系,调节关系,形成团结协作、相互理解、共同促进的工作气氛,使得大家都能心情舒畅地完成各自的任务,这也是职业道德的重要标志。

(王　瑞)

第四节　护理工作模式

护理工作模式是指为了满足患者的护理要求,提高护理工作的质量和效率,根据护理人员的数量和工作能力,设计出各种结构的工作分配方式。同时,应根据不同的工作环境、工作条件、工作量等因素来选择适合本院、本地区、符合国情的护理工作制度。随着时代的变迁、人类文明程度的提高,以及医学科学的发展,医学经历了由神灵医学模式、自然哲学医学模式、生物医学模式,到 20 世纪 70 年代以来的生物-心理、社会医学模式的漫长发展历程。而在这个漫长的过程中,对医学科学影响较大的模式为生物医学模式和生物-心理、社会医学模式,护理学科深受其影响,相应出现了个案护理、功能制护理、责任制护理和现代的系统化整体护理等一系列工作模式。

一、护理模式与护理工作模式

(一)模式、护理模式与护理工作模式

模式是一组关于陈述概念之间关系的语言,说明各概念间的关联性,初步提出如何应用这些内容解释、预测和评价各种不同行为的后果;模式被认为是理论的雏形,因此,护理学中有关的"护理模式"是指用一组概念或假设来阐述与护理活动有关的现象,以及护理的目标和工作范围。而"护理工作模式"是指为了满足患者的护理要求,提高护理工作的质量和效率,根据护理人员的数量和工作能力,设计出的各种结构的工作分配方式。

模式有两种含义:一种是作为抽象的概念,指对事物简化与抽象的描述,对一类事物总的看法,具有对这类事物的指导作用,是一种思想,如自理模式、系统模式及人际关系模式等都属于此类;另一种含义是指某种事物的标准形式或样式,如模板病房、试点病房。在一个时期一般只有一种指导思想,而其形式可以有许多种,例如,功能制护理不是理论,也不是指导思想,只是一种临床护理工作的组织形式,而整体护理是一种理论,是一种指导思想。因此,功能制护理就属于护理工作模式,与它处于同一水平的概念还有责任制护理、小组制护理等。明确护理工作模式这一概念利于护理学的发展。

(二)护理模式与护理工作模式间的关系

护理模式与护理工作模式间存在的关系:护理模式是护理工作模式的核心,是护理理论,对护理工作模式起指导作用;护理工作模式是为实现护理模式所采取的一种组织管理形式,是方法论,只有通过一定的护理工作模式,护理模式才能得以实现,且护理工作模式能直接影响护理模式的实现程度。合理、适当的护理工作模式可以使护理模式得以有效地实现,反之则会阻碍它的完成。

护理工作模式的提出与应用不仅可以解释在护理学中存在的关于护理模式的一些模糊认识,而且有利于临床整体护理的实施。护理模式属于纯理论研究范畴,是院校护理教育人员研究的重点;而护理工作模式则属于方法论,当新的护理模式理论出现后,临床就应该有相应的护理工作模式与之相对应,这是临床护理管理者研究的重点。这样既澄清了概念又丰富了护理学理论,同时也利于消除目前临床工作中出现的形式主义导向,使临床护理管理者能更加有的放矢地开展工作。

二、护理工作模式转变的背景

护理工作模式的转变主要受护理人员护理观的影响。护理观是护理人员在护理实践中应确立的指导思想、价值观和信念。保护患者的合法权益已成为护理人员帮助他们维护生命的重要内容。自第二次世界大战以来，随着医学模式的转变，护理学科受到了来自各方面的冲击，逐步形成了当代的护理观，即以患者为中心的护理理念，由此带来了护理工作模式的一系列改革。

(一)护士角色的转变

无论是融资、支付、医疗技术、住院时间、老年慢性疾病的发病率，还是卫生保健等各方面正经历着急剧的变化，由此所导致的健康保健管理和实施系统也经历了一系列的改革。卫生专业委员会指出"在过去的50年中，护士在卫生保健实施系统中，已逐渐从一个支持性群体转变了一个承担许多独立、复杂责任的角色"。由于卫生保健人员(包括护士)的不足、医疗资源的短缺及对医疗护理质量的关注，使得护士的角色转变更加复杂。的确，经济的发展驱使着医疗护理的改变，比如，由以往的"健康照护"转变为现今的"健康管理"，护理人员的工作实践内容大大增加，然而患者对于护理服务及安全的需求才是医疗护理改革的关键。

(二)护理价值的转变

健康保健领域的领导者们越发觉得真正的改革应加强患者的安全。2006年，亨里克森(Henricksen)等人将卫生保健方面的改革定义为组成或完善一个组织或工作单元的过程，并根据外界环境的改变不断改变自身，使之成为更完善的整体。可以发现，一些新的技术和设备都要求临床护士能熟练掌握其使用方法，另外还包括临床护理质量的持续改进，护士们需要参与患者护理计划的制定与实施等，这些已变得日益重要。以往，医院提供的医疗照护通常是为了方便自己的员工，每位员工都有不同的分工，实施功能制的照护，比如，门诊和住院部是合并在一起的，如果一位患者需要到门诊看病，必须走过许多个住院病房。为了满足患者不断变化的需求、护士自身及医院对护理事业的要求，护理经历了极大的改变，其中，护士角色的重新定义是针对护士短缺、其他医疗专业改革及护理人员薪金所制定的最普遍的措施。

(三)以患者为中心的理念

根据以患者为中心的理念，护理工作的计划和实施应以患者的需求为主要出发点，实施健康照护。作为健康照护者，护士和其他医务人员认为有必要制定一个照护系统，并保证这一系统以患者、家庭和社区为中心运作。护理人员可以针对每一位患者制定一个跨学科的护理计划，并与患者共同探讨计划的合理性和可行性，最后根据此计划实施护理措施，使患者满意。护理过程中，以患者为中心、安全和质量三者达到了空前的一致。

(四)不同护理工作模式的产生

20世纪50年代以后的短短几十年中，一批护理理论家们通过积极尝试和不断探索，相继建立了许多护理模式/理论，如奥瑞姆的自理理论、罗伊的适应模式、纽曼的健康系统模式、华生的关怀照护理论、金的达标理论、佩皮劳的人际关系模式、莱宁格的多元文化护理模式等。随着护理概念由以疾病护理为中心向以人的健康为中心演变，以上护理理论/模式也不断完善，以人为中心的护理，由这些理论/模式指导的护理工作模式的发展也经历了同样的变化，即由功能制护理过渡至小组制护理，并进一步向责任制护理及整体护理过渡，并依次出现了个案护理、功能制护理、小组制护理、责任制护理、"按职称上岗-责任制-学分制"三位一体的护理综合护理模式，以及适应整体护理为指导思想的各种护理工作模式等。

（王　瑞）

护 理 操 作

第一节 铺 床 法

病床是病室的主要设备,是患者睡眠与休息的必须用具。患者,尤其是卧床患者与病床朝夕相伴,因此,床铺的清洁、平整和舒适,可使患者心情舒畅,增强治愈疾病的自信心,并可预防并发症的发生。

铺床总的要求为舒适、平整、安全、实用、节时、节力。常用的病床有 3 种。①钢丝床:有的可通过支起床头、床尾(二截或三截摇床)而调节体位,有的床脚下装有小轮,便于移动。②木板床:为骨科患者所用。③电动控制多功能床:患者可自己控制升降或改变体位。

病床及被服类规格要求具体为以下几点。①一般病床:高 60 cm,长 200 cm,宽 90 cm。②床垫:长宽与床规格同,厚 9 cm。以棕丝制作垫芯为好,也可用橡胶泡沫、塑料泡沫制作垫芯;垫面选帆布制作。③床褥:长宽同床垫,一般以棉花制作褥芯,棉布制作褥面。④棉胎:长210 cm,宽 160 cm。⑤大单:长 250 cm,宽 180 cm。⑥被套:长 230 cm,宽 170 cm,尾端开口缝四对带。⑦枕芯:长 60 cm,宽 40 cm,内装木棉或高弹棉、锦纶丝绵,以棉布制作枕面。⑧枕套:长 65 cm,宽 45 cm。⑨橡胶单:长 85 cm,宽 65 cm,两端各加白布 40 cm。⑩中单:长 85 cm,宽170 cm。以上各类被服均以棉布制作。

一、备用床

(一)目的
铺备用床为准备接受新患者和保持病室整洁美观。

(二)用物准备
床、床垫、床褥、枕芯、棉胎或毛毯、大单、被套或衬单及罩单、枕套。

(三)操作方法
1.被套法

(1)将上述物品置于护理车上,推至床前。

(2)移开床旁桌,距床 20 cm,并移开床旁椅置床尾正中,距床 15 cm。

(3)将用物按铺床操作的顺序放于椅上。

(4)翻床垫,自床尾翻向床头或反之,上缘紧靠床头。床褥铺于床垫上。

(5)铺大单,取折叠好的大单放于床褥上,使中线与床的中线对齐,并展开拉平,先铺床头后铺床尾。①铺床头:一手托起床头的床垫,一手伸过床的中线将大单塞于床垫下,将大单边缘向上提起呈等边三角形,下半三角平整塞于床垫下,再将上半三角翻下塞于床垫下。②铺床尾:至床尾拉紧大单,一手托起床垫,一手握住大单,同法铺好床角。③铺中段:沿床沿边拉紧大单中部边沿,然后,双手掌心向上,将大单塞于床垫下。④至对侧:同法铺大单。

(6)套被套。①S形式套被套法(图2-1):被套正面向外使被套中线与床中线对齐,平铺于床上,开口端的被套上层倒转向上约1/3。棉胎或毛毯竖向三折,再按S形横向三折。将折好的棉胎置于被套开口处,底边与被套开口边平齐。拉棉胎上边至被套封口处,并将竖折的棉胎两边展开与被套平齐(先近侧后对侧)。盖被上缘距床头15 cm,至床尾逐层拉平盖被,系好带子。边缘向内折叠与床沿平齐,尾端掖于床垫下。同上法将另一侧盖被理好。②卷筒式套被套法(图2-2):被套正面向内平铺于床上,开口端向床尾,棉胎或毛毯平铺在被套上,上缘与被套封口边齐,将棉胎与被套上层一并由床尾卷至床头(也可由床头卷向床尾),自开口处翻转,拉平各层,系带,余同S形式。

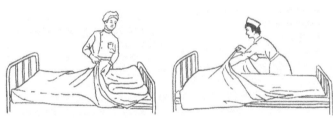

图2-1　S形式套被套法

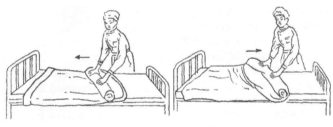

图2-2　卷筒式套被套法

(7)套枕套,于椅上套枕套,使四角充实,系带子,平放于床头,开口背门。

(8)移回桌椅,检查床单,保持整洁。

2.被单法

(1)移开床旁桌、椅,翻转床垫、铺大单,同被套法。

(2)将反折的大单(衬单)铺于床上,上端反折10 cm,与床头齐,床尾按铺大单法铺好。

(3)棉胎或毛毯平铺于衬单上,上端距床头15 cm,将床头衬单反折于棉胎或毛毯上,床尾同大单铺法。

(4)铺罩单,正面向上对准床中线,上端与床头齐,床尾处则折成斜45°,沿床边垂下。转至对侧,先后将衬单、棉胎及罩单同上法铺好。

(5)余同被套法。

（四）注意事项

（1）铺床前先了解病室情况，若患者进餐或做无菌治疗时暂不铺床。

（2）铺床前要检查床各部分有无损坏，若有则修理后再用。

（3）操作中要使身体靠近床边，上身保持直立，两腿前后分开稍屈膝以扩大支持面增加身体稳定性，既省力又能适应不同方向操作。同时手和臂的动作要协调配合，尽量用连续动作，以节省体力消耗，并缩短铺床时间。

（4）铺床后应整理床单及周围环境，以保持病室整齐。

二、暂空床

（一）目的

铺暂空床供新入院的患者或暂离床活动的患者使用，保持病室整洁美观。

（二）用物准备

同备用床，必要时备橡胶中单、中单。

（三）操作方法

（1）将备用床的盖被四折叠于床尾。若被单式，在床头将罩单向下包过棉胎上端，再翻上衬单做 25 cm 的反折，包在棉胎及罩单外面。然后将罩单、棉胎、衬单一并四折，叠于床尾。

（2）根据病情需要铺橡胶中单、中单。中单上缘距床头 50 cm，中线与床中线对齐，床沿的下垂部分一并塞床垫下。至对侧同上法铺好。

三、麻醉床

（一）目的

（1）铺麻醉床便于接受和护理手术后患者。

（2）使患者安全、舒适和预防并发症。

（3）防止被褥被污染，并便于更换。

（二）用物准备

1.被服类

同备用床，另加橡胶中单、中单两条。弯盘、纱布数块、血压计、听诊器、护理记录单、笔。根据手术情况备麻醉护理盘或急救车上备麻醉护理用物。

2.麻醉护理盘用物

治疗巾内置张口器、压舌板、舌钳、牙垫、通气导管、治疗碗、镊子、输氧导管、吸痰导管、纱布数块。治疗巾外放电筒、胶布等。必要时备输液架、吸痰器、氧气筒、胃肠减压器等。天冷时无空调设备应备热水袋及布套各 2 只、毯子。

（三）操作方法

（1）拆去原有枕套、被套、大单等。

（2）按使用顺序备齐用物至床边，放于床尾。

（3）移开床旁桌椅等同备用床。

（4）同暂空床铺好一侧大单、中段橡胶中单、中单及上段橡胶中单、中单，上段中单与床头齐。转至对侧，按上法铺大单、橡胶中单、中单。

（5）铺盖被。①被套式：盖被头端两侧同备用床，尾端系带后向内或向上折叠与床尾齐，将向门口一侧的盖被三折叠于对侧床边。②被单式：头端铺法同暂空床，下端向上反折和床尾齐，两侧边缘向上反折同床沿齐，然后将盖被折叠于一侧床边。

(6)套枕套后将枕头横立于床头，以防患者躁动时头部碰撞床栏而受伤(图 2-3)。

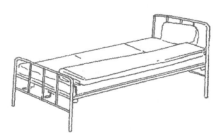

图 2-3 麻醉床

(7)移回床旁桌，椅子放于接受患者对侧床尾。

(8)麻醉护理盘置于床旁桌上，其他用物放于妥善处。

(四)注意事项

(1)铺麻醉床时，必须更换各类清洁被服。

(2)床头一块橡胶中单、中单可根据病情和手术部位需要铺于床头或床尾。若下肢手术者将床单铺于床尾，头胸部手术者铺于床头。全麻手术者为防止呕吐物污染床单则铺于床头。一般手术者，只铺床中部中单即可。

(3)患者的盖被根据医院条件增减。冬季必要时可置热水袋两只加布套，分别放于床中部及床尾的盖被内。

(4)输液架、胃肠减压器等物放于妥善处。

四、卧有患者床

(一)扫床法

1.目的

(1)使病床平整无皱褶，患者睡卧舒适，保持病室整洁美观。

(2)随扫床操作协助患者变换卧位，又可预防压疮及坠积性肺炎。

2.用物准备

护理车上置浸有消毒液的半湿扫床巾的盆，扫床巾每床一块。

3.操作方法

(1)备齐用物，推护理车至患者床旁，向患者解释，以取得合作。

(2)移开床旁桌椅，半卧位患者，若病情许可，暂将床头、床尾支架放平，以便操作。若床垫已下滑，须上移与床头齐。

(3)松开床尾盖被，助患者翻身侧卧背向护士，枕头随患者翻身移向对侧。松开近侧各层被单，取扫床巾分别扫净中单、橡胶中单后搭在患者身上。然后自床头至床尾扫净大单上碎屑，注意枕下及患者身下部分各层应彻底扫净，最后将各单逐层拉平铺好。

(4)助患者翻身侧卧于扫净一侧，枕头也随之移向近侧。转至对侧，以上法逐层扫净拉平铺好。

(5)助患者平卧，整理盖被，将棉胎与被套拉平，抖成被筒，为患者盖好。

(6)取出枕头,揉松,放于患者头下,支起床上支架。

(7)移回床旁桌椅,整理床单位,保持病室整洁美观,向患者致谢意。

(8)清理用物,归回原处。

(二)更换床单法

1.目的

(1)使病床平整无皱褶,患者睡卧舒适,保持病室整洁美观。

(2)随扫床操作协助患者变换卧位,又可预防压疮及坠积性肺炎。

2.用物准备

清洁的大单、中单、被套、枕套,需要时备患者衣裤。护理车上置浸有消毒液的半湿扫床巾的盆,扫床巾每床一块。

3.操作方法

(1)适用于卧床不起,病情允许翻身者(图2-4)。①备齐用物推护理车至患者床旁,向患者解释,以取得合作。移开床旁桌椅,半卧位患者,若病情许可,暂将床头、床尾支架放平,以便操作。若床垫已下滑,须上移与床头齐。清洁的被服按更换顺序放于床尾椅上。②松开床尾盖被,助患者侧卧,背向护士,枕头随之移向对侧。③松开近侧各单,将中单卷入患者身下,用扫床巾扫净橡胶中单上的碎屑,搭在患者身上再将大单卷入患者身下,扫净床上碎屑。④取清洁大单,使中线与床中线对齐。将对侧半幅卷紧塞于患者身近侧,半幅自床头、床尾、中部先后展平拉紧铺好,放下橡胶中单,铺上中单(另一半卷紧塞于患者身下),两层一并塞入床垫下铺平。移枕头并助患者翻身面向护士。转至对侧,松开各单,将中单卷至床尾大单上,扫净橡胶中单上的碎屑后搭于患者身上,然后将污大单从床头卷至床尾与污中单一并丢入护理车污衣袋或护理车下层。⑤扫净床上碎屑,依次将清洁大单、橡胶中单、中单逐层拉平,同上法铺好。助患者平卧。⑥解开污被套尾端带子,取出棉胎盖在污被套上,并展平。将清洁被套铺于棉胎上(反面在外),两手伸入清洁被套内,抓住棉胎上端两角,翻转清洁被套,整理床头棉被,一手抓棉被下端,一手将清洁被套往下拉平,同时顺手将污棉套撤出放入护理车污衣袋或护理车下层。棉被上端可压在枕下或请患者抓住,然后至床尾逐层拉平后系好带子,掖成被筒为患者盖好。⑦一手托起头颈部,一手迅速取出枕头,更换枕套,助患者枕好枕头。⑧清理用物,归回原处。

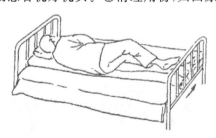

图2-4 卧有允许翻身患者床换床单法

(2)适用于病情不允许翻身的侧卧患者(图2-5)。①备齐用物推护理车至患者床旁,向患者解释,以取得合作。移开床旁桌椅,半卧位患者,若病情许可,暂将床头、床尾支架放平,以便操作。若床垫已下滑,需上移与床头齐。清洁的被服按更换顺序放于床尾椅上。②2人操作。一人一手托起患者头颈部,另一人一手迅速取出枕头,放于床尾椅上。松开床尾盖被,大单、中单及橡胶中单。从床头将大单横卷成筒式至肩部。③将清洁大单横卷成筒式铺于床头,大单中线与床中线对齐,铺好床头大单。一人抬起患者上半身(骨科患者可利用牵引架上拉手,自己抬起身躯),将污大单、橡胶中单、中单一起从床头卷至患者臀下,同时另一人将清洁大单也随着污单拉至臀部。④放下上半身,一人托起臀部,一人迅速撤出污单,同时将清洁大单拉至床尾,橡胶中单放在床尾椅背上,污单丢入护理车污衣袋或护理车下层,展平大单铺好。⑤一人套枕套为患者枕好。一人备橡胶中单、中单,并先铺好一侧,余半幅塞患者身下至对侧,另一人展平铺好。⑥更换被套、枕套同方法一,两人合作更换。

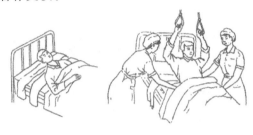

图 2-5　卧有不允许翻身患者床换床单法

(3)盖被为被单式更换衬单和罩单的方法:①将床头污衬单反折部分翻至被下,取下污罩单丢入污衣袋或护理车下层。②铺大单(衬单)于棉胎上,反面向上,上端反折 10 cm,与床头齐。③将棉胎在衬单下由床尾退出,铺于衬单上,上端距床头 15 cm。④铺罩单,正面向上,对准中线,上端和床头齐。⑤在床头将罩单向下包过棉胎上端,再翻上衬单做 25 cm 的反折,包在棉胎和罩单的外面。⑥盖被上缘压于枕下或请患者抓住,在床尾撤出衬单,并逐层拉平铺好床尾,注意松紧,以防压迫足趾。

4.注意事项

(1)更换床单或扫床前,应先评估患者及病室环境是否适宜操作。需要时应关闭门窗。

(2)更换床单时注意保暖,动作敏捷,勿过多翻动和暴露患者,以免患者过劳和受凉。

(3)操作时要随时注意观察病情。

(4)患者若有输液管或引流管,更换床单时可从无管一侧开始,操作较为方便。

(5)撤下的污单切勿丢在地上或他人床上。

(王　瑞)

第二节　清洁护理

清洁是患者的基本需求之一,是维持和获得健康的重要保证。清洁可以清除微生物及污垢,防止细菌繁殖,促进血液循环,有利于体内废物排泄,同时清洁使人感到愉快、舒适。

一、口腔护理

口腔护理的目的有以下几方面。

(1)保持口腔的清洁、湿润,使患者舒适,预防口腔感染等并发症。

(2)防止口臭、口垢,促进食欲,保持口腔的正常功能。

（3）观察口腔黏膜和舌苔的变化、特殊的口腔气味，可提供病情的动态信息，如肝功能不全患者出现肝臭，常是肝昏迷的先兆。

常用的漱口液有生理盐水、朵贝尔溶液（复方硼酸溶液）、1%～3%过氧化氢溶液、2%～3%硼酸溶液、1%～4%碳酸氢钠溶液、0.02%呋喃西林溶液、0.1%醋酸溶液。

（一）协助口腔冲洗

1.目的

协助口腔手术后使用固定器，或对有口腔病变的患者清洁口腔。

2.用物准备

治疗碗、治疗巾、弯盘、生理盐水、朵贝尔溶液、口镜、抽吸设备、压舌板、手电筒、20 mL 空针及冲洗针头。

3.操作步骤

（1）洗手。

（2）准备用物携至患者床旁。

（3）向患者解释。协助患者采取半坐位式，并于胸前铺治疗巾及放置弯盘。①装生理盐水及朵贝尔溶液于溶液盘内，并接上，用 20 mL 注射器抽吸并连接针头。②协助医师冲洗。③冲洗毕，擦干患者嘴巴。④整理用物后洗手。⑤记录。

4.注意事项

为了避免冲洗中弄湿患者，必要时给予手电筒照光，冲洗时须特别注意齿缝、前庭外，若有舌苔，可用压舌板外包纱布予以机械性刮除，冲洗中予以持续性的低压抽吸，必要时协助更换湿衣服。

（二）特殊口腔冲洗

1.用物准备

（1）治疗盘：治疗碗（内盛含有漱口液的棉球 12～16 个，棉球湿度以不能挤出液体为宜；弯血管钳、镊子）、压舌板、弯盘、吸水管、杯子、治疗巾、手电筒，需要时备张口器。

（2）外用药：按需准备，如液状石蜡、冰硼散、西瓜霜、金霉素甘油、制霉菌素甘油等，酌情使用。

2.操作步骤

（1）将用物携至床旁，向患者解释以取得合作。

（2）协助患者侧卧，面向护士，取治疗巾，围于颌下，置弯盘于口角边。

（3）先湿润口唇、口角，观察口腔黏膜有无出血、溃疡等现象。对长期应用抗生素、激素者应注意观察有无真菌感染。有活动义齿者，应取下，一般先取上面义齿，后取下面义齿，并放置容器内，用冷开水冲洗刷净，待患者漱口后戴上或浸入清水中备用（昏迷患者的义齿应浸于清水中保存）。浸义齿的清水应每天更换。义齿不可浸在乙醇或热水中，以免变色、变形和老化。

（4）协助患者用温开水漱口后，嘱患者咬合上下齿，用压舌板轻轻撑开一侧颊部，以弯血管钳夹有漱口液的棉球由内向门齿纵向擦洗。同法擦洗对侧。

（5）嘱患者张口，依次擦洗一侧牙齿内侧面、上颌面、下内侧面、下颌面，再弧形擦洗一侧颊部。同法擦洗另一侧。洗舌面及硬腭部（勿触及咽部，以免引起恶心）。

（6）擦洗完毕，帮助患者用洗水管以漱口水漱口，漱口后用治疗巾拭去患者口角处水。

（7）口腔黏膜如有溃疡，酌情涂药于溃疡处。口唇干裂可涂擦液状石蜡。

(8)撤去治疗巾,清理用物,整理床单。

3.注意事项

(1)擦洗时动作要轻,特别是对凝血功能差的患者要防止碰伤黏膜及牙龈。

(2)昏迷患者禁忌漱口,需用张口器时,应从白齿放入(牙关紧闭者不可用暴力张口),擦洗时须用血管钳夹紧棉球,每次一个,防止棉球遗留在口腔内,棉球蘸漱口水不可过湿,以防患者将溶液吸入呼吸道。

(3)传染病患者的用物按隔离消毒原则处理。

二、头发护理

(一)床上梳发

1.目的

梳发、按摩头皮,可促进血液循环,除去污垢和脱落的头发、头屑,使患者清洁舒适和美观。

2.用物准备

治疗巾、梳子、30%乙醇溶液、纸袋(放脱落头发)。

3.操作步骤

(1)铺治疗巾于枕头上,协助患者把头转向一侧。

(2)将头发从中间梳向两边,左手握住一股头发,由发梢逐渐梳到发根。长发或遇有打结时,可将头发绕在示指上慢慢梳理。避免强行梳拉,造成患者疼痛。如头发纠集成团,可用30%乙醇湿润后,再小心梳理,同法梳理另一边。

(3)长发酌情编辫或扎成束,发型尽可能符合患者所好。

(4)将脱落头发置于纸袋中,撤下治疗巾。

(5)整理床单,清理用物。

(二)床上洗发(橡胶马蹄形垫法)

1.目的

同床上梳发、预防头虱及头皮感染。

2.用物准备

治疗车上备一只橡胶马蹄形垫,治疗盘内放小橡胶单,大、中毛巾各一条,眼罩或纱布,别针,棉球两只(以不吸水棉花为宜),纸袋,洗发液或肥皂,梳子,小镜子,护肤霜,水壶内盛40～45 ℃热水,水桶(接污水)。必要时备电吹风。

3.操作步骤

(1)备齐用物携至床旁,向患者解释,以取得合作,根据季节关窗或开窗,室温以24 ℃为宜。按需要给予便盆。移开床旁桌椅。

(2)垫小橡胶单及大毛巾于枕上,松开患者衣领向内反折,将中毛巾围于颈部,以别针固定。

(3)协助患者斜角仰卧,移枕于肩下,患者屈膝,可垫膝枕于两膝下,使患者体位安全舒适。

(4)置马蹄形垫垫于患者后颈部,使患者颈部枕于突起处,头在槽中,槽形下部接污水桶。

(5)用棉球塞两耳,用眼罩或纱布遮盖双眼或嘱患者闭上眼。

(6)洗发时先用两手掬少许水于患者头部试温,询问患者感觉,以确定水温是否合适;然后用水壶倒热水充分湿润头发,倒洗发液于手掌上,涂遍头发,用指尖揉搓头皮和头发。用力要适中,揉搓方向由发际向头顶部,使用梳子除去落发,置于纸袋中,用热水冲洗头发,直到冲净为止。观

23

察患者的一般情况,注意保暖,洗发完毕,解下颈部毛巾,包住头发,一手托头,一手撤去橡胶马蹄垫。除去耳内棉球及眼罩,用患者自备的毛巾擦干脸部,酌情使用护肤霜。

(7)帮助患者卧于床正中,将枕、橡胶单、浴巾一起自肩下移至头部,用包头的毛巾揉搓头发,再用大毛巾擦干或电风吹干。梳理成患者习惯的发型,撤去上述用物。

(8)整理床单,清理用物。

4.注意事项

(1)要随时观察患者的病情变化,如脉搏、呼吸、血压有异常时应立即停止操作。

(2)注意室温和水温,及时擦干头发,防止患者受凉。

(3)防止水流入眼及耳内,避免沾湿衣服和床单。

(4)衰弱患者不宜洗发。

三、皮肤清洁与护理

(一)床上擦浴

1.用物准备

治疗车上备:面盆两只、水桶两只(一桶盛热水,水温在 $50\sim52$ ℃,并按年龄、季节、习惯,增减水温,另一桶接污水)、治疗盘(内置小毛巾两条、大毛巾、浴皂、梳子、小剪刀、50%乙醇、爽身粉)、清洁衣裤、被服。另备便盆、便盆布和屏风。

2.操作步骤

(1)推治疗车至床边,向患者解释,以取得合作。

(2)将用物放在便于操作处,关好门窗调节室温,用屏风或拉布遮挡患者,按需给予便盆。

(3)将脸盆放于床边桌上,倒入热水 2/3 满,测试水温。根据病情放平床头及床尾支架,松开床尾盖被。

(4)将微湿小毛巾包在右手上,为患者洗脸及颈部,左手扶患者头顶部,先擦眼,然后像写"3"字样,依次擦洗一侧额部、颊部、鼻翼部、人中、耳后下颌,直至颈部。另一侧同法。用较干毛巾依次擦洗一遍,注意擦净耳郭,耳后及颈部皮肤。

(5)为患者脱下衣服,在擦洗部位下面铺上浴巾,按顺序擦洗两上肢、胸腹部。协助患者侧卧,背向护士依次擦洗后颈部、背臀部,为患者换上清洁裤子。擦洗中,根据情况更换热水,注意擦净腋窝及腹股沟等处。

(6)擦洗的方法为先用涂肥皂的小毛巾擦洗,再用湿毛巾擦去皂液,清洗毛巾后再擦洗,最后用浴巾边按摩边擦干。动作要敏捷,为取得按摩效果,可适当用力。

(7)擦洗过程中,如患者出现寒战、面色苍白等病情变化时,应立即停止擦浴,给予适当的处理,同时注意观察皮肤有无异常。擦洗完毕,可在骨突处用50%乙醇做按摩,扑上爽身粉。

(8)整理床单,必要时梳发、剪指甲及更换床单。

(9)如有特殊情况,需做记录。

3.注意事项

护士操作时,要站在擦浴的一边,擦洗完一边后再转至另一边。站立时两脚要分开,重心应在身体中央或稍低处,拿水盆时,盆要靠近身边,减少体力消耗。操作时要体贴患者,保护患者自尊,动作要敏捷、轻柔,减少翻动和暴露,防止受凉。

(二)压疮的预防及护理

压疮是指机体局部组织由于长期受压,血液循环障碍,造成组织缺氧、缺血、营养不良而致的溃烂和坏死。导致活动受限的因素一般都会增加压疮的发生。常见的因素有压力、剪力、摩擦力、潮湿等。好发部位为枕部、耳郭、肩胛部、肘部、骶尾部、髋部、膝关节内外侧、外踝、足跟。

1.预防措施

预防压疮在于消除其发生的原因。因此,要求做到勤翻身、勤按摩、勤整理、勤更换。交班时要严格细致地交接局部皮肤情况及护理措施。

(1)避免局部长期受压:①鼓励和协助卧床患者经常更换卧位,使骨骼突出部位交替地受压,翻身间隔时间应根据病情及局部受压情况而定。一般2小时翻身1次,必要时1小时翻身1次,建立床头翻身记录卡。②保护骨隆突处和支持身体空隙处,将患者体位安置妥当后,可在身体空隙处垫软枕、海绵垫。需要时可垫海绵垫、气垫褥、水褥等,使支持体重的面积宽而均匀,使作用于患者身上的正压及作用力分布在一个较大的面积上,从而降低在隆突部位皮肤上所受的压强。③对使用石膏、夹板、牵引的患者,衬垫应平整、松软适度,尤其要注意骨骼突起部位的衬垫,要仔细观察局部皮肤和肢端皮肤颜色改变的情况,认真听取患者反映,适当给予调节,如发现石膏绷带凹凸不平,应立即报告医师,及时纠正。

(2)避免潮湿、摩擦及排泄物的刺激:①保持皮肤清洁、干燥。大小便失禁、出汗及分泌物多的患者应及时擦干,以保护皮肤免受刺激,床铺要经常保持清洁、干燥、平整无碎屑,被服污染要随时更换。不可让患者直接卧于橡胶单上。小儿要勤换尿布;②不可使用破损的便盆,以防擦伤皮肤。

(3)增进局部血液循环:对易发生压疮的患者,要常检查,用温水擦澡、擦背或用湿毛巾行局部按摩。

手法按摩。①全背按摩:协助患者俯卧或侧卧,露出背部,先以热水进行擦洗,再以两手或一手沾上少许50%乙醇按摩。按摩者斜站在患者右侧,左腿弯曲在前,右腿伸直在后,从患者骶尾部开始,沿脊柱两侧边缘向上按摩(力量要能够刺激肌肉组织)至肩部时用环状动作。按摩后,手再轻轻滑至尾骨处。此时,左腿伸直,右腿弯曲,如此有节奏地按摩数次,再用拇指指腹由骶尾部开始沿脊柱按摩至第7颈椎。②受压处局部按摩:沾少许50%乙醇,以手掌大、小鱼际紧贴皮肤,压力均匀向心方向按摩,由轻至重,由重至轻,每次3~5分钟。

电动按摩器按摩:电动按摩器是依靠电磁作用,引导治疗器头震动,以代替各种手法按摩。操作者持按摩器根据不同部位选择合适的按摩头,紧贴皮肤,进行按摩。

(4)增进营养的摄入:营养不良是导致压疮的内因之一,又可影响压疮的愈合。蛋白质是身体修补组织所必需的物质,维生素也可促进伤口愈合,因此在病情允许时可给予高蛋白、高维生素膳食,以增进机体抵抗力和组织修复能力。此外,适当补充矿物质,可促进慢性溃疡的愈合。

2.压疮的分期及护理

(1)淤血红润期:为压疮初期,局部皮肤受压或受到潮湿刺激后,开始出现红、肿、热、麻木或有触痛。此期要及时除去致病原因,加强预防措施,如增加翻身次数以及防止局部继续受压、受潮。

(2)炎性浸润期:红肿部位如果继续受压,血液循环仍得不到改善,静脉回流受阻,局部静脉淤血,受压表面呈紫红色,皮下产生硬结,表面有水疱形成。对未破小水泡要减少摩擦,防破裂感染,让其自行吸收,大水疱用无菌注射器抽出泡内液体,涂以消毒液,用无菌敷料包扎。

(3)溃疡期:静脉血液回流受到严重障碍,局部淤血致血栓形成,组织缺血缺氧。轻者,浅层组织感染,脓液流出,溃疡形成;重者,坏死组织发黑,脓性分泌物增多,有臭味,感染向周围及深部扩展,可达骨骼,甚至可引起败血症。

四、会阴部清洁卫生的实施

(一)目的
保持清洁,清除异味,预防或减轻感染、增进舒适、促进伤口愈合。

(二)用物准备
便盆、屏风、橡胶单、中单、清洁棉球、大量杯、镊子、浴巾、毛巾、水壶(内盛50～52 ℃的温水)、清洁剂或呋喃西林棉球。

(三)操作方法
1.男患者会阴的护理

(1)携用物至患者床旁,核对后解释。

(2)患者取仰卧位,为遮挡患者可将浴巾折成扇形盖在患者的会阴部及腿部。

(3)带上清洁手套,一手提起阴茎,一手取毛巾或用呋喃西林棉球擦洗阴茎头部、下部和阴囊。擦洗肛门时,患者可取侧卧位,护士一手将臀部分开,一手用浴巾将肛门擦洗干净。

(4)为患者穿好衣裤,根据情况更换衣、裤、床单。整理床单,患者取舒适卧位。

(5)整理用物,清洁整齐,记录。

2.女患者会阴部护理

(1)携用物至患者床旁,核对后解释。

(2)患者取仰卧位,为遮挡患者可将浴巾折成扇形盖在患者的会阴部及腿部。

(3)先将橡胶单及中单置于患者臀下,再置便盆于患者臀下。

(4)护士一手持装有温水的大量杯,一手持夹有棉球的大镊子,边冲水边用棉球擦洗。

(5)冲洗后擦干各部位。撤去便盆及橡胶单和中单。

(6)为患者穿好衣裤,根据情况更换衣、裤、床单。整理床单,患者取舒适卧位。

(7)整理用物,清洁整齐,记录。

(四)注意事项
(1)操作前应向患者说明目的,以取得患者的合作。

(2)在执行操作的原则上,尽可能尊重患者习惯。

(3)注意遮挡患者,保护患者隐私。

(4)冲洗时从上至下。

(5)操作完毕应及时记录所观察到的情况。

（王　宁）

第三节　血压的测量

一、正常血压及生理性变化

(一)正常血压

血压是指血液在血管内流动时对血管壁的侧压力。一般指动脉血压,如无特别注明均指肱动脉的血压。

当心脏收缩时,主动脉压急剧升高,至收缩中期达最高值,此时的动脉血压称收缩压。当心室舒张时,主动脉压下降,至心舒末期达动脉血压的最低值,此时的动脉血压称舒张压。血压的计量单位,过去多用 mmHg(毫米汞柱),后改用国际统一单位 kPa(千帕)。目前仍用 mmHg(毫米汞柱)。以下为两者换算公式。

$$1 \text{ kPa} = 7.5 \text{ mmHg}$$
$$1 \text{ mmHg} = 0.133 \text{ kPa}$$

在安静状态下,正常成人的血压范围为(12.00～18.50)/(8.00～11.87) kPa[(90～139)/(60～89) mmHg],脉压为 4.0～5.3 kPa(30～40 mmHg)。

(二)生理性变化

在各种生理情况下,动脉血压可发生各种变化,影响血压的生理因素有以下几点。

1.年龄

随着年龄的增长血压逐渐升高,以收缩压升高较明显。以下为儿童血压的计算公式。

$$收缩压(\text{mmHg}) = 80 + 年龄 \times 2$$
$$舒张压 = 收缩压 \times 2/3$$

2.性别

青春期前的男女血压差别不明显。成年男子的血压比女性高 0.7 kPa(5 mmHg);绝经期后的女性血压又逐渐升高,与男性差不多。

3.昼夜和睡眠

血压在上午 8～10 时达全天最高峰,之后逐渐降低;午饭后又逐渐升高,下午 16～18 时出现全天次高值,然后又逐渐降低;至入睡后 2 小时,血压降至全天最低值;早晨醒来又迅速升高。睡眠欠佳时,血压稍升高。

4.环境

寒冷时血管收缩,血压升高;气温高时血管扩张,血压下降。

5.部位

一般右上肢血压常高于左上肢,下肢血压高于上肢。

6.情绪

紧张、恐惧、兴奋及疼痛均可引起血压升高。

7.体重

正常人发生高血压的危险性与体重增加成正比。

8.其他

吸烟、劳累、饮酒、药物等都对血压有一定的影响。

二、异常血压的观察

(一)高血压

目前基本上采用世界卫生组织(WHO)和国际高血压联盟(ISH)高血压治疗指南的高血压定义:在未服抗高血压药的情况下,成人收缩压≥18.7 kPa(140 mmHg)和/或舒张压≥12.0 kPa(90 mmHg)。95%的患者为病因不明的原发性高血压,多见于动脉硬化、肾炎、颅内压增高等,最易受损的部位是心、脑、肾、视网膜。

(二)低血压

一般认为血压低于正常范围且有明显的血容量不足表现如脉搏细速、心悸、头晕等,即可诊断为低血压。常见于休克、大出血等。

(三)脉压异常

脉压增大多见于主动脉瓣关闭不全、主动脉硬化等;脉压减小多见于心包积液、缩窄性心包炎等。

三、血压的测量

(一)血压计的种类和构造

1.水银血压计

分立式和台式两种,其基本结构都包括输气球、调节空气的阀门、袖带、能充水银的玻璃管、水银槽几部分。袖带的长度和宽度应符合标准:宽度比被测肢体的直径宽20%,长度应能包绕整个肢体。能充水银的玻璃管上标有刻度,范围为0~40.0 kPa(0~300 mmHg),每小格表示0.3 kPa(2 mmHg);玻璃管上端和大气相通,下端和水银槽相通。当输气球送入空气后,水银由玻璃管底部上升,水银柱顶端的中央凸起可指出压力的刻度。水银血压计测得的数值相当准确。

2.弹簧表式血压计

由一袖带与有刻度2.7~4.0 kPa(20~30 mmHg)的圆盘表相连而成,表上的指针指示压力。此种血压计携带方便,但欠准确。

3.电子血压计

袖带内有一换能器,可将信号经数字处理,在显示屏上直接显示收缩压、舒张压和脉搏的数值。此种血压计操作方便,清晰直观,不需听诊器,使用方便、简单,但欠准确。

(二)测血压的方法

1.目的

通过测量血压,了解循环系统的功能状况,为诊断、治疗提供依据。

2.准备

听诊器、血压计、记录纸、笔。

3.操作步骤

(1)测量前,让患者休息片刻,以消除活动或紧张因素对血压的影响。检查血压计,如袖带的宽窄是否适合患者,玻璃管有无裂缝,橡胶管和输气球是否漏气等。

(2)向患者解释,以取得合作。患者取坐位或仰卧,被测肢体的肘臂伸直、掌心向上,肱动脉与心脏在同一水平。坐位时，肱动脉平第4软骨；卧位时，肱动脉平腋中线。如手臂低于心脏水平，血压会偏高，手臂高于心脏水平，血压会偏低。

（3）放平血压计于上臂旁，打开水银槽开关，将袖带平整地缠于上臂中部，袖带的松紧以能放入一指为宜，袖带下缘距肘窝2～3 cm。如测下肢血压，袖带下缘距腘窝3～5 cm，将听诊器胸件置于腘动脉搏动处，记录时注明下肢血压。

（4）戴上听诊器，关闭输气球气门，触及肱动脉搏动。将听诊器胸件放在肱动脉搏动最明显的地方，但勿塞入袖带内，以一手稍加固定。

（5）挤压输气球，打气至肱动脉搏动音消失，水银柱又升高2.7～4.0 kPa（20～30 mmHg）后，以每秒0.5 kPa（4 mmHg）左右的速度放气，使水银柱缓慢下降，视线与水银柱所指刻度平行。

（6）在听诊器中听到第一声动脉音时，水银柱所指刻度即为收缩压；当搏动音突然变弱或消失时，水银柱所指的刻度即为舒张压。当变音与消失音之间有差异时，或危重者应记录两个读数。

（7）测量后，驱尽袖带内的空气，解开袖带。安置患者于舒适卧位。

（8）血压计右倾45°，关闭气门，气球放在固定的位置，以免压碎玻璃管，关闭血压计盒盖。

（9）用分数式，即收缩压/舒张压记录测得的血压值，如14.7/9.3 kPa（110/70 mmHg）。

4.注意事项

（1）测血压前，要求安静休息20～30分钟，如运动、情绪激动、吸烟、进食等可导致血压偏高。

（2）血压计要定期检查和校正，以保证其准确性，切勿倒置或震动。

（3）打气不可过猛、过高，如水银柱里出现气泡，应调节或检修，不可带着气泡测量。

（4）如所测血压异常或血压搏动音听不清时，需重复测量。先将袖带内气体排尽，使水银柱降至"0"，稍等片刻再行第二次测量。

（5）对偏瘫、一侧肢体外伤或手术后患者，应在健侧手臂上测量。

（6）排除影响血压值的外界因素，如袖带太窄、袖带过松、放气速度太慢测得的血压值偏高，反之则测得的血压值偏低。

（7）长期测血压应做到四定：定部位、定体位、定血压计、定时间。

（刘春艳）

第四节 脉搏的测量

一、正常脉搏及生理性变化

（一）正常脉搏

随着心脏节律性收缩和舒张，动脉内的压力也发生周期性的波动，这种周期性的压力变化可引起动脉血管发生扩张与回缩的搏动，这种搏动在浅表的动脉可触摸到，临床简称为脉搏。正常人的脉搏节律均匀、规则，间隔时间相等，每搏强弱相同且有一定的弹性，每分钟搏动的次数为60～100次（即脉率）。脉搏通常与心率一致，是心率的指标。

(二)生理性变化

脉率受许多生理性因素影响而发生一定范围的波动。

1.年龄

一般新生儿、幼儿的脉率较成人快。

2.性别

同龄女性比男性快。

3.情绪

兴奋、恐惧、发怒时脉率增快,忧郁时则慢。

4.活动

一般人运动、进食后脉率会加快;休息、禁食则相反。

5.药物

兴奋剂可使脉搏增快,镇静剂、洋地黄类药物可使脉搏减慢。

二、异常脉搏的观察

(一)脉率异常

1.速脉

成人脉率在安静状态下＞100次/分,称为心动过速。见于高热、甲状腺功能亢进(由于代谢率增加而使脉率增快)、贫血或失血等患者。正常人可有窦性心动过速,为一过性的生理现象。

2.缓脉

成人脉率在安静状态下低于60次/分,称心动过缓。颅内压升高、病态窦房结综合征、二度以上房室传导阻滞,或服用某些药物如地高辛、普尼拉明、利舍平、普萘洛尔等可出现缓脉。正常人可有生理性窦性心动过缓,多见于运动员。

(二)脉律异常

脉搏的搏动不规则,间隔时间时长时短,称为脉律异常。

1.间歇脉

在一系列正常均匀的脉搏中出现一次提前而较弱的脉搏,其后有一较正常延长的间歇(即代偿性间歇),称期前收缩。见于各种心脏病或洋地黄中毒的患者,正常人在过度疲劳、精神兴奋、体位改变时也偶尔出现间歇脉。

2.脉搏短绌

脉搏短绌是指同一单位时间内脉率少于心率。由于心肌收缩力强弱不等,有些心排血量少的搏动可发出心音,但不能引起周围血管搏动,导致脉率慢于心率。特点是脉律完全不规则,心率快慢不一,心音强弱不等。多见于心房颤动者。

(三)强弱异常

1.洪脉

当心排血量增加,血管充盈度和脉压较大时,脉搏强大有力,称洪脉。见于高热、甲状腺功能亢进、主动脉瓣关闭不全等患者,运动后、情绪激动时也常触到洪脉。

2.细脉

当心排血量减少,动脉充盈度降低时,脉搏细弱无力,扪之如细丝,称细脉或丝脉。见于大出血、主动脉瓣狭窄和休克、全身衰竭的患者,是一种危险的脉象。

3.交替脉

交替脉指节律正常而强弱交替出现的脉搏,称为交替脉。交替脉是左心室衰竭的重要体征。常见于高血压性心脏病、急性心肌梗死、主动脉关闭不全等患者。

4.水冲脉

脉搏骤起骤落,有如洪水冲涌,故名水冲脉。主要见于主动脉关闭不全、动脉导管未闭、甲状腺功能亢进、严重贫血患者。检查方法是将患者前臂抬高过头,检查者用手紧握患者手腕掌面,可明显感知。

5.奇脉

在吸气时脉搏明显减弱或消失为奇脉。其产生主要与吸气时左心室的排血量减少有关。常见于心包腔积液、缩窄性心包炎等患者,是心脏压塞的重要体征之一。

(四)动脉壁异常

由于动脉壁弹性减弱,动脉变得迂曲不光滑,有条索感,如按在琴弦上,多见于动脉硬化的患者。

三、测量脉搏的技术

(一)部位

临床上常在浅在、靠近骨骼的动脉测量脉搏,最常用、最方便的是桡动脉,患者也乐于接受。其次为颞动脉、颈动脉、肱动脉、腘动脉、足背动脉、胫后动脉和股动脉等。如怀疑患者心搏骤停或休克时,应选择大动脉为诊脉点,如颈动脉、股动脉。

(二)测脉搏的方法

1.目的

通过测量脉搏,可间接了解心脏的情况,观察相关疾病发生、发展规律,为诊断、治疗提供依据。

2.准备

治疗盘内备带秒钟的表、笔、记录本及听诊器。

3.操作步骤

(1)洗手,戴口罩,备齐用物,携至床旁。

(2)核对患者,解释目的。

(3)协助患者取坐位或半坐卧位,手臂放在舒适位置,腕部伸展。

(4)以示指、中指、无名指的指端按在桡动脉表面,压力大小以能清楚地触及脉搏为宜,注意脉律、强弱、动脉壁的弹性。

(5)一般情况下测 30 秒,所测得的数值乘以 2,心脏病患者、脉率异常者、危重患者则应以 1 分钟记录。

(6)协助患者取舒适体位。

(7)将脉搏绘制在体温单上。

4.注意事项

(1)诊脉前患者应保持安静,剧烈运动后应休息 20 分钟后再测。

(2)偏瘫患者应选择健侧肢体测量。

(3)脉搏细、弱难以测量时,用听诊器测心率。

(4)脉搏短绌的患者,应由两人同时测量,一人听心率,另一人测脉率,由听心率者发出"开始"和"停止"的口令,计数 1 分钟,以分数式记录:心率/脉率。若心率 120 次,脉率 90 次,即应写成 120/90 次/分。

（刘春艳）

第五节 肌内注射

肌内注射法是将一定量药液注入肌肉组织内的方法。自肌内注射的药物可通过毛细血管壁到达血液内,吸收较完全而生效迅速。

一、目的

(1)不宜或不能做静脉注射,要求比皮下注射更迅速发生疗效时采用。
(2)用于注射刺激性较强或药量较大的药物。

二、准备

（一）操作者准备
穿戴整齐,修剪指甲,洗手,戴口罩。

（二）用物准备
皮肤消毒液、无菌棉签、2 mL 或 5 mL 注射器、按医嘱准备的药物、弯盘、医嘱本、手消毒液等。

（三）患者准备
了解注射的目的、方法及注意事项,能主动配合。

（四）环境准备
清洁、安静、光线适宜或有足够的照明。

三、操作程序

(1)查对,并向患者解释操作的目的和过程。

(2)协助患者取合适的体位,确定注射部位。如选用臀大肌内注射射,用"十字法"或"连线法"定位。①"十字法":从臀裂顶点向左或向右划一水平线,再从髂嵴最高点作一垂直线,将一侧臀部分为四个象限,外上象限避开内角为注射部位;②"连线法":髂前上棘与尾骨连线的外上1/3处为注射部位。

(3)取出无菌棉签,蘸取消毒液。

(4)常规分别消毒安瓿和注射部位皮肤。

(5)用无菌纱布包住安瓿的瓶颈及以上部分,折断安瓿。

(6)检查注射器包装,取出注射器,吸取药液,排尽空气,二次查对。

(7)左手的拇指和示指绷紧皮肤,右手持注射器并固定针栓,针头与皮肤垂直,用手臂带动腕部的力量,快速刺入肌肉(切勿将针头全部刺入),左手放松绷紧的皮肤,抽动活塞观察无回血后,固定针栓并缓慢推注药物。

(8)注射完毕,用无菌棉签轻压进针处,快速拔出针头,按压片刻。

(9)再次核对,观察患者有无不良反应。

(10)整理床单位,协助患者躺卧舒适。

(11)清理用物,洗手,记录。

四、注意事项

(1)严格执行查对制度和无菌操作原则。

(2)两种药物同时注射时,应注意配伍禁忌。

(3)对2岁以下婴幼儿不宜选用臀大肌内注射射,因其臀大肌尚未发育好,注射时有损伤坐骨神经的危险,最好选择臀中肌和臀小肌内注射射。

(4)对需长期注射者,应交替更换注射部位,并选用细长针头,以避免或减少硬结的发生。

(5)注意职业防护,用后的针头及时放入锐器盒。

(徐　艳)

第六节　皮　下　注　射

皮下注射法是将少量药液或生物制剂注入皮下组织的方法。常用的部位有上臂三角肌下缘、前臂外侧、腹部、后背和大腿外侧方。

一、目的

(1)注入小剂量药物,用于不宜口服给药而需在一定时间内发生药效时。

(2)局部麻醉用药。

(3)预防接种。

二、准备

(一)操作者准备

穿戴整齐,修剪指甲,洗手,戴口罩。

(二)用物准备

皮肤消毒液、无菌棉签、2 mL注射器、按医嘱准备药液、医嘱本、弯盘、手消毒液等。

(三)患者准备

了解注射的目的、方法及注意事项,能主动配合。

(四)环境准备

清洁、安静、光线适宜或有足够的照明。

三、操作程序

(1)查对无误后,解释操作的目的和过程,选择注射部位。

(2)将安瓿尖端的药液弹至体部。

(3)按无菌操作法取出棉签,蘸取消毒液,常规消毒安瓿。

(4)常规消毒注射部位皮肤,待干。

(5)用无菌纱布包住安瓿瓶颈及以上部分,折断安瓿。

(6)检查注射器,取出并接好针头。

(7)抽吸药液,排尽空气,二次查对。

(8)左手绷紧注射部位皮肤,右手持注射器,示指固定针栓,使针头与皮肤呈 30°～40°角,迅速将针梗 1/2～2/3 刺入皮下。

(9)固定针栓,左手抽吸活塞,如无回血即可缓慢推药。

(10)注射完毕,用棉签轻压在针刺处,迅速拔针,再次查对。

(11)处理用物,洗手、记录。

四、注意事项

(1)严格执行查对制度和无菌操作原则。

(2)对皮肤有刺激的药物一般不做皮下注射。

(3)对过度消瘦者,可捏起局部组织,适当减少穿刺角度。

(4)进针角度不宜超过 45°,以免刺入肌层。

(5)注意职业防护,用后的针头及时放入锐器盒。

(徐　艳)

第七节　皮　内　注　射

皮内注射法是将少量药液注入表皮和真皮之间的方法。

一、目的

(1)药物的皮肤敏感试验。

(2)预防接种。

(3)局部麻醉的起始步骤。

二、准备

(一)操作者准备

穿戴整齐,修剪指甲,洗手,戴口罩。

(二)用物准备

消毒溶液、无菌棉签、1 mL 注射器、弯盘、注射用药液(过敏试验时需备急救药物和注射器)、医嘱本等。

(三)患者准备

了解注射的目的、方法及注意事项。

（四）环境准备

清洁、安静、光线适宜或有足够的照明。

三、操作程序

（1）严格执行查对制度和无菌操作原则，按医嘱抽吸药液。

（2）备齐用物，携至患者床旁，仔细查对患者的姓名、床号、药名、浓度、剂量、方法、时间并解释。如做药物过敏试验，应先询问患者有无过敏史。

（3）选择注射部位，药物过敏试验一般为前臂掌侧下段。

（4）用75％乙醇常规消毒皮肤，待干。

（5）二次查对，排尽注射器内空气。

（6）针尖斜面向上与皮肤呈5°角刺入皮内，推注药液0.1 mL，局部隆起呈皮丘，皮丘变白并显露毛孔，随即拔出针头。再次查对。

（7）若为药物过敏试验，应告知患者勿离开病室（或注射室），若有不适应立即告知医师。在20分钟后观察试验结果。

（8）帮助患者取舒适体位，清理用物。

（9）洗手，记录。

四、注意事项

（1）严格执行查对制度和无菌操作原则。

（2）药物过敏试验前，应询问患者的用药史、过敏史及家族史，如患者对需要注射的药物有过敏史，应及时与医师联系，更换其他药物。

（3）药物过敏试验消毒皮肤时忌用碘伏，以免影响对局部反应的观察。

（4）在药物过敏试验前，皮试液应现配现用，剂量准确，同时应备好急救药品，以防发生意外。

（5）进针角度为针尖斜面全部进入皮内为宜，进针角度过大易将药液注入皮下，影响结果的观察和判断。

（6）药物过敏试验结果为阳性，应告知医师、患者和家属，并记录在病历上。

（徐　艳）

第八节　静　脉　输　液

一、准备

（一）仪表

着装整洁，佩戴胸牌，洗手，戴口罩。

（二）用物

注射盘内放干棉球缸、一次性输液器、网套、止血带、橡皮小枕及一次性垫巾、弯盘、0.75％碘伏、棉签、胶布、启盖器、药液瓶外贴输液标签（上写患者姓名、床号、输液药品、剂量、用法、日期、时间、输液架)。

二、操作步骤

(1)根据医嘱备齐用物,携至床旁查对床号、姓名、剂量、用法、时间、药液瓶和面貌,并摇动药瓶对光检查。

(2)做好解释工作,询问大小便,备胶布。

(3)开启铝盖中心部分(如备物时加完药可省去)套网套,消毒瓶塞中心及瓶颈,挂于输液架上,检查输液器并打开,插入瓶塞至针头根部。

(4)排气,排液3~5 mL至弯盘内。

(5)选择血管、置小枕及垫巾,扎止血带、消毒皮肤,待干。

(6)再次查对床号、姓名、剂量、用法、时间、药液瓶。

(7)再次检查空气是否排尽,夹紧,穿刺时左手绷紧皮肤并用拇指固定静脉,见回血,松止血带及螺旋夹。

(8)胶布固定,干棉球遮盖针眼,调节滴速,开始15分钟应慢,无异常可调节至正常速度。

(9)交代注意事项,整理床及用物。

(10)爱护体贴患者,协助卧舒适体位。

(11)洗手、消毒用物。

三、临床应用

(一)静脉输液注意事项

(1)严格执行无菌操作和查对制度。

(2)根据病情需要,有计划地安排轮流顺序,如需加入药物,应合理安排,以尽快达到输液目的,注意配伍禁忌。

(3)需长期输液者,要注意保护和合理使用静脉,一般从远端小静脉开始。

(4)输液前应排尽输液管及针头内空气,药液滴尽前要按需及时更换溶液瓶或拔针,严防造成空气栓塞。

(5)输液过程中应加强巡视,耐心听取患者的主诉,严密观察注射部位皮肤有无肿胀,针头有无脱出,阻塞或移位,针头和输液器衔接是否紧密,输液管有无扭曲受压,输液滴速是否适宜及输液瓶内溶液量等,及时记录在输液卡或护理记录单上。

(6)需24小时连续输液者,应每天更换输液器。

(7)颈外静脉穿刺置管,如硅胶管内有回血,须及时用稀释肝素溶液冲注,以免硅胶管被血块堵塞;如遇输液不畅,须注意是否存在硅胶管弯曲或滑出血管外等情况。

(二)常见输液反应及防治

1.发热反应

(1)减慢滴注速度或停止输液,及时与医师联系。

(2)对症处理,寒战时适当增加盖被或用热水袋保暖,高热时给予物理降温。

(3)按医嘱给抗过敏药物或激素治疗。

(4)保留余液和输液器,必要时送检验室做细菌培养。

(5)严格检查药液质量、输液用具的包装及灭菌有效期等,防止致热物质进入体内。

2.循环负荷过重(肺水肿)

(1)立即停止输液,及时与医师联系,积极配合抢救,安慰患者,使患者有安全感和信任感。

(2)为患者安置端坐位,使其两腿下垂,以减少静脉回流,减轻心脏负担。

(3)加压给氧,可使肺泡内压力升高,减少肺泡内毛细血管渗出液的产生,同时给予20%～30%乙醇湿化吸氧。因乙醇能降低肺泡内泡沫的表面张力,使泡沫破裂消散,从而改善肺部气体交换,迅速缓解缺氧症状。

(4)按医嘱给用镇静剂、扩血管药物和强心剂如洋地黄等。

(5)必要时进行四肢轮流结扎,即用止血带或血压计袖带做适当加压,以阻断静脉血流,但动脉血流仍通畅。每隔5～10分钟轮流放松一侧肢体的止血带,可有效地减少静脉回心血量,待症状缓解后,逐步解除止血带。

(6)严格控制输液滴速和输液量,对心、肺疾病患者及老年人、儿童尤应慎重。

3.静脉炎

(1)严格执行无菌操作,对血管壁有刺激性的药物应充分稀释后应用,并防止药物溢出血管外。同时,要有计划地更换注射部位,以保护静脉。

(2)患肢抬高并制动,局部用95%乙醇或50%硫酸镁行热湿敷。

(3)理疗。

(4)如合并感染,根据医嘱给予抗生素治疗。

4.空气栓塞

(1)立即停止输液,及时通知医师,积极配合抢救,安慰患者,以减轻恐惧感。

(2)立即为患者置左侧卧位(可使肺的位置低于右心室,气泡侧向上漂移到右心室,避开肺动脉口)和头低足高位(在吸气时可增加胸腔内压力,以减少空气进入静脉。由于心脏搏动将空气混成泡沫,分次小量进入肺动脉内)。

(3)氧气吸入。

(4)输液前排尽输液管内空气,输液过程中密切观察,加压输液或输血时应专人守护,以防止空气栓塞发生。

(曹　玉)

第九节　心 电 监 护

心电监护是通过显示屏连续动态观察心电图、血压、血氧饱和度的一种无创监测方法。

一、目的

(1)持续心率、血压、血氧饱和度动态监测,及时发现病情变化,指导临床治疗、护理及抢救工作。

(2)正确及时识别心律失常。

(3)观察心脏起搏器功能。

二、准备

(一)操作者准备

穿戴整齐,洗手。

(二)用物准备

心电监护仪、电极片、75%乙醇、棉签、医嘱本、笔、纸、垃圾桶。

(三)患者准备

采取舒适的体位,皮肤清洁,必要时剃去局部的毛发。

(四)环境准备

清洁、安静、光线适宜。

三、操作程序

(1)备齐用物,携至患者床旁,仔细查对患者的姓名、住院号,解释安置心电监护的目的,消除患者顾虑,取得合作。

(2)协助患者取舒适的体位,以平卧位或半卧位为宜。

(3)将监护仪放置床旁连接电源,打开电源开关检查备用。

(4)暴露患者胸部,正确定位。右上(RA):胸骨右缘锁骨中线第一肋间;左上(LA):胸骨左缘锁骨中线第一肋间;右下(RL):右锁骨中线剑突水平处;左下(LL):左锁骨中线剑突水平处;胸导(V):胸骨左缘第四肋间。放置电极片处皮肤用75%乙醇涂擦,保证电极片与皮肤接触良好。

(5)二次查对,将电极片连接至监护仪导联线上,按照监护仪标识贴于患者胸部正确位置。

(6)正确安置血压袖带。

(7)正确安置血氧饱和度指套(避免与血压袖带同一肢体)。

(8)选择波形显示较清晰的导联,根据患者病情,设定各项参数报警界限,打开报警系统。

(9)帮助患者取舒适体位,整理床单位,冬天注意保暖。

(10)解释注意事项,处理用物。

(11)洗手,再次查对后签字,并记录心电监护的各项数据。

四、注意事项

(1)严格执行查对制度,做好解释工作,消除患者紧张、恐惧的心理。

(2)嘱患者卧床休息,不要下床活动,更换体位时,妥善保护各连接导线。

(3)放置电极片时,应避开伤口、瘢痕、中心静脉导管、起搏器及电除颤时电极板的放置部位。告知患者不能自行移动或取下电极片,若电极片周围皮肤有瘙痒不适,应及时告知护士;注意定期更换电极片的粘贴位置。

(4)密切观察心电图波形,及时处理干扰和电极片脱落;观察心率、心律变化,如需详细了解心电图变化,需做常规导联心电图。

(5)成人、儿童、新生儿的血压袖带是有差异的,应给患者使用尺寸适当的袖带,袖带宽度为成人上臂周长的40%,婴儿的50%;袖带长度要保证充气部分绕肢体50%~80%,一般长度为宽度的2倍。

（6）血压袖带不宜安置在静脉输液或留置导管的肢体。袖带应安置在患者肘关节上 1～2 cm 处，松紧程度应以能够插入 1 指为宜，保证记号 Φ 正好位于肱动脉搏动之上；测量肢体的肱动脉应与心脏（右心房）保持水平并外展 45°。

（7）血压测量时患者应避免移动，偏瘫患者应选择健侧上臂测量。

（8）注意更换血氧饱和度传感器的位置，以避免皮肤受损或血液循环受影响。休克、体温过低、低血压或使用血管收缩药物、贫血、偏瘫、指甲过长、周围环境光照太强、电磁干扰及涂抹指甲油等对血氧饱和度监测有影响。

（9）停止心电监护时，先关机，断开电源，再撤除导联线及电极片、血压袖带、氧饱和度指套等；观察贴电极片处皮肤有无皮疹、水疱等现象。

（秦　莉）

第十节　非同步电除颤

非同步电除颤是利用一定量的电流经胸壁直接通过心脏，使心肌纤维瞬间同时除极，从而消除异位性快速心律失常的方法。

一、目的

使心室颤动（简称室颤）、心室扑动（简称室扑）转为窦性心律。

二、准备

（一）操作者准备
着装整齐。

（二）用物准备
除颤器、医用耦合剂、纱布、弯盘。

（三）患者准备
仰卧于硬板床上，充分暴露前胸。

（四）环境准备
请家属离开，关门。

三、操作程序

（1）准确判断病情。

（2）迅速备齐用物至患者床旁，患者取仰卧位。

（3）开启除颤仪电源开关。

（4）选择非同步模式（开启电源即为非同步模式），调节除颤能量，一般成人单相波除颤用 200～360 J，双相波除颤用 100～200 J；儿童除颤初始 2～3 J/kg，最大不超过 5 J/kg。

（5）电极板上均匀涂耦合剂。

（6）正确放置电极板，负极放在右锁骨中线第二肋间，正极放于左腋前线内侧平第五肋间，两电极板贴紧皮肤。

(7)按下充电按钮充电。

(8)再次观察心电示波为室颤、室扑,确认周围人员无直接或间接与患者接触。

(9)双手同时按下放电按钮放电。

(10)观察除颤效果。

(11)移开电极板,检查胸部皮肤情况,清洁皮肤,整理床单位。

(12)整理用物,核查患者姓名、床号。

(13)洗手,记录。

四、注意事项

(1)除颤前移去患者身上的金属物,确定除颤部位无水及导电材料,清洁并擦干皮肤,禁止使用乙醇、含有苯基的酊剂或止汗剂。

(2)电极板放置的位置要准确,与患者皮肤密切接触,耦合剂涂抹要均匀,防止皮肤灼伤。婴幼儿应使用儿童专用电极板。

(3)电极板放置部位应避开瘢痕、伤口处,如患者带有植入性起搏器,电极板距起搏器部位至少10 cm。

(4)除颤前确定周围人员无直接或间接与患者接触,操作者身体不能与患者接触。

(5)除颤放电后电极板应放在患者身上不动,观察除颤效果,如仍为室颤或室扑,可再次除颤;如出现心室停搏,应立即进行胸外心脏按压。对于细颤型室颤患者应先进行心脏按压、氧疗及药物先处理,使之变为粗颤后,再进行电除颤,以提高除颤成功率。

(6)动作迅速、准确。

(7)使用后将电极板充分清洁,及时充电备用。

(邱丽英)

第十一节 氧 疗 法

一、目的

提高动脉血氧分压和动脉血氧饱和度,增加动脉血氧含量,纠正各种因素导致的缺氧状态,促进组织的新陈代谢,维持机体正常生命活动。

根据呼吸衰竭的类型及缺氧的严重程度,选择给氧方法和吸入氧分数。Ⅰ型呼吸衰竭:PaO_2在 6.7~8.0 kPa,$PaCO_2$<6.7 kPa,应给予中流量(2~4 L/min)吸氧,吸入氧浓度>35%。Ⅱ型呼吸衰竭:PaO_2在 5.3~6.7 kPa,$PaCO_2$正常,间断给予高流量(4~6 L/min)高浓度(>50%),若 PaO_2>9.3 kPa,应逐渐降低吸氧浓度,防止长期吸入高浓度氧引起中毒。

供氧装置分氧气筒和管道氧气装置两种。

给氧方法分鼻导管给氧、氧气面罩给氧及高压给氧。

氧气面罩给氧适于长期使用氧气,患者严重缺氧、神志不清,病情较重者,氧气面罩吸入氧分

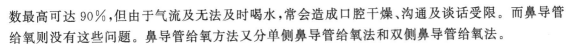

数最高可达 90％,但由于气流及无法及时喝水,常会造成口腔干燥、沟通及谈话受限。而鼻导管给氧则没有这些问题。鼻导管给氧方法又分单侧鼻导管给氧法和双侧鼻导管给氧法。

吸氧方式的选择:严重缺氧但无二氧化碳潴留者,宜采用面罩吸氧(吸入氧分数最高可达90％);缺氧伴有二氧化碳潴留者可用双侧鼻导管吸氧方法。

二、准备

(一)用物准备

1.治疗盘外

氧气装置一套包括氧气筒(管道氧气装置无)、氧气流量表装置、扳手、用氧记录单、笔、安全别针。

2.治疗盘内

橡胶管、湿化瓶、无菌容器内盛一次性双侧鼻导管或一次性吸氧面罩、消毒玻璃接管、无菌持物镊、无菌纱布缸、治疗碗内盛蒸馏水、弯盘、棉签、胶布、松节油。

3.氧气筒

氧气筒顶部有一总开关,控制氧气的进出。氧气筒颈部的侧面,有一气门与氧气表相连,是氧气自氧气瓶中输出的途径。

4.氧气流量表装置

由压力表、减压阀、安全阀、流量表和湿化瓶组成。压力表测量氧气筒内的压力。减压阀是一种自动弹簧装置,将氧气筒流出的氧压力减至 $2\sim3$ kg/cm^2(0.2～0.3 MPa),使流量平稳安全。当氧流量过大、压力过高时,安全阀内部活塞自行上推,过多的氧气由四周小孔流出,确保安全。流量表是测量每分钟氧气的流量,流量表内有浮标上端平面所指的刻度,可知氧气每分钟的流出量。湿化瓶内盛 1/3～1/2 蒸馏水或 20％～30％乙醇(急性肺水肿患者吸氧时用,可降低肺泡内泡沫的表面张力,使泡沫破裂,扩大气体和肺泡壁接触面积使气体易于弥散,改善气体交换功能),通气管浸入水中,湿化瓶出口与鼻导管或面罩相连,湿化氧气。

5.装表

把氧气放在氧气架上,打开总开关放出少量氧气,快速关上总开关,此为吹尘(为防止氧气瓶上灰尘吹入氧气表内)。然后将氧气表向后稍微倾斜置于气阀上,用手初步旋紧固定然后再用扳手旋紧螺帽,使氧气表立于氧气筒旁,按湿化瓶,打开氧气检查氧气装置是否漏气,氧气输出是否通畅后,关闭流量表开关,推至病床旁备用。

(二)患者、护理人员及环境准备

患者了解吸氧目的、方法、注意事项及配合要点。取舒适体位,调整情绪。护理人员应衣帽整齐,修剪指甲,洗手,戴口罩。环境安静,整洁、光线、温度、湿度适宜,远离火源。

三、操作步骤

(1)携用物至病床旁,再次核对患者。

(2)用湿棉签清洁患者双侧鼻腔,清除鼻腔分泌物。

(3)连接鼻导管及湿化瓶的出口。调节氧流量,轻度缺氧 1～2 L/min,中度缺氧 2～4 L/min,重度缺氧 4～6 L/min,氧气筒内的氧气流量＝氧气筒容积(L)×压力表指示的压力(kg/cm)。

(4)鼻导管插入患者双侧鼻腔约 1 cm,鼻导管环绕患者耳部向下放置,动作要轻柔,避免损伤黏膜、根据情况调整长度。

(5)停止用氧时,首先取下鼻导管(避免误操作引起肺组织损伤),安置患者于舒适体位。

(6)关流量表开关,关氧气筒总阀,再开流量表开关,放出余气,再关流量表开关,最后砌表(中心供氧装置,取下鼻导管后,直接关闭流量表开关)。

(7)处理用物,预防交叉感染。

(8)记录停止用氧时间及效果。

四、注意事项

(1)用氧时认真做好四防:防火、防震、防热、防油。

(2)禁用带油的手进行操作,氧气和螺旋口禁止上油。

(3)氧气筒内氧气不能用完,压力表指针应>5 kg/cm²(0.5 MPa)。

(4)防止灰尘进入氧气瓶,避免充氧时引起爆炸。

(5)长期、高浓度吸氧者观察患者有无胸骨后烧灼感、干咳、恶心、呕吐、烦躁及进行性呼吸困难加重等氧中毒现象。

(6)长期吸氧,吸氧浓度应<40%。氧气浓度与氧流量的关系:吸氧浓度(%)=21+4×氧气流量(L/min)。

(邱丽英)

第十二节　雾　化　吸　入

一、操作目的

(1)用于止咳平喘,帮助患者解除支气管痉挛。

(2)改善肺通气功能。

(3)湿化气道。

(4)预防和控制呼吸道感染。

二、操作流程

(一)评估

(1)患者的心理状态,合作程度。

(2)对氧气雾化吸入法的认识。

(3)环境整齐、安静,用氧安全的认识。

(二)准备

(1)按需备齐用物,根据医嘱备药。

(2)环境:四防(火、油、热、震)。

(3)查对、解释。

（三）雾化实施

（1）取坐位、半坐卧位。

（2）将氧气雾化吸入器与氧气连接，调节氧气流量（8～10 L/min），检查出雾情况。

（3）协助患者将喷气管含入口中并嘱其紧闭双唇作深慢呼吸。

（四）处理

（1）吸毕，取下雾化器，关闭氧气开关，擦净面部，询问感觉，采取舒适卧位。

（2）观察记录：雾化吸入的情况。

（3）用物：妥善清理，归原位。

三、操作关键环节提示

（1）每次雾化吸入时间不应超过 20 分钟，如用液体过多应计入液体总入量内。若盲目用量过大有引起肺水肿或水中毒的可能。

（2）有增加呼吸道阻力的可能。当雾化吸入完几小时后，呼吸困难反而加重，除警惕肺水肿外，还可能是由于气道分泌物液化膨胀阻塞加重的原因。

（3）预防呼吸道再感染。由于雾滴可带细菌入肺泡，故有可能继发革兰氏阴性杆菌感染，不但要加强口、鼻、咽的卫生护理，还要注意雾化器、室内空气和各种医疗器械的消毒。

（4）长期雾化吸入治疗的患者，所用雾化量必须适中。如果湿化过度，可致痰液增多，对危重患者神志不清或咳嗽反射减弱时，常可因痰不能及时咳出而使病情恶化甚至死亡。如果湿化不够，则很难达到治疗目的。

（5）注意防止药物吸收后引起的不良反应。

（6）过多长期使用生理盐水雾化吸入，会因过多的钠吸收而诱发或加重心力衰竭。

（7）雾化器应垂直拿，用面罩罩住口鼻或用口含嘴，在吸入的同时应作深吸气，使药液充分到达支气管和肺内。

（8）氧流量调至 4～5 L/min，请不要擅自调节氧流量，禁止在有氧环境附近吸烟或燃明火。

（9）雾化前半小时尽量不进食，避免雾化吸入过程中气雾刺激，引起呕吐。

（10）每次雾化完后要及时洗脸或用湿毛巾抹干净口鼻部留下的雾珠，防止残留雾滴刺激口鼻皮肤，以免引起皮肤过敏或受损。

（11）每次雾化完后要协助患者饮水或漱口，防止口腔黏膜二重感染。

（李　芹）

第十三节　机械吸痰法

一、目的

清除呼吸道分泌物，保持呼吸道通畅，预防并发症发生。适用于排痰无力、痰液黏稠、意识不清、危重、老年体弱者。可通过患者口腔、鼻腔、气管插管或气管切开处进行负压吸引。

二、准备

(一)用物准备

治疗盘外:电动吸引器或中心吸引器包括马达、偏心轮、气体过滤器、压力表、安全瓶、贮液瓶、开口器、舌钳、压舌板、电源插座等。

治疗盘内:带盖缸2只(1只盛消毒一次性吸痰管若干根、1只盛有消毒液的盐水瓶)、消毒玻璃接管、治疗碗2个(1只内盛无菌生理盐水、1只内盛消毒液用于消毒玻璃接管)、弯盘、消毒纱布、无菌弯血管钳1把、消毒镊子1把、棉签1包、液状石蜡、冰硼散等,急救箱1个备用。

(二)患者、护理人员及环境准备

患者取舒适体位,稳定情绪,了解吸痰目的、方法、注意事项及配合要点。护理人员应衣帽整齐,修剪指甲,洗手,戴口罩。环境安静、整洁、光线、温度、湿度适宜。

三、操作步骤

(1)携用物至病床旁,接通电源,打开开关,调节负压,检查吸引器性能。

(2)检查患者口腔(昏迷患者可借助压舌板及开口器)、鼻腔,有无义齿,如有应先取下活动义齿,患者头部转向一侧,面向操作者。

(3)连接吸痰管,先吸少量生理盐水。用于检查吸痰管是否通畅,并润滑吸痰管前端。

(4)一手反折吸痰管末端,另一手持无菌弯血管钳或无菌镊子夹取吸痰管前端,插入口咽部10~15 cm(过深可触及支气管处,易堵塞呼吸道)后,放松吸痰管末端,先吸口咽部分泌物,再吸气管内分泌物。吸痰时采取上下左右旋转向上提吸痰管的方法,有利于呼吸道分泌物吸出,避免损伤呼吸道黏膜。每次吸引时间少于15秒,防止缺氧。

(5)吸痰管拔出后,用生理盐水抽吸。防止分泌物堵塞吸痰管。

(6)观察患者呼吸道是否畅通及面部、呼吸、心率、血压等情况及吸出液的色、质、量。

(7)协助患者擦净面部分泌物,整理床单位,取舒适体位。

(8)处理用物,吸痰管玻璃接头清洁后,放入盛有消毒液的治疗碗中浸泡,或清洁后,置低温消毒箱内消毒备用。

(9)洗手,观察并记录治疗效果与反应。

四、注意事项

(1)严格无菌操作,吸痰管应即吸即弃。

(2)吸痰动作应轻柔,以防呼吸道黏膜损伤。

(3)痰液黏稠者可配合叩击、雾化吸入,提高治疗效果。

(4)储液瓶内的液体不得超过2/3。

(5)每次吸痰时间不超过15秒,以免缺氧。

(6)两次吸痰间隔不少于30分钟。

(7)气管隆嵴处不宜反复刺激,避免引起咳嗽反射。

(邱丽英)

第十四节　气管插管与气管切开护理

一、气管插管患者的口腔护理

(一)目的

(1)保持口腔清洁,防止感染。

(2)观察口腔黏膜、舌苔、牙龈等情况。

(3)保持呼吸道通畅。

(二)准备

1.操作者准备

着装整洁,按七步洗手法洗手,戴口罩帽子。

2.用物准备

(1)一次性口腔护理包,内放治疗碗 2 个(分别放置生理盐水棉球 16 个及生理盐水漱口液)、镊子 2 把、压舌板 1 个、液状石蜡棉球包 1 个、小纱布 1 块。

(2)弯盘 1 个、治疗巾 1 张、生理盐水 1 瓶、20～50 mL 空针 1 付、吸痰管数根,70～80 cm 系带 1 根、绢丝胶布 2 条、牙垫 1 个、手电筒 1 只、手套、医嘱执行单。

3.患者准备

取得清醒患者的配合。

4.环境准备

整洁、安全,光线适宜便于操作。

(三)操作程序

(1)备齐用物携至患者床旁,核对患者及医嘱信息,向神志清楚患者解释操作目的及注意事项,取得患者的信任与配合。

(2)评估患者气管插管的深度、卡弗气囊的压力及固定稳妥情况等,必要时予以吸痰。

(3)根据病情协助患者取合适体位(半卧位,头偏向一侧或侧卧位)。手消毒。

(4)由两名操作者共同操作:一名操作者站在患者右侧,将治疗巾铺于患者颈下胸前,将弯盘置于患者右侧颌下;另一名操作者站在患者左侧,左手固定好气管插管,观察插管刻度,右手协助另一名操作者取下患者原有的绢丝胶布、系带、牙垫。

(5)右侧操作者打开口腔护理盘,用生理盐水棉球湿润患者口唇、口角,用手电筒照射、观察口腔情况(必要时需用开口器和压舌板协助)。口腔分泌物多者先吸净口腔分泌物,并用 5 mL 空针向卡弗气囊内注入空气 1～2 mL。

(6)右侧操作者用 20 mL 或 50 mL 空针从盛有生理盐水的治疗碗中抽取生理盐水递给左侧操作者,左侧操作者向患者口腔注入生理盐水,同时右侧操作者立即吸净患者口腔内生理盐水。

(7)右侧操作者拧干棉球,用压舌板撑开左侧颊部,从内向门齿纵向擦洗左外侧面,更换棉球用同样方法擦洗右外侧面。

(8)纵向擦洗左上内侧面、左上咬合面、左下内侧面、左下咬合面以及颊部。

(9)用同样方法擦洗右侧。

(10)擦洗硬腭部、舌面及舌下,用小纱布拭去口角的水渍。

(11)在原有牙垫的对侧安置新牙垫,再次观察口腔,若有溃疡,遵医嘱涂药。

(12)检查气管插管插入的深度,确保与操作前一致,用系带缠绕固定牙垫及气管插管,并绕过后颈在下颌角上方系一活结,再用绢丝胶布呈蝶形固定好牙垫及气管插管,卡弗气囊放气1~2 mL。

(13)口唇干裂者,可涂液状石蜡保护。

(14)撤去治疗巾,帮助患者取舒适卧位,整理床单元。

(15)清点棉球数量,收拾用物。

(16)手消毒后,再次核对患者及医嘱信息并记录、签字。

(17)规范处置用物。

(四)注意事项

(1)操作前要充分评估患者,对躁动、不配合患者遵医嘱予镇静后再操作。

(2)操作前后保持气管插管刻度一致,勿擅自调整气管插管深度。

(3)操作时动作轻柔,勿损伤口腔黏膜及牙龈。

(4)棉球湿度适宜,避免液体误入气道导致不适。

(5)神志清楚患者,应主动关心,取得患者合作,密切观察患者生命体征变化。

(6)导管固定要稳妥,松紧以一指为宜,并保持气管插管的导管中立位。

(7)操作前后清点棉球数量,避免棉球遗留患者口腔。

(8)操作前后卡弗气囊充气与放气的量要一致,并注意监测卡弗气囊压力。

二、气管切开护理

(一)目的

(1)保持切口清洁、干燥,防止感染。

(2)清除痰液,保持呼吸道通畅。

(二)准备

1.操作者准备

着装整洁,按七步洗手法洗手,戴口罩帽子。

2.用物准备

换药碗(内盛生理盐水及75%乙醇棉签或棉球)、开口纱、氧气管、无菌手套及薄膜手套各一双、听诊器、弯盘、纱布,必要时备氧气管和氧饱和度仪。金属人工气道者应另备相同规格型号的无菌内导管1个。一次性人工气道者可备人工鼻、封闭式吸痰管、生理盐水500 mL、输液器、吸痰冲洗液标识卡。

3.患者准备

取得清醒患者的配合。意识障碍者取平卧,肩颈部垫软枕以畅通呼吸道便于操作。

4.环境准备

整洁、安全,光线适宜便于操作。

(三)操作程序

(1)备齐用物携至患者床旁,核对患者及医嘱信息,向神志清楚患者解释操作目的及注意事项,取得患者的配合。

(2)评估患者人工气道是否通畅以及固定稳妥情况,必要时予以吸痰。

(3)根据病情尽可能放低床头,垫软枕于肩颈部,充分暴露气管切开伤口部位。手消毒。

(4)用生理盐水棉签/棉球清洁导管开口及托盘处。清洁顺序为上面、对侧、近侧、下面。

(5)戴手套,先取出内导管,再取下开口纱并丢弃;一次性导管直接取下开口纱并丢弃。观察切口状况。手消毒。

(6)用生理盐水棉签/棉球再次清洁导管开口及托盘,清洁顺序为上面、对侧、近侧、下面。

(7)用生理盐水棉签/棉球半弧形依次清洁气切伤口,清洁顺序为上面、对侧、近侧、下面。

(8)用75％乙醇棉签/棉球消毒伤口周围皮肤、系带和系带下皮肤1～2次,消毒顺序为上面、对侧、近侧、下面。

(9)戴无菌手套,放置开口纱。

(10)取手套,胶布固定开口纱,注明更换日期及时间。

(11)再次评估患者有无痰液,必要时给予吸痰。安置金属导管者应放置灭菌内导管;安置一次性导管者,必要时更换封闭式吸痰管和人工鼻。

(12)再次评估系带松紧度,必要时更换系带。

(13)协助患者取舒适体位,整理用物及床单元。

(14)行健康宣教,向患者及家属讲解翻身、拍背的方法及技巧。

(15)手消毒,再次核对患者及医嘱信息并记录、签字。

(16)规范处置用物。

(四)注意事项

(1)气管切开术后患者不能发音,神志清楚者可采用书面沟通或手势表示,预防患者因急躁而自行将导管拔出。

(2)切口暴露范围为以切口为中心不少于15 cm,注意避免受凉。

(3)棉签/棉球为一次性单向使用,干湿度适宜,避免过干刺激气管切开口及皮肤,过湿则可引起患者呛咳。

(4)操作应轻柔,并严密观察患者病情变化。

(5)固定气管导管的系带松紧度必须适宜,以插入一横指为宜,必要时可使用橡胶带穿过系带或压疮敷料保护系带下的皮肤,避免压疮发生。系带过松则可导致导管脱落甚至导管反转危及患者生命。

(秦 莉)

第十五节 导 尿 术

一、目的

(1)为尿潴留患者解除痛苦;使尿失禁患者保持会阴清洁、干燥。

(2)收集无菌尿标本,做细菌培养。

（3）避免盆腔手术时误伤膀胱,为危重、休克患者正确记录尿量,测尿比重提供依据。

（4）检查膀胱功能,测膀胱容量、压力及残余尿量。

（5）鉴别尿闭和尿潴留,以明确肾功能不全或排尿功能障碍。

（6）诊断及治疗膀胱和尿道的疾病,如进行膀胱造影或对膀胱肿瘤患者进行化学治疗(简称化疗)等。

二、准备

(一)物品准备

治疗盘内:橡皮圈 1 个,别针 1 枚,备皮用物 1 套,一次性无菌导尿包 1 套(治疗碗 2 个、弯盘、双腔气囊导尿管根据年龄选不同型号尿管,弯血管钳 1 把、镊子 1 把、小药杯内置棉球若干个,液状石蜡棉球瓶 1 个,洞巾 1 块),弯盘 1 个,一次性手套 1 双,治疗碗 1 个(内盛棉球若干个),弯血管钳 1 把、镊子 2 把、无菌手套 1 双,常用消毒溶液如 0.1% 苯扎溴铵(新洁尔灭)、0.1% 氯己定等,无菌持物钳及容器 1 套。

治疗盘外:小橡胶单和治疗巾 1 套(或一次性治疗巾),便盆及便盆巾。

(二)患者、护理人员及环境准备

使患者了解导尿的目的、方法、注意事项及配合要点。取仰卧屈膝位,调整情绪,指导或协助患者清洗外阴,备便盆。护理人员应衣帽整齐,修剪指甲,洗手,戴口罩。环境安静、整洁,光线、温度、湿度适宜,关闭门窗,备屏风或隔帘。

三、评估

（1）评估患者病情、治疗情况、意识、心理状态及合作程度。

（2）评估患者排尿功能异常的程度,膀胱充盈度及会阴部皮肤、黏膜的完整性。

（3）向患者解释导尿的目的、方法、注意事项及配合要点。

四、操作步骤

（1）操作者位于患者右侧,帮助患者取仰卧屈膝位,脱去对侧裤腿,盖在近侧腿上,对侧下肢和上身用盖被盖好,两腿略外展,暴露外阴部。

（2）将一次性橡胶单和治疗巾垫于患者臀下,弯盘放于患者臀部,治疗碗内盛棉球若干个。

（3）左手戴手套,右手持血管钳夹取消毒棉球做外阴初步消毒,按由外向内,自上而下,依次消毒阴阜、两侧大阴唇。

（4）左手分开大阴唇,换另一把镊子按顺序消毒大小阴唇之间－小阴唇－尿道口－自尿道口至肛门,减少逆行感染的机会。污棉球置于弯盘内,消毒完毕,脱下手套置于治疗碗内,污物放置治疗车下层。

（5）在患者两腿间打开无菌导尿包,用持物钳夹浸消毒液的棉球于药杯内。

（6）戴无菌手套,铺洞巾,使洞巾与包布内面形成无菌区域。嘱患者勿移动肢体保持体位,以免污染无菌区。

（7）按操作顺序排列好用物,用镊子取液状石蜡棉球,润滑导尿管前端。

（8）左手拇指、示指分开并固定小阴唇,右手持弯持物钳夹取消毒棉球,按由内向外,自上而下顺序消毒尿道口、两侧小阴唇、尿道口,尿道口处要重复消毒一次,污棉球及弯血管钳置于弯盘内,右手将弯盘移至靠近床尾无菌区域边沿,便于操作。

(9)右手将无菌治疗碗移至洞巾旁,嘱患者张口呼吸,用另一只弯血管钳夹持导尿管对准导尿口轻轻插入尿道 4～6 cm,见尿液后再插入 1～2 cm。

(10)左手松开小阴唇,下移固定导尿管,将尿液引入治疗碗。注意询问患者的感觉,观察患者的反应。

(11)导尿毕,夹住导管末端,轻轻拔出导尿管,避免损伤尿道黏膜。撤下洞巾,擦净外阴,脱去手套置弯盘内,撤出臀部一次性橡胶单和治疗巾置治疗车下层。协助患者穿好裤子,整理床单位。

(12)整理用物。

(13)洗手,记录。

五、注意事项

(1)向患者及其家属解释留置导尿管的目的和护理方法,使其认识到预防泌尿道感染的重要性,并主动参与护理。

(2)保持引流通畅,避免导尿管扭曲堵塞,造成引流不畅。

(3)防止泌尿系统逆行感染。

(4)患者每天摄入足够的液体,每天尿量维持在 2 000 mL 以上,达到自然冲洗尿路的目的,以减少尿路感染和结石的发生。

(5)保持尿道口清洁,女患者用消毒棉球擦拭外阴及尿道口,如分泌物过多,可用0.02％高锰酸钾溶液冲洗,再用消毒棉球擦拭外阴及尿道口。

(6)每周定时更换集尿袋 1 次,定时排空集尿袋,并记录尿量。

(7)每月定时更换导尿管 1 次。

(8)采用间歇性夹管方式,训练膀胱反射功能。关闭导尿管,每 4 小时开放 1 次,使膀胱定时充盈和排空,促进膀胱功能的回复。

(9)离床活动时,应用胶布将导尿管远端固定在大腿上,集尿袋不得超过膀胱高度,防止尿液逆流。

(10)协助患者更换体位,倾听患者主诉,并观察尿液性状、颜色和量,尿常规每周检查一次,若发现尿液浑浊、沉淀、有结晶,应做膀胱冲洗。

(李　芹)

第十六节　膀胱冲洗术

一、目的

(1)对留置导尿管的患者,保持其尿液引流通畅。

(2)清除膀胱内的血凝块、黏液、细菌等异物,预防感染的发生。

(3)治疗某些膀胱疾病,如膀胱炎、膀胱肿瘤。

二、准备

(一)用物准备

治疗盘(消毒物品)1套、无菌膀胱冲洗装置1套、冲洗液按医嘱备、弯血管钳1把、输液调节器1个,必要时备启瓶器、输液架各1个。

(二)患者、护理人员及环境准备

患者了解膀胱冲洗目的、方法、注意事项及配合要点。护理人员应衣帽整齐,修剪指甲,洗手,戴口罩。环境安静、整洁,光线、温度、湿度适宜,关闭门窗。

三、操作步骤

(1)准备物品和冲洗溶液(生理盐水、0.02%呋喃西林溶液、3%硼酸溶液、0.2%氯己定溶液、0.1%新霉素溶液、0.1%雷夫奴尔溶液、2.5%醋酸等),仔细检查冲洗液有无浑浊、沉淀或絮状物;备齐用物,携至患者床边。

(2)核对患者床号、姓名,向患者解释操作目的和过程。

(3)按医嘱取冲洗液,冬季冲洗液应加温至38~40 ℃,以防低温刺激膀胱,常规消毒瓶塞,打开膀胱冲洗装置,将冲洗导管针头插入瓶塞,严格执行无菌操作技术,将冲洗液瓶倒挂于输液架上,瓶内液面距床面60 cm,以便产生一定的压力使液体能够顺利滴入膀胱,排气后用弯血管钳夹导管。

(4)打开引流管夹子,排空膀胱,降低膀胱内压,便于冲洗液顺利滴入膀胱。

(5)夹毕引流管,开放冲洗管,使溶液滴入膀胱,调节滴速,滴速一般为60~80滴/分,以免患者尿意强烈,膀胱收缩,迫使冲洗液从导尿管侧溢出尿道外。

(6)待患者有尿意或滴入溶液200~300 mL后,夹毕冲洗管,放开引流管,将冲洗液全部引流出来后,再夹毕引流管。

(7)按需要量,如此反复冲洗,一般每天冲洗2次,每次500~1 000 mL,冲洗过程中,经常询问患者感受,观察患者反应及引流液性状。

(8)冲洗完毕,取下冲洗管,清洁外阴部,固定好导尿管。

(9)协助患者取舒适卧位,整理床单位,清理物品。

(10)洗手记录冲洗液名称、冲洗量、引流量、引流液性质,冲洗过程中患者的反应。

四、注意事项

(1)严格遵医嘱并根据病情准备冲洗液。

(2)根据膀胱冲洗"微温、低压、少量、多次"的原则进行冲洗。

(3)保持冲洗管及引流管的无菌,冲洗过程中注意无菌原则。

(4)冲洗过程若患者出现不适或有出血情况,应立即停止冲洗,并与医师联系。

(5)如滴入治疗用药,须在膀胱内保留30分钟后再引流出体外,有利于药液与膀胱内液充分接触,并保持有效浓度。

(6)冲洗时不宜按压膀胱。

(王　宁)

第十七节 阴道冲洗和给药

一、目的

清洁阴道、妇科手术和阴道手术术前准备。

二、评估

(一)评估患者

(1)双人核对医嘱。

(2)核对床号、姓名、病历号和腕带(请患者自己说出床号和姓名)。

(3)评估患者是否有同房史。

(4)评估患者病情和年龄、意识状态和合作程度。

(5)告知患者阴道冲洗的目的和方法,取得患者的配合。

(6)评估患者外阴情况,阴道分泌物、性状、气味等。

(二)评估环境

安静整洁,宽敞明亮,关门窗或隔帘遮挡,温度适宜,30分钟内无打扫。

三、操作前准备

(一)人员准备

仪表整洁,符合要求。洗手,戴口罩。

(二)物品准备

治疗车上层放置窥器1个、手套1副、检查垫1个、无菌冲洗桶(内装0.5‰碘伏溶液,水温39~41℃)、无菌冲洗盘(内装弯盘2个、长镊子2把、大纱球2个)、甲硝唑0.2 g、肥皂水、快速手消毒剂。以上物品符合要求,均在有效期内。治疗车下层放置医疗废物桶、生活垃圾桶。

四、操作程序

(1)双人核对药物浓度、剂量和用法。

(2)核对患者床号、姓名、病历号和腕带(请患者自己说出床号和姓名)。

(3)协助患者移至检查室,将检查垫铺于检查床上。

(4)协助患者至检查床上,嘱患者脱去一侧裤腿,取膀胱截石位,嘱患者臀部尽量靠近检查床的外缘,暴露外阴。

(5)将装有0.5‰碘伏溶液的冲洗桶挂在架子上(高于检查床平面1 m以上的距离)。

(6)拉开检查床下的污物桶。

(7)快速手消毒剂消毒双手。

(8)打开无菌冲洗盘,将弯盘打开,1个弯盘内倒入肥皂水,另一弯盘内放置2把长镊子和2个大纱球。

(9)戴手套,左手将窥器轻轻放入阴道(嘱患者放松),暴露宫颈,将窥器固定,右手用长镊子夹大纱球蘸肥皂水擦洗阴道壁、宫颈穿隆,边擦洗边转动窥器,确保阴道壁各个方向均擦拭到,直至干净,将纱球弃至医疗废物桶内(视患者情况必要时可更换纱球再次擦洗)。

(10)镊子置于治疗车下层。

(11)右手持冲洗桶下端的冲洗管用 0.5‰碘伏溶液冲洗阴道、阴道壁的各个方向,同时转动窥器,直至冲洗干净。

(12)轻压窥器外端,使阴道积液流出,持第 2 把镊子夹取干纱球擦干阴道积液。

(13)用镊子夹取甲硝唑 0.2 g,放置阴道后穹隆处,松开窥器,将镊子与窥器一同轻轻取出,投入医疗废物桶。

(14)协助患者擦干外阴,穿好衣裤,再次核对。

(15)向患者交代注意事项。

(16)整理用物,洗手,脱口罩。

五、注意事项

(1)充分暴露宫颈,冲洗要彻底。

(2)护患之间进行有效的沟通,可以减轻阴道冲洗给患者带来的心理压力。冲洗过程中应注意观察患者情况,如有问题及时通知医师。

(3)操作时动作轻柔,避免或减轻患者的不适。

(4)注意保暖,为患者做好遮挡,保护隐私。

(5)严格无菌操作。

(6)冲洗时避免浸湿患者的衣服。

(7)月经未净者避免治疗。

(李　芹)

第十八节　灌　肠　术

一、目的

(1)刺激肠蠕动,软化和清除粪便,排出肠内积气,减轻腹胀。

(2)清洁肠道,为手术、检查和分娩做准备。

(3)稀释和清除肠道内有害物质,减轻中毒。

(4)为高热患者降温。

根据灌肠的目的不同分为保留灌肠和不保留灌肠。不保留灌肠按灌入液体量不同,分大量不保留灌肠和小量不保留灌肠(小量不保留灌肠适用于危重患者、老年体弱、小儿、孕妇等)。

二、准备

(一)物品准备

治疗盘内备通便剂(按医嘱备)、一次性手套 1 双、剪刀(用开塞露时)1 把,弯盘 1 个,卫生纸、纱布 1 块。

治疗盘外备:温开水(用肥皂栓时)适量、屏风、便盆、便盆布 1 个。

(二)患者、护理人员及环境准备

患者了解通便目的、方法、注意事项及配合要点。取侧卧屈膝位,调整情绪,指导或协助患者清洗肛周,备便盆。护理人员应衣帽整齐,修剪指甲,洗手,戴口罩。环境安静、整洁,光线、温度、湿度适宜,关闭门窗,备屏风或隔帘,保护患者隐私,消除紧张、恐惧心理,取得合作。

三、评估

(1)评估患者病情、治疗情况、意识、心理状态及合作度。

(2)评估患者的腹胀情况,肛周皮肤和黏膜的完整性。

四、操作步骤

(1)关闭门窗,用屏风遮挡患者,保护患者隐私。

(2)条件许可患者可帮助其取左侧卧位,双腿屈曲,背向操作者,暴露肛门,便于操作。

(3)患者臀部移至床沿,臀下铺一次性尿垫,保持床单位清洁,便器放置在床旁。

(4)将弯盘置于臀部旁,用血管钳关闭灌肠筒胶管倒灌肠液于筒内,悬挂灌肠筒于输液架上,灌肠筒内液面与肛门距离不超过 30 cm。

(5)将玻璃接头一头连接肛管,另一头连接灌肠筒胶管。

(6)戴一次性手套,一手分开肛门,暴露肛门口,嘱患者张口呼吸,使患者放松便于插管,另一手将肛管轻轻旋转插入肛门,沿着直肠壁进入直肠 7～10 cm。

(7)固定肛管,打开血管钳,缓缓注入灌肠液,速度不可过快过猛,以防刺激肠黏膜,出现排便。

(8)用血管钳关闭灌肠筒胶管,一手持卫生纸紧贴肛周下沿,防止灌肠液流出,另一手将肛管轻轻拔出,置弯盘内。

(9)擦净肛周,协助患者取舒适卧位,灌肠液在体内保留 10～20 分钟后再排便。充分软化粪便,提高灌肠效果。

(10)清理用物。

(11)协助患者排便,整理床单位。洗手、记录。

五、注意事项

(1)灌肠液温度控制在 38 ℃,温度过高损伤肠黏膜,温度过低可引起肠痉挛。

(2)灌肠如遇患者有便意、腹胀时,嘱患者做深呼吸,让灌肠液在体内尽量保留 10～20 分钟后再排便。

(3)消化道出血、急腹症、妊娠、严重心血管疾病患者禁忌灌肠。

六、相关护理方法

(一)人工取便术

(1)条件许可患者可帮助其取左侧卧位,双腿屈曲,背向操作者,暴露肛门,便于操作。

(2)患者臀下铺一次性尿垫保持床单位清洁,便器放置在床旁。

(3)戴一次性手套,在右手示指端倒1～2 mL的2％利卡因,插入肛门停留5分钟,利多卡因对肛管和直肠起麻醉作用,能减少刺激,减轻疼痛。

(4)嘱患者张口呼吸,轻轻旋转插入肛门,沿着直肠壁进入直肠。

(5)手指轻轻摩擦,松弛粪块,取出粪块,放入便器,重复数次,直至取净,动作轻柔,避免损伤肠黏膜或引起肛周水肿。

(6)取便过程中注意观察患者的生命体征和反应,如发现面色苍白、出汗、疲惫等表现,应暂停,休息片刻,若患者心率明显改变,应立即停止操作。

(7)操作结束,清洗肛门和臀部并擦干,病情许可时可行热水坐浴,促进局部血液循环,减轻疼痛防止病原微生物传播。

(8)整理消毒用物,洗手并做记录。

(9)注意事项:有肛门黏膜溃疡、肛裂及肛门剧烈疼痛者禁用此法。

(二)便秘的护理

(1)正确引导,合理安排膳食结构。

(2)协助患者适当增加运动量。

(3)养成良好的排便习惯。

(4)腹部进行环形按摩,通过按摩腹部,刺激肠蠕动,促进排便。方法:用右手或双手叠压稍微按压腹部,自右下腹盲肠部开始,依结肠蠕动方向,经升结肠、横结肠、降结肠、乙状结肠做环形按摩,或在乙状结肠部,由近心端向远心端做环形按摩,每次5～10分钟,每天2次。可由护士操作或指导患者自己进行。

(5)遵医嘱给予口服缓泻药物,禁忌长期使用,产生依赖性而失去正常的排便功能。

(6)简便通便术包括通便剂通便术和人工取便术。是患者及家属经过护士指导,可自行完成的一种简单易行、经济有效的护理技术。常用剂通便剂有开塞露(由50％的甘油或少量山梨醇制成,装于塑料胶壳内一种溶剂)、甘油栓(由甘油和硬脂酸制成,为无色透明或半透明栓剂,呈圆锥形,密封于塑料袋内一种溶剂,需冷藏储存)、肥皂栓(将普通肥皂削成底部直径1 cm,长3～4 cm圆锥形栓剂)。具有吸收水分、软化粪便、润滑肠壁刺激肠蠕动的作用。人工取便术是用手指插入直肠,破碎并取出嵌顿粪便的方法。常用于粪便嵌塞的患者采用灌肠等通便术无效时,以解除患者痛苦的方法。

（王　宁）

第十九节　无痛内镜护理

无痛内镜技术是指在静脉麻醉或清醒镇静状态下实施胃镜和结肠镜检查,使整个检查在不知不觉中完成,具有良好的安全性和舒适性。目前多采用清醒镇静的方法,在镇静药物的诱导下使患者能忍受持续保护性反应而导致的不适,以减轻患者的焦虑及恐惧心理,提高痛阈,但患者仍保持语言交流能力和浅感觉,可配合医师的操作。无痛内镜克服了传统内镜操作过程中患者紧张、恶心、腹胀等缺点,消除患者紧张、恐惧的情绪,提高对检查的耐受性;胃肠蠕动减少,便于医师发现细微病变;减少了患者因痛苦躁动引起的机械性损伤的发生及因紧张、恐惧和不合作而产生的心脑血管意外。护士应严格掌握各种药物的正确使用、注意术中的监测及并发症的及时发现与处理,密切配合医师完成检查,确保患者安全。

一、适应证

(1)有内镜检查适应证但恐惧常规内镜检查者。

(2)呕吐剧烈或其他原因难以承受常规内镜检查者。

(3)必须行内镜检查但伴有其他疾病者,如伴有癫痫史、小儿、高血压、轻度冠心病、陈旧性心肌梗死、精神病等不能合作者。

(4)内镜操作时间长、操作复杂者,如内镜下取异物等。

二、禁忌证

(1)生命处于休克等危重症者。

(2)严重肺部疾病,如 COPD、睡眠呼吸暂停;严重肺心病、急性上呼吸道感染、支气管炎及哮喘病。

(3)腐蚀性食管炎、胃炎、胃潴留。

(4)中度以上的心功能障碍者、急性心肌梗死、急性脑梗死、脑出血、严重的高血压者。

(5)急剧恶化的结肠炎症(肠道及肛门急性炎症、缺血性肠炎等)、急性腹膜炎等。

(6)怀疑有胃肠穿孔者、肠瘘、腹膜炎及有广泛严重的肠粘连者。

(7)极度衰弱,不能耐受术前肠道准备及检查者。

(8)肝性脑病(包括亚临床期肝性脑病)。

(9)严重的肝、肾功能障碍者。

(10)妊娠期妇女和哺乳期妇女。

(11)重症肌无力、青光眼、前列腺增生症有尿潴留史者。

(12)严重过敏体质,对异丙酚、咪达唑仑、芬太尼、东莨菪碱、脂类局麻药物过敏及忌用者。

(13)严重鼻鼾症及过度肥胖者宜慎重。

(14)心动过缓者慎重。

三、术前准备

(一)器械准备

(1)内镜及主机。

(2)常规内镜检查所需的物品(同常规胃肠镜检查)。

(3)镇静麻醉所需设备:麻醉机、呼吸机、心电监护仪、简易呼吸球囊、中心负压吸引、中心吸氧装置等。

(4)必备急救器材:抢救车(包括气管切开包、静脉切开包等)、血压计、听诊器、专科特殊抢救设备等。

(5)急救药品:肾上腺素、去甲肾上腺素、阿托品、地塞米松等。

(6)基础治疗盘(包括镊子、碘伏、棉签等)。

(7)各种型号注射器、输液器、输血器。

(8)镇静药物:主要包括苯二氮䓬类抗焦虑药和阿片类镇痛药。在镇静内镜检查中,一般都采取某几种药物联合应用,因为联合用药可以发挥协同作用,达到更好的镇静效果,但是这也增加了呼吸抑制和低血压等不良事件的发生。因此在用药类型和剂量选择时应因人而异,在联合用药时适当减量。在镇静期间需追加药物时,应与上次给药时间有充分的间隔,以保证药物起效。

(二)患者准备

镇静剂在内镜操作中,既要减轻患者操作中的痛苦,又要保证操作安全。因此,除按常规内镜检查准备外,还要注意以下方面。

(1)仔细询问患者病史,了解重要脏器功能状况、既往镇静麻醉史、药物过敏史、目前用药、烟酒史等。体格检查包括生命体征、心肺听诊和肺通气功能评估。

(2)向患者说明检查的目的和大致过程,解除患者焦虑和恐惧心理,取得合作,签署检查和麻醉知情同意书。

(3)完善术前准备:如心电图、胸片等。

(4)除内镜检查常规术前准备外,检查当天禁食8小时,禁水4小时。

(5)建立一条静脉通道,维持到操作结束和患者不再有心肺功能不全的风险时。

(6)协助患者取左侧卧位,常规鼻导管给氧,行心电监护,监测血压、脉搏、平均动脉压、心电波形及血氧饱和度。由麻醉医师缓慢注射药物。

四、术中护理配合

(一)患者护理

(1)病情监测:观察患者意识、心率、血氧饱和度、皮肤温度和觉醒的程度等变化,在镇静操作前、中、后做好记录。①意识状态:镇静内镜检查需等患者睫毛反射消失后开始进镜。检查中,护士应常规监测患者对语言刺激的反应能力,除儿童、智力障碍者和不能合作者(这些患者应考虑予以深度镇静)。同时,注意观察患者的"肢体语言"(如发白的指关节开始放松、肩下垂、面部肌肉放松、面色安详等)也有利于判断是否达到松弛和无焦虑状态。一旦患者只对疼痛刺激发生躲闪反应时,提示镇静程度过深,有必要使用拮抗药对抗药物反应。②呼吸状况:镇静内镜的主要并发症是呼吸抑制。因此,镇静内镜检查中对呼吸状况的监测尤为重要。呼吸抑制的主要表现是低通气,护士在检查中要注意观察患者的自主呼吸运动或者呼吸音听诊,一旦发现患者呼吸异常或血氧饱和度下降,可指导患者深呼吸,并吸氧,同时通知术者并配合处理。③循环变化:镇静内镜过程中循环系统的并发症包括高血压、低血压、心律失常等。护士应严密观察患者的血压及心电图情况,如有异常应及时通知术者并配合处理。检查中早期发生心率、血压的改变有利于及早发现和干预阻止心血管的不良事件。血氧饱和度的监测有利于及时发现低氧血症,避免由此带来的心肌缺血和严重心律失常,降低了心搏骤停的危险性。

(2)对有恶心呕吐反应的患者,给予异丙嗪注射液25 mg静脉滴注。

(3)由于患者在检查中处于无意识状态,因此护士应特别注意防止患者坠床。

（4）将患者的头部向左侧固定，下颌向前托起，以保持呼吸道通畅。

（5）妥善固定牙垫以免滑脱而咬坏仪器。

（二）治疗过程中的配合

镇静内镜的医护配合同常规内镜检查的配合。

1.无痛胃镜

患者咽喉部均喷洒 2% 利多卡因 2～3 次，行咽部麻醉或给予利多卡因凝胶口服。静脉缓慢注射阿托品 0.25～0.50 mg，芬太尼 0.03～0.05 mg，继而静脉注射异丙酚 1～2 mg/kg（速度为 20～30 mg/10 s），待其肌肉松弛，睫毛反射消失后停止用药，开始插镜检查。根据检查时间的长短及患者反应，酌情加用异丙酚和阿托品。

2.无痛肠镜

先小剂量静脉注射芬太尼 0.5 μg/kg，后将丙泊酚以低于 40 mg/10 s 的速度缓慢静脉注射，患者睫毛反射消失，进入睡眠状态，全身肌肉松弛后，术者开始操作，术中根据检查时间的长短及患者反应（如出现肢体不自主运动），酌情加用丙泊酚，最小剂量为 50 mg，最大剂量为 280 mg，退镜时一般不需要加剂量。

五、术后护理

（一）患者护理

（1）每 10 分钟监测一次意识状态、生命体征及血氧饱和度，直到基本恢复正常。

（2）因使用了镇静剂及麻醉剂，检查结束后不应急于起身，应该保持侧卧位休息，直到完全清醒，如有呛咳可用吸引器吸除口、鼻腔分泌物。

（3）胃镜检查后宜进食清淡、温凉、半流质饮食 1 天，勿食过热食物，24 小时内禁食辛辣食物，12 小时内不得饮酒。肠镜检查后当天不要进食产气食物，如牛奶、豆浆等。

（4）注意观察有无出现并发症如出血、穿孔、腹部不适等。

（5）门诊的患者需在内镜室观察 1 小时，神志清楚、生命体征恢复至术前或接近术前水平、能正确应答、无腹痛、恶心呕吐等不适可回家，需有家属陪同。个别有特殊病情的患者需留院观察。

（二）器械及附件处理

内镜的处理按内镜清洗消毒规范进行处理。

六、并发症及防治

（一）低氧血症

其原因除与丙泊酚和咪达唑仑本身药物作用外，可能与舌根后坠、咽部肌肉松弛阻塞呼吸道及检查过程中注气过多，引起肠肌上抬和肺压迫，导致肺通气不足有关。处理：立即托起下颌，增加氧流量至 5～6 L/min 及面罩吸氧。

预防：严格掌握适应证，遇高龄、肥胖、短颈、肺功能较差的患者时，要尽量托起下颌，使其头部略向后仰 10°～20°，以保持呼吸道通畅，防止舌根后坠等阻塞呼吸道。同时，要加大给氧流量，避免操作过程中注气过多。

（二）低血压

其原因除与药物本身作用外，也与用药量偏大且推注速度较快有关。处理：①血压下降 >30% 者，予以麻黄碱 10 mg 静脉推注。②心率明显减慢，低于 60 次/分者，予以阿托品 0.5 mg

静脉推注。

预防:严格掌握给药速度和给药剂量,若以手控给药时,最好将药用生理盐水稀释后缓慢匀速静脉推注,可有效预防注射过快和用药量偏大引起的循环抑制并发症;有条件时,建议靶控输注给药,能更准确地调控血药浓度,从而降低不良反应。

(三)误吸

误吸的主要原因为麻醉深度不够,以及液体或咽部分泌物误入气管。处理:增加丙泊酚首剂用药量;口腔及咽喉部有分泌物时快速去除。

预防:增加首剂用药量,待药物作用充分后再进镜;及时抽吸口腔和咽部分泌物;有胃潴留和检查前6小时内有进食、饮水者列为禁忌。

(四)心律失常

心率减慢在无痛内镜检查中较为常见,可能与迷走神经反射有关。处理:一般只要暂停操作即可恢复。如心率减慢<60次/分者,静脉注射阿托品0.5～1.0 mg后心率恢复正常。发生心动过速一般为麻醉剂量不足所致,如心率>100次/分时,可追加异丙酚剂量。出现频发性室性期前收缩用利多卡因静脉注射。

(五)眩晕、头痛、嗜睡

麻醉苏醒后部分患者出现头晕、头痛、嗜睡及步态不稳。主要与药物在人体代谢的个体差异有关,也与异丙酚引起血压下降脑供血不足有关。多见于高血压、平素不胜酒力的患者和女性患者,绝大多数经卧床或端坐休息后缓解。

(六)注射部位疼痛

异丙酚为脂肪乳剂,浓度高,刺激性强,静脉推注时有胀痛、刺痛、酸痛等不适。处理:注射部位疼痛一般持续时间短且能忍受,麻醉后疼痛会消失,无需特别处理。如在穿刺时将穿刺针放于血管中央,避免针头贴住血管壁,或选择较大静脉注药可减轻疼痛。

七、注意事项

(1)检查前全面评估,严格掌握适应证与禁忌证,充分与患者沟通,解除其顾虑。

(2)术后2小时需有人陪护,24小时内不得驾驶机动车辆、进行机械操作和从事高空作业,以防意外。

(3)选择镇静麻醉药物时,注意药物类型和剂量应因人而异,在联合用药时适当减量。在镇静期间需追加药物时,应与上次给药时间有充分的间隔,以保证药物起效。

(4)给药时应通过缓慢增加药物剂量来达到理想的镇静/镇痛程度,比单纯一次给药效果更理想。根据患者的体表面积、年龄、体重和伴随病,从小剂量开始给药。

(5)应用异丙酚镇静时,该药物使诱导全身麻醉和呼吸暂停的风险增加,必须由受过专业训练的麻醉医师来应用。

(6)门诊患者严格把握离院指征,注意患者安全。

(7)其他同常规胃肠镜检查。

(林　琳)

第二十节 骨牵引护理

一、目的

(1)牵拉关节或骨骼,使脱位的骨折复位,并保持复位后的位置。

(2)牵拉及固定关节,以减轻关节面所承受的压力,缓解压力,使局部休息。

(3)需要矫正和预防因肌肉萎缩导致的畸形。

二、评估

(一)评估患者

(1)双人核对医嘱。

(2)核对床号、姓名、病历号和腕带(请患者自己说出床号和姓名)。

(3)评估患者皮肤有无外伤,感觉运动循环障碍(静脉曲张、慢性皮炎),足背动脉搏动情况。

(4)告知患者骨牵引的目的和方法,做好解释工作,以取得配合。

(二)评估环境

安静整洁,宽敞明亮,备有牵引床,无障碍物。

三、操作前准备

(一)人员准备

仪表整洁,符合要求。洗手,戴口罩。

(二)物品准备

选择合适牵引重量,并检查牵引绳是否牢固、牵引架是否固定及滑轮是否灵活。

四、操作程序

(1)核对患者床号、姓名、病历号和腕带(请患者自己说出床号和姓名)。

(2)进行骨牵引前,观察患者皮肤有无外伤,感觉运动血液循环情况及足背动脉搏动。

(3)牵引期间,指导患者练习股四头肌等长收缩和踝关节背伸跖屈,增强肌力,预防关节僵直及足下垂。

(4)保持牵引肢体位置(外展中立位)及牵引的连续性,不可随意改变牵引重量、放松牵引绳和挪动牵引架及牵引弓,重锤应悬空不可随意上提,保持牵引与反牵引平衡。

(5)定期检查牵引弓处螺钉是否旋紧,防止滑脱。

(6)布朗架上布袋松紧适宜,保证膝关节与布朗架的轴节平齐,发生移位及时纠正。

(7)牵引针孔处需用无菌纱布覆盖,定时更换,每天用 75% 乙醇擦拭针孔处 1～2 次,预防感染。

(8)冬季暴露肢体注意保暖。

五、护理注意事项

(1)牵引重量为患者体重的 1/10～1/7,不可随意增减重量,以免影响骨折复位或肢体畸形的矫正。

(2)经常检查牵引架的位置,如有错位或松动,及时通知医师,并配合医师进行处理。

(3)注意牵引绳是否受阻,牵引重量是否合适,牵引绳应与患肢长骨纵轴方向保持一致。

(4)牵引的重锤应悬空,不可着地或靠于床沿上,滑轮应灵活。

(张玉梅)

第二十一节 石膏固定护理

医用石膏是利用其加热、脱水、再遇水分时便可结晶硬化的特性,以达到固定骨折、制动肢体的目的,常用于骨折整复的固定、畸形矫正、关节损伤及关节脱位复位后的固定等。

一、病情评估

(1)石膏固定局部软组织受压情况。

(2)有无石膏表面浸血、石膏边缘渗血及擦伤。

(3)患肢末梢血液循环情况。

(4)患肢感觉及运动情况。

(5)患肢肿胀情况。

(6)固定肢体肿胀消除程度。

二、护理问题

(一)自理缺陷
自理缺陷与石膏固定肢体、医疗限制有关。

(二)有压疮的危险
压疮与石膏压迫肢体有关。

(三)潜在的并发症
石膏综合征、肢体血液循环障碍、肌肉萎缩。

(四)知识缺乏
患者不了解石膏固定后的自我护理知识等。

三、护理目标

(1)石膏不变形、不折断。

(2)预防压疮。

(3)患者及家属掌握石膏固定的相关知识。

四、护理措施

(一)搬动与体位

(1)石膏硬固后才能搬动患者,可采取措施促使石膏干固,如适当的通风、灯烤或电吹风吹干等。搬运患者时要防止石膏折断或变形,要用手掌平托,不能用手指抓捏,以免造成石膏凹陷压迫皮肤。髋人字石膏固定患者翻身时,应将患者托起悬空翻转。

(2)抬高患肢以利于静脉回流,减轻肢体肿胀。上肢可用绷带悬吊将前臂抬高,下肢用枕垫垫起以抬高患肢,使足跟部悬空。石膏凹陷部位如腘窝、腰部也应垫起,以避免骨隆突部位受压。

(二)保持石膏的清洁

1.观察肢体末梢血液循环

注意有无皮肤发绀或苍白、肿胀,有无剧烈疼痛,指(趾)是否发凉、麻木、不能活动等,发现上述情况说明石膏包扎过紧,应拆除或松解石膏,以防发生肢端坏死或缺血性肌挛缩。注意松解石膏管形时,应沿石膏的长轴纵形剖开,但不能仅在石膏的一端做不完全的剖开,还应将石膏及其下面的绷带或衬垫全部切开,直至皮肤完全显露于剖开的空隙内。

2.观察出血情况

伤口出血时,血液可渗透到石膏表面上,可用笔沿血迹的边缘做记号,观察血迹有无扩大。出血较多时可能从石膏边缘或身体低处流出,因此需注意观察。

3.预防石膏压迫而致神经麻痹

石膏包扎过紧可能压迫周围神经,导致神经麻痹。如发现患肢指(趾)端不能自主活动、皮肤感觉减退甚至消失,但肢体血液循环良好,应考虑是否有神经受压,需在受压部位开窗减压或更换石膏。

4.观察石膏内有无异常气味

如有腐臭气味,说明石膏内伤口感染或有压疮形成造成组织坏死,应立即开窗检查。

(三)并发症的护理

1.骨筋膜室综合征

石膏包扎过紧或肢体肿胀严重时可导致骨筋膜室综合征,表现为患肢持续性剧烈疼痛、明显肿胀、皮肤苍白、皮温升高、指(趾)屈曲、被动伸指(趾)时疼痛剧烈。一旦发现应立即拆除石膏。如处理不及时或处理不当,可导致肢体缺血性肌挛缩,甚至肢体坏死。

2.压疮

应定时协助患者翻身、预防压疮。加强骨隆突部位的按摩以促进局部血液循环,经常检查石膏边缘及骶尾部、足跟等皮肤有无压疮早期症状,以便早期处理。如石膏内有分泌物和臭味,可开窗检查有无石膏内压疮。

3.化脓性皮炎

固定部位皮肤不清洁、皮肤有擦伤及软组织严重挫伤形成水疱后破溃导致化脓性皮炎,应及时告知医师开窗处理。

4.石膏综合征

固定躯干部后患者发生的急性胃扩张,常见于石膏背心、髋人字石膏或蛙形石膏固定患者,要注意预防其发生。包扎石膏不要过紧,开窗修整时要留出进食后腹部膨出的空隙;避免脊柱过度伸展;饮食宜少量多餐,避免暴饮暴食;注意要适当地变换体位,如侧卧或俯卧,以缓解对十二指肠横部的压迫。

5.关节僵硬和失用性骨质疏松

固定需固定骨折部位上下关节,如固定时间过长,又缺乏功能锻炼,纤维蛋白沉积在滑膜、关节囊及肌肉间,可引起粘连而导致关节僵硬;活动减少、骨骼脱钙可发生骨质疏松。因此,要积极地进行适当的功能锻炼,练习患肢肌肉等长收缩、患肢指(趾)伸屈活动及健肢的全关节活动。

6.坠积性肺炎

固定需长期卧床者,呼吸道引流不畅,分泌物沉积容易引起坠积性肺炎。预防的办法是加强未固定部位的功能锻炼和定时翻身、拍背,鼓励患者深呼吸、咳嗽,以利于排痰。

(四)拆石膏的护理

1.皮肤护理

石膏的刺激,石膏内皮肤的干燥,可有鳞屑或痂皮产生。拆石膏后,应用温水清洁皮肤,然后涂以润肤霜保护皮肤。皮肤瘙痒时,不能搔抓皮肤,以免皮肤破损。

2.防止失用性水肿的发生

石膏拆除后,因血液循环已适应坚硬的外固定,突然解除,可形成水肿,引起关节粘连,关节功能恢复缓慢。拆除石膏后可穿弹力袜或缠弹性绷带。若肢体明显肿胀,应使患者卧床休息并将患肢抬高 24 小时后再穿弹力袜,持续使用至肢体的肌张力和血液循环恢复。

五、健康指导

(一)医疗护理措施的配合

(1)向患者讲解石膏固定的目的、作用、意义。

(2)告诉患者和家属预防石膏变形、折断的相关知识。①石膏未干前告知家属尽量少搬动患者,需更换体位时,要用手掌平托石膏固定的患肢,切忌用手指抓捏石膏,防止石膏凹陷处皮肤受压后出现缺血性坏死。②向患者及家属讲清楚不可在石膏上面放置重物,也不能将石膏固定的患肢放置在硬质的床板或地板上,以免引起石膏断裂、变形,使骨折端再次发生移位。③石膏未干前,不要在上面盖棉被,天冷时用局部照明灯烤干,天热时用电风扇吹干。

(3)鼓励患者及时说出身体的不适,及早发现问题。

(4)告诉患者及家属石膏干后,不要再使其受潮。

(5)石膏干后如搬动患者时,要向家属讲清楚,切忌对关节处施加屈曲成角的压力以免因其脆性增加和杠杆作用,使石膏在关节处发生断裂,因此,翻身或变动体位时,一定要有专人保护石膏。

(6)教会患者及家属避免石膏污染的知识与技巧:①颈胸部石膏、石膏背心的患者在进餐时应注意用餐巾或颌下垫毛巾,以防止污染石膏。②告知家属应及时料理患者的大小便,妥善放置便器,避免髋人字石膏和下肢长腿管型石膏被尿、便污染。③应及时清除伤口分泌物,包扎伤口敷料的厚度要够,以能充分吸收渗血和渗液而不污染石膏为主。④如患者患肢需放置冲洗引流管时,应建议医师在伤口周围填塞足够的纱布,防止冲洗液和引流液流入石膏内造成污染。⑤告知医师在为患者石膏固定部位的邻近伤口换药时,用治疗巾隔开并遮挡,可防止敷料和分泌物污染石膏。⑥告知患者及家属应将石膏固定的肢体抬高放置,高于心脏水平线 20 cm,以促进静脉血液和淋巴液回流,减轻患肢的肿胀。⑦教会患者及家属观察肢体血液循环障碍的先兆,当患者出现肢体疼痛难忍、末梢肿胀明显、皮温较健侧低、感觉迟钝、足背动脉或桡动脉搏动减弱时,均应立即报告医护人员。⑧告知患者如出现某一固定部位持续性疼痛时常是压疮的早期症状,一定要及时告诉医护人员。⑨教会家属利用嗅觉进行观察的方法,如石膏内有腐臭气味时,表明石膏内有压疮、溃疡形成,或石膏内伤口有感染,应立即报告医师给予相应处理。

(二)日常活动

(1)向患者及家属讲解石膏固定的患肢进行功能锻炼的意义和方法。

(2)指导患者做石膏固定肢体肌肉收缩活动和邻近关节的屈伸活动。

(3)指导患者应加强未行石膏固定肢体的主动活动,防止肌肉失用性萎缩。

(4)病情允许的情况下,鼓励并指导患者下床活动,应先在床边站立,后借助于拐杖、助行器做短距离的行走。

(5)教会患者及家属掌握功能锻炼的方法,并评价患者及家属主动和被动活动的方法是否正确。

(6)告知家属在石膏拆除后,应继续每天按摩肌肉 2～4 次,并督促患者加强主动活动。

(三)综合征的发生和表现

向行头颈胸、躯干、髋人字石膏固定的患者解释可能会发生石膏综合征的情况,以减轻恐惧感,配合治疗。石膏综合征的表现主要为腹胀、腹痛、恶心、呕吐等。

(张玉梅)

常见症状的护理

第一节　呼　吸　困　难

呼吸困难是指患者呼吸时主观上自觉空气不足或呼吸急促,客观上可看到患者呼吸活动费力、辅助呼吸肌参与呼吸运动,以增加通气量。呼吸频率、深度与节律发生异常,严重时可出现张口、抬肩、鼻翼翕动、发绀甚至端坐呼吸,而引起严重不适的异常呼吸。正常人在安静状态下,因年龄不同,呼吸次数有很大的差异,一般情况下,呼吸频率随年龄的增长而减慢,但当从事运动或情绪波动时,呼吸次数也会有明显的变化。

一、病因与发病机制

(一)病因

呼吸困难的发生与呼吸运动密切相关,调节呼吸运动的机制:①神经调节,包括各种反射系统和高级中枢神经系统。②呼吸力学,主要为弹性阻力与非弹性阻力。③气体交换,通过气体交换,机体吸入氧,呼出二氧化碳。

一般来说,呼吸运动受很多因素的影响,如年龄、运动、睡眠、精神兴奋、剧痛等均可使呼吸频率减慢或增快。临床上当人体呼吸不能适应机体的需要时,则发生呼吸困难,呼吸困难常见于呼吸、循环、神经、血液系统疾病及中毒患者。

1.呼吸系统疾病

(1)喉部疾病:主要是因为肺外的通气路径即上呼吸道阻塞,如吞入异物、喉头血管性水肿、白喉等。

(2)气管、支气管疾病:支气管哮喘、毛细支气管炎、异物、肿瘤、气管或支气管受压(如甲状腺肿大、主动脉瘤、纵隔肿瘤)。

(3)肺部疾病:肺炎、肺脓肿、肺不张、肺梗死、弥漫性肺结核、肺动脉栓塞等。

(4)胸膜疾病:胸膜炎、胸腔积液、自发性气胸、血胸等。

(5)胸壁改变:多源于胸廓畸形,如漏斗胸、鸡胸,脊柱侧弯或后侧弯、后弯、前弯及脊柱炎等。

(6)呼吸肌病变:呼吸肌麻痹是由于横膈神经受损或吉兰-巴雷综合征造成支配呼吸肌的运动神经元损害。

2.心脏疾病

充血性心力衰竭,心包大量快速积液等。

3.血液变化

重度贫血,失血,一氧化碳中毒,糖尿病,尿毒症等。

4.神经精神性疾病

脊髓灰质炎,吉兰-巴雷综合征所致的肋间肌或膈肌麻痹,脑出血,癔症,重症肌无力等。

5.其他

大量腹水,气腹,腹腔内巨大肿瘤,怀孕后期等。

(二)发病机制

造成呼吸困难的机制大致分为以下几个方面。

1.通气不足

(1)呼吸道阻力增加。

(2)呼吸运动受限,胸肺顺应性降低,顺应性由弹性决定,弹性丧失,则由不顺应变为僵硬。

(3)呼吸肌的神经调节或胸廓功能障碍。

2.弥散功能障碍

肺泡中的氧透过气-血间的一切屏障进入血液并与血红蛋白结合的量下降。肺泡-毛细血管膜面积减少或肺泡-毛细血管膜增厚,均会影响换气功能而导致呼吸困难。

3.肺泡通气与血流比例失调

肺泡通气与血流比值大于或小于 0.8 时,分别造成无效通气与生理性动静脉分流,导致缺氧。

4.吸入的氧气不足

空气中的氧含量较低或组织无法利用氧,如氰化物中毒,不正常的血红蛋白无法携带氧气,虽有足够的氧气到达组织,但是却无法为组织所利用等。

由于以上因素刺激延髓呼吸中枢,增加呼吸肌的工作量,企图增加氧的供给量,从而造成呼吸困难的症状。

二、分类

(1)按其病因可分为呼吸源性、心源性、血源性、中毒性、神经精神性呼吸困难。

(2)按其发病急缓可分为突发性、阵发性和慢性呼吸困难。

(3)按其程度可分为轻度呼吸困难,即指运动时出现呼吸困难;中度呼吸困难,指安静状态下无症状,但稍微运动即造成呼吸困难;重度呼吸困难,指安静状态下也出现明显的呼吸困难。

(4)按呼吸周期可分为吸气性呼吸困难,指吸气时出现显著的呼吸困难,有明显的三凹征,即吸气时胸骨上窝、锁骨上窝、肋间隙出现凹陷;呼气性呼吸困难,指呼气费力,呼气时间延长;混合性呼吸困难,指吸气与呼气均费力。

三、临床表现

(一)呼吸困难会导致呼吸频率、节律及深度的变化

1.潮式呼吸

潮式呼吸指呼吸由浅慢至深快,再由深快至浅慢直至暂停数秒,再开始如上的周期性呼吸。

2.间停呼吸

间停呼吸即毕奥呼吸,指在有规律地呼吸几次后,突然停止呼吸,间隔一个短的时期后,又开始呼吸,如此周而复始。

3.叹息样呼吸及点头呼吸

叹息样呼吸及点头呼吸是临终性呼吸。

4.呼吸频率异常

呼吸频率异常指呼吸过快或过慢。

5.呼吸深度异常

呼吸深度异常指呼吸深大或呼吸微弱而呼吸频率不变,也可为频率、深度均异常。

(二)循环系统反应

呼吸困难刺激心脏使心率加快,心排血量增加,血压上升。但严重呼吸困难可导致血压、脉率和心排血量下降,而发生心肌缺氧、坏死、心律失常,甚至心搏骤停。表现为出冷汗、发绀、胸部压迫感、杵状指等。

(三)中枢神经系统反应

呼吸困难可致低氧血症和高碳酸血症,神经细胞对低氧极为敏感。一般说来,轻度低氧血症时,最早出现的功能紊乱表现在智力、视觉方面,短暂或轻微的缺氧后功能可迅速恢复,重而持久的缺氧则导致神经细胞死亡。严重时,可出现脑皮质功能紊乱而发生一系列功能障碍,直接威胁生命。中枢神经系统功能障碍表现为头痛、不安、空白与记忆障碍、计算障碍、精神紊乱、嗜睡、惊厥、昏迷等。

(四)泌尿系统反应

呼吸困难引起轻度缺氧时,尿中可出现蛋白、红细胞、白细胞与管型,严重时可发生急性肾衰竭,出现少尿、氮质血症和代谢性酸中毒,甚至无尿。

(五)消化系统反应

呼吸困难致严重缺氧时,可使胃壁血管收缩,降低胃黏膜的屏障作用,出现消化道出血;另外,二氧化碳潴留可增强胃壁细胞的碳酸酐酶活性,而使胃酸分泌增加。

(六)酸碱度与电解质变化反应

呼吸困难可致呼吸性酸中毒、代谢性酸中毒或呼吸性酸中毒合并代谢性酸中毒、呼吸性碱中毒。

(七)耐力反应

严重的呼吸困难致患者能量消耗增加和缺氧,故感胸闷、气急、耐力下降,而使活动量减少。

(八)心理反应

呼吸困难与心理反应是相互作用、相互影响的关系。呼吸困难的心理反应受个性、人群关系、情绪及既往经验等影响。如极度紧张会导致呼吸困难,激怒、焦虑或挫折等易加剧哮喘者的呼吸困难,惊吓、疼痛等易发生过度换气的呼吸困难。呼吸困难一般可导致表情痛苦、紧张、疲劳、失眠;严重时会有恐惧、惊慌、濒死感;慢性呼吸困难患者自觉预后差,另外,家庭经济不宽裕、家属或人群缺乏同情心也可使患者悲观、失望甚至厌世。呼吸困难的病因是否明确、其性质和发作持续时间也会使患者产生不良的心理反应。

四、治疗

(一)药物治疗

常用药物有肾上腺素,为治疗支气管哮喘药,禁用于高血压及心脏病患者,且注射时要测量患者的脉搏、血压等生命体征;异丙肾上腺素,禁用于伴冠状动脉粥样硬化性心脏病(简称冠心病)、心动过速、甲亢的支气管哮喘者,且用量不宜过大,并应舌下含服;氨茶碱,禁用于伴严重心血管病、肾脏病的呼吸困难患者,静脉注射液的配制一般为氨茶碱 0.25 g+25% 葡萄糖 20 mL,缓慢推注,同时应严密观察患者,静脉注射后至少 4 小时再开始口服治疗。本品不宜与麻黄碱或其他拟肾上腺素药同时注射,否则会增加氨茶碱的毒性作用。

(二)氧疗法

氧疗法指用提高吸入气中氧浓度的方法增加肺泡中的氧分压、提高动脉血氧分压和氧含量、改善或消除低氧血症的治疗方法。氧疗吸入气的氧浓度,低的可只稍高于空气,如 24%~28%,高的可达 100%,即"纯氧",应根据呼吸困难的程度而定。氧疗法一般包括使用鼻导管、面罩、气管插管等给氧方式。在氧疗过程中,会因使用不当而出现如下危险。

1.慢性气道阻塞患者

用氧之初,若氧的浓度太高,则有导致二氧化碳积聚的危险,因为这些病的呼吸运动是由低的血氧分压刺激外周感受器所驱动的,一旦用过高浓度氧,则消除了这种刺激,引起通气减少甚至暂停,反而导致更严重的二氧化碳积聚。

2.氧中毒

长时间使用高浓度氧将发生氧中毒。持续用氧 24 小时,胸骨会产生难受的感觉,用 36 小时则发生血氧分压下降,连续用 2 天 50% 浓度的氧,则可产生氧中毒的反应。

(三)人工机械通气法

人工机械通气是帮助重度呼吸困难者度过危险期的重要手段。使用人工通气,须用气管内插管或气管切开。机械通气类型有间歇正压通气(IPPV)、呼气末正压通气(PEEP)、连续气道正压通气(CPAP)等。

五、护理

(一)护理目标

(1)呼吸困难的程度及伴随症状减轻或消失。

(2)患者舒适感增加。

(3)患者及家属配合治疗的自我管理能力提高。

(二)护理措施

1.减轻呼吸困难

(1)维持患者呼吸道通畅:①对意识清醒、能自行咳嗽、咳痰者,应协助其翻身、叩背,指导其有效咳嗽、排痰的动作。②痰液多且黏稠时,可服祛痰药或行雾化吸入。③对于咳痰无力、痰不易咳出者,应及时给予吸痰。④对于气道部分或完全堵塞、神志不清者,应及时建立人工气道,如行气管切开或气管内插管,进行吸痰。

(2)维持患者的舒适体位:①根据病情,可借助枕头、靠背椅或床旁桌,采取半坐卧或坐位身体前倾的体位,并维持患者舒适。②若无法躺下或坐下,则可采取背靠墙、重心放于双脚、上半身前倾的姿势,使胸廓和横膈放松,以利呼吸。③少数患者也可采取特殊卧位,如自发性气胸者应取健侧卧位,大量胸腔积液患者取患侧卧位,严重堵塞性肺气肿患者应静坐,缓慢呼吸。

(3)保证休息:减少活动量,可减少氧及能量的消耗,减轻缺氧,改善心、肺功能。

(4)穿着适当:避免穿紧身衣物和盖厚重被子,以减轻胸部压迫感。

(5)提供舒适环境:保持环境安静,避免噪音,调整室内温度、相对湿度,保持空气流通、清新。

(6)稳定情绪:必要时限制探视者,并避免谈及引起患者情绪波动的事件,使患者心情平静。

(7)指导患者采取放松技巧:①吸气动作应缓慢,尽量能保持5秒以上,直至无法再吸气后,再缓慢吐气。②噘嘴呼吸以减慢呼吸速率,增加气道压力,减轻肺塌陷,缓解呼吸异常现象。

2.指导患者日常生活方式

(1)禁烟、酒,以减轻对呼吸道黏膜的刺激。

(2)进易消化、不易发酵的食物,控制体重,避免便秘、腹部胀气及肥胖,因为肥胖时代谢增加,氧耗量增加,而使呼吸困难加重。

(3)根据自我呼吸情况,随时调整运动类型及次数。

(4)避免接触可能的变应原,减少呼吸困难的诱因。

(5)保持口腔、鼻腔清洁,预防感染。

3.严密观察病情并记录

(1)观察呼吸频率、节律、形态的改变及伴随症状的严重程度等。

(2)及时分析血气结果,以判断呼吸困难的程度。

(3)记录出入水量,如心源性呼吸困难者,应准确记录出入水量,以了解液体平衡情况;哮喘引起的呼吸困难者,在不加重心脏负担的前提下,应适当进水。

4.提高患者自我管理能力

(1)指导患者掌握各种药物的正确使用方法,尤其是呼吸道喷雾剂的使用,并给予反复示教,以确定患者能正确使用。

(2)指导患者及家属执行胸部物理治疗,如呼吸锻炼、有效咳嗽、背部叩击、体位引流等,使之能早日自行照顾。

(3)向患者解释饮食的重要性,使之了解饮食习惯与呼吸困难的利害关系。

(4)教会患者观察呼吸困难的各种表现,严重时应及时就医。

(5)保持心情愉快,适当休息,避免劳累,减少谈话。

(6)向患者解释氧疗及建立人工气道的重要性,使之能理解与配合。

5.氧疗护理

正确的氧疗可缓解缺氧引起的全身各器官系统生理学改变,提高患者的活动耐力和信心。鼻导管氧气吸入较为普遍,一般流量为 $2 \sim 4$ L/min。

(1)轻度呼吸困难伴轻度发绀,$PaO_2 > 34.6$ kPa(260 mmHg),$PaCO_2 < 6.7$ kPa(50 mmHg),可给低流量鼻导管吸氧。

(2)中度呼吸困难伴明显发绀,PaO_2 为 $4.7 \sim 6.7$ kPa(35~50 mmHg),可给低流量吸氧,必要时也可加大氧流量,氧浓度为 $25\% \sim 40\%$。

(3)重度呼吸困难伴明显发绀,$PaO_2 < 4.0$ kPa(30 mmHg),$PaCO_2 > 9.3$ kPa(70 mmHg),可给持续低流量吸氧,氧浓度为 $25\% \sim 40\%$,并间断加压给氧或人工呼吸给氧。

6.加强用药管理

用药期间应密切监测呼吸情况、伴随症状及体征,以判断疗效,注意药物不良反应,掌握药物配伍禁忌。

（张志芳）

第二节　发　热

发热是人体对于致病因子的一种全身性反应。正常人在体温调节中枢的调控下,机体的产热和散热过程保持相对平衡,当机体在致热源的作用下或体温调节中枢的功能发生障碍时,使产热过程增加,而散热不能相应地随之增加,散热减少,体温升高超过正常范围,称为发热。当腋下温度高于 37 ℃,口腔温度高于 37.2 ℃,或直肠温度高于 37.6 ℃,一昼夜间波动在 1 ℃以上时,可认作发热。按发热的高低可分为:低热(37.3～38.0 ℃)、中等度热(38.1～39.0 ℃)、高热(39.1～40.0 ℃)、超高热(40 ℃以上)。

一、常见病因

发热是由于各种原因引起的机体散热减少、产热增多或体温调节中枢功能障碍所致。发热的原因可分为感染性和非感染性两类,其中以感染性最为常见。

(一)感染性发热

各种病原体,如病毒、细菌、支原体、立克次体、螺旋体、真菌、寄生虫等所引起的感染。由于病原体的代谢产物或毒素作用于单核细胞-巨噬细胞系统而释放出致热源,从而导致发热。

(二)非感染性发热

(1)结缔组织与变态反应性疾病,如风湿热、类风湿病、系统性红斑狼疮、结节性多动脉炎、血清病、药物热等。

(2)组织坏死与细胞破坏,如白血病、各种恶性肿瘤、大手术后、大面积烧伤、重度外伤、急性溶血、急性心肌梗死、血管栓塞等。

(3)产热过多或散热减少,如甲状腺功能亢进(产热过多)、重度脱水(散热减少)等。

(4)体温调节中枢功能障碍失常,如中暑、颅脑损伤、颅内肿瘤等。

(5)自主神经功能紊乱,如功能性低热、感染后低热等。

二、热型及临床意义

(一)稽留热

体温恒定地维持在 39～40 ℃的高水平,达数天或数周。24 小时内体温波动范围不超过 1 ℃。常见于大叶性肺炎、斑疹伤寒及伤寒高热期。

(二)弛张热

体温常在 39 ℃以上,波动幅度大,24 小时内波动范围超过 2 ℃,但都在正常水平以上。常见于败血症、风湿热、重症肺结核及化脓性炎症等。

（三）间歇热

体温骤升达高峰后持续数小时,又迅速降至正常水平,无热期(间歇期)可持续1天至数天。如此高热期与无热期反复交替出现,见于疟疾、急性肾盂肾炎等。

（四）波状热

体温逐渐上升达39℃或更高,数天又逐渐下降至正常水平,持续数天后又逐渐升高,如此反复多次。常见于布鲁菌病。

（五）回归热

体温急剧上升至39℃或更高,数天后又骤然下降至正常水平。高热期与无热期各持续若干天后规律交替一次。可见于回归热、霍奇金病、周期热等。

（六）不规则热

发热的体温曲线无一定规律,可见于结核病、风湿热、支气管肺炎、渗出性胸膜炎等。

三、护理

（一）护理要点

体温反映机体调节产热和散热的情况。

(1)急性病期以感染性发热为多见,对发热患者应注意热型及发热前有无寒战,发热时伴随症状,有无持续高热或高热骤退现象。

(2)高热患者应卧床休息,给予易消化、高热量、高维生素流质或半流质饮食,鼓励多饮水,保持环境安静,有寒战时注意保暖。

(3)体温超过39℃需进行物理降温,如头部冷敷、冰袋置于大血管部位、冰水或酒精擦浴、4℃冷盐水灌肠、吲哚美辛栓塞肛。

(4)按医嘱应用药物(如布洛芬、吲哚美辛、柴胡注射液、清开灵)降温,但年老体弱者不宜连续使用退热剂。

(5)加强口腔护理,发热患者唾液分泌减少,机体抵抗力下降,易引起口腔黏膜损害或口腔感染,因此,应按时做好口腔护理。

(6)退热时患者常大汗淋漓,应及时补充液体,并擦身换衣,防止虚脱和受凉。

(7)如有中枢性高热服用解热剂效果较差时,可给予物理降温,以减少脑细胞耗氧量,包括盖薄被、酒精擦浴、头置冰袋或冰帽,对不宜降温者可行人工冬眠,高热惊厥者应按医嘱给抗惊厥药。

(8)重症结核伴高热者,可按医嘱在有效抗结核药治疗的同时,加用糖皮质激素,并按高热护理处理。

（二）用药及注意事项

(1)一般处理:卧床休息,补充能量,纠正水与电解质平衡。

(2)在发热的病因诊断过程中,若体温低于39℃且诊断尚未明确,可暂不用退热药物,观察体温变化曲线,以明确病因。若体温高于39℃,不管什么情况均需立即降温治疗(物理或药物方法)至39℃以下(尤其是小儿),以防高热惊厥发生。必要时可考虑转上级医院。

(3)对疑诊感染性疾病,经病原学检查后可针对性地给予敏感的抗生素、抗结核药、抗真菌及抗原虫药物等。

(4)物理降温:见"护理要点"。

（5）药物降温：对高热惊厥者，除物理降温外，应配合药物降温。①小儿可使用亚冬眠疗法。②成人可用吲哚美辛、布洛芬、柴胡及复方奎宁等解热剂，亦可用激素类药物如地塞米松5～10 mg，静脉推注或静脉滴注等。③针灸疗法：针刺合谷、曲池、太冲、大椎等穴，必要时针刺少商、委中穴出血。

（张志芳）

第三节　腹　　泻

腹泻是指排便次数较平时增加，且粪质稀薄、容量及水分增加，并含有异常成分，如未消化的食物、黏液、脓血及脱落的肠黏膜等。腹泻时常伴有腹痛及里急后重。

正常排便次数因人而异，每天2～3次或2～3天一次。但每天排出水量不应超过200 mL，粪便成形，不含有异常成分。病程不足2个月者为急性腹泻，超过2个月者为慢性腹泻。

一、病因与发病机制

每天进入肠道的水分有两个来源：其一为体外摄入，共约2 500 mL（包括饮水1 500 mL及食物中含水约1 000 mL）；另一来源为消化器官分泌进入肠道的消化液，共约7 000 mL（包括唾液1 000 mL、胃液2 000 mL、胆汁1 000 mL、胰液2 000 mL、小肠液1 000 mL、大肠液60 mL），二者合计约9 000 mL。其中绝大部分被重吸收，空肠每天吸收水分约4 500 mL，回肠吸收约3 500 mL，结肠吸收约900 mL。因此，每天从粪便排出的水分为100～200 mL。当某些原因造成肠道分泌增加、吸收障碍或肠蠕动过快时，即可造成腹泻。但腹泻的发生常不是单一因素所致，有些腹泻是通过几种机制共同作用而产生的，根据发病机制可分为以下几种。

（一）感染性腹泻

造成的机制有二：①毒素，主要由于细菌毒素与肠黏膜上皮细胞的受体结合，使腺苷环化酶活力增强，细胞内cAMP增加，使肠黏膜细胞分泌的电解质和水增加。②由于细菌直接侵犯造成肠黏膜的破坏，使肠黏膜无法吸收而造成腹泻，如霍乱、沙门氏菌属感染及葡萄球菌毒素中毒。

（二）渗透性腹泻

由于水溶性物质吸收障碍，使肠腔内渗透压增加，影响水的吸收，肠内容积增大，肠管扩张，肠蠕动加速，从而发生腹泻。引起渗透性腹泻的原因如下。

1.消化不良

消化不良可因胃、胰腺、肝胆系统疾病引起。

（1）胃原性腹泻：如胃大部分切除、空肠吻合术后，食物到达胃内未经充分消化即进入空肠，肠蠕动加快，引起腹泻。其次还可见于萎缩性胃炎等。

（2）胰原性腹泻：见于慢性胰腺炎、胰腺癌等，由于胰腺分泌胰酶减少，食物中蛋白质、脂肪及淀粉的消化发生障碍，未经消化的营养物质不能被吸收而产生腹泻。

（3）肝、胆原性腹泻：常见于肝脏疾病、胆管梗阻等。因胆汁中含有胆盐和胆汁酸，对脂肪的消化和吸收具有重要作用。肝脏疾病时胆盐产生减少，胆管梗阻时胆汁不能进入肠道，皆可导致肠道胆盐缺乏，使脂肪的消化和吸收不良而发生腹泻。

2.吸收不良

吸收不良见于吸收不良综合征,是由于肠道吸收功能障碍所致,口服不易吸收的药物,如硫酸镁、甘露醇、山梨醇等引起的腹泻亦为渗透性腹泻。

(三)分泌性腹泻

此类腹泻乃因肠黏膜不但无法吸收水及电解质,反而不断地分泌水及电解质进入肠道内,这种腹泻即使在没有吃东西时也会发生。例如,心力衰竭、肝硬化门脉高压等,由于肠道静脉压升高,细胞外液容量增大,影响水分吸收也增加水的分泌,因而造成腹泻。另外还有内分泌因素,如类癌瘤释放出的血清素及组胺、儿茶酚胺、前列腺素等物质,亦可造成肠局部血管扩张及肠黏膜的分泌作用。其他胃肠道肿瘤如佐林格-埃利森综合征(分泌胃泌素的肿瘤)等也会有此类腹泻。另肠道切除后,尤其是末端回肠切除 100 cm 以上时,会造成原本应在该处吸收的盐类进入大肠,刺激大肠的分泌作用而造成腹泻。

(四)肠运动速度改变造成的腹泻

此类腹泻最常见的是肠敏感综合征,这是因为食物由口至形成粪便需要一定的时间,假使肠道运动速度太快,则水分还未在大肠吸收足够便由肛门排出而形成腹泻。最需注意的是某些时候有肿瘤或粪便堵住直肠时,如未完全堵塞反而会出现腹泻的症状,主要是因为只有水分可由堵住处通过而排出体外。此时给予止泻药物是其禁忌。

(五)假造的腹泻

假造的腹泻指本来无病,却为了逃学、休假等而吃泻药或是在正常大便中加水混合,以达到其特殊目的。

二、临床表现

腹泻可造成脱水、电解质不平衡,如低血钾、低血钠等。低血钾可造成肌肉无力、心律不齐,甚至可因心律失常而死亡。长期腹泻可造成营养不良,血中清蛋白降低,使血中渗透压不足而造成全身性水肿,肛门局部出现溃烂、疼痛。患者感觉食欲缺乏、腹鸣、呃逆、腹痛,可合并发热(感染或脱水热)、失眠、头晕、全身倦怠。腹泻可产生低渗性脱水,即细胞外渗透压低于细胞内,引起细胞外液的水分移向细胞内,严重时导致脑细胞水肿,产生颅高压,表现为头痛、视物模糊、神志不清,甚至抽搐、惊厥、昏迷。

三、护理

(一)护理目标

(1)腹泻所带来的症状减轻或消除。

(2)患者的排便次数及大便性状恢复正常。

(3)维持水、电解质平衡和良好的营养。

(4)药物治疗次数及剂量减少或停止使用。

(5)患者能说出日常生活中导致腹泻的原因、诱因及预防方法。

(6)患者能够描述腹泻时的自我照顾方法,如饮食、饮水、药物等。

（二）护理措施

1. 休息

创造舒适安静的环境，避免紧张性刺激，保持身体用物及床单位的整洁、舒适，频繁腹泻、全身症状明显者应卧床休息，腹部应予保暖，以使肠蠕动减少。腹泻症状减轻后可适当运动。

2. 病情观察与标本采集

严密观察生命体征变化，注意皮肤弹性、排便情况如大便次数、间隔时间、量、气味、性状等，及伴随症状如发热、恶心、呕吐、腹痛、腹胀等情况，以提供病情依据。及时采集各项检验标本如大便标本做常规、潜血及培养，采集标本时应注意不要放过那些有追踪病原菌价值的脓血便、红白冻状便等，并注意及时送检。

3. 补液治疗

遵医嘱给予补液治疗和药物治疗，并观察排便情况，评估药物治疗效果。

4. 肛门周围皮肤的护理

频繁的排便易造成肛门周围的皮肤擦伤而引起感染，应指导患者及家属便后用软纸轻拭并用温水清洗。有脱肛者可用手隔以消毒纱布轻揉局部，以助肠管还纳。每天用 1∶5 000 PP 粉水坐浴，肛周局部涂以无菌凡士林或其他无菌油膏，保持清洁，保护局部皮肤。

5. 饮食护理

（1）严重腹泻者应禁食，以后按医嘱做渐进式饮食治疗（禁食→流质饮食→半流质饮食→普通饮食）。

（2）轻症者宜摄取高蛋白、高热量、低脂、少纤维素、易消化的流质、半流质饮食，如能适应可逐渐增加食量，对食欲差者应鼓励进食。

（3）避免过冷、过热及易产气的食物。

6. 心理护理

避免精神紧张、烦躁，耐心细致地给患者讲述疾病的发展、治疗及转归过程，以减轻患者的思想负担，对假造腹泻者予以疏导并矫正其行为。

7. 穴位按压

取内关、公孙做穴位按压 30～50 次（2～3 分钟），通常可协助改善症状。内关位于前臂掌侧桡尺骨之间腕关节以上 2 寸，公孙位于第一跖骨基底部前下缘处。

8. 健康教育

告诉患者饮食水不洁、机体抵抗力低下等都是导致腹泻的原因和诱因。指导患者及家属注意饮食卫生，如食物要洗净、煮熟；在夏秋季节，煮熟的食物不宜放置过久，食用前要再加热，生、熟食分开加工。便后及进食前要洗手等。同时，要注意吃易消化、少渣、少纤维素、低油脂的食物，如稀饭、牛奶、豆浆、豆腐等，多饮水。腹泻时暂不吃冷食、冷饮、水果。禁食酒类、油炸食物及刺激性调料等。

指导患者遵医嘱按时、按量用药，疗程足够，治疗彻底，并说明中断治疗的危害，治疗不彻底或转变成慢性腹泻，会影响今后的工作、学习和生活。只有当患者具备了有关知识才能提高自我护理能力，有利于腹泻的治愈。

（田　梅）

第四节　疼　　痛

疼痛是临床上一些疾病常见的症状或一种综合征,是患者就医的主要原因之一。据某医院对 550 名普通综合门诊连续就诊的患者统计,有 40% 患者主诉是疼痛。除不可测定疼痛的疾病外,美国每年有 8 800 万人患急、慢性疼痛,其中 7 700 万是慢性疼痛,每年用于这方面的花费约 60 亿美元。20 世纪 70 年代以来,对疼痛的理论研究使人们对疼痛产生的机制和疼痛的治疗、护理有了许多新的认识。

一、概述

疼痛是一种复杂的病理生理活动,是人体对有害刺激的一种保护性防御反应。1979 年国际疼痛研究会(international association of studying pain,IASP)对疼痛的定义是"疼痛是一种令人不快的感觉和情绪上的感受,伴随着现有的或潜在的组织损伤,疼痛经常是主观的,每个人在生命的早期就通过损伤的经历学会了表达疼痛的确切词汇。无疑这是身体局部状态或整体的感觉,而且也总是令人不愉快的一种情绪上的感受"。简而言之,疼痛是由于现有的或潜在的组织损伤而产生的一种令人不快的感觉和情绪上的感受。这种感受是一个广泛涉及社会心理因素的问题,受个性、社会文化、宗教信仰及个人经历等因素的影响。疼痛感觉和反应因人而异,因时而异。所以每个人对疼痛的表达形式也不同。若严重的持续性疼痛,会使患者身心健康受到极大影响,因此,帮助患者避免疼痛、适应疼痛、解除疼痛,详细观察疼痛的性质和特点,有助医师正确地诊断和治疗,这是护理工作中的一项重要内容。提高疼痛护理的效果,与护士所具备的镇痛的知识、技能及对患者的态度密切相关。提高护士教育质量、加强职业培训,尤其是使护士掌握控制疼痛的有效方法,是改善疼痛护理的关键。

(一)疼痛的临床分类

临床上可以根据疼痛的病因、发病机制、病程、疼痛的程度及部位等进行不同的分类。疼痛的分类对于诊断、治疗有一定帮助,同时对于总结分析病例及治疗效果有一定参考价值。常用分类方法如下。

1.按病情缓急分类

急性和慢性痛。

2.按疼痛轻重分类

轻度痛(微痛、隐痛、触痛)、中度痛(切割痛、烧灼痛)、重度痛(疝痛、绞痛)、极度痛(剧痛、惨痛)。

3.按时间分类

一过性、间断性、周期性、持续性疼痛等。

4.按机体部位分类

躯体性痛(表面痛)、内脏痛(深部痛)。

5.按疼痛的表现形式分类

原位痛、牵涉痛、反射痛、转移性痛。

临床上可以根据以上不同的角度,作出各种疼痛的分类,但由于疼痛包含许多复杂因素,不是一种分类方式可以概括的。因此,临床上要结合具体患者,根据病因、病情的主要特点进行分类。

(二)常见疼痛的病理生理变化

1.急性疼痛

急性疼痛常有明确的病因,由疾病或损伤所致单独的或多种的急性症状,严重者伴有休克、虚脱、高热等全身症状。患者的精神和情绪常表现为处于兴奋焦虑状态,进行有防御的反应。疼痛程度较重,为锐痛、快痛,一般发病及持续时间较短,临床上见于急性炎症、心肌梗死、脏器穿孔、创伤、手术等。

2.慢性疼痛

慢性疼痛的病因可以是明确的或不明确的。患者常有复杂的精神、心理变化,常表现为精神抑郁,久病则可能出现厌世、悲观情绪。疼痛程度为轻、中度,发病慢,病程较长,常伴有自主神经功能紊乱,如表现为食欲缺乏,心动过缓,低血压等。临床上见于慢性腰腿痛、神经血管疾病性疼痛、晚期癌痛等。

3.表面疼痛

表面疼痛又称浅表痛,是指体表如皮肤、黏膜等处所感受的疼痛,如穿刺、压迫、捻挫、冷热、酸碱等物理性、化学性刺激所引起的疼痛。性质多为锐痛、快痛,比较局限,有防御反应,严重者可以产生休克等全身症状。

4.深部疼痛

肌腱、韧带、关节、骨膜、内脏、浆膜等部位的疼痛,性质一般为钝痛,不局限,患者只能笼统地申诉疼痛部位,严重者常伴有呕吐、出汗、脉缓、低血压等症状。

5.内脏疼痛

内脏疼痛是深部疼痛的一部分,疼痛刺激多由于无髓纤维传入,痛阈较高。一般由挤压、切割、烧灼等引起,并伴有自主神经症状。由于其传入通路不集中,并涉及几个节段的脊神经,故疼痛定位不精确。内脏疼痛可以产生牵涉性,因为该脏器传入纤维进入脊髓神经后根后,和躯体传入纤维在同节脊髓后角细胞水平发生聚合,从而在远距离脏器的体表皮肤发生牵涉性疼痛。

(三)疼痛对全身各系统的影响

1.精神心理状态

急性剧痛的疼痛可以引起患者精神兴奋、烦躁不安甚至强烈的反应,如大哭大喊。长时间的慢性疼痛使大部分患者呈抑制状态,情绪低落,表情淡漠。

2.神经内分泌系统

急剧强烈的刺激,中枢神经系统表现为兴奋状态,疼痛刺激兴奋了交感神经和肾上腺髓质,使儿茶酚胺和肾上腺素分泌增多;肾上腺素抑制胰岛素分泌,促进胰血糖素分泌,增强糖原分解和异生,导致血糖升高,同时出现负氮平衡;皮质醇、醛固酮、抗利尿激素、甲状腺素和三碘塞罗宁都增加。

3.循环系统

剧烈疼痛可引起心电图 T 波变化,特别是冠状动脉病变患者。在浅表痛时脉搏增快,深部痛时减慢,变化与疼痛程度有关,强烈的内脏痛甚至可以引起心搏骤停。血压一般与脉搏变化一致,高血压病患者因疼痛而促使血压升高。而剧烈的深部疼痛会引起血压下降,发生休克。

4.呼吸系统

强烈疼痛时呼吸快而浅,尤其是发生胸壁或腹壁痛时表现得更明显,而每分钟通气量通常无变化。但是与呼吸系统无关部位的疼痛,患者由于精神紧张、兴奋不安,也可产生过度换气。

5.消化系统

强烈的深部疼痛引起恶心、呕吐,一般多伴有其他自主神经症状,表现为消化功能障碍,消化腺分泌停止或被抑制。

6.泌尿系统

疼痛可引起反射性肾血管收缩及垂体抗利尿激素分泌增加,导致尿量减少。

二、疼痛的护理评估

在某些国家,学者们已经把疼痛的控制作为一门学科来研究。研究人员包括医师、护士及其他辅助治疗人员。疼痛控制是广义的概念,包括一切解除、减轻和预防疼痛的方法及措施。在对疼痛控制的过程中,疼痛的评估是一个重要环节。要选择合适的护理措施,护士不仅要客观地判断疼痛是否存在,还要确定疼痛的强度。因此,评估疼痛的强度,分析采集到的信息及选择合适的护理措施都是护士的责任。

对疼痛的反应和描述,个体差异很大,很难作为疼痛的客观指标。评估疼痛的目的:①提供疼痛的正式记录。②提供有价值的主观经历的记录。③监测缓解疼痛措施的效果。④监测治疗的不良反应。⑤认识病情进展的体征。⑥促进交流。

(一)影响疼痛表达的因素

1.主观因素

主观因素包括人的性格、精神心理状态等。

(1)个性因素:从生理和心理两方面来考虑患者的疼痛十分重要。通常,内向性格的人对疼痛的耐受性大于外向性格的人,主诉较少。

(2)注意力的集中或分散、转移:在日常生活中疼痛可以因为从事注意力集中的工作而忘却,事实表明痛冲动可以由于应用其他刺激而改变或减弱。

(3)对疼痛的态度:Beecher 曾比较了战伤士兵与一般创伤患者对麻醉药的需要量,发现前者虽然创伤范围大,但所需麻醉药量却相对少,认为这与对待创伤疼痛的不同态度有关。

(4)情绪的影响:Bronzo 用辐射热法研究情绪与痛阈的关系,发现焦虑不安使痛阈降低。

(5)既往经验:对疼痛的感受,除了极少数先天性痛觉缺失患者外,过去的生活经历、疼痛的经验及对疼痛的理解都与疼痛的感受和反应有关。

(6)精神异常与疼痛:精神分裂症、神经官能症、精神抑郁症等患者,常伴有疼痛症状。据某疼痛治疗中心分析,精神抑郁症患者主诉头痛占 40%,腰背痛 62.5%,四肢关节痛 56%,胃痛 6.3%。有人认为这种没有躯体器质性损伤或病变的心因性疼痛,不是一种感觉体验而是一种复杂的心理状态。

2.客观因素

(1)环境的变化:昼夜不同的时间内疼痛的感受不同,如夜间疼痛常加重。充满噪音或强烈的光线照射可以影响患者疼痛的感受和反应。

(2)社会文化背景:每个人所受的教育程度和文化水平不同,对疼痛的耐受性和反应也不同。生活在一个推崇勇敢和忍耐精神的文化背景之中,往往更善于耐受疼痛。

（3）性别：一般认为男性的耐受性大于女性，女性比男性更易表达疼痛。

（4）年龄：一般老年患者较年轻患者主诉疼痛机会少、程度低，这可能是由于老年患者感觉降低及过去有较多的疼痛经历，因而对疼痛的耐受性增高。

3.护理人员的因素

护理人员的因素：①对患者的类比心理往往导致主观偏差，如认为同一种肿瘤患者的疼痛程度应该类似。②凭一般经验将患者的疼痛与某些疾病种类相联系。③缺乏有关疼痛的理论、实践知识。④过分担心药物不良反应和成瘾性，使患者得不到必要的药物治疗。⑤与患者缺乏思想交流，仅依据主诉来判断疼痛的存在与程度。以上这些因素往往使一部分患者的疼痛得不到及时处理。

（二）疼痛的护理评估

正确评估疼痛便于选择治疗方式和评价治疗效果。由于痛觉是主观的精神活动，旁观者无法直接察觉到，所以只能依赖间接方法的综合分析，做动态观察和多方位间接评估。

以往通常用简单的方法测量疼痛的次数和程度，或是简单地问："你还疼吗？疼痛减轻了吗？"近年来，许多学者从多方面进行研究，试图找到测量疼痛的理想方法。目前常用的方法有以下几种。

1.详细询问病史

（1）初次疼痛的表现：出现时间，整个过程疼痛特征的变化，痛的部位、分布、强度、性质、时间特性，持续性或周期性等。

（2）相差的感觉现象：如感觉异常、感觉障碍及麻木。伴随症状常见肌萎缩、消瘦、乏力、出汗、流泪、鼻塞、头晕、眼花、视力障碍、恶心、呕吐、内脏功能障碍等。

（3）激化或触发疼痛的因素：不同体位对疼痛的影响。体力活动、社交活动、情绪、药物等对疼痛的影响。

（4）用药史：包括止痛和其他治疗史。

（5）癌性疼痛：若是癌症患者，应知道癌肿的病理诊断、手术、转移和扩散、化疗和放射治疗（简称放疗）的剂量和疗程、计算机断层扫描或磁共振扫描检查结果等。

2.视觉模拟评分测量法（VAS）

此法由日本学者发明。具体方法：在白纸上画一条粗直线，通常为 10 cm，一端为"0"，表示"无痛"，另一端为"10"，表示"最剧烈的疼痛"（图 3-1）。患者根据自己所感受的疼痛程度，在直线上某一点作一记号，以表示疼痛的强度及心理上的冲击。从起点至记号处的距离就是疼痛的量。此评分法较多地用于衡量疼痛强度，也可作多方位的疼痛评估。它的优点是简单明白，易行易评，对疼痛强度有量的表达。此法的灵敏度较高，微细的变化均可以表示出来，可让 7 岁以上意识正常的患者自己填写疼痛的等级。

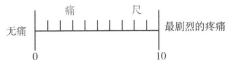

图 3-1　疼痛视觉模拟评分法（VAS）

3.马克盖尔疼痛调查表（MPQ）

这是由疼痛闸门学说的提出者 Melzack 以他所在的大学名称命名的疼痛调查表，他是在 Dallenbach 于 1939 年列出的 44 个形容疼痛性质的词的基础上，广泛地从书刊上收集有关疼痛的词汇达 102 个之多,如轻度、重度疼痛,可怕的疼痛及无法忍受的疼痛等来帮助描述自己的疼痛,使患者更好地表达疼痛。它是目前被英语国家最为广泛应用的评估疼痛的工具。由于它的合理性,已被翻制成法语、德语、芬兰语、意大利语、西班牙语及阿拉伯语等多种版本。

这些疼痛描绘词汇分散在三个大组中:感觉的、情感的和评价的。感觉组又分为 10 个亚小组,分别代表不同性质的疼痛,包括时间性疼痛(如搏动性痛)、空间性疼痛(如穿透样痛)、点样压力、切样压力、收缩压力、牵引压力、热感、钝性、明快性和杂类感觉。情感分为 5 个亚小组,包括紧张、油然自发的情绪、恐惧性、惩罚性、情绪-评估-感觉的杂类。评价不分类,共 16 个亚小组,61 个字。由于以上范围内的描述字汇不敷应用,故又补充 4 个亚小组,共 17 个字,供患者选择合适的描绘字(表 3-1,表 3-2)。

表 3-1　马克盖尔疼痛调查表

病人姓名_____ 日期_____ 时间_____ AM/PM					
PRI:S_____ A_____ E_____ M_____ PRI(T)_____ PPI_____					
(1～10)	(1～15)	(16)	(17～20)	(1～20)	

1.闪烁性	11.劳　累	短暂	节律性	持续性
颤抖性	精疲力竭	片刻	周期性	稳定性
悸动性	12.病　恹	瞬变	间歇性	经常性
搏动性	气　闷			
鞭打性	13.胆　怯	疼痛在何处?		
猛捶性	惊　骇			
2.奔跳性	吓 坏 了			
电掣性	11.惩 罚 的			
闪射性	虐 待 的			
3.针刺性	残 暴 的			
锥入性	恶 毒 的			
钻通性	宰 杀 的			
戳刺性	15.苦 恼 的			
刀搅性	眩 目 的			
4.锐利性	16.烦 扰 的			
切割性	忧 虑 的			
撕裂性	悲 伤 的			
5.拧捏性	渴 望 的			
掀压性	受不了的			
咬　样	17.播 散 的	I=内部	F=外部	
绞　样	放 射 的			
碾　样	穿 入 的			
6.扯　样	刻 骨 的			
拉　样	18.箍 紧 的			
扭　样	麻 木 的			
7.热辣样	拉 割 的	评述		
灼　样	挤 压 的			
烫　样	撕 碎 的			
烙焦样	19.凉　的			
8.麻刺感	冰　的			
痒　感	冰 结 的			
烈　痛	20.烦恼不已			
蜇伤痛	厌　恶			
9.钝痛	挣　扎			
疮疡痛	遭　透			
伤痛	折　磨			
酸痛	P P I			
深重痛	0.无 痛			
10.触　痛	1.轻 微			
绷紧痛	2.不 适			
铧　痛	3.痛 苦			
开裂痛	4.可 怕			
	5.极 度			

1～10 为感觉,11～15 为情感,16 为评估,17～20 为杂类,PRI 为疼痛分级指数,PPI 为目前疼痛强度。

表 3-2　马克盖尔疼痛调查表的总体评级法的举例

	感觉	指数	情绪	指数	评估	指数
	1.闪烁性	1	11.劳累*	1	16.烦忧的*	1
	颤抖性	2	精疲力竭	2	忧虑的	2
	悸动性*	3			悲伤的	3
	搏动性	4			渴望的	4
	鞭打性	5			受不了的	5
	猛锤性	6				
亚小组评级		3/6=0.50		1/2=0.50		1/5=0.20
	4.锐利性	1	14.惩罚的	1		
	切割性	2	虐待的*	2		
	撕裂性*	3	残暴的	3		
	恶毒的	4				
	宰杀的	5				
亚小组评级		3/3=1.00		2/5=0.40		
	7.热辣样*	1				
	灼样	2				
	烫样	3				
	烙焦样	4				
亚小组评级		1/4=0.25				
亚小组总分		1.75		0.90		0.20
小组 PRI		$\dfrac{1.75}{10}=0.175$		$\dfrac{0.90}{5}=0.18$		$\dfrac{0.20}{1}=0.20$
总评级		$\dfrac{0.175+0.18+0.20}{3}=0.185$				

注：* 选中的字；PRI 疼痛分级指数。

此调查表应用时费时 15~20 分钟,随着经验的增加,时间可缩短至 5~10 分钟。MPQ 的结果可靠有效,重复性好,而且可多方面地反映疼痛的情况。

MPQ 虽然是目前较为合理的测痛手段,但由于语言文字结构学上的问题,不能将英语的描绘字简单地直译而全盘照搬过来,在英语国家里,不少人对某些词汇也不是轻易能理解的。其他国家首先收集有关疼痛的词汇,如阿拉伯语的痛词汇为 100 个,意大利语为 203 个,然后在大批群众中进行每个字评级,如德国将 122 人分三批,意大利将 160 人分两批对痛的词汇评级。可见这是非常艰巨的工作。美国的 Memillan 设计了一份短期形式的 MPQ 疼痛估计表(SFM.P.Q),该表简化了 MPQ 调查表的内容,缩短了填写时间。由 15 个描述信息组成,11 个感觉(跳痛、针刺样痛、刀割样痛、刺骨痛、痉挛性痛、咬痛、烧灼痛、剧烈痛、触痛、痛苦的痛、撕裂样痛),4 个情感(疲劳、厌倦、恐惧、痛苦的折磨)。将每一个信息从 0~3 分为 4 个等级。我们只能采用 MPQ 的原理,制作我国自己的中文版 MPQ。

4.上海医科大学华山医院的疼痛评估表

参照 Karnofsky 的 100 等分法和 Keele 的 24 小时记录的方法,设计了疼痛缓解程度评价表。这是疼痛缓解百分制评分法,把患者在治疗前所感受到的最痛的程度假定为 100 分,不管患者的疼痛程度如何。在 100 分以下表示疼痛减轻,超过 100 分表示疼痛加重。记录的次数由患者自己掌握,并不严格要求患者必须每小时记录一次,但必须记录最痛和最轻的时间和程度,以免患者把注意力终日集中在疼痛上。此法的优点是,100 分法比较符合中国人的习惯,可以看到动态变化和药物治疗的关系。缺点是不能反映疼痛的程度和性质。这方面只能依靠详细的病史记录来补充。从我国人群的总体文化水平考虑,此方法是切实可行的(表 3-3)。

表 3-3　上海医科大学华山医院麻醉科所设计的疼痛缓解程度评价表

姓名____ 性别:男、女 年龄____ 日期____年____月____日 编号____

病员同志:

下表是请你对自己的疼痛作一评价,横线表示时间,从早上 6 点到第 2 天早晨 6 点,每格代表 1 小时,纵线表示疼痛程度,以原来疼痛作为 100%,将现在的疼痛与其作比较,如增加则为大于 100%,如减轻 20%,则为 80%,依次类推,每小时记录 1 次,并且,请把用药情况记录下来。

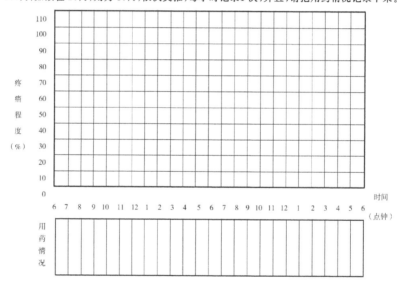

5.疼痛的监护

疼痛的监护包括心跳、呼吸、局部肌肉紧张度、掌心出汗、血浆皮质醇水平等指标,其他如表情、体位、儿童哭闹等也可间接了解疼痛的程度。

另外,学者们还研制了评估疼痛的仪器,以记录疼痛的感觉和情感的尺度及对生活的影响。尽管方法很多,但至今仍未找到理想的客观评估疼痛的仪器和方法。

护士对疼痛患者管理的重要步骤是对病史的收集,其主要内容如下:①疼痛的部位。②疼痛的程度,让患者自己描述。③疼痛的性质,即疼痛感觉像什么。④疼痛的频率和持续的时间。⑤加重或缓解的有关因素。⑥疼痛对生活的影响。⑦以前和现在缓解疼痛的方法。⑧当前患者的期望是什么。通过以上诸项调查,可较全面了解疼痛的原因,从而正确评估疼痛的程度,制定控制疼痛的措施。

(三)小儿疼痛的评估

对小儿疼痛性质和强度的客观评估是一个难题。婴儿尚未有直接表达疼痛的能力,较大儿童有口述表达的能力,但他们的词汇量是随着年龄增长而积累的。由于背景不同,所用的词汇也不同,所以医护人员一般并不信赖儿童的口述,而依赖小儿行为的表现。

1.行为评估法

对婴儿疼痛的评估,目前只限于急性疼痛,如声音的表达包括尖叫声,哭声的强度、时间,哭的周期数目、频率、音调、曲调等作为疼痛程度的标志。婴儿哭声的 11 个声学特性可被鉴别出来。哭声的长度及发音可用于预测哭的类型,如冷热、饥饿、疼痛。面部表情是婴儿对伤害性刺激的先天性反应,"鉴别面部活动的系统"将面部分为三个区域,即前额及眉头、眼及鼻脊、嘴等;有 9 种面部表情,即眉收紧、鼻唇沟加深、双唇张开、嘴垂直拉开(唇角拉紧、下巴明显下拉)、嘴水平拉大、噘嘴、舌拉紧(舌呈高耸的杯状,舌边紧锐)及下巴抖动。身体部位分为上身、手臂及双腿。疼痛动作如上身的僵硬、回缩、四肢的猛烈移动和护卫。

2.生理学的痛测试

疼痛时呼吸频率及心率增加,手掌出汗被看作焦虑的标志。

3.疼痛评估法

(1)推测式方法:此法特别适合于年龄较小的儿童。①颜色选择法。Stewart 最初让小儿从 7 种颜色中选择一种代表疼痛,红、黑、紫等被选为疼痛的标志,以后采用很多组的不同直径的同心圆,以红色代表疼痛、黑色代表情绪,直径长度代表强度。②Hester 的扑克牌方法。0～4 选择的扑克牌以代表不同程度的疼痛,让小儿选择以表示所受痛苦的程度。

(2)直接自报法:包括口述自报、面谈、视觉模拟评分法及各种间距度量法,如表达情绪的面部变化。①口头描述法。儿童的口述难免带有偏见,或夸张,或缩小,应配合仔细观察。根据口述,了解疼痛性质、强度、部位、高峰期、持续时间等。②面谈。面谈有独特的作用,可以了解很多信息,包括疼痛原因,环境的或内源性的疼痛激化因素,家庭成员或朋友的反应,患儿对治疗的态度和祈求。③Jeans 及 Gorden 的画图法。要求 54 名 3～13 岁的健康儿童画出他们自已想象中和经历中的关于疼痛的图画。画后,和儿童们面谈,了解他们以往的疼痛经历、痛的字汇、痛的言语及应付痛的能力。根据图的内容、所用的颜色、类型、痛的来源(自伤或他伤)及意向(意外的或意料的),将图画编码。患儿画出一人或身体的一部分,选择红色或黑色代表疼痛程度,然后根据编码评分。

三、疼痛的护理措施

控制疼痛的方法很多,归纳起来主要是药物治疗、手术治疗及心理行为的治疗。

(一)疼痛护理的要点

(1)护士首先要有同情心,用亲切和蔼的态度对待患者,表现出对患者痛苦的充分理解。国外曾报道一组癌症患者通过护士及家属的鼓励,96%获得止痛效果,一般的止痛方法可能产生 80%以上的效果。

(2)保持病室环境安静,尽量减少噪音,使患者充分休息。避免对患者的一切恶性刺激。在进行护理工作时,动作要轻柔,避免粗暴操作,减少疼痛刺激。

(二)药物止痛

1. 常用的止痛药物

(1)抗胆碱能药:用以解痉止痛,对各种平滑肌痉挛如肠绞痛有明显效果,常用药有颠茄片、颠茄合剂、溴苯胺太林、阿托品等,服后可出现口干舌燥。

（2）解热镇痛药：用以抗风湿性解热镇痛药治疗头痛、风湿性神经痛等，常用药有阿司匹林、水杨酸钠等。

（3）镇痛药：如阿片、吗啡、可卡因、哌替啶等为全身性止痛剂，有镇痛、镇静、解痉作用，多用于严重疼痛患者，但有成瘾性。

（4）非麻醉性镇痛药：这类药物对肌肉、韧带、骨关节的疼痛有效，对内脏疼痛则无效。

（5）麻醉性镇痛药：此类药物对癌症性疼痛最有效，由于会产生耐药性与成瘾性，故倾向于作为最后的治疗手段。但深部的绞痛和胀痛，任何部位剧烈的锐痛，有时必须注射麻醉性镇痛药。针对晚期癌症患者的剧烈疼痛使用麻醉性镇痛药缓解疼痛时，不宜迟延，因为药物成瘾并不重要，最后阶段应尽一切可能让患者感到舒适。

只有依据疼痛的不同原因，选用恰当的止痛药物，采用适当的给药途径，才能获得止痛效果。

2. 给药方法

（1）经口给药：口服止痛药是最常见的方法，患者也易接受。如阿司匹林、吲哚美辛等，由于对胃肠道黏膜有一定的损伤，临床应用受到一定限制。近年来，文献报道了对慢性癌痛采用布洛芬与美沙酮痛合用取得了良好效果。

口服吗啡制剂控制癌痛已沿用多年，过去每 4 小时给药一次较为麻烦。多年来研究者们试图研制长效口服吗啡制剂，以克服上述剂型的缺点。近来应用控制释放硫酸吗啡片剂治疗晚期癌痛取得了较好的临床效果。

关于给药时间，以往习惯于疼痛时给药，近来研究发现，定时给药血清中浓度较稳定，止痛效果较好，同时用药总量还会减少。但不能千篇一律，如病情加重超出定时给药控制疼痛的效力时，则按需要给药更为适宜。也有一些人喜欢疼痛开始时给药。制定治疗方案时，要依据患者的意愿及影响止痛成败的各种因素做出选择。

（2）经胃肠外给药：当大量口服止痛药不能控制疼痛，或有严重的胃肠道反应如恶心、呕吐等不良反应时，需采用胃肠道外给药途径。①连续皮下输入麻醉剂。安全性和效果较好，深受患者欢迎，现已为普遍采用。②静脉给药患者自控镇痛（PCA）。用一个计数电子仪控制的注药泵——微泵，由患者或患者家属控制，在患者疼痛时给予一定剂量的止痛药物。可以提供麻醉剂的剂量、增减范围和估计两剂量的间隔最短时间及提供一个稳定的注药间隔周期。优点是能较好地控制疼痛，减少止痛药用量及不良反应，并提供患者独立地管理止痛药的机会，对改善肺功能和减少术后并发症也有帮助。适用于不同的临床病例，包括 7 岁以上的儿童，已日趋广泛地应用于临床。早年用于手术后止痛，近来，这一技术广泛用于意识正常而没有阿片类药物成瘾的各种癌痛患者，其安全性和止痛效果是可靠的，在使用 PCA 泵时应注意要有完整的医疗记录：医嘱记录、护理计划、疼痛管理计划、护理记录和医疗记录等。此外，所有医护人员都要知道患者正在实施的疼痛管理情况，有的医院是在患者的门上或病历上贴上带有 PCA 标志的标签，提示护理人员做好患者的疼痛管理工作。③硬膜外镇痛法（epidural inducing analgesia，EIA）。经硬膜外导管通过人工或可控性微泵持续给小剂量止痛药，方法简便有效，尤其适用于长期疼痛患者。a.特点：提供持久的止痛效果，降低麻醉镇痛剂用量。b.不良反应：呼吸抑制、血压降低及小腿水肿，一般呼吸抑制的危险性存在于中断给药后 6～24 小时。c.减少呼吸抑制发生率可采用以下措施：高龄全身情况差者减量；避免与其他镇痛方法联合使用；注意呼吸类型。据报道，通过静脉、肌肉、吸入等途径的中枢性镇痛与通过硬膜外腔等途径的局部镇痛比较，后者效果更佳，不影响意识，无成瘾。

(三)针刺和刺激镇痛

1.针刺

这是一种值得推广的安全、简便、经济、有效的止痛方法。针刺镇痛是用特制的不锈钢针刺入机体一定的穴位来解除疼痛的一种方法。有时也采用电针刺激。经大量的临床试验和观察研究表明,针刺利用可控制的低振幅频率的电流刺激局部组织,或兴奋深部组织包括肌肉在内的牵张、压力等多种感受器,通过各种传入神经纤维将信息传入中枢神经系统,在中枢神经系统的各级水平阻遏或调制伤害性信号的传递和感受。电针的传入冲动主要进入中枢神经系统,激活内源性阿片肽镇痛系统、非阿片肽镇痛系统和经典递质系统而达到镇痛效果。

2.经皮肤电刺激神经

这是根据痛觉产生的闸门控制学说和电针镇痛而发展起来的一种方法。这种方法常被用于慢性疼痛,刺激电极可放在某些穴位、疼痛部位或邻近关节。其镇痛范围限于同一脊髓节段或同一神经支配区。根据刺激脉冲的频率及强度不同,其作用机制也不尽相同,低频低强度刺激可兴奋神经干中粗的神经纤维。在脊髓水平,粗神经纤维的冲动可抑制细神经纤维或中间神经元对痛觉信号的向上传递。如果刺激较强,则可激活脑内源性镇痛系统,通过下行抑制作用抑制痛觉信息在脊髓的传递。

3.表皮刺激止痛法

冷、温湿敷法,可使神经末梢的敏感性降低而减轻疼痛。

涂薄荷脑软膏止痛法止痛的原理尚不清楚。用法:取薄荷脑软膏(如清凉油)涂在疼痛部位附近。对疼痛不易触及的"内在疼"可用以上方法或用按摩七星针敲打刺激对侧皮肤以达到止痛的目的。

4.脑刺激镇痛

在脑内某些核团如中脑水管周围灰质、下丘脑、尾核等埋藏电极,电刺激这些部位可控制癌症患者的顽痛。

(四)常用的疼痛护理措施

1.松弛

这种方法是通过各种放松训练,使患者在精神上和肉体上从应激中释放出来。放松训练包括生物反馈,进行性肌肉松弛、深呼吸等。最简单的松弛性动作,如叹气、打呵欠、腹式呼吸等。

2.想象

想象是现实和幻想在精神上的表现。它不仅包括精神上的画面,而且也包括听觉、触觉、嗅觉、味觉及运动的再现。想象包括会话式的、简单的症状替换、标准想象技术、系统的个体想象技术等。

3.分散注意力

引导患者注意其他事物,"忽视"疼痛感觉,从而提高患者疼痛阈值以减轻疼痛。这种方法能提高对痛的耐受力,但不能去除疼痛,只可短期应用。分散注意力,采用的方法:当患者疼痛很轻时,可讲述患者感兴趣的故事;选放患者喜欢的音乐,播放快速高音调的音乐,嘱患者边听边随节奏打拍并闭目,疼痛减轻时音量放小;缓慢有节奏的呼吸,嘱患者眼睛注意室内前方物体,进行深慢吸气与缓慢呼出,继续慢吸慢呼并数数,闭目想象空气缓慢进肺或意想眼前是海滨和绿色原野。

4.催眠

这是在有意识的状态下,由催眠师所执行的通过强化暗示改变意识状态而使行为改变的一种方法。

催眠状态是一种注意力或精神高度集中的状态,可产生多种效果。许多研究都证实催眠术对抑制疼痛十分有效,但其神经生理学基础尚不清楚。

5.音乐

选择适当的音乐,使患者放松,不仅能改善患者的疼痛,而且对克服焦虑也有效。

6.幽默

有人报道,对某些患者来说,大笑 10 分钟后,患者的疼痛可缓解 2 小时。

7.按摩

皮肤和皮下组织施以不同程度的按压,能松弛肌肉,改善循环,以减轻疼痛。

8.气功

剧烈疼痛时可先用镇痛剂,待疼痛缓解后再练功。练功可使镇痛时间延长,防止疼痛再发生。众所周知,应用药物止痛,与病因治疗无关。而气功止痛通过唤起机体的自然治愈能力,有可能达到病因治疗,使机体处于良好的内环境状态,这是气功控制疼痛的优点所在。目前,气功止痛的机制尚不清楚。

9.心理疗法

(1)生物反馈疗法:通过机器让患者本人感觉到自主神经系统反应(血压、脉搏、体温、肌电图),通过附加自发反应条件用意志控制这些功能。自我催眠疗法可减轻疼痛的感觉和苦恼,其内容是同疼痛作斗争,好像疼痛从伤口出来而消失。

(2)图像法:通过交谈制成图像以提供患者控制疼痛的感觉。Doake 初次报道了图像法可减少止痛药的使用剂量并减轻疼痛。

四、癌症疼痛的护理

疼痛是癌症患者最主要的症状之一。世界上每天有 350 万例以上的癌症患者忍受着疼痛的折磨。一般癌症的疼痛率占 53%,晚期癌症则高达 91%。根据研究,疼痛发生率最高的是骨癌和口腔癌,为 80%～90%;其次是肝癌、泌尿系统癌肿、乳腺癌、肺癌等;发生最低的是白血病,仅占 5%。老年患者癌症出现的疼痛在程度上可能稍轻,但疼痛仍是晚期癌症患者护理的一项重要内容。世界卫生组织(WHO)近来公布了治疗癌痛的指导原则,强调用药的三个步骤:首先用非麻醉药,如非甾体抗炎药物(NSAIDs);然后用弱麻醉镇痛剂如可卡因;最后选用强麻醉镇痛剂与复合止痛药联用,如吗啡制剂等。

(一)癌性疼痛的护理原则

1.变按需给药为按时给药

对癌性疼痛的治疗,传统的做法多以患者超过忍耐力为给药标准,并有意识地尽可能延长给药间隔时间,以减少止痛药用量,这样不仅不能使患者摆脱疼痛的痛苦,还会提高对疼痛的警觉和恐惧,甚至形成索取更多、更强的止痛药愿望,造成对止痛药的"心理性成瘾"。因此,最好根据药物半衰期按时给药,一般在前次服药效果消失 1 小时前给药为宜。尽可能口服,其次直肠给药,最后才考虑注射。

2.分阶梯复合用药

WHO建议癌性痛治疗选用镇痛剂必须从弱到强按三个阶梯进行。首选第1类非阿片镇痛剂,代表药是阿司匹林,代替药是氨基比林,对于轻、中度疼痛有效。如果止痛不满意,可选用第2类阿片镇痛剂,代表药是可待因,代替药是右旋丙氧酚。只有效果仍不满意时才选用第3类强阿片镇痛剂,代表药是吗啡,代替药有美沙酮、哌替啶等。由于癌性疼痛具有急性和慢性疼痛两种特点,用止痛药可长期安排应付持续性疼痛,并应根据疼痛程度经常变换止痛药,在充分缓解的前提下尽可能减少止痛药用量。实践表明,合理的间隔时间、充足的剂量、科学的搭配药物,应用非麻醉性止痛药可使大多数癌性疼痛缓解。

3.注重心理护理

疼痛患者极为敏感,需要格外关注,不仅需要技术上治疗,也需要情感上的照料。给予疼痛患者心理安慰、鼓励,使其精神上摆脱恐惧感,并教育患者及家属改变对药物不良反应及耐受性的错误认识,使广大的癌症患者从疼痛的痛苦中解脱出来。

(二)麻醉技术控制癌痛

1.神经阻滞

神经阻滞是经皮将局麻药或神经破坏药直接注入神经节、神经干或神经丛及其周围,阻断疼痛传导的一类方法,在晚期癌痛患者中已应用了多年。近年来提倡给早期癌痛患者应用。治疗性神经阻滞常用破坏神经的不可逆的药物,如酚、酒精等。

2.椎管内应用麻醉剂

椎管内应用麻醉剂已有十余年的历史。这项技术是通过导管或泵,连续或间断将药物输入硬膜外或鞘内。这种方法避免了口服给药法和其他方法给药的不良反应,同时还减少了辅助药物的应用。然而,耐药性是影响止痛效果的一个因素。

(三)神经外科技术控制癌痛

神经外科手术已广泛用于治疗癌痛。这些技术近期才应用于临床,手术治疗的目的是在周围神经与中枢神经之间某一点切断传导疼痛的途径。如周围神经切断术、脊髓前侧切断术、脑回切断术等。

(李 维)

第四章

心血管内科护理

第一节 原发性高血压

原发性高血压的病因复杂,不是单个因素引起,与遗传有密切关系,是环境因素与遗传相互作用的结果。要诊断高血压,必须根据患者与血压对照规定的高血压标准,在未服降压药的情况下,测两次或两次以上非同日多次重复的血压所得的平均值为依据,偶然测得一次血压增高不能诊断为高血压,必须重复和进一步观察。测得高血压时。要做相应的检查以排除继发性高血压,若患者是继发性高血压,未明确病因即当成原发性高血压而长期给予降压治疗,不但疗效差,而且原发性疾病严重发作常可危及生命。

一、一般表现

原发性高血压通常起病缓慢,早期常无症状,可以多年自觉良好而偶于体格检查时发现血压升高,少数患者则在发生心、脑、肾等并发症后才被发现。高血压患者可有头痛、眩晕、气急、疲劳、心悸、耳鸣等症状,但并不一定与血压水平呈正比。往往是在患者得知患有高血压后才注意到。

高血压病初期只是在精神紧张、情绪波动后血压暂时升高,随后可恢复正常,以后血压升高逐渐趋于明显而持久,但一天之内白昼与夜间血压水平仍可有明显的差异。

高血压病后期的临床表现常与心、脑、肾功能不全或器官并发症有关。

二、实验室检查

(1)为了原发性高血压的诊断、了解靶器官(主要指心、脑、肾、血管)的功能状态并指导正确选择药物治疗,必须进行下列实验室检查:血常规、尿常规、肾功能、血尿酸、脂质、糖、电解质、心电图、胸部 X 线和眼底检查。早期患者上述检查可无特殊异常,后期高血压患者可出现尿蛋白增多及尿常规异常,肾功能减退,胸部 X 线可见主动脉弓迂曲延长、左室增大,心电图可见左心室肥大劳损。部分患者可伴有血清总胆固醇、甘油三酯、低密度脂蛋白胆固醇的增高和高密度脂蛋白胆固醇的降低,亦常有血糖或尿酸水平增高。目前认为,上述生化异常可能与原发性高血压的发病机制有一定的内在联系。

（2）眼底检查有助于对高血压严重程度的了解,眼底分级法;标准如下:Ⅰ级,视网膜动脉变细、反光增强;Ⅱ级,视网膜动脉狭窄、动静脉交叉压迫;Ⅲ级,上述血管病变基础上有眼底出血、棉絮状渗出;Ⅳ级,上述基础上出现视盘水肿。大多数患者仅为Ⅰ、Ⅱ级变化。

（3）动态血压监测（ABPM）与通常血压测量不同,动态血压监测是由仪器自动定时测量血压,可每隔 15～30 分钟自动测压（时间间隔可调节）,连续 24 小时或更长。可测定白昼与夜间各时间段血压的平均值和离散度,能较敏感、客观地反映实际血压水平。

正常人血压呈明显的昼夜波动,动态血压曲线呈双峰一谷,即夜间血压最低,清晨起床活动后血压迅速升高,在上午 6～10 时及下午 4～8 时各有一高峰,继之缓慢下降。中、轻度高血压患者血压昼夜波动曲线与正常类似,但血压水平较高。早晨血压升高可伴有血儿茶酚胺浓度升高,血小板聚集增加及纤溶活性增高会变化,可能与早晨较多发生心脑血管急性事件有关。

血压变异性和血压昼夜节律与靶器官损害及预后有较密切的关系,即伴明显靶器官损害或严重高血压患者其血压的昼夜节律可消失。

目前尚无统一的动态血压正常值,但可参照采用以下正常上限标准:24 小时平均血压值<17.3/10.7 kPa（130/80 mmHg）,白昼均值<18.0/11.3 kPa（135/85 mmHg）,夜间<16.7/10.0 kPa（125/75 mmHg）。夜间血压均值比白昼降低>10%,如降低不及 10%,可认为血压昼夜节律消失。

动态血压监测可用于:诊断"白大衣性高血压",即在诊所内血压升高,而诊所外血压正常;判断高血压的严重程度,了解其血压变异性和血压昼夜节律;指导降压治疗和评价降压药物疗效;诊断发作性高血压或低血压。

三、原发性高血压危险度的分层

原发性高血压的严重程度并不单纯与血压升高的水平有关,必须结合患者总的心血管疾病危险因素及合并的靶器官损害做全面的评价,治疗目标及预后判断也必须以此为基础。心血管疾病危险因素包括吸烟、高脂血症、糖尿病、年龄>60 岁、男性或绝经后女性、心血管疾病家族史（发病年龄女性<65 岁,男性<55 岁）。靶器官损害及合并的临床疾病包括心脏疾病（左心室肥大、心绞痛、心肌梗死、既往曾接受冠状动脉旁路手术、心力衰竭）,脑血管疾病（脑卒中或短暂性脑缺血发作）,肾脏疾病（蛋白尿或血肌酐升高）,周围动脉疾病,高血压视网膜病变（大于等于Ⅲ级）。危险度的分层是把血压水平及危险因素及合并的器官受损情况相结合分为低、中、高和极高危险组。治疗时不仅要考虑降压,还要考虑危险因素及靶器官损害的预防及逆转。

（1）低度危险组:高血压 1 级,不伴有上列危险因素,治疗以改善生活方式为主,如 6 个月后无效,再给药物治疗。

（2）中度危险组:高血压 1 级伴 12 个危险因素或高血压 2 级不伴有或伴有不超过 2 个危险因素者。治疗除改善生活方式外,给予药物治疗。

（3）高度危险组:高血压 1～2 级伴至少 3 个危险因素者,必须药物治疗。

（4）极高危险组:高血压 3 级或高血压 1～2 级伴靶器官损害及相关的临床疾病者（包括糖尿病）,必须尽快给予强化治疗。

四、临床类型

原发性高血压大多起病及进展均缓慢,病程可长达十余年至数十年,症状轻微,逐渐导致靶器官损害。但少数患者可表现为急进重危,或具特殊表现而构成不同的临床类型。

(一)高血压急症

高血压急症是指高血压患者血压显著的或急剧的升高[收缩压>26.7 kPa(200 mmHg),舒张压>17.3 kPa(130 mmHg)],常同时伴有心、脑、肾及视网膜等靶器官功能损害的一种严重危及生命的临床综合征,其舒张压>18.7～20.0 kPa(140～150 mmHg)和/或收缩压>29.3 kPa(220 mmHg),无论有无症状,也应视为高血压急症。高血压急症包括高血压脑病、高血压危象、急进型高血压、恶性高血压,高血压合并颅内出血、急性冠状动脉功能不全、急性左心衰竭、主动脉夹层血肿以及子痫、嗜铬细胞瘤危象等。

(二)恶性高血压

1％～5％的中、重度高血压患者可发展为恶性高血压,其发病机制尚不清楚,可能与不及时治疗或治疗不当有关。病理上以肾小动脉纤维样坏死为突出特征。临床特点:发病较急骤;多见于中、青年;血压显著升高,舒张压持续>17.3 kPa(130 mmHg);头痛、视物模糊、眼底出血、渗出和视盘水肿;肾脏损害突出,表现为持续蛋白尿、血尿及管型尿,并可伴肾功能不全;进展迅速,如不给予及时治疗,预后不佳,可死于肾衰竭、脑卒中或心力衰竭。

(三)高血压危重症

1.高血压危象

在高血压病程中,由于周围血管阻力的突然上升,血压明显升高,出现头痛、烦躁、眩晕、恶心、呕吐、心悸、气急及视物模糊等症状。伴靶器官病变者可出现心绞痛、肺水肿或高血压脑病。血压以收缩压显著升高为主,也可伴舒张压升高。发作一般历时短暂,控制血压后病情可迅速好转;但易复发。危象发作时交感神经活动亢进,血中儿茶酚胺升高。

2.高血压脑病

高血压脑病是指在高血压病程中发生急性脑血液循环障碍,引起脑水肿和颅内压增高而产生的临床征象。发生机制可能为过高的血压突破了脑血管的自身调节机制,导致脑灌注过多,液体渗入脑血管周围组织,引起脑水肿。临床表现有严重头痛、呕吐、神志改变,较轻者可仅有烦躁、意识模糊,严重者可发生抽搐、昏迷。

(四)急进型高血压

急进型高血压占高血压患者中1％～8％,多见于年轻人,男性居多。临床特点:收缩压、舒张压均持续升高,舒张压常持续≥17.3 kPa(130 mmHg),很少有波动;症状多而明显进行性加重,有一些患者高血压是缓慢病程,但后突然迅速发展,血压显著升高;出现严重的内脏器官的损害,常在1～2年内发生心、脑、肾损害和视网膜病变,出现脑卒中、心肌梗死、心力衰竭、尿毒症及视网膜病变(眼底Ⅲ级以上改变)。

(五)缓进型高血压

这种类型占95％以上,临床上又称之为良性高血压。因其起病隐匿,病情发展缓慢,病程较长,可达数十年,多见于中老年人。临床表现:早期可无任何明显症状,仅有轻度头痛或不适,休息之后可自行缓解。偶测血压时才发现高血压。逐渐发展,患者表现为头痛、头晕、失眠、乏力、记忆力减退症状,血压也随着病情发展是逐步升高并趋向持续性,波动幅度也随之减小并伴随着心、脑、肾等器官的器质性损害。

此型高血压病由于病程长,早期症状不明显所以患者容易忽视其治疗,思想上不重视,不能坚持服药,最终造成不可逆的器官损害,危及生命。

(六)老年人高血压

年龄超过60岁达高血压诊断标准者即为老年人高血压。临床特点:半数以上以收缩压为主;即单纯收缩期高血压,此与老年人大动脉弹性减退、顺应性下降有关,使脉压增大。流行病资料显示,单纯收缩压的升高也是心血管病致死的重要危险因素。部分老年人高血压是由中年原发性高血压延续而来,属收缩压和舒张压均增高的混合型。老年人高血压患者心、脑、肾器官常有不同程度损害,靶器官并发症如脑卒中、心力衰竭、心肌梗死和肾功能不全较为常见。老年人压力感受器敏感性减退、对血压的调节功能降低,易造成血压波动及直立性低血压,尤其在使用降压药物治疗时要密切观察。老年人选用高血压药物时宜选用平和、缓慢的制剂,如利尿剂和长效钙通道阻滞剂及血管紧张素转化酶抑制剂(ACEI)等;常规给予抗凝剂治疗;定期测量血压以予调整剂量。

(七)难治性高血压

难治性高血压又称顽固性或有抵抗性的高血压。临床特点:①治疗前血压≥24.0/15.3 kPa(180/115 mmHg),经过充分的、合理的、联合应用三种药物(包括利尿剂),血压仍不能降至21.3/13.3 kPa(160/100 mmHg)以下。②治疗前血压<24.0/15.3 kPa(180/115 mmHg),而适当的三联药物治疗仍不能达到:<18.7/12.0 kPa(140/90 mmHg),则被认为是难治性高血压。③对于老年单纯收缩期高血压,如治疗前收缩压>26.7 kPa(200 mmHg),经三联治疗,收缩压不能降至22.7 kPa(170 mmHg)以下,或治疗前收缩压21.3～26.7 kPa(160～200 mmHg),而治疗后不能降至21.3 kPa(160 mmHg)以下及至少低1.3 kPa(10 mmHg),亦称为难治性高血压。充分的合理的治疗应包括至少三种不同药理作用的药物,包括利尿剂并加之以下两种:β受体阻滞剂,直接的血管扩张药,钙通道阻滞剂或血管紧张素转化酶抑制剂。应当说明的是,并不是所有严重的高血压都是难治性高血压,也不是难治性高血压都是严重高血压。

诊断难治性高血压应排除假性高血压及白大衣高血压,并排除继发性高血压,如嗜铬细胞瘤、原发性醛固酮增生症、肾血管性高血压等;中年或老年患者过去有效的治疗以后变得无效,则强烈提示肾动脉硬化及狭窄,肾动脉造影可确定诊断肾血管再建术可能是降低血压的唯一有效方法。

难治性高血压的主要原因可能有以下几种:①患者的依从性不好即患者没有按医师的医嘱服药,这可能是最主要的原因。依从性不好的原因可能药物方案复杂或服药次数频繁,患者未认识到控制好血压的重要性,药物费用及不良反应等。②患者食盐量过高(>5 g/d),或继续饮酒,体重控制不理想。应特别注意来自加工食品中的盐,如咸菜、罐头、腊肉、香肠、酱油、酱制品、咸鱼、成豆制品等,应劝说患者戒烟、减肥,肥胖者减少热量摄入量。③医师不愿使用利尿剂或使用多种作用机制相同的药物。④药物相互作用,如阿司匹林或非甾体抗炎药因抑制前列腺素合成而干扰高血压的控制,拟交感胺类可使血压升高,麻黄素、口服避孕药、雄性激素、过多的甲状腺素、糖皮质激素等可使血压升高或加剧原先的高血压;考来烯胺可妨碍抗高血压药物的经肠道吸收。三环类抗忧郁药,苯异丙胺、抗组织胺、单胺氧化酶抑制剂及可卡因干扰胍乙啶的药理作用。

(八)儿童高血压

关于儿童高血压的诊断标准尚未统一。如WHO规定:13岁以上正常上限为18.7/12.0 kPa(140/90 mmHg),13岁以下则为18.0/11.3 kPa(135/85 mmHg)。《实用儿科学》中规定:8岁以下舒张压>10.7 kPa(80 mmHg),8岁以上>12.0 kPa(90 mmHg);或收缩压>16.0 kPa(120 mmHg)与舒张压>10.7 kPa(80 mmHg)为高血压。儿童血压测量方法与成年人有所不同:①舒张压以 Korotloff 第四音为难。②根据美国心脏病协会规定,使用袖带的宽度为:1岁以下为2.5 cm,1~4岁5~6 cm,5~8岁8~9 cm,成人12.5 cm,否则将会低估或高估血压的高度。诊断儿童高血压应十分慎重,特别是轻度高血压者应加强随访。一经确诊为儿童高血压后,首先除外继发性高血压。继发性高血压中最常见的病因是肾脏疾病,其次是肾动脉血栓、肾动脉狭窄、先天性肾动脉异常、主动脉缩窄、嗜铬细胞瘤等。

临床特点:①5%的患者有高血压的家族史。②早期一般无明显症状,部分患者可有头痛,尤在剧烈运动时易发生。③超重肥胖者达50%。④平素心动过速,心前区搏动明显,呈现高动力循环状态。⑤尿儿茶酚胺水平升高,尿缓激肽水平降低,血浆肾素活性轻度升高,交感神经活性增高。⑥对高血压的耐受力强,一般不引起心、肾、脑及眼底的损害。

(九)青少年高血压

青少年时期高血压的研究已越来越被人们重视。大量调查发现,青少年原发性高血压起源于儿童期,并认为青少年高血压与成人高血压及并发症有密切关系,同儿童期高血压病因相似,常见于继发性高血压,在青春期继发性高血压病例中,肾脏疾病仍然是主要的病因。大量的调查发现青少年血压与年龄有直接相关,青少年高血压诊断标准在不同时间(每次间隔三个月以上)三次测量坐位血压,收缩压和/或舒张压高于95百分位以上可诊断为高血压。见表4-1。

表 4-1　我国青少年年龄血压百分位值表

年龄(岁)	男性/P95(mmHg)	女性/P95(mmHg)
1~12	128/81	119/82
13~15	133/84	124/81
16~18	136/89	127/82

注:1 mmHg≈0.133 kPa。

(十)精神紧张性高血压

交感神经系统在发病中起着重要作用。交感神经系统活性增强可导致:①血浆容量减少,血小板聚集,因而易诱发血栓形成。②激活肾素-血管紧张素系统,再加上儿茶酚胺的作用,引起左室肥厚的血管肥厚,肥厚的血管更易引起血管痉挛。③副交感神经系统活性较低和交感神经系统活性增强,是易引起心律失常,心动过速的因素。④降低骨骼肌对胰岛素的敏感性,其主要机制为:在紧急情况下;交感神经系统活性增高引起血管收缩,导致运输至肌肉的葡萄糖减少;去甲肾上腺素刺激β受体也可引起胰岛素耐受,持续的交感神经系统还可以造成肌肉纤维类型由胰岛素耐受性慢收缩纤维转变成胰岛素耐受性快收缩纤维,这些变化可致血浆胰岛素浓度水平升高,并促进动脉粥样硬化。

(十一)白大衣性高血压

白大衣性高血压(WCH)是指在诊疗单位内血压升高,但在诊疗单位外血压正常。有人估计,在高血压患者中,有20%~30%为白大衣高血压,故近年来提出患者自我血压监测(HBPM)。HBPM 有下列好处:①能更全面更准确地反应患者的血压。②没有"白大衣效应"。③提高患者服药治疗和改变生活方式的顺从性。④无观察者的偏倚现象。自测血压可使用水银柱血压计,亦可使用动态血压监测(ABPM)的方法进行判断。有人认为"白大衣高血压"也应予以重视,它可能是早期高血压的表现之一。我国目前的参考诊断标难为 WCH 患者诊室收缩压＞21.3 kPa(160 mmHg)和/或舒张压＞12.0 kPa(90 mmHg)并且白昼动态血压收缩压

＜18.0 kPa(135 mmHg)，舒张压＜10.7 kPa(80 mmHg)，这还需要经过临床的验证和评价。

"白大衣性高血压"多见于女性、年轻人、体型瘦以及诊所血压升高、病程较短者。在这类患者中，规律性的反复出现的应激方式，例如上班工作，不会引起血压升高。ABPM 有助于诊断"白大衣性高血压"。其确切的自然史与预后还不很清楚。

(十二)应激状态

偏快的心率是处于应激状态的一个标志，心动过速是交感神经活性增高的一个可靠指标，同时也是心血管病死亡率的一个独立危险因素。心率增快与血压升高、胆固醇升高、甘油三酯升高、血球压积升高、身体质量指数升高、胰岛素抵抗、血糖升高、高密度脂蛋白-胆固醇降低等密切相关。

(十三)夜间高血压

24 小时动态血压监测发现部分患者的血压正常节律消失，夜间收缩压或舒张压的降低小于日间血压平均值的 10%，甚至夜间血压反高于日间血压。夜间高血压常见于某些继发性高血压(如嗜铬细胞瘤、原发性醛固酮增多症、肾性高血压)、恶性高血压和合并心肌梗死、脑卒中的原发性高血压。夜间高血压的产生机制与神经内分泌正常节律障碍、夜间上呼吸道阻塞、换气过低和睡眠觉醒有关，其主要症状是响而不规则的大鼾、夜间呼吸暂停及日间疲乏和嗜睡。这种患者常伴有超重、易发生脑卒中、心肌梗死、心律失常和猝死。

(十四)肥胖型高血压

肥胖者易患高血压，其发病因素是多方面的，伴随的危险因素越多，则预后越差。本型高血压患者心、肾、脑、肺功能均较无肥胖者更易受损害，且合并糖尿病、高脂血症、高尿酸血症者多，患冠心病、心力衰竭、肾功能障碍者明显增加。

(十五)夜间低血压性高血压

夜间低血压性高血压是指日为高血压(特别是老年收缩期性高血压)，夜间血压过度降低，即夜间较日间血压低超过 20%。其发病机制与血压调节异常、血压节律改变有关。该型高血压易发生腔隙性脑梗死，可能与夜间脑供血不足、高凝状态有关。治疗应注意避免睡前使用降压药(尤其是能使夜间血压明显降低的药物)。

(十六)顽固性高血压

顽固性高血压是指高血压患者服用三种以上的不同作用机制的全剂量降压药物，测量血压仍不能控制在 18.7/12.7 kPa(140/95 mmHg)以下或舒张压(DBP)≥13.3 kPa(100 mmHg)，老年患者血压仍＞21.3/12.0 kPa(160/90 mmHg)，或收缩压(SBP)不能降至 18.7 kPa(140 mmHg)以下。

顽固性高血压的原因：①治疗不当。应采用不同机制的降压药物联合应用。②对药物的不能耐受。由于降压药物引起不良反应；而中断用药，常不服药或间断服药，造成顺应性差。③继发性高血压。当患者血压明显升高并对多种治疗药物呈抵抗状态的，应考虑排除继发因素。常见肾动脉狭窄、肾动脉粥样斑块形成、肾上腺疾病等。④精神因素。工作繁忙造成白天血压升高，夜间睡眠时血压正常。⑤过度摄钠。尤其对高血压人群中，约占 50% 的盐敏感性高血压，例如老年患者和肾功能减退者，盐摄入量过高更易发生顽固性高血压，而低钠饮食可改善其对药物的抵抗性。

五、护理评估

(一)病史

应注意询问患者有无高血压家族史,个性特征,职业、人际关系、环境中有无引发本病的应激因素,生活与饮食习惯、烟酒嗜好,有无肥胖、心脏病、肾脏病、糖尿病、高脂血症、痛风、支气管哮喘等病史及用药情况。

(二)身体状况

高血压病根据起病和病情进展缓急分为缓进型和急进型两类,前者多见,后者占高血压病的1%～5%。

1.一般表现

缓进型原发性高血压起病隐匿,病程进展缓慢,早期多无症状,偶在体格检查时发现血压升高,少数患者在发生心、脑、肾等并发症后才被发现。高血压患者可在精神紧张、情绪激动或劳累后有头晕、头痛、眼花、耳鸣、失眠、乏力、注意力不集中等症状,但症状与血压增高程度并不一定一致。

患者血压随季节、昼夜、情绪等因素有较大波动,表现为冬季较夏季高、清晨较夜间高、激动时较平静时高等特点。体检时可听到主动脉瓣区第二心音亢进、主动脉瓣区收缩期杂音,少数患者在颈部或腹部可听到血管杂音。长期持续高血压可有左心室肥厚。

高血压病早期血压仅暂时升高,去除原因和休息后可恢复,称为波动性高血压阶段。随病情进展,血压呈持久增高,并有脏器受损表现。

2.并发症

并发症主要表现为心、脑、肾等重要器官发生器质性损害和功能性障碍。

(1)心脏:血压长期升高,增加了左心室的负担。左室因代偿而心肌肥厚,继而扩张,形成高血压性心脏病。在心功能代偿期,除有劳累性心悸外,其他症状不明显。心功能失代偿时,则表现为心力衰竭。由于高血压后期可并发动脉粥样硬化,故部分患者可并发冠心病,发生心绞痛、心肌梗死。

(2)脑:重要的脑血管病变表现如下。①一时性(间歇性)脑血管痉挛:可使脑组织缺血,产生头痛、一时性失语、失明、肢体活动不灵或偏瘫。可持续数分钟至数天,一般在 24 小时内恢复。②脑出血:一般在紧张的体力或脑力劳动时容易发生,例如情绪激动、搬重物等时突然发生。其临床表现因出血部位不同而异,最常见的部位在脑基底节豆状核,故常损及内囊,又称内囊出血。其主要表现为突然摔倒,迅速昏迷,头、眼转向出血病灶的同侧,出血病灶对侧的"三偏"症状,即偏瘫、偏身感觉障碍和同侧偏盲。呼吸深沉而有鼾声,大小便失禁。瘫痪肢体开始完全弛缓,腱反射常引不出。数天后瘫痪肢体肌张力增高,反射亢进,出现病理反射。③脑动脉血栓形成:多在休息睡眠时发生,常先有头晕、失语、肢体麻木等症状,然后逐渐发生偏瘫,一般无昏迷。随病情进展,可发生昏迷甚至死亡。上述脑血管病变的表现,中医学称为"中风"或"卒中",现代医学统称为"脑血管意外"。高血压脑病:是指脑小动脉发生持久而严重的痉挛、脑循环发生急性障碍,导致脑水肿和颅内压增高,可发生于急进型或严重的缓进型高血压病患者。表现血压持续升高,常超过 26.7/16.0 kPa(200/120 mmHg),剧烈头痛、恶心、呕吐、眩晕、抽搐、视物模糊、意识障碍,直至昏迷。发作可短至数分钟,长者可达数小时或数天。

(3)肾的表现:长期高血压可致肾小动脉硬化,当肾功能代偿时,临床上无明显肾功能不全表现。当肾功能转入失代偿期时,可出现多尿、夜尿增多、口渴、多饮,提示肾浓缩功能减低,尿比重固定在 1.010 左右,称为等渗尿。当肾功能衰退时,可发展为尿毒症,血肌酐、尿素氮增高。

(4)眼底视网膜血管改变:目前我国采用 Keith-Wegener4 级眼底分级法。Ⅰ级,视网膜动脉变细;Ⅱ级,视网膜动脉狭窄,动脉交叉压迫;Ⅲ级,眼底出血或棉絮状渗出;Ⅳ级,视盘水肿。眼底的改变可反映高血压的严重程度。

3.急进型高血压病

急进型高血压占高血压病的 1% 左右,可由缓进型突然转变而来,也可起病即为急进型。多见于青年和中年。基本的临床表现与缓进型高血压病相似,但各种症状更为突出,具有病情严重、发展迅速、肾功能急剧恶化和视网膜病变(眼底出血、渗出、视盘水肿)等特点。血压显著增高,舒张压持续在 17.3~18.7 kPa(130~140 mmHg)或更高,常于数月或 1~2 年内出现严重的心、脑、肾损害,最后常因尿毒症死亡,也可死于急性脑血管疾病或心力衰竭。经治疗后,少数病情亦可转稳定。

高血压危象:是指短期内血压急剧升高的严重临床表现。它是在高血压的基础上,交感神经亢进致周围小动脉强烈痉挛,这是血压进一步升高的结果,常表现为剧烈头痛、神志改变、恶心、呕吐、心悸、呼吸困难等。收缩压可高达 34.7 kPa(260 mmHg),舒张压 16.0 kPa(120 mmHg)以上。

(三)实验室及其他检查

1.尿常规检查

尿常规检查可阴性或有少量蛋白和红细胞,急进型高血压患者尿中常有大量蛋白、红细胞和管型,肾功能减退时尿比重降低,尿浓缩和稀释功能减退,血中肌酐和尿素氮增高。

2.X 线检查

轻者主动脉迂曲延长或扩张,并发高血压性心脏病时,左心室增大,心脏至靴形样改变。

3.超声波检查

心脏受累时,二维超声显示:早期左室壁搏动增强,第Ⅱ期多见室间隔肥厚,继则左心室后型肥厚;左心房轻度扩大;超声多普勒于二尖瓣上可测出舒张期血流速度减慢,舒张末期速度增快。

4.心电图和心向量图检查

心脏受累的患者又可见左心室增厚或兼有劳损,P 波可增宽或有切凹,P 环振幅增大,特别终末向后电力更为明显。偶有心房颤动(简称房颤)或其他心律失常。

5.血浆肾素活性和血管紧张素Ⅱ浓度测定

二者可增高,正常或降低。

6.血浆心钠素浓度测定

心钠素浓度降低。

六、护理目标

(1)头痛减轻或消失。

(2)焦虑减轻或消失。

(3)血压维持在正常水平,未发生意外伤害。

(4)能建立良好的生活方式,合理膳食。

七、护理措施

(一)一般护理

(1)头痛、眩晕、视物模糊的患者应卧床休息,抬高床头,保证充足的睡眠。指导患者使用放松技术,如缓慢呼吸、心理训练、音乐治疗等,避免精神紧张、情绪激动和焦虑,保持情绪平稳。保持病室安静,减少声光刺激和探视,护理操作动作要轻巧并集中进行,少打扰患者。对因焦虑而影响睡眠的患者遵医嘱应用镇静剂。

(2)有氧运动可降压减肥、改善脏器功能、提高活动耐力、减轻胰岛素抵抗,指导轻症患者选择适当的运动,如慢跑、健身操、骑自行车、游泳等(避免竞技性、力量型的运动),一般每周3~5次,每次30~40分钟,出现头晕、心慌、气短、极度疲乏等症状时应立即停止运动。

(3)合理膳食,每天摄钠量不超过6 g,减少热量、胆固醇、脂肪摄入,适当增加蛋白质,多吃蔬菜、水果,摄入足量的钾、镁、钙,避免过饱,戒烟酒及刺激性的饮料,可以降低血压,减轻体重,防止高血脂和动脉硬化,防止便秘,减轻心脏负荷。

(二)病情观察与护理

(1)注意神志、血压、心率、尿量、呼吸频率等生命体征的变化,每天定时测量并记录血压。血压有持续升高时,密切注意有无剧烈头痛、呕吐、心动过速、抽搐等高血压脑病和高血压危象的征象。出现上述现象时应给予氧气吸入,建立静脉通路,通知病危,准备各种抢救物品及急救药物,详细书写特别护理记录单;配合医师采取紧急抢救措施,加快速降压、制止抽搐,以防脑血管疾病的发生。

(2)注意用药及观察:高血压患者服药后应注意观察服药反应,并根据病情轻重、血压的变化决定用药剂量与次数,详细做好记录。若有心、脑、肾严重并发症,则药物降压不宜过快,否则供血不足易发生危险。血压变化大时,要立即报告医师予以及时处理。要告诉患者按时服药及观察,忌乱用药或随意增减剂量与擅自停药。用降压药期间要经常测量血压并做好记录,以提供治疗参考,注意起床动作要缓慢,防止直立性低血压引起摔倒。用利尿剂降压时注意记出入量,排尿多的患者应注意补充含钾高的食物和饮料,如玉米面、海带、蘑菇、枣、桃、香蕉、橘子汁等。用普萘洛尔药物要逐渐减量、停药,避免突然停用引起心绞痛发作。

(3)患者如出现肢体麻木,活动欠灵,或言语含糊不清时,应警惕高血压并发脑血管疾病。对已有高血压心脏病者,要注意有无呼吸困难、水肿等心力衰竭表现;同时检查心率、心律,注意有无心律失常的发生。观察尿量及尿的化验变化,以发现肾脏是否受累。发现上述并发症时,要协助医师相应的治疗及做好护理工作。

(4)高血压急症时,应迅速准确按医嘱给予降压药、脱水剂及镇痉药物,注意观察药物疗效及不良反应,严格按药物剂量调节滴速,以免血压骤降引起意外。

(5)出现脑血管意外、心力衰竭、肾衰竭者,给予相应抢救配合。

八、健康教育

(1)向患者提供有关本病的治疗知识,注意休息和睡眠,避免劳累。

(2)同患者共同讨论改变生活方式的重要性,低盐、低脂、低胆固醇、低热量饮食,禁烟、酒及刺激性饮料。肥胖者节制饮食。

(3)教会患者进行自我心理平衡调整,自我控制活动量,保持良好的情绪,劳逸结合,懂得愤怒会使舒张压升高,恐惧焦虑会使收缩压升高的道理,并竭力避免之。

(4)定期、准确、及时服药,定期复查。

(5)保持排便通畅,规律的性生活,避免婚外性行为。

(6)教会患者怎样测量血压及记录。让患者掌握药物的作用及不良反应,告诉患者不能突然停药。

(7)指导患者适当地进行运动,可增加患者的健康感觉和松弛紧张的情绪,增高 HDL-C。推荐做渐进式的有氧运动,如散步、慢跑;也可打太极拳、练气功;避免举高重物及做等长运动(如举重、哑铃)。

(颜晓晨)

第二节　冠状动脉粥样硬化性心脏病

冠状动脉粥样硬化性心脏病简称冠心病,指冠状动脉粥样硬化使血管腔狭窄或阻塞,和/或因冠状动脉功能性改变(痉挛)导致心肌缺血、缺氧或坏死而引起的心脏病,统称冠状动脉性心脏病,亦称缺血性心脏病。冠心病是严重危害人民健康的常见病。在我国,本病呈逐年上升趋势。发生年龄多在 40 岁以后,男性多于女性,脑力劳动者多见。

一、临床分型

(一)无症状性心肌缺血(隐匿型)

患者无症状,但静息、动态或负荷试验心电图有 ST 段压低,T 波低平或倒置等心肌缺血的客观证据;或心肌灌注不足的核素心肌显像表现。

(二)心绞痛

心绞痛有发作性胸骨后疼痛,为一过性心肌供血不足引起。

(三)心肌梗死

心肌梗死一般症状严重,由冠状动脉闭塞致心肌急性缺血性坏死所致。

(四)缺血性心肌病(心律失常和心力衰竭型)

缺血性心肌病表现为心脏增大、心力衰竭和心律失常,由长期心肌缺血导致心肌纤维化而引起,临床表现与扩张型心肌病类似。

(五)猝死

因原发性心搏骤停而猝然死亡,多为缺血心肌局部发生电生理紊乱,引起严重的室性心律失常所致。

二、心绞痛

心绞痛是由于冠状动脉供血不足,导致心肌急剧的、暂时的缺血、缺氧所产生的临床综合征。心绞痛可分为稳定型心绞痛和不稳定型心绞痛,本部分重点介绍稳定型心绞痛。

（一）病因及发病机制

1.病因

心绞痛最基本的病因是冠状动脉粥样硬化引起血管腔狭窄和/或痉挛。其次有重度主动脉瓣狭窄或关闭不全、肥厚型心肌病、先天性冠状动脉畸形、冠状动脉栓塞、严重贫血、休克、快速心律失常、心肌耗氧量增加等。常因体力劳动、情绪激动、饱餐、寒冷、阴雨天气、吸烟而诱发。

2.发病机制

当冠状动脉的血液供应与需求之间发生矛盾时，冠状动脉血流量不能满足心肌代谢的需要，引起心肌急剧的、暂时的缺血缺氧，即可发生心绞痛。

正常情况下，冠状循环血流量具有很大的储备力量，其血流量可随身体的生理情况有显著的变化，在剧烈体力活动、情绪激动等对氧的需求增加时，冠状动脉适当扩张，血流量增加（可增加6～7倍），达到供求平衡。当冠状动脉粥样硬化致冠状动脉狭窄或部分分支闭塞时，其扩张性减弱，血流量减少，当心肌的血供减少到尚能应付平时的需要，则休息时无症状。一旦心脏负荷突然增加，如劳累、激动、心力衰竭等使心脏负荷增加，心肌耗氧量增加时，对血液的需求增加，而冠脉的供血已经不能相应增加，即可引起心绞痛。

在缺血缺氧的情况下，心肌内积聚过多的代谢产物，如乳酸、磷酸、丙酮酸等酸性物质，或类似激肽的多肽类物质，刺激心脏内自主神经的传入纤维末梢，经1～5胸交感神经节和相应的脊髓段，传到大脑，可产生疼痛的感觉，即心绞痛。

（二）临床分型

1.劳累性心绞痛

劳累性心绞痛发作常由于体力劳动或其他增加心肌需氧量的因素而诱发，休息或含服硝酸甘油后可迅速缓解。其原因主要是冠状动脉狭窄使血流不能按需求相应地增加，出现心肌氧的供需不平衡。

（1）稳定型心绞痛：最常见，指劳累性心绞痛发作的性质在1～3个月内并无改变，即每次发作的诱因、发作次数、程度、持续时间、部位、缓解方式等大致相同。

（2）初发型心绞痛：过去未发作过心绞痛或心肌梗死，初次发生劳累性心绞痛的时间不足一个月者。或既往有稳定型心绞痛已长期未发作，再次发生时间不足一个月者。

（3）恶化型心绞痛：原为稳定型心绞痛的患者，在3个月内疼痛发作的频率、程度、时限、诱因经常变动，进行性恶化，服硝酸甘油不易缓解。可发展为心肌梗死或猝死，亦可逐渐恢复为稳定型心绞痛。

2.自发性心绞痛

自发性心绞痛发作特点为疼痛发生与体力或脑力活动引起心肌需氧量增加无明显关系，常与冠脉血流储备量减少有关。疼痛程度较重，时限较长，不易为硝酸甘油所缓解。

（1）卧位型心绞痛：休息、睡眠时发作，常在半夜、偶在午睡时发生，硝酸甘油不易缓解。本型易发展为心肌梗死或猝死。

（2）变异型心绞痛：与卧位型心绞痛相似，常在夜间或清晨发作，但发作时心电图相关导联ST段抬高，与之对应的导联则ST段下移，主要为冠状动脉痉挛所致，患者迟早会发生心肌梗死。

（3）急性冠状动脉功能不全：亦称中间综合征，常在休息或睡眠时发生，时间可达30分钟以上，但无心肌梗死表现，常为心肌梗死的前奏。

(4)梗死后心绞痛:急性心肌梗死发生后一个月内再发的心绞痛。

3.混合性心绞痛

其特点是患者既可在心肌需氧量增加时发生心绞痛,亦可在心肌需氧量无明显增加时发生心绞痛,为冠状动脉狭窄使冠脉血流储备量减少,而这一血流储备量的减少又不固定所致。

临床上常将除稳定型心绞痛之外的以上所有类型的心绞痛及冠脉成形术后心绞痛、冠脉旁路术后心绞痛等归入"不稳定型心绞痛"。此外,恶化型心绞痛及各型自发性心绞痛有可能进一步发展为心肌梗死,故又被称为"梗死前心绞痛"。

(三)临床表现

1.症状

其症状以发作性胸痛为主要临床表现。典型的疼痛特点如下。

(1)部位:位于胸骨体上段或中段之后,可波及心前区,有手掌大小范围,甚至横贯前胸,界限不很清楚。常放射至左肩、左臂内侧达无名指和小指,或达咽、颈、下颌部等。

(2)性质:典型的胸痛呈压迫性或紧缩性、发闷,也可有堵塞、烧灼感,但不尖锐,不像针刺或刀割样痛,偶伴濒死的恐惧感觉。发作时,患者常不自觉地停止原来的活动。

(3)诱因:体力劳动、情绪激动(如愤怒、焦虑、过度兴奋)、饱餐、寒冷、阴雨天气、吸烟、排便、心动过速、休克等。

(4)持续时间:疼痛出现后逐渐加重,呈阵发性,轻者3~5分钟,重者可达10~15分钟,很少超过30分钟。

(5)缓解方式:一般停止原有活动或含服硝酸甘油后1~3分钟内缓解。

(6)发作频率:疼痛可数天、数周发作一次,亦可一天内多次发作。

2.体征

一般无异常体征。心绞痛发作时可见面色苍白、皮肤发冷或出汗、血压升高、心率增快,有时闻及第四心音奔马律,可有暂时性心尖部收缩期杂音。

(四)护理

1.护理目标

患者疼痛缓解,生活能自理;能叙述心绞痛的诱因,遵守保健措施。

2.护理措施

(1)一般护理。①休息和活动:一般不需卧床休息,保持适当的体力劳动,以不引起心绞痛为度。但心绞痛发作时应立即休息,不稳定型心绞痛者,应卧床休息。缓解期应根据患者的具体情况制订合理的活动计划,以提高患者的活动耐力,最大活动量以不发生心绞痛症状为度。但应避免竞赛活动和屏气用力动作,并防止精神过度紧张和长时间工作。②饮食:原则为低盐、低脂、高维生素、易消化饮食。控制摄入总热量,热量控制在8 372 kJ左右,主食每天不超过500 g,避免过饱,甜食少食,晚餐宜少;低脂饮食,限制动物脂肪、蛋黄及动物内脏的摄入,其标准是把食物中胆固醇的含量控制在300 mg/d以内(一个鸡蛋含胆固醇200~300 mg)。少食动物脂肪,常食植物油(豆油、菜油、玉米油等),因为动物脂肪中含较多的饱和脂肪酸,食用过多会使血中胆固醇升高,而植物油含有较多的不饱和脂肪酸,可降低血中胆固醇、防止动脉硬化形成和发展的作用;低盐饮食,通常以不超过4 g/d为宜,若有心功能不全,则应更少;限制含糖食物的摄入,少吃含糖高的糕点,糖果,少饮含糖的饮料,粗细搭配主食,防止热量过剩,体重增加;一日三餐要有规律,避免暴饮暴食,戒烟限酒。多吃新鲜蔬菜、水果以增加维生素的摄取及防止便秘的发生。③保持大便通畅：由于便秘时患者用力排便可增加心肌耗氧量，诱发心绞痛。因此，应指导患者养成按时排便的习惯，增加食物中纤维素的含量，多饮水，增加活动，以防发生便秘。

（2）病情观察：心绞痛发作时应观察胸痛的部位、性质、程度、持续时间，严密监测血压、心率、心律、脉搏、体温，描记疼痛发作时心电图，观察有无心律失常、急性心肌梗死等并发症的发生。

（3）用药护理。注意药物的疗效及不良反应。含服硝酸甘油片后 1～2 分钟开始起作用，30 分钟后作用消失。硝酸甘油可引起头痛、血压下降，偶伴晕厥。使用时注意：①随身携带硝酸甘油片，注意有效期，定期更换，以防药效降低。②对于规律性发作的劳累性心绞痛，可进行预防用药，在外出、就餐、排便等活动前含服硝酸甘油。③胸痛发作时每隔 5 分钟含服硝酸甘油0.5 mg，直至疼痛缓解。如果疼痛持续15～30 分钟或连续含服 3 片后仍未缓解，应警惕急性心肌梗死的发生。④胸痛发作含服硝酸甘油后最好平卧，必要时吸氧。⑤静脉滴注硝酸甘油时应监测患者心率、血压的变化，掌握好用药浓度和输液速度，患者及家属不可擅自调整滴速，防止低血压的发生。⑥青光眼、低血压时忌用。

（4）心理护理：心绞痛发作时患者常感到焦虑，而焦虑能增强交感神经兴奋性，增加心肌需氧量，加重心绞痛。因此患者心绞痛发作时应专人守护，安慰患者，增加患者的安全感，必要时可遵医嘱给予镇静剂。

（5）健康指导。①生活指导：合理安排休息与活动，保证充足的休息时间。出院后遵医嘱服药，不要擅自增减药量，自我检测药物的不良反应。外出时随身携带硝酸甘油以备急用。活动应循序渐进，以不引起症状为原则。避免重体力劳动、精神过度紧张的工作或过度劳累。②指导患者防止心绞痛再发作：避免诱发因素，告知患者及家属过劳、情绪激动、饱餐、剧烈运动、受寒冷潮湿刺激等都是心绞痛发作的诱因，应注意尽量避免；减少危险因素，如戒烟，减轻精神压力，选择低盐、低脂、低胆固醇、高纤维素饮食，维持理想的体重，控制高血压，调节血脂，治疗糖尿病等。

3.护理评价

患者主诉疼痛减轻或消失，能自觉避免诱发因素，未发生并发症或发生后得到了及时的控制；生活需要得到了及时的满足。

三、心肌梗死

心肌梗死是指在冠状动脉病变的基础上，发生冠状动脉血供急剧减少或中断，使相应心肌的严重而持久地急性缺血导致心肌坏死。临床表现为持续而剧烈的胸骨后疼痛、特征性心电图动态演变、白细胞计数和血清心肌坏死标志物增高，常可发生心律失常、心力衰竭或心源性休克。属冠心病的严重类型。

（一）病因及发病机制

本病基本病因是冠状动脉粥样硬化，造成管腔严重狭窄和心肌血液供应不足，而侧支循环尚未充分建立，在此基础上，若发生血供急剧减少或中断，使心肌严重而持久地缺血达 1 小时以上，即可发生心肌梗死。心肌梗死原因绝大多数是由于不稳定粥样斑块破溃，继而出血和管腔内血栓形成，使管腔闭塞。少数情况下粥样斑块内或其下发生出血或血管持续痉挛，也可使冠状动脉完全闭塞。

促使粥样斑块破裂出血及血栓形成的诱因：休克、脱水、出血、外科手术或严重心律失常，使心排血量骤降，冠状动脉灌流量锐减；饱餐特别是进食多量脂肪后，血脂增高，血液黏稠度增高；重体力活动、情绪过分激动、用力排便或血压剧升，致左心室负荷明显加重，儿茶酚胺分泌增多，心肌需氧量猛增,冠状动脉供血明显不足;晨起6时至12时交感神经活动增加,机体应激反应增强,冠状动脉张力增高。

心肌梗死可由频发心绞痛发展而来,也可原无症状,直接发生心肌梗死。心肌梗死后发生的严重心律失常、休克或心力衰竭,均可使冠状动脉灌流量进一步降低,心肌坏死范围进一步扩大,严重者可导致死亡。

(二)临床表现

1.先兆症状

50.0%～81.2%患者在发病前数天有乏力、胸部不适、活动时心悸、气急、烦躁、心绞痛等前驱症状。心绞痛以新发生或出现较以往更剧烈而频繁的疼痛为突出特征,疼痛持续时间较以往长,诱因不明显,硝酸甘油疗效差,心绞痛发作时伴恶心、呕吐、大汗、心动过缓、急性心功能不全、严重心律失常或血压有较大波动等,心电图示 ST 段一时性明显抬高或压低,T 波倒置或增高。及时处理先兆症状,可使部分患者避免心肌梗死的发生。

2.主要症状

其症状与心肌梗死面积的大小、部位以及侧支循环情况密切相关。

(1)疼痛:为最早、最突出的症状。疼痛部位和性质与心绞痛相似,但多无明显的诱因。常发生于安静或睡眠时,疼痛程度更重,范围更广,常呈难以忍受的压榨、窒息或烧灼样,伴有大汗、烦躁不安、恐惧及濒死感。疼痛持续时间较长,可达数小时或数天,休息和含服硝酸甘油不能缓解。部分患者疼痛可向上腹部、颈部、下颌和背部放射而被误诊为其他疾病,少数患者无疼痛,一开始即表现为休克或急性心力衰竭。也有患者整个病程都无疼痛或其他症状,后来才发现发生过心肌梗死。

(2)全身症状:一般在疼痛发生后 24～48 小时出现。表现为发热、白细胞增高和红细胞沉降率增快等,由坏死组织吸收所引起。体温升高至 38 ℃左右,一般不超过 39 ℃,持续大约 1 周,伴有心动过速或过缓。

(3)胃肠道症状:剧烈疼痛时常伴恶心、呕吐和上腹胀痛,与坏死心肌刺激迷走神经和心排血量降低致组织灌注不足等有关;亦可出现肠胀气;重者可发生呃逆。

(4)心律失常:大部分患者都有心律失常。多发生在起病 1～2 天内,24 小时内最多见。室性心律失常最多,尤其是室性期前收缩,如出现频发(每分钟 5 次以上)室性期前收缩、成对或呈短阵室性心动过速、多源性室性期前收缩或 R-on-T 现象。常为心室颤动(简称室颤)的先兆。前壁心肌梗死易发生室性心律失常,下壁心肌梗死易发生房室传导阻滞及窦性心动过缓。前壁心肌梗死如发生房室传导阻滞表明梗死范围广泛,预后较差。

(5)低血压和心源性休克:疼痛发作期间血压下降常见,但未必是休克,如疼痛缓解而收缩压下降仍<10.7 kPa(80 mmHg),且患者表现烦躁不安、面色苍白、皮肤湿冷、脉细而快、大汗淋漓、尿量减少(<20 mL/h)、神志迟钝,甚至昏厥者则为休克表现,多在起病后数小时至 1 周内发生,主要为心肌广泛坏死、心排血量急剧下降所致。

(6)心力衰竭:主要为急性左心衰竭,为梗死后心脏舒缩力显著减弱或不协调所致。可在起病最初几日内发生,或在疼痛、休克好转阶段出现。发生率为 32%～48%,表现为呼吸困难、咳嗽、发绀、烦躁等。重者可发生肺水肿,随后可有右心衰竭的表现。右心室心肌梗死者一开始即可出现右心衰竭表现,并伴血压下降。

3.体征

(1)心脏体征:心脏浊音界可正常或轻至中度增大;心率多增快,也可减慢,心律不齐;心尖区第一心音减弱,可闻第三或第四心音奔马律。部分患者发病后2～3天出现心包摩擦音。亦有部分患者在心前区可闻及收缩期杂音或喀喇音,为二尖瓣乳头肌功能失调或断裂所致。

(2)血压和其他:除急性心肌梗死早期血压可增高外,几乎所有患者都有血压下降。起病前有高血压者,血压可降至正常;起病前无高血压者,血压可降至正常以下。当伴有心律失常、休克或心力衰竭时,可有相应的体征。

(三)并发症

1.乳头肌功能失调或断裂

二尖瓣乳头肌因缺血、坏死等使收缩功能发生障碍,造成不同程度的二尖瓣脱垂及关闭不全,心尖区可出现粗糙的收缩期杂音或伴收缩中晚期喀喇音。轻者可以恢复,重者可严重损害左心功能致使发生急性肺水肿,在数天内死亡。

2.心脏破裂

心脏破裂较少见,常在起病1周内出现。多为心室游离壁破裂,偶为心室间隔破裂造成穿孔。

3.栓塞

栓塞的发生率为1％～6％,见于起病后1～2周。如为左心室附壁血栓脱落所致,则引起脑、肾、脾或四肢等动脉栓塞;由下肢静脉血栓破碎脱落所致,则产生肺动脉栓塞。

4.心室壁瘤

心室壁瘤主要见于左心室,发生率为15％～20％。较大的室壁瘤体检时可见左侧心界扩大,超声心动图可见心室局部有反常运动,心电图ST段持续抬高。

5.心肌梗死后综合征

心肌梗死后综合征发生率为10％。于心肌梗死后数周至数月内出现,可反复发生,表现为心包炎、胸膜炎或肺炎。有发热、胸痛、气急、咳嗽等症状,可能是机体因坏死组织产生的变态反应。

(四)护理

1.护理目标

患者主诉疼痛减轻或消失;卧床期间生活需要得到满足,促进身心休息;患者的活动耐力逐渐增加;患者保持排便通畅,无便秘发生。心律失常被及时发现和控制,未发生心力衰竭和心源性休克。

2.护理措施

治疗原则是尽早使心肌血液再灌注(到达医院后30分钟内开始溶栓或90分钟内开始介入治疗)以挽救濒死的心肌,防止梗死面积扩大或缩小心肌缺血范围,保护和维持心脏功能,及时处理严重心律失常、泵衰竭和各种并发症,防止猝死。

(1)一般护理。①休息与活动:急性期绝对卧床休息12小时,保持环境安静,减少探视,协助患者进食、洗漱及大小便。如无并发症,24小时床上肢体活动,第3天房内走动,第4～5天逐渐增加活动量,以不感到疲劳为限。有并发症者可适当延长卧床时间。②饮食指导:起病后4～12小时内给予流质饮食,随用半流质,以减轻胃扩张,2～3天后改为软食,宜进低盐、低脂、低胆固醇、易消化的食物,多吃蔬菜、水果,少量多餐,不宜过饱。禁烟、酒。避免浓茶、咖啡及过冷、过热、辛辣刺激性食物。超重者应控制总热量,有高血压、糖尿病者应进食低脂、低胆固醇及低糖饮食。有心功能不全者,适当限制钠盐。③保持大便通畅:急性心肌梗死患者由于卧床休息、进食少、使用吗啡等药物易引起便秘,而排便用力易诱发心力衰竭、肺梗死甚至心搏骤停。因此,评估患者日常的排便习惯、排便次数及形态,指导患者养成每天定时排便的习惯,多吃蔬菜、水果等粗纤维食物,或服用蜂蜜水;适当腹部环形按摩,促进排便;也可每天常规给缓泻剂,必要时给予甘油灌肠。以防止便秘时用力排便导致病情加重。

(2)病情观察:进入冠心病监护病房(CCU),严密监测心电图、血压、呼吸、神志、出入量、末梢循环等情况 3～5 天,如有条件还可进行血流动力学监测。及时发现心律失常、休克、心力衰竭等并发症的早期症状。备好各种急救药品和设备。

(3)疼痛护理:疼痛可使交感神经兴奋,心肌缺氧加重,促使梗死范围扩大,易发生休克和严重心律失常,因此应及早采取有效的止痛措施。遵医嘱给予吗啡或哌替啶止痛时注意呼吸功能的抑制,并密切观察血压、脉搏的变化。一般采用鼻导管或双腔氧气管法吸氧,根据血氧饱和度监测调整氧流量。静脉滴注或用微量泵注射硝酸甘油时,严格控制速度,并注意观察血压、心率变化。

(4)溶栓治疗的护理:溶栓前询问患者有无活动性出血、消化性溃疡、脑血管病、近期手术、外伤史等溶栓禁忌证,检查血小板、出凝血时间和血型,配血;迅速建立静脉通道,遵医嘱准确配制并输注溶栓药物;用药后询问胸痛有无缓解,监测心肌酶、心电图及出凝血时间,以判断溶栓效果;观察有无发热、皮疹等过敏现象,皮肤、黏膜及内脏有无出血,出血严重时,停止治疗并立即处理。

(5)心理护理:心肌梗死的发生不仅使患者产生焦虑、抑郁、恐惧等负性心理反应,还会对整个家庭造成严重的影响,往往导致整个家庭处于危机状态,使得家庭应对能力降低,不能发挥正常家庭功能。因此,护理人员应尽量陪伴在患者身边,加强患者的心理护理,如给患者介绍监护室的环境、治疗方法,解释不良情绪对疾病的负面影响等。指导患者保持乐观、平和的心情。告诉家属对患者要积极配合和支持,并创造一个良好的身心修养环境,生活中避免对其施加压力。及时了解患者家属的需要,并设法予以满足,如及时向家属通告患者的病情和治疗情况,解答家属的疑问等,以协助患者和家属提高应对危机的能力,维持患者和家庭的心理健康。

(6)康复护理:急性心肌梗死患者进行早期康复护理有利于疾病的预后和提高患者的生活质量。优点如下:①改善功能储备,增加运动耐量和肌力。②改善精神、心理状态,减轻症状,减少心绞痛的发生。③增强心肌血液灌注,减少心肌缺血。④延缓动脉粥样硬化的进展,甚至可使之逆转。⑤减少长期卧床所致的血流缓慢、静脉栓塞等并发症。

根据美国心脏康复学会的建议,急性心肌梗死患者的康复可分为以下三期。

1)住院期:又可分为监护室抢救期和普通病房期,一般为1～2周。主要护理措施为指导患者进行低强度的体力活动,实施健康教育,为患者及家属提供心理、社会支持以及制订出院计划等。

2)恢复期:即出院后休养阶段,一般为8～12周。康复可在家庭、社区或医院中进行,存在低危因素的患者适合在家庭或社区,而存在中、高危因素的患者则适合在医院,其康复过程需要在医疗监护下,以防止发生意外。主要护理措施为鼓励患者逐步增加体力活动、继续接受健康教育,提供进一步的心理、社会支持等。

3)维持期:自发病后数月直到生命终止。主要护理措施为督促患者坚持进行冠心病的二级预防和适当的体育锻炼,以进一步恢复并保持体力与心功能,从而提高生活质量。

(7)健康指导。

1)运动指导:患者应根据自身条件,进行适当有规则的运动,适当运动可以提高患者的心理健康水平和生活质量、延长存活时间。运动的内容应视病情、年龄、性别、身体状况等选择一个或多个项目进行,根据运动中的反应,掌握运动强度,避免剧烈运动,防止疲劳。运动中以达到患者最大心率的60%~65%的低强度长期锻炼是安全有效的。

2)生活指导:合理膳食,均衡营养,防止过饱。戒烟限酒,保持理想体重。根据天气变化适当增减衣服,防止感冒受凉。

3)避免危险因素:积极治疗梗死后心绞痛、高血压、糖尿病、高脂血症,控制危险因素;保持情绪稳定,避免精神紧张、激动;避免寒冷;保持大便通畅,防止排便用力。

4)用药指导:坚持按医嘱服药,注意药物不良反应,定期复查。

5)心肌梗死发作时自救:①立刻就地休息,保持靠坐姿势,心情放松,保持环境安静而温暖。②积极与急救站或医院联系,呼叫救护车或用担架将患者送往医院,切忌扶患者勉强步行。③如有条件,立刻吸入氧气。④舌下含服硝酸甘油、吲哚美辛,可连续多次服用,亦可舌下含服速效救心丸、复方丹参滴丸等扩张冠状动脉的药物。

3.介入护理

(1)护理评估。①评估患者的心理:急性心肌梗死来势都比较急,大多数患者是在清醒的精神状态下,是非常紧张的;处于心源性休克的患者只要有意识也是非常恐惧的。我们必须对患者的心理状态和配合能力给予客观的评估。②了解患者的病史:了解患者的既往史、现病史、药物过敏史、家族史以及治疗情况,根据患者的一般情况,评估介入手术的风险,并发症的发生概率,对比剂的使用种类。尤其要了解本次心肌梗死的部位,以评估再灌注心律失常的种类。③了解社会的支持系统:急性心肌梗死的介入治疗虽然风险很高,但患者的受益比溶栓得到的快而彻底,不能忽略的是患者的家属虽然也是非常着急和恐惧,但他们来自社会的不同阶层,对介入治疗和疾病的认识程度不一,经济承受能力不同,承担风险的意识也不同,需给予正确的评估,并注意观察签署知情同意书等相关医疗文件有无疑虑。④身体评估:观察患者的一般状态及生命体征等是否符合手术要求。⑤实验室检查及其他检查结果:了解心电图以及心肌酶谱等情况,评估介入手术的风险、发生再灌注心律失常的种类,心肺复苏的发生概率及术中备药情况。了解患者肝脏、肾脏的功能,血糖情况,选择合适的对比剂。⑥术中评估:了解穿刺入路、麻醉方式、介入医师的操作技能、根据心肌梗死发病到数字减影血管造影的时间,评估血管再通后再灌注心律失常的发生概率,根据心电图上的变化和造影的情况评估病变的部位和再灌注心律失常的种类,以及相关的备用药品、物品是否齐全。⑦物品和材料:急性心肌梗死的导管材料同于冠状动脉的介入治疗。所需评估的是通过造影了解病变的部位,冠状动脉开口的情况。药品和抢救物品的评估,要根据患者的一般情况、术前诊断或造影的结果,进行整体的评估。

(2)护理措施具体如下。

1)术前护理干预。①患者的心理干预:我们必须对患者的心理状态有针对性地给予个体认知干预、情绪干预及行为干预。具体做法:根据患者的意识、生命指征的情况,有针对性地提供心理疏导,解除患者焦虑、恐惧的心理,让患者树立起信心,保证患者以最佳的心理状态接受治疗。调整导管室内的温度,安排患者平卧于数字减影血管造影床上,保证体位舒适,解开患者的上衣,暴露患者的胸部和需要穿刺的部位,注意保暖。保持环境的舒适,整洁安静,为舒适护理创造条件。②根据病史给予相关的护理干预:造影是发现病变的重要手段,根据冠状动脉介入治疗指南与标准,结合患者的造影情况,给予相关的护理干预,首先限定对比剂的使用种类,在做好细化护理准备的同时,进行有序地护理,并随时观察患者的状态和感觉,注视生命指征的变化,保持输液通路的通畅,及时做好再灌注心律失常等并发症的准备。③物品的准备。导管材料:除了按冠状动脉介入治疗的物品准备外,还要备好抽吸导管等材料,并根据造影的结果、介入治疗的顺序,将所需导管材料(常用的和不常用的都需备全)有序地摆放好,用后要做好登记,贵重材料要将条形码一份粘贴在耗材登记本上,一份要粘贴在患者巡回治疗单上。设备:急救设备必须在备用状态并放在靠近患者左侧但不能影响球管转动的位置上,电极帖导联连线、必须安放在不影响影像质量的位置上,氧饱和感应器,有无创压力连线传感器,微量输液泵的连线要有序,不能影响球管的转动,整个环境应该是紧张、安静、有序、整洁,并做好心肺复苏的准备。④药品的准备:急性心肌梗死的介入治疗的药物准备,主要是及时有效地处理再灌注心律失常和心肺复苏的用药,常用药物都要精确配备,阿托品、多巴胺、硝酸甘油等按要求稀释好,并注明每毫升所含的浓度。需要替罗非班治疗时,配药要精确,给药要及时。

2)术中护理要点。①时间的重要:根据时间就是心肌的理念,急患者所急,因为能挽救心肌的时间窗很窄,必须把握每一个环节争取时间。②掌握再灌注心律失常的规律:术前不管从心电图还是医师的诊断中必须了解心肌梗死的部位,便于血管再通后再灌注心律失常的处理。因为经皮冠状动脉腔内成形术(PTCA)与再灌注心律失常的危险和获益有着直接相关的因素,心肌缺血的时间越短再灌注心律失常的发生率就越高,但这是开通闭塞血管重建有效的心肌灌注,最快最可靠的手段。一般情况下右冠状动脉或左冠状动脉的回旋支闭塞,血运再通后通常出现的心律失常是缓慢心律失常;高度房室传导阻滞较常见。可能是窦房结缺血或迷走神经过度兴奋所致,阿托品是一种M胆碱受体阻滞药,能拮抗迷走神经过度兴奋所致的传导阻滞和心律失常,必要时置入临时起搏,但起搏电极常常可以诱发快速室性心律失常,导致心室颤动(简称室颤),其发生率统计在35.3%,并且起搏器电极还可以导致心脏穿孔,必须谨慎使用。前降支闭塞或广泛前壁心肌梗死的患者血运重建后的再灌注心律失常,多以室性心律失常常见,出现室性心动过速的机制包括跨膜静息电位降低,梗死组织与非梗死组织间不应期差异造成的折返和局灶性自律性增高。自主节律可能只是一种再灌注心律失常,并不提示室颤发生的危险会增加。非持续性心动过速持续时间<30秒,最佳处理应该是先观察几分钟,血流动力学稳定后心律可恢复正常,持续性心动过速持续时间是>30秒,发作时迅速引起血流动力学改变,应立即处理,尤其室性心动过速为多源性发作>5次搏动应给予高度重视。利多卡因有抗室颤的作用,必要时可直接静脉注射,或静脉注射胺碘酮,出现室颤时如果室颤波较细,直接除颤效果可能不好,可首先选择心前区叩击或使用肾上腺素让室颤波由细变粗,此时采取非同步除颤。③静脉通路及要求:不管患者是从急症室带来的输液通路,还是我们建立的,其原则都必须保证其通畅,如果通路在患者的右侧,必须用连接管延长到患者的左侧并连接三通,这是患者的生命线,是决定能否及时给药挽救患者生命的关键。④护士站立的位置:跟台护士一般都是安排一人,尤其在夜间所有的护理工作都由一个护士来承担,这样护士很难固定自己的位置,患者和医师的需要会给护理工作带来非常烦琐和忙碌的场面。首先,护士要分清主次并给予有序的护理干预。传递完医师相关的材料后,马上站到患者的左侧,将除颤仪调试好,并排放在与患者胸部接近的位置,术前配置好的药物随身携带到患者的左侧,检查患者的输液通路、氧饱和及有创压力的衔接情况,随时观察患者的生命征象。⑤备好抽吸导管:如FFCA后,"罪犯血管"无血流,有可能是患者血管内有大量的血栓,在备好抽吸导管的同时,将替罗非班 12.5 mg 稀释成 10 mL,让台上的医师抽吸 1.25 mg 再稀释到 10 mL 经导管直接注入冠状动脉,剩余的 11.25 mg 再稀释到 50 mL 的空针中,用微量输液泵以 2 mL/h 的速度给患者输入,如是夹层的原因应立即植入支架。⑥给予全方位的评估:当急性心肌梗死的患者造影结果与患者的症状不相符合时,应给予全方位的评估,在患者血压及生命指征相对稳定的情况下,将硝酸甘油 100~200 μg 经导管直接注入冠状动脉,避免因血管痉挛或血栓的形成导致冠状动脉某支血管的缺如或不显影,尤其在主支与分支分叉的位置,容易将显影的分支误认为是主支,而错过了真正的主支最佳的血管再通的时机甚至延误了治疗。

4.护理评价

患者的疼痛缓解;卧床休息期间患者的生活需要得到满足;生命体征稳定,能进行循序渐进的运动;大便正常,并能说出预防便秘的方法;未发生心律失常、心力衰竭、心源性休克等并发症。

(张志芳)

第三节　心脏瓣膜病

心脏瓣膜病是由于炎症、黏液瘤样变性、退行性改变、缺血性坏死、先天性畸形、创伤等原因引起的单个或多个瓣膜(包括瓣叶、瓣环、腱索、乳头肌等)的功能或结构异常,导致瓣口狭窄和/或关闭不全。二尖瓣最常受累,约占 70%,二尖瓣并主动脉病变者占 20%~30%,单纯主动脉病变占 2%~5%,而三尖瓣和肺动脉瓣病变者少见。其次为主动脉瓣。

风湿性心脏病简称风心病,是风湿性炎症所致的瓣膜损害,主要累及 40 岁以下人群,女性多于男性。近年发病率已有所下降,但仍是我国常见的心脏病之一。老年人的瓣膜钙化和瓣膜黏液瘤样变性在我国日渐增多。

一、常见的心脏瓣膜病

(一)二尖瓣狭窄

1.病因

二尖瓣狭窄的最常见病因为风湿热。急性风湿热后,至少需 2 年始形成明显的二尖瓣狭窄。风湿性二尖瓣狭窄仍是我国主要的瓣膜病,2/3 的患者为女性。约半数患者无急性风湿热史,但多有反复链球菌扁桃体炎或咽峡炎史。反复风湿活动、呼吸道感染、心内膜炎、妊娠、分娩等诱因均可促使病情加重。多次发作急性风湿热较一次发作后出现狭窄早。

2.临床表现

(1)早期患者可无症状,一般在二尖瓣中度狭窄时方有明显症状。①呼吸困难:为最常见的早期症状,主要由肺的顺应性降低所致。患者首次呼吸困难发作常以运动、精神紧张、性交、感染、妊娠或心房颤动为诱因,并先有劳力性呼吸困难,严重者出现阵发性夜间呼吸困难、静息时呼吸困难、端坐呼吸,甚至发生急性肺水肿。②咯血:突然咯大量鲜血,通常见于严重二尖瓣狭窄,可为首发症状。支气管静脉同时回流入体循环静脉和肺静脉,当肺静脉压突然升高时,黏膜下淤血、扩张而壁薄的支气管静脉破裂引起大咯血,咯血后肺静脉压减低,咯血可自止;血性痰或带血丝痰伴阵发性夜间呼吸困难或咳嗽;急性肺水肿时咳大量粉红色泡沫痰;肺梗死伴咯血,为本症晚期并发慢性心力衰竭时少见的情况。③咳嗽:常见,尤其在冬季明显。表现在卧床时干咳,可能与支气管黏膜淤血水肿易引起慢性支气管炎,或左心房增大压迫主支气管有关。④声音嘶哑:较少见,由于扩张的左心房增大压迫左主支气管有关。⑤其他:如乏力、心悸,前者由心功能减退、心排血量减少供血不足所致,后者由心律失常尤其是心房颤动所致。食欲减退、腹胀、肝区胀痛、下肢水肿由右心衰竭致体循环淤血所致。

(2)体征:①二尖瓣重度狭窄常有"二尖瓣面容",双颧绀红。②心尖部可触及舒张期震颤。③听诊可闻及舒张中晚期隆隆样杂音,是二尖瓣狭窄最重要的体征。④心尖部第一心音亢进呈拍击样及二尖瓣开瓣音,存在则高度提示二尖瓣狭窄以及瓣膜仍有一定的柔顺性和活动力,对决定手术治疗的方法有一定的意义。⑤肺动脉瓣区第二心音亢进伴分裂。⑥右心功能不全可有颈静脉怒张、肝大、下肢水肿等。

3.并发症

(1)心律失常:以心房颤动最常见,为相对早期的并发症,起始可为阵发性,此后可发展为慢性心房颤动(简称房颤)。心房颤动的发生率随左房增大和年龄增长而增加。房颤降低心排血量更诱发或加重心力衰竭。

(2)急性肺水肿:为重度二尖瓣狭窄的严重并发症,如不及时救治,可能致死。

(3)血栓:以脑动脉栓塞最常见,20%的患者可发生体循环栓塞,其余依次为外周(下肢、视网膜)动脉、内脏(脾、肾、肠系膜)动脉和肺动脉等栓塞。栓塞栓子大多来自左心耳,多发生在伴房颤时,因左心房扩张和淤血易形成血栓,血栓脱落引起动脉栓塞。

(4)其他:并发肺部感染常见,可诱发或加重心力衰竭。晚期常有右心衰竭,是晚期常见并发症及主要死亡原因。亦可并发感染性心内膜炎,但较少见。

(二)二尖瓣关闭不全

二尖瓣关闭不全常与二尖瓣狭窄同时存在,亦可单独存在。

1.病因

心脏收缩期二尖瓣关闭依赖二尖瓣装置(瓣叶、瓣环、腱索、乳头肌)和左心室的结构和功能的完整性,其中任何部分的异常均可致二尖瓣关闭不全。风湿性炎症引起瓣叶纤维化、增厚、僵硬和缩短,使心室收缩时两瓣叶不能紧密闭合,如有乳头肌纤维化、融合和缩短,更加重关闭不全。

2.临床表现

(1)症状。①急性:轻度二尖瓣反流仅有轻微劳力性呼吸困难;严重反流(如乳头肌断裂)很快发生急性左心衰竭,甚至出现急性肺水肿或心源性休克。②慢性:轻度二尖瓣关闭不全可终身无症状,严重反流有心排血量减少,首先出现的突出症状是疲乏无力,肺淤血的症状如呼吸困难出现较晚。风心病无症状期常超过 20 年,一旦出现症状,多有不可逆的心功能损害,急性肺水肿和咯血较二尖瓣狭窄少见;二尖瓣脱垂多无症状,或仅有不典型胸痛、心悸、乏力、头晕、体位性晕厥和焦虑等,严重的二尖瓣关闭不全晚期出现左心衰竭。

(2)体征。①急性:心尖冲动为高动力型;第二心音肺动脉瓣成分亢进;心尖区反流性杂音于第二心音前终止,而非全收缩期,低调,呈递减型,不如慢性者响。②慢性:心尖冲动呈高动力型,左心室增大时向左下移位。风心病时第一心音减弱,可闻及全收缩期吹风样的高调一贯型杂音,向左腋下和左肩胛下区传导;二尖瓣脱垂和冠心病时第一心音多正常,在典型的二尖瓣脱垂为随喀喇音之后的收缩晚期杂音;冠心病乳头肌功能失常时可有收缩早期、中期、晚期或全收缩期杂音。

3.并发症

并发症与二尖瓣狭窄相似,但感染性心内膜炎发生率较二尖瓣狭窄高,而体循环栓塞较二尖瓣狭窄少见。

(三)主动脉瓣狭窄

1.病因

先天性二叶瓣畸形为最常见的先天性主动脉瓣狭窄的病因。风湿性炎症导致主动脉瓣膜交界处粘连融合、瓣叶纤维化、僵硬、钙化和挛缩畸形,因而瓣口狭窄。老年人单纯主动脉瓣狭窄的常见原因是退行性钙化。

2.临床表现

(1)症状出现较晚,呼吸困难、心绞痛和晕厥为典型主动脉瓣狭窄常见的三联征。①呼吸困难:劳力性呼吸困难见于90%的有症状患者,进而可发生阵发性夜间呼吸困难、端坐呼吸和急性肺水肿。②心绞痛:见于60%的有症状患者,常由运动诱发,休息后缓解,主要由心肌缺血引起。③晕厥:见于1/3的有症状患者,多发生于直立、运动中或运动后即刻,少数在休息时发生,由于脑缺血引起。

(2)体征:①心尖冲动相对局限、持续有力,主动脉瓣第一听诊区可触及收缩期震颤,并可闻及粗糙而响亮的喷射性收缩期吹风样杂音,向颈部、胸骨左下缘和心尖区传导,主动脉区粗糙而响亮的收缩期杂音是主动脉瓣狭窄的最重要体征。②第二心音减弱。老年人钙化性主动脉瓣狭窄者杂音在心底部。③心尖区抬举性搏动。④脉压缩小。

3.并发症

(1)心律失常:10%的患者可发生心房颤动,可致严重低血压、晕厥或肺水肿。主动脉钙化侵及传导系统可致房室传导阻滞;左心室肥厚、心内膜下心肌缺血可致室性心律失常;两种情况均可导致晕厥,甚至猝死。猝死一般发生于先前有症状者。患者若发生左心衰竭,自然病程明显缩短,因此终末期的右心衰竭少见。

(2)心脏性猝死:仅见于1%～3%的患者。

(3)感染性心内膜炎:不常见,年轻人的较轻瓣膜畸形比老年人的钙化性瓣膜狭窄发生感染性心内膜炎的危险性大。

(4)其他:体循环栓塞、心力衰竭和胃肠道出血少见。

(四)主动脉瓣关闭不全

1.病因

(1)急性:主动脉瓣膜穿孔或瓣周脓肿、创伤、主动脉夹层和人工瓣撕裂。

(2)慢性:约2/3的主动脉瓣关闭不全为风心病所致,由于风湿性炎性病变使瓣叶纤维化、增厚、缩短、变形,影响舒张期瓣叶边缘对合,可造成关闭不全。感染性心内膜炎的感染性赘生物妨碍主动脉瓣闭合而引起关闭不全。另外,先天畸形和主动脉瓣黏液样变性也可引起主动脉瓣关闭不全。

2.临床表现

(1)症状。①急性:轻者无症状,重者出现急性左心衰竭和低血压。②慢性:多年可无症状,常有体位性头晕。心悸是最先出现的症状,伴心前区不适,因左心室明显增大、心尖冲动增强所致;因舒张压过低、快速改变体位时可产生脑缺血而眩晕,脉压增大明显时可有颈部搏动感;左心衰竭是晚期出现的表现;心绞痛较主动脉瓣狭窄少见,由冠状动脉供血减少所致。

(2)体征:①心尖冲动向左下移位,呈心尖抬举样搏动。②胸骨左缘第3～4肋间主动脉瓣第二听诊区可闻及高调舒张期叹气样递减型杂音,是主动脉瓣关闭不全的最重要体征,舒张早期向心尖部传导,前倾坐位和深呼气时易听到。③主动脉瓣区第二心音减弱或消失,见于瓣膜活动很差或反流严重时。④心尖冲动向左下移位,呈抬举性搏动。⑤严重主动脉瓣关闭不全时,收缩压升高、舒张压降低、脉压增大。可出现周围血管征如颈动脉搏动明显、随心脏搏动的点头征、毛细血管搏动征、水冲脉、枪击音等。

3.并发症

(1)左心衰竭为主要并发症,也是主动脉瓣关闭不全患者的主要死亡原因。

(2)感染性心内膜炎较常见。

(3)可发生室性心律失常,心脏性猝死少见。

二、护理

(一)护理目标

患者焦虑减轻,体温得到控制,未发生感染或发生后得到及时的控制;未发生并发症;患者及家属了解了整个疾病的发生发展过程。

(二)护理措施

1.一般护理

(1)休息与活动:心功能代偿期,一般体力活动不限制,但要注意多休息,以降低耗氧量,减轻心脏负担。心功能失代偿期,卧床休息,限制活动量,协助生活护理,待病情好转,实验室检查正常后逐渐增加活动。左房内有巨大附壁血栓者应绝对卧床休息,以防血栓脱落造成其他部位栓塞。病情允许时应鼓励并协助患者翻身、活动下肢或下床活动,防止下肢深静脉血栓形成。

(2)饮食:给予高热量、高蛋白、高维生素易消化饮食。有心力衰竭时应限制钠盐摄入、少量多餐、多吃蔬菜、水果,保持大便通畅。

2.病情观察

监测生命体征,尤其是心率、心律、血压、脉搏、呼吸频率、节律及伴随症状,注意患者的精神状态及意识变化。观察有无风湿活动的表现,如皮肤环行红斑、皮下结节、关节红肿及疼痛等。观察患者有无呼吸困难、乏力、食欲减退、尿少等心力衰竭的征象。密切观察有无栓塞的征象,一旦发生,立即报告医师并给予相应的处理。

3.对症护理

根据病情给予间断或持续吸氧。每4小时测量一次体温,超过38.5 ℃给予物理降温并记录降温效果。大量出汗者应勤换衣裤、被褥,防止受凉。关节炎时可局部热敷以减轻关节炎性水肿对神经末梢的压迫,改善血液循环,使疼痛减轻。

4.用药护理

遵医嘱给予抗生素及抗风湿药物治疗,观察其疗效和不良反应如阿司匹林可致胃肠道反应、柏油便、牙龈出血等。注意药物不良反应如低血钾、洋地黄中毒等。

5.心理护理

加强与患者的沟通,耐心向患者解释病情,消除患者的焦虑紧张情绪,使其积极配合治疗。向患者和家属详细介绍治疗的方法和目的,缓解患者或家属因不了解介入或手术治疗的效果和顾虑费用而产生的压力。

6.健康指导

(1)疾病知识:告诉患者及家属本病的病因和病程进展特点,说明本病治疗的长期性,鼓励患者树立信心。有手术适应证者应尽早择期手术。提高生活质量。

(2)休息与活动:保持室内空气流通、温暖、干燥、阳光充足,避免居住环境潮湿、阴暗等不良条件。帮助患者根据心功能情况协调好活动与休息,避免重体力劳动和剧烈运动。教育家属理解患者并给予支持。

(3)预防感染:防治链球菌感染,避免上呼吸道感染、咽炎、扁桃腺炎,注意防寒保暖,一旦发生上呼吸道感染、咽炎、扁桃体炎应立即用药治疗。扁桃体反复发炎者在风湿活动控制后2～4个月可手术摘除扁桃体。行拔牙、内镜检查、导尿术、分娩、人工流产等手术操作要预防性使用抗生素。风湿活动期禁止拔牙、导尿等侵入性操作。保持口腔清洁,预防口腔感染。

(4)用药指导:告诉患者坚持服药的重要性,按医嘱服用抗风湿药物、抗心力衰竭药物及抗生素。并定期门诊复查,防止病情进展。

(5)妊娠指导:育龄妇女要根据心功能情况在医师指导下控制好妊娠与分娩时机,病情较重不能妊娠与分娩者,做好患者及家属的思想工作。

(三)护理评价

患者能保持一定的活动耐力,生活自理;自我保护意识增强,感染减少;了解疾病的特点,理解治疗的长期性,能积极配合;家庭成员能从各个方面给予患者支持与鼓励,积极配合医院治疗。

(李丽霞)

第四节 心 肌 病

心肌病是指伴有心肌功能障碍性疾病。世界卫生组织和国际心脏病学会工作组将心肌病分为四型,即扩张型心肌病、肥厚型心肌病、限制型心肌病和致心律失常型心肌病。其中以扩张型心肌病的发病率最高,肥厚型心肌病为其次。

一、扩张型心肌病

扩张型心肌病的主要特征是一侧或双侧心腔扩大,室壁变薄,心肌收缩功能减退,伴或不伴充血性心力衰竭,常合并心律失常,病死率较高。男>女(2.5:1),发病率为(13～84)/10万。

(一)病因及病理

病因尚不清楚,除特发性、家族遗传性外,近年认为病毒感染是其重要原因。本病的病理改变以心腔扩张为主,室壁变薄,纤维瘢痕形成,常伴附壁血栓。组织学非特异性心肌细胞肥大、变性,特别是程度不同等纤维化等病变混合存在。

(二)临床表现

起病缓慢,逐渐出现活动后气急、心悸、胸闷、乏力甚至端坐呼吸,水肿和肝大等充血性心力衰竭。常合并各种心律失常,如室性期前收缩、房性期前收缩、房颤,晚期常发生室性心动过速甚至室颤,可导致猝死,部分可发生心、脑、肾等栓塞。主要体征:心脏扩大及全心衰竭的体征,75%

可听到第三或第四心音。

（三）治疗要点

尚无特殊治疗，主要是对症治疗，目前的治疗原则是针对心力衰竭和心律失常。限制体力活动，低盐饮食，应用洋地黄和利尿剂物减轻心脏负荷，及时有效地控制心律失常，晚期条件允许进行心脏移植。

二、肥厚型心肌病

肥厚型心肌病是以左心室或右心室肥厚为特征，常为心肌非对称性肥厚，心室腔变小，以左心室血液充盈受阻，舒张期顺应性下降为基本病态的心肌病。临床上根据左心室流出道有无梗阻分为梗阻性肥厚型心肌病和非梗阻性肥厚型心肌病。

（一）病因及病理

本病常有明显家族史（约占 1/3），目前认为是常染色体显性遗传疾病。本病的病理改变为主要改变在心肌，尤其是左心室形态学改变，其特征为不均等的心室间隔增厚。组织学特征为心肌细胞肥大、形态特异、排列紊乱。

（二）临床表现

部分患者可无自觉症状，因猝死或在体检中才被发现。非梗阻性肥厚型的临床表现类似扩张型心肌病。梗阻性轻者无症状，重者因心排血量下降而出现重要脏器血供不足的表现，如劳累后心悸、胸痛、乏力、头晕、晕厥，甚至猝死。突然站立、运动、应用硝酸甘油等使回心血量下降，加重左室流出道梗阻，上述症状加重，部分患者因肥厚心肌耗氧量上升致心绞痛，但硝酸甘油或休息多不能缓解。主要体征有心脏轻度增大，胸骨左缘第 3～4 肋间闻及收缩期杂音。

（三）诊断要点

对不能用已知心脏病来解释的心肌肥厚应考虑本病可能。结合心电图（ECG）、超声心动图及心导管检查作出诊断。有阳性家族史（猝死、心脏增大等）更有助于诊断。

（四）治疗要点

本病的治疗原则为延缓肥厚的心肌，防止心动过速及维持正常窦性心律，减轻左室流出道狭窄和控制室性心律失常。目前主张应用 β 受体阻滞剂及钙通道阻滞剂治疗，减轻流出道肥厚心肌的收缩，降低流出道梗阻程度，增加心室充盈，增加心排血量，并可治疗室性心律失常。对重度梗阻性肥厚型心肌病可做介入或手术治疗，消除或切除肥厚的室间隔心肌。

三、心肌病患者的护理

（一）护理评估

1.健康史

询问家族中有无心肌病的患者；发病前有无病毒的感染、酒精中毒以及代谢异常的情况；有无情绪激动、高强度运动、高血压等诱因。

2.身体状况

患者有无疲劳、乏力、心悸和气促以及胸痛，有无呼吸困难、肝大、水肿或胸腔积液、腹水的心力衰竭表现。

3.心理、社会状况

患者有无恐惧，能否正确认识该疾病。

4.实验室检查

超声心动图检查结果,心电图检查,心导管检查确诊。

(二)主要护理诊断

1.疼痛:胸痛

胸痛与肥厚型心肌耗氧量增加、冠状动脉供血相对不足有关。

2.气体交换受损

气体交换受损与心力衰竭有关。

3.潜在并发症

心力衰竭、心律失常、猝死。

(三)护理目标

(1)呼吸困难得以改善或消失。

(2)患者胸痛改善或消失。

(3)无并发症发生。

(四)护理措施

1.一般护理

(1)饮食:给予高蛋白、高维生素的清淡饮食。多食蔬菜和水果,少食多餐,避免便秘。合并心力衰竭的患者,限制钠水摄入。

(2)活动和休息:限制体力活动尤为重要,可减轻心脏负荷、改善心功能。有心力衰竭的患者应该绝对卧床休息。当心力衰竭得到控制后仍应限制活动量。另外,肥厚型心肌病的患者体力活动时有晕厥或猝死的危险,故应避免持重、屏气以及剧烈运动,并避免单独外出。

(3)吸氧:根据缺氧程度调节流量。

2.病情观察

(1)观察患者的生命体征,必要时进行心电监护。

(2)严密观察有无并发症发生:观察患者有无乏力、呼吸困难、肝脏肿大、水肿等心力衰竭的表现,准确记录出入液量,定期测体重;附壁血栓易脱落导致动脉栓塞,观察患者有无偏瘫、失语、胸痛、咯血等的表现;及时发现心律失常的先兆,防止晕厥以及猝死。

(3)准备好抢救药物和用品。

3.用药护理

遵医嘱用药,以控制心力衰竭为主,观察疗效以及不良反应,严格控制滴数。扩张型心肌病的患者对洋地黄的耐受差,要避免洋地黄中毒。

4.心理护理

不良情绪可使交感神经兴奋、心肌耗氧量增加,护理人员需耐心解释,安慰鼓励患者。

5.健康宣教

保证充足的休息和睡眠,避免劳累和上呼吸道感染。保持大便通畅和情绪稳定。遵医嘱服药,教会患者及其亲属观察其疗效和不良反应。

(五)护理评价

患者胸痛改善或消失;呼吸困难改善或消失;未发生并发症。

(张志芳)

第五节 心 包 炎

心包炎是指心包因细菌、病毒、自身免疫、物理、化学等因素而发生急性炎性反应和渗液,以及心包粘连、增厚、缩窄、钙化等慢性病变。临床上主要有急性心包炎和慢性缩窄性心包炎。

一、急性心包炎

(一)病因和病理

1.病因

急性心包炎常继发于全身疾病,可因感染、结缔组织异常、代谢异常、损伤心肌梗死或某些药物引起,或为非特异性,临床上以结核性、化脓性和风湿性心包炎多见。急性心包炎的病因,过去常见于风湿热、结核及细菌感染。近年来有了明显变化,病毒感染、肿瘤及心肌梗死性心包炎发病率明显增多。另外,自身免疫、代谢性疾病、物理因素等均可引起。

2.病理

急性心包炎的病理可分为纤维蛋白性和渗出性两种。

(1)纤维蛋白性:为急性心包炎的初级阶段,心包的脏层出现纤维蛋白,白细胞及少量内皮细胞组成的炎性渗出物,使心包壁呈绒毛状、不光滑、由于此期尚无明显液体积聚,心包的收缩和舒张功能不受限。

(2)渗出性:随着病情发展,心包腔渗出液增多,主要为浆液性纤维蛋白渗液。渗出液可呈血性、脓性,100～300 mL。积液一般数周至数月内吸收,可伴有壁层和脏层的粘连、增厚和缩窄。当短时间渗出液量增多,心包腔内压力迅速上升,限制心脏舒张期的血液充盈和收缩期的心排血量,超出心代偿能力时,可出现心脏压塞,发生休克。

(二)临床表现

1.纤维蛋白性心包炎

(1)症状:可由原发疾病引起,如结核可有午后潮热、盗汗。化脓性心包炎可有寒战、高热、大汗等。心包本身炎症,可见胸骨后疼痛、呼吸困难、咳嗽、声音嘶哑、吞咽困难等。由于炎症波及第5或第6肋间水平以下的心包壁层,此阶段心前区疼痛为最主要症状。急性特异性心包炎及感染性心包炎等疼痛症状较明显,而缓慢发展的结核性或肿瘤性心包炎疼痛症状较轻。疼痛可为钝痛或尖锐痛,向颈部、斜方肌区(特别是左侧)或肩部放射,疼痛程度轻重不等,通常在胸部活动、咳嗽和呼吸时加重;坐起和前倾位缓解。冠脉缺血疼痛则不随胸部活动或卧位而加重,两者可鉴别。

(2)体征:心包摩擦音是纤维蛋白性心包炎的典型体征。由粗糙的壁层和脏层在心脏活动时相互摩擦而产生,呈刮抓样,与心音发生无相关性。典型的心包摩擦音以胸骨左缘第3、4肋间最清晰,常间歇出现并时间短暂,有时仅出现于收缩期,甚至仅在舒张期闻及。坐位时前倾和深吸气时听诊器加压更易听到。心包摩擦音可持续数小时到数天。当心包积液量增多将两层包膜分开时,摩擦音消失,如有粘连仍可闻及。

2.渗出性心包炎

(1)症状:呼吸困难是心包积液时最突出的症状,与支气管、肺受压及肺淤血有关。呼吸困难严重时,患者呈端坐呼吸,身体前倾、呼吸浅快、可有面色苍白、发绀等。急性心脏压塞时,出现烦躁不安、上腹部胀痛、水肿、头晕甚至休克。也可出现压迫症状:压迫支气管引起激惹性咳嗽;压迫食管引起吞咽困难;压迫喉返神经导致声音嘶哑。

(2)体征:具体如下。

1)心包积液体征:①心界向两侧增大,相对浊音界消失,患者由坐位变卧位时第2、3肋间心浊音界增宽。②心尖冲动弱,可在心浊音界左缘内侧处触及。③心音遥远、心率增快。④Ewart征,大量心包积液压迫左侧肺部,在左肩胛骨下区可出现浊音及支气管呼吸音。

2)心包叩击音:少数患者在胸骨左缘第3、4肋间可听到声音响亮呈拍击样的心包叩击音,因心脏舒张受到心包积液的限制,血流突然终止,形成漩涡和冲击心室壁产生震动所致。

3)心脏压塞体征:当心包积液聚集较慢时,可出现亚急性或慢性心包压塞,表现为体循环静脉淤血、奇脉等;快速的心包积液(仅100 mL)即可引起急性心脏压塞,表现为急性循环衰竭、休克等。其征象如下:①体循环静脉淤血表现。颈静脉怒张,吸气时明显,静脉压升高、肝大伴压痛、腹水、皮下水肿等。②心排血量下降引起收缩压降低、脉压变小、脉搏细弱,重者心排血量降低发生休克。③奇脉。指大量心包积液,触诊时桡动脉呈吸气性显著减弱或消失,呼气时声音复原的现象。

(三)辅助检查

1.实验室检查

原发病为感染性疾病可出现白细胞计数增加、红细胞沉降率增快。

2.X线检查

渗出性心包炎心包积液量>300 mL时,心脏阴影向两侧扩大,上腔静脉影增宽及右心膈角呈锐角,心缘的正常轮廓消失,呈水滴状或烧瓶状,心脏随体位而移动。心脏搏动减弱或消失。

3.心电图检查

其改变取决于心包脏层下心肌受累的范围和程度。

(1)常规12导联(aVR导联除外)有ST段弓背向下型抬高及T波增高,1天至数天后回到等电位线。

(2)T波低平、倒置,可持续数周至数月或长期存在。

(3)可有低电压,大量积液时见电交替。

(4)可出现心律失常,以窦性心动过速多见,部分发生房性心律失常,还可有不同程度的房室传导阻滞。

4.超声心动图检查

超声心动图检查对诊断心包积液和观察心包积液量的变化有重要意义。M型或二维超声心动图均可见液性暗区可确诊。

5.心包穿刺

心包穿刺对心包炎性质的鉴别、解除心脏压塞及治疗心包炎均有重要价值。

(1)心包积液测定腺苷脱氨酶活性,≥30 U/L对结核性心包炎的诊断有高度的特异性。

(2)抽取定量的积液可解除心脏压塞症状。

(3)心包腔内注入抗生素或化疗药物可治疗感染性或肿瘤性心包炎。

6.心包活检

心包活检可明确病因。

(四)治疗

急性心包炎的治疗与预后取决于病因,所以诊治的开始应着眼于筛选能影响处理的特异性病因,检测心包积液和其他超声心动图异常,并给予对症治疗。胸痛可以服用布洛芬 600～800 mg,每天 3 次,如果疼痛消失可以停用,如果对非甾体抗炎药物不敏感,可能需要给予糖皮质激素治疗,泼尼松 60 mg 口服,每天 1 次,1 周内逐渐减量至停服,也可以辅助性麻醉类止痛剂。急性非特异性心包炎和心脏损伤后综合征患者可有心包炎症反复发作成为复发性心包炎,可以给予秋水仙碱 0.5～1.0 mg,每天 1 次,至少 1 年,缓慢减量停药。如果是心包积液影响了血流动力学稳定,可以行心包穿刺。病因明确后应该针对病因进行治疗。

(五)护理评估

1.健康史

评估患者有无结核病史和近期有无纵隔、肺部或全身其他部位的感染史;有无风湿性疾病、心肾疾病及肿瘤、外伤、过敏、放射性损伤的病史。

2.身体状况

(1)全身症状:多由原发疾病或心包炎症本身引起,感染性心包炎常有畏寒、发热、肌肉酸痛、出汗等全身感染症状,结核性心包炎还有低热、盗汗、乏力等。

(2)心前区疼痛:为最初出现的症状,是纤维蛋白性心包炎的重要表现,多见于急性非特异心包炎和感染性心包炎(不包括结核性心包炎)。部位常在心前区或胸骨后,呈锐痛或刺痛,可放射至颈部、左肩、左臂、左肩胛区或左上腹部,于体位改变、深呼吸、咳嗽、吞咽、左侧卧位时明显。

(3)呼吸困难:呼吸困难是渗出性心包炎最突出的症状。心脏压塞时,可有端坐呼吸、呼吸浅快、身体前倾和口唇发绀等。

(4)心包摩擦音:心包摩擦音是心包炎特征性体征,在胸骨左缘第 3、4 肋间听诊最清楚,呈抓刮样粗糙音,与心音的发生无相关性。部分患者可在胸壁触到心包摩擦感。

(5)心包积液征及心脏压塞征:心浊音界向两侧扩大,并随体位改变而变化,心尖冲动弱而弥散或消失,心率快,心音低而遥远。颈静脉怒张、肝大、腹水、下肢水肿。血压下降、脉压变小、奇脉,甚至出现休克征象。

(6)其他:气管、喉返神经、食管等受压,可出现刺激性咳嗽、声音嘶哑、吞咽困难等。

3.心理状况

患者常因住院影响工作和生活,及心前区疼痛、呼吸困难而紧张、烦躁,急性心脏压塞时可出现晕厥,患者更感到恐慌不安。

(六)护理诊断

1.疼痛(心前区疼痛)

疼痛与心包纤维蛋白性炎症有关。

2.气体交换受损

气体交换受损与肺淤血及肺组织受压有关。

3.心排血量减少

心排血量减少与大量心包积液妨碍心室舒张充盈有关。

4.体温过高

体温过高与感染有关。

5.焦虑

焦虑与住院影响工作、生活及病情重有关。

（七）护理目标

（1）疼痛减轻或消失。

（2）呼吸困难减轻或消失。

（3）心排血量能满足机体需要，心排血量减少症状和肺淤血症状减轻或消失。

（4）体温降至正常范围。

（5）焦虑感消失，情绪稳定。

（八）护理措施

1.一般护理

（1）保持病房环境安静、舒适、空气新鲜，温度、湿度适宜；安置患者取半卧位或前倾坐位休息，提供床头桌便于伏案休息，以减轻呼吸困难。

（2）给予低热量、低动物脂肪、低胆固醇、适量蛋白质和富含维生素的食物，少食多餐，避免饱餐及刺激性食物、烟酒；有肺淤血症状时给低盐饮食。

（3）出现呼吸困难或胸痛时立即给予氧气吸入，一般为 1～2 L/min 持续吸氧，嘱患者少说话，以减少耗氧。

（4）心前区疼痛时，遵医嘱适当给予镇静剂以减轻疼痛，嘱患者勿用力咳嗽或突然改变体位，以免诱发或加重心前区疼痛。

（5）畏寒或寒战时，注意保暖；高热时，给予物理降温或按医嘱给予小剂量退热剂，退热时需补充体液，以防虚脱，及时揩干汗液、更换衣服床单，防止受凉。

（6）鼓励患者说出内心的感受，向患者简要介绍病情和进行必要的解释，给予心理安慰，使患者产生信任、安全感。

2.病情观察

（1）定时监测和记录生命体征了解患者心前区疼痛的变化情况，密切观察心脏压塞的表现。

（2）患者呼吸困难，血压明显下降、口唇发绀、面色苍白、心动过速，甚至休克时，应及时向医师报告，并做好心包穿刺的准备工作。

（3）对水肿明显和应用利尿剂治疗患者，需准确记录出入量，观察水肿部位的皮肤及有无乏力、恶心、呕吐、腹胀、心律不齐等低血钾表现，并定期复查血清钾，出现低血钾症时遵医嘱及时补充氯化钾。

3.心包穿刺术护理

（1）术前：应备好心包穿刺包，急救药品及器械；向患者做好解释工作，将治疗的意义、过程、术中配合等情况告诉患者（如术中勿剧烈咳嗽或深呼吸），必要时遵医嘱给予少量镇静剂。

（2）术中：应陪伴患者，给予支持、安慰；熟练地配合医师进行穿刺治疗，配合医师观察心电图，如出现 ST 段抬高或室性期前收缩提示针尖触及心室壁，出现 PR 段抬高和房性期前收缩，则提示针尖触及心房，应提醒医师立即退针。

（3）术后：应记录抽液量和积液性质，按要求留标本送检；嘱患者绝对卧床 4 小时，可采取半卧位或平卧位；密切观察患者的血压、呼吸、脉搏、心率及心律的变化，并做好记录，发现异常及时进行处理；如患者因手术刺激出现胸痛或精神紧张影响休息时，可给予镇静剂。

4.健康指导

告知急性心包炎患者，经积极病因治疗，大多数可以痊愈，仅极少数会演变成慢性缩窄性心包炎。因此，必须坚持足够疗程的有效药物治疗，以预防缩窄性心包炎的发生。指导患者充分休息，摄取高热量、高蛋白、高维生素的易消化饮食，限制钠盐摄入。防寒保暖，防止呼吸道感染。

（九）护理评价

（1）心前区疼痛有无缓解，能否随意调整体位，深呼吸、咳嗽、吞咽是否受影响，心包摩擦音是否消失。

（2）呼吸的频率及深度是否已恢复正常，发绀有无消失。

（3）血压和脉压是否已恢复正常，水肿、肝大等心脏压塞征象是否好转或已消失。

（4）体温有无下降或已恢复正常，血白细胞计数是否正常。

（5）紧张、烦躁、恐慌不安等不良心理反应有无消失，情绪是否稳定。

二、慢性缩窄性心包炎

（一）病因与病理

1.病因

慢性缩窄性心包继发于急性炎症，其原因为结核或其他感染、新生物、日光或声音的辐射、创伤和心脏手术等。在我国以结核性为最常见，其次为化脓性或创伤性心包炎后演变而来。少数与心包肿瘤、急性非特异性心包炎及放射性心包炎等有关。

2.病理

缩窄性心包炎继发于急性心包炎。急性心包炎后，随着积液逐渐吸收，可有纤维组织增生、心包增厚粘连、壁层与脏层融合钙化。心包缩窄使心室舒张期扩展受阻，心室舒张期充盈减少，使心搏量下降，导致动脉系统供血不足，进一步发展会影响心脏收缩功能，使静脉回流受阻，出现静脉系统淤血。

（二）临床表现

1.症状

起病隐匿，常于急性心包炎后数月至数年发生心包缩窄。早期症状为劳力性呼吸困难，严重时不能平卧，呈端坐呼吸。常见食欲缺乏、腹部胀满或疼痛、头晕、乏力等症状。

2.体征

（1）心脏体征：①心尖冲动减弱或消失。②心浊音界正常或稍大，心音低而遥远。③部分患者在胸骨左缘第3、4肋间于舒张早期可听到心包叩击音。④可出现期前收缩与房颤等。

（2）心包腔缩窄和心腔受压的表现：①出现静脉回流受限的体征，如颈静脉怒张、肝大、胸腹水、下肢水肿等。②少数患者出现舒张早期颈静脉突然塌陷现象和Kussmaul征（吸气时颈静脉怒张明显，静脉压进一步上升），是因充盈压过高的右心房在三尖瓣开放时压力骤然下降所致。③收缩压降低，舒张压升高，脉压变小，脉搏细弱无力。由于心排血量减少，反射性引起周围小动脉痉挛。

（三）辅助检查

1.实验室检查

患者可有轻度贫血，肝淤血有肝功能损害、血清蛋白生成减少，肾淤血可有蛋白尿、一过性尿素氮升高。

2.X 线检查

心搏减弱或消失,可出现心影增大,呈三角形,左、右心缘变直,主动脉弓小或难以辨认;上腔静脉扩张;心包钙化等征象。

3.心电图检查

心电图检查常提示心肌受累的范围和程度。主要表现为 QRS 波群低电压和 T 波倒置或低平;T 波倒置越深,提示心肌损害越重。

4.超声心动图检查

检查可见心包增厚、钙化、室壁活动减弱等表现。

5.CT 及 MR 检查

CT 及 MR 检查是识别心包增厚和钙化可靠与敏感的方法,若见心室呈狭窄的管状畸形、心房增大和下腔静脉扩张,可提示心包缩窄。

6.右心导管检查

检查可见肺毛细血管压力、肺动脉舒张压力、右心室舒张末期压力及右心房压力均增高[>33.3 kPa(250 mmHg)]等特征性表现。右心房压力曲线呈 M 型或 W 型,右心室压力曲线呈收缩压轻度升高、舒张早期下陷和舒张期的高原型曲线。

(四)治疗

慢性缩窄性心包炎是一个进展性疾病,其心包增厚、临床症状和血流动力学表现不会自动逆转,外科心包剥离术是唯一确切的治疗。内科治疗包括利尿、扩张静脉和限盐。窦性心动过速是一种代偿机制,所以 β 受体阻滞剂应该避免或谨慎使用。房颤伴快心室率,地高辛为首选,并应该在 β 受体阻滞剂和钙通道阻滞剂之前使用,心率控制在 80～90 次/分。

(五)护理评估

1.健康史

评估急性心包炎病史和治疗情况。

2.身体状况

起病缓慢,一般在急性心包炎后 2～8 个月逐渐出现明显的心脏压塞(体循环淤血和心排血量不足)征象。主要表现为不同程度的呼吸困难,头晕、乏力、衰弱、心悸、胸闷、咳嗽、腹胀、纳差、肝区疼痛等;体征主要有颈静脉怒张、肝大、腹水、下肢水肿等;心脏听诊有心音低钝、心包叩击音及期前收缩、心房颤动等心律失常;晚期可有收缩压下降,脉压变小等。

3.心理状况

患者因病程漫长、生活不能自理或需要做心包切开术等而焦虑不安。

(六)护理诊断

1.活动无耐力

活动无耐力与心排血量不足有关。

2.体液过多

体液过多与体循环淤血有关。

(七)护理目标

(1)活动耐力增强,能胜任正常体力活动。

(2)水肿减轻或消退。

（八）护理措施

1.一般护理

（1）患者需卧床休息至心慌、气短、水肿症状减轻后，方可起床轻微活动，并逐渐增加活动量。合理安排每天活动计划，以活动后不出现心慌、呼吸困难、水肿加重等为控制活动量的标准。

（2）给予高蛋白、高热量、高维生素饮食，适当限制钠盐摄入，防止因低蛋白血症及水、钠潴留而加重腹水及下肢水肿。

（3）因机体抵抗力低下及水肿部位循环不良、营养障碍，易形成压疮和继发感染，故应加强皮肤护理，以免产生压疮。

（4）加强与患者的心理沟通，体贴关怀患者，和家属共同做好思想疏导工作，消除患者的不良心理反应，使患者树立信心，以良好的精神状态配合各项治疗。

2.病情观察

定时监测和记录生命体征，准确记录出入量，密切观察心脏压塞症状的变化，发现病情变化尽快向医师报告，以便及时处理。

3.心包切开术的护理

心包切开引流术的目的是缓解压迫症状，防止心肌萎缩。

（1）术前向患者说明手术的意义和手术的必要性、可靠性，解除思想顾虑，使患者和家属增加对手术的心理适应性和对医护人员的信任感。

（2）术后做好引流管的护理，记录引流液的量和性质，并按要求留标本送检；同时严密观察患者的脉搏、心率、心律和血压变化，如有异常及时报告医师并协助处理。

4.健康指导

教育缩窄性心包炎患者应注意充分休息，加强营养，注意防寒保暖，防止呼吸道感染。指出应尽早接受手术治疗，以获得持久的血流动力学恢复和临床症状明显改善。

（九）护理评价

（1）活动后心慌、气短、乏力等症状有无减轻或缓解，日常生活能否自理。

（2）水肿有无减轻或已消失，颈静脉怒张、肝大、腹水等有无减轻或已恢复正常。

（张志芳）

第六节 感染性心内膜炎

感染性心内膜炎为心脏内膜表面的微生物感染，伴赘生物形成。赘生物为大小不等、形状不一的血小板和纤维素团块，内含大量微生物和少量炎性细胞。瓣膜为最常受累部位，但感染也可发生在间隔缺损部位、腱索或心壁内膜。根据病程分为急性和亚急性：①急性感染性心内膜炎的特征为中毒症状明显；病程进展迅速，数天至数周引起瓣膜破坏；感染迁移多见；病原体主要为金黄色葡萄球菌。②亚急性感染性心内膜炎的特征为中毒症状轻；病程数周至数月；感染迁移少见；病原体以草绿色链球菌多见，其次为肠球菌。

感染性心内膜炎又可分为自体瓣膜、人工瓣膜和静脉药瘾者的心内膜炎。

一、自体瓣膜心内膜炎

(一)病因及发病机制

1.病因

链球菌和葡萄球菌分别占自体心内膜炎病原微生物的65%和25%。急性自体瓣膜心内膜炎主要由金黄色葡萄球菌引起,少数由肺炎球菌、淋球菌、A族链球菌和流感杆菌等所致。亚急性自体瓣膜心内膜炎最常见的致病菌是草绿色链球菌,其次为D族链球菌,表皮葡萄球菌,其他细菌较少见。

2.发病机制

(1)亚急性病例至少占2/3以上,发病与下列因素有关。①血流动力学因素:亚急性者主要发生于器质性心脏病,首先为心脏瓣膜病,尤其是二尖瓣和主动脉瓣;其次为先天性心血管病,如室间隔缺损、动脉导管未闭、法洛四联症和主动脉瓣缩窄。赘生物常位于血流从高压腔经病变瓣口或先天缺损至低压腔产生高速射流和湍流的下游,可能与这些部位的压力下降和内膜灌注减少,有利于微生物沉积和生长有关。高速射流冲击心脏或大血管内膜处致局部损伤易于感染。②非细菌性血栓性心内膜炎病变:当心内膜的内皮受损暴露其下结缔组织的胶原纤维时,血小板在该处聚集,形成血小板微血栓和纤维蛋白沉着,成为结节样无菌性赘生物,称非细菌性血栓性心内膜病变,是细菌定居瓣膜表面的重要因素。③短暂性菌血症:各种感染或细菌寄居的皮肤黏膜的创伤常导致暂时性菌血症,循环中的细菌若定居在无菌性赘生物上,即可发生感染性心内膜炎。④细菌感染无菌赘生物:取决于发生菌血症之频度和循环中细菌的数量、细菌黏附于无菌性赘生物的能力。草绿色链球菌从口腔进入血流的机会频繁,黏附力强,因而成为亚急性感染性心内膜炎的最常见致病菌。

细菌定居后,迅速繁殖,促使血小板进一步聚集和纤维蛋白沉积,感染赘生物增大。当赘生物破裂时,细菌又被释放进入血流。

(2)急性自体瓣膜心内膜炎发病机制尚不清楚,主要累及正常心瓣膜,主动脉瓣常受累。病原菌来自皮肤、肌肉、骨骼或肺等部位的活动感染灶。循环中细菌量大,细菌毒力强,具有高度侵袭性和黏附于内膜的能力。

(二)临床表现

1.症状

从暂时的菌血症至出现症状的时间长短不一,多在2周以内。

(1)亚急性感染性心内膜炎起病隐匿,可有全身不适、乏力、食欲缺乏、面色苍白、体重减轻等非特异性症状,头痛、背痛和肌肉关节痛常见。发热是最常见的症状,多呈弛张热型,午后和夜间较高,伴寒战和盗汗。

(2)急性感染性心内膜炎以败血症为主要临床表现。起病急骤,进展迅速,患者出现高热、寒战、呼吸急促,伴有头痛、背痛、胸痛和四肢肌肉关节疼痛,突发心力衰竭者较为常见。

2.体征

(1)心脏杂音:80%~85%的患者可闻及心脏杂音,杂音性质的改变为本病特征性表现,急性者要比亚急性者更易出现杂音强度和性质的变化,可由基础心脏病和/或心内膜炎导致瓣膜损害所致,如赘生物的生长和破裂、脱落有关。腱索断裂或瓣叶穿孔是迅速出现新杂音的重要因素。

(2)周围体征:多为非特异性,近年已不多见。①瘀点:可出现于任何部位,以锁骨以上皮肤、口腔黏膜和睑结膜常见。②指和趾甲下线状出血。③Osler 结节为指和趾垫出现的豌豆大的红或紫色痛性结节,略高出皮肤,亚急性者较常见。④Roth 斑:为视网膜的卵圆性出血斑块,其中心呈白色,亚急性者多见。⑤Janeway 损害:位于手掌或足底直径 1~4 mm 无压痛出血红斑,急性者常见。

(3)动脉栓塞:多见于病程后期,但约 1/3 的患者是首发症状。赘生物引起动脉栓塞占20%~40%,栓塞可发生在机体的任何部位。脑、心脏、脾、肾、肠系膜、四肢和肺为临床常见的动脉栓塞部位。脑栓塞可出现神志和精神改变、视野缺损、失语、吞咽困难、瞳孔大小不对称、偏瘫、抽搐或昏迷等表现。肾栓塞常出现腰痛、血尿等,严重者可有肾功能不全。脾栓塞时,患者出现左上腹剧痛,呼吸或体位改变时加重。肺栓塞常发生突然胸痛、气急、发绀、咯血。

(4)其他:贫血,较常见,主要由于感染导致骨髓抑制而引起,多为轻、中度,晚期患者可重度贫血。15%~50%病程超过 6 周的患者可有脾大;部分患者可见杵状指(趾)。

(三)并发症

(1)心脏并发症:心力衰竭为最常见并发症,其次为心肌炎。

(2)动脉栓塞和血管损害多见于病程后期,急性较亚急性者多见,部分患者中也可为首发症状。①脑:约 1/3 患者有神经系统受累,表现为脑栓塞、脑细菌性动脉瘤、脑出血(细菌性动脉瘤破裂引起)和弥漫性脑膜炎。患者出现神志和精神改变、失语、视野缺损、轻偏瘫、抽搐或昏迷等表现。②肾:大多数患者有肾脏损害,包括肾动脉栓塞和肾梗死、肾小球肾炎和肾脓肿。迁移性脓肿多见于急性患者。肾栓塞常出现血尿、腰痛等,严重者可有肾功能不全。③脾:发生脾栓塞,患者出现左上腹剧痛,呼吸或体位改变时加重。④肺:肺栓塞常出现突然胸闷、气急、胸痛、发绀、咯血等。⑤动脉:肠系膜动脉损害可出现急腹症症状;肢体动脉损害出现受累肢体变白或发绀、发冷、疼痛、跛行,甚至动脉搏动消失。⑥其他:可有细菌性动脉瘤、引起细菌性动脉瘤占 3%~5%。迁移性脓肿多见于急性期患者。

二、人工瓣膜心内膜炎

发生于人工瓣膜置换术后 60 天以内者为早期人工瓣膜心内膜炎,60 天以后发生者为晚期人工瓣膜心内膜炎。早期者常为急性暴发性起病,约 1/2 的致病菌为葡萄球菌,表皮葡萄球菌多于金黄色葡萄球菌;其次为革兰氏阴性杆菌和真菌。晚期者以亚急性表现常见,致病菌以链球菌最常见,其次为葡萄球菌。除赘生物形成外,常致人工瓣膜部分破裂、瓣周漏、瓣环周围组织和心肌脓肿,最常累及主动脉瓣。术后发热、出现心杂音、脾大或周围栓塞征,血培养同一种细菌阳性结果至少 2 次,可诊断本病。预后不良,难以治愈。

三、静脉药瘾者心内膜炎

静脉药瘾者心内膜炎多见于年轻男性。致病菌最常来源于皮肤,药物污染所致者较少见,金黄色葡萄球菌为主要致病菌,其次为链球菌、革兰氏阴性杆菌和真菌。大多累及正常心瓣膜,三尖瓣受累占 50%以上,其次为主动脉瓣和二尖瓣。急性发病者多见,常伴有迁移性感染灶。亚急性表现多见于有感染性心内膜炎史者。年轻伴有右心金黄色葡萄球感染者病死率在 5%以下,而左心革兰氏阴性杆菌和真菌感染者预后不良。

四、护理

(一)护理目标

患者体温恢复正常,心功能改善,活动耐力增加;营养改善,抵抗力增强;焦虑减轻,未发生并发症或发生后被及时控制。

(二)护理措施

1.一般护理

(1)休息与活动:急性感染性心内膜炎患者应卧床休息,限制活动,保持环境安静,空气新鲜,减少探视。亚急性者,可适当活动,但应避免剧烈运动及情绪激动。

(2)饮食:给予清淡、高热量、高蛋白、高维生素、低胆固醇、易消化的半流质或软食,补充营养和水分。有心力衰竭者,适当限制钠盐的摄入。注意变换饮食口味,鼓励患者多饮水,做好口腔护理,以增进食欲。

2.病情观察

(1)观察体温及皮肤黏膜变化:每4～6小时测量体温一次,准确绘制体温曲线,以反映体温动态变化,判断病情进展及治疗效果。评估患者有无皮肤瘀点、指(趾)甲下线状出血、Osler结节等皮肤黏膜病损。

(2)栓塞的观察:注意观察脑、肾、肺、脾和肢体动脉等栓塞的表现,脑栓塞出现神志和精神改变、失语、偏瘫或抽搐等;肾栓塞出现腰痛、血尿等;肺栓塞发生突然胸痛、呼吸困难、发绀和咯血等;脾栓塞出现左上腹剧痛;肢体动脉栓塞表现为肢体变白或发绀、皮肤温度降低、动脉搏动减弱或消失等。有变化及时报告医师并协助处理。

3.发热护理

高热患者应卧床休息,注意病室的温度和湿度适宜。给予冰袋物理降温或温水擦浴等,准确记录体温变化。出汗较多时可在衣服和皮肤之间垫上柔软毛巾,便于潮湿后及时更换,增强舒适感,并防止因频繁更衣而导致患者受凉。保证被服干燥清洁,以增加舒适感。

4.用药护理

抗微生物药物治疗是最重要的治疗措施。遵医嘱给予抗生素治疗,观察用药效果。坚持大剂量全疗程长时间的抗生素治疗,严格按照时间点用药,以确保维持有效的血药浓度。注意保护静脉,可使用静脉留置针,避免多次穿刺而增加患者的痛苦。注意观察药物的不良反应。

5.正确采集血培养标本

告诉患者暂时停用抗生素和反复多次采血培养的必要性,以取得患者的理解与配合。本病的菌血症为持续性,无需在体温升高时采血。每次采血量10～20 mL做需氧和厌氧菌培养,至少应培养3周。

(1)未经治疗的亚急性患者,应在第一天每间隔1小时采血1次,共3次。如次日未见细菌生长,重复采血3次后,开始抗生素治疗。

(2)用过抗生素者,停药2～7天后采血。

(3)急性患者应在入院后立即安排采血,在3小时内每隔1小时采血1次,共取3次血标本后,按医嘱开始治疗。

6.心理护理

由于发热、感染不易控制,疗程长,甚至出现并发症,患者常出现情绪低落、恐惧心理,应加强与患者的沟通,耐心解释治疗目的与意义,安慰、鼓励患者,给予心理支持,使其积极配合治疗。

7.健康指导

告诉患者及家属有关本病的知识,坚持足够疗程的抗生素治疗的重要意义。患者在施行口腔手术、泌尿、生殖和消化道的侵入性检查或外科手术治疗前应预防性使用抗生素。嘱患者注意防寒保暖,保持口腔和皮肤清洁,少去公共场所,减少病原体入侵的机会。教会患者自我监测体温变化、有无栓塞表现,定期门诊随访。教育家属应给患者以生活照顾,精神支持,鼓励患者积极治疗。

(三)护理评价

通过治疗和护理,患者体温基本恢复正常,心功能得到改善,提高了活动耐力;营养状况改善,抵抗力增强;焦虑减轻,未发生并发症或发生后得到及时控制。

（张志芳）

第七节　恶性心律失常

恶性心律失常是指在短时间内引起血流动力学障碍,导致患者晕厥甚至猝死的心律失常。主要指危及生命的室性心律失常,如危险性室性期前收缩(多源性室性期前收缩、成对室性期前收缩、伴有 R-on-T 现象的期前收缩);持续室性心动过速(室速);尖端扭转型室性心动过速;心室扑动(简称室扑)与心室颤动(简称室颤);严重室内传导阻滞或完全性房室传导阻滞等。它是根据心律失常的程度及性质分类的一类严重心律失常,也是一类需要紧急处理的心律失常。

一、期前收缩

根据异位起搏点部位的不同,期前收缩可分为房性、房室交界区性和室性期前收缩。期前收缩起源于一个异位起搏点,称为单源性,起源于多个异位起搏点,称为多源性。

临床上将偶尔出现期前收缩称偶发性期前收缩,但期前收缩每分钟＞5 个称频发性期前收缩。如每一个窦性搏动后出现一个期前收缩,称为二联律;每两个窦性搏动后出现一个期前收缩,称为三联律;每一个窦性搏动后出现两个期前收缩,称为成对期前收缩。

(一)病因及发病机制

1.病因

各种器质性心脏病如冠心病、心肌炎、心肌病、风湿性心脏病、二尖瓣脱垂等可引起期前收缩。电解质紊乱、应用某些药物亦可引起期前收缩。另外,健康人在过度劳累、情绪激动、大量吸烟、饮酒、饮浓茶时也可引起期前收缩。

2.发病机制

心律失常有多种不同机制,如返折、异常自律性、后除极触发激动等,主要心律失常的电生理机制主要包括冲动形成异常、冲动传导异常及两者并存。

(1)冲动形成异常。①常自律性状态:窦房结、结间束、冠状窦口周围、房室结的远端和希氏束-浦肯野系统的心肌细胞均有自律性。自主神经系统兴奋性改变或心肌传导系统的内在病变,均可导致原有正常自律性的心肌细胞发放不适当的冲动,如窦性心律失常、逸搏心律。②异常自律性状态:正常情况下心房、心室肌细胞是无自律性的快反应细胞,由于病变使膜电位降低达－50～－60 mV时,使其出现异常自律性,而原本有自律性的快反应细胞(浦肯野纤维)的自律性也增高,异常自律性从而引起心律失常,如房性或室性快速心律失常。③后除极触发激动:当局部儿茶酚胺浓度增高、低血钾、高血钙、洋地黄中毒及心肌缺血再灌注时,心房、心室与希氏束-浦肯野组织在动作电位后可产生除极活动,被称为后除极。若后除极的振幅增高并抵达阈值,便可引起反复激动,可导致持续性快速性心律失常。

(2)冲动传导异常。

折返是所有快速性心律失常最常见的发病机制,传导异常是产生折返的基本条件。传导异常包括:①心脏两个或多个部位的传导性与应激性各不相同,相互连接形成一个有效的折返环路;②折返环的两支应激性不同,形成单向传导阻滞;③另一通道传导缓慢,使原先发生阻滞的通道有足够时间恢复兴奋性;④原先阻滞的通道再次激动,从而完成一次折返激动。冲动在环内反复循环,从而产生持续而快速的心律失常。

(二)临床表现

偶发期前收缩大多无症状,可有心悸或感到1次心跳加重或有心跳暂停感。频发期前收缩使心排血量降低,引起乏力、头晕、胸闷等。

脉搏检查可有脉搏不齐,有时期前收缩本身的脉搏减弱。听诊呈心律不齐,期前收缩的第一心音常增强,第二心音相对减弱甚至消失。

(三)辅助检查

1.房性期前收缩

特点:①P波提前发生,其形态与窦性P波稍有差异,提前发生的P波P-R间期>0.12秒;②提前的P波后继以形态正常的QRS波;③期收缩后常可见一不完全性代偿间歇。

2.房室交界性期前收缩

特点:①提前出现的QRS-T波群,该QRS-T波形态与正常窦性激动的QRS-T波群基本相同;②P波为逆行型(在标准Ⅱ、Ⅲ于aVF导联中倒置),可出现在QRS波群之前,或出现在QRS波群之后,偶尔可埋没于QRS波群之内;③期前收缩后多见有一完全性代偿间歇。

3.室性期前收缩

特点:①提前出现的QRS-T波群,其前无P波;②提前出现的QRS波群宽大畸形,时限通常大于0.12秒。③T波与QRS波群主波方向相反;④期前收缩后可见一完全性代偿间歇。

4.室性期前收缩的类型

间位性室性期前收缩,即室性期前收缩恰巧插入两个窦性搏动之间;二联律指每个窦性搏动后跟随一个室性期前收缩,三联律指每两个窦性搏动后跟随一个室性期前收缩,如此类推;连续发生两个室性期前收缩称为成对室性期前收缩;同一导联内室性期前收缩形态不同者称多形或多源性室性期前收缩。

(四)诊断

1.病因与诱因

期前收缩可发生于正常人,但是心脏神经症与器质性心脏病患者更易发生。情绪激动、精神紧张、疲劳、消化不良、过度吸烟、饮酒或者喝浓茶都可引发;冠心病、心肌炎、晚期二尖瓣病变、甲亢性心脏病等常易发生期前收缩。洋地黄、奎尼丁、氯仿等药物的毒性作用,缺钾及心脏手术或者心导管检查均可引起。

2.临床表现特点

期前收缩可无症状,亦可有心悸或心搏骤停感。频发的期前收缩可导致乏力头晕等,原有心脏病者可诱发或者加重心绞痛或心力衰竭。听诊可发现心律不齐,期前收缩后有较长的代偿间歇。期前收缩的第一心音多增强,第二心音多减弱或消失。期前收缩呈二联律或三联律时,可听到每两次或三次心搏后有长间歇。期前收缩插入2次正规心搏间,可表现为3次心搏连续。脉搏触诊可发现间歇脉。

3.辅助检查

依据心电图的特点。

(五)治疗

1.病因治疗

积极治疗病因,消除诱因。如改善心肌供血,控制炎症,纠正电解质紊乱,防止情绪紧张和过度疲劳。

2.对症治疗

偶发期前收缩无重要临床意义,不需特殊治疗,亦可用小量镇静药或β受体阻滞剂;对症状明显、呈联律的期前收缩需应用抗心律失常药物治疗,如频发房性、交界区性期前收缩常选用维拉帕米、β受体阻滞剂等;室性期前收缩常选用利多卡因、胺碘酮等;洋地黄中毒引起的室性期前收缩应立即停用洋地黄,并给予钾盐和苯妥英钠治疗。

二、室性心动过速

室性心动过速(ventricular tachycardia,VT),简称室速,是指起源于希氏束分叉以下部位、自发、连续3个和3个以上、频率>100次/分的室性心动过速。如果是心脏程序刺激诱发时,指连续6个和6个以上的心室搏动。常见于器质性心脏病,如冠心病、急性心肌梗死或急性缺血、各种心肌病等。也见于心肌炎、风心病、二尖瓣脱垂、主动脉瓣狭窄、先天性心脏病中伴有肺动脉高压和右室发育不良者。亦可由严重电解质紊乱、药物中毒,或心脏手术引起。

一次室速发作的持续时间超过30秒,或不到30秒即引起血流动力学的紊乱,必须紧急处理者,为持续性室速。若发作不足30秒即自动终止,则为非持续性室速。

(一)临床表现

(1)轻者可无自觉症状或仅有心悸、胸闷、乏力、头晕、出汗等轻微的不适感。

(2)器质性心脏病并发室速,特别伴发频率较快者常出现血流动力学紊乱,出现心慌、胸闷、气促、低血压、休克、眩晕和昏厥,也可出现急性心力衰竭、急性肺水肿、呼吸困难、心绞痛,心肌梗死和脑供血不足,甚至发展为心室扑动/心室颤动、阿-斯综合征而猝死。

(3)心率130~200次/分,节律整齐或轻微不齐,第一心音强弱不等,颈静脉搏动与第一心音不一致,可见"大炮波"。有血流动力学障碍者可出现血压降低、呼吸困难、大汗、四肢冰冷等表现。

(二)心电图检查

(1)连续出现3个或3个以上宽大畸形的QRS波,QRS间期>0.12秒,P波与QRS波之间无固定关系,常伴ST-T改变。

(2)心室率100~250次/分,心律规则或略不规则。

(3)可有房室分离、心室夺获和/或室性融合波。

(4)可有单形性和多形性室速。

(5)室速前后可见室性期前收缩,形态通常一致,但也有不一致者。

(6)室速可自行终止,终止前常有频率和节律的改变,也可转变为室扑或室颤,转变前多有心室率的加速。

(三)治疗原则

(1)无器质性心脏病患者发生非持续性室速,如无症状及晕厥发作,无需进行治疗。持续性室速发作,无论有无器质性心脏病,均应给予治疗。有器质性心脏病的非持续性室速亦应考虑治疗。

(2)无血流动力学障碍者,可应用利多卡因、索他洛尔、普罗帕酮等药物终止室速。药物无效时,可选用胺碘酮或直流电复律。

(3)有血流动力学障碍者,首选同步直流电复律。

(4)洋地黄中毒引起的室速,不宜用电复律,应给予药物治疗。

(5)消除诱发室性心动过速的诱因,如纠正低钾血症、休克,停用洋地黄制剂等。

(6)积极治疗原发病,如积极治疗心功能不全,冠脉血运重建改善心肌供血等。

(四)疗效标准

1.痊愈

通过射频消融消除室速病灶使其不再发作或通过自动转复除颤器(ICD)自动转复治疗室速发作或治疗原发疾病、消除室速的诱发因素后室速不再发作。

2.好转

通过各种治疗手段室速发作频率、持续时间明显减少。

3.加重

室速发作频率、持续时间明显增加,临床症状加重。

(五)预防复发

(1)去除病因,如治疗心肌缺血,纠正水、电解质平衡紊乱,治疗低血压、低钾血症,治疗充血性心力衰竭等有助于减少室速发作的次数。

(2)窦性心动过缓或房室传导阻滞时,心室率过于缓慢,有利于室性心律失常的发生,可给予阿托品治疗,或应用人工心脏起搏。

(3)考虑药物长期治疗的毒副作用,最好通过电生理检查来筛选。

(4)Q-T间期延长的患者优先选用ⅠB类药,如美西律。普罗帕酮疗效确切,不良反应较少,亦可优先选用。

(5)β受体阻滞剂能降低心肌梗死后猝死发生率,对预防心肌梗死后心律失常的疗效较好。

(6)维拉帕米对大多数室速无预防效果,但可应用于维拉帕米敏感性室速患者,此类患者常无器质性心脏病基础,QRS波群呈右束支传导阻滞伴有电轴左偏。

(7)单一药物无效时,可选用作用机制不同的药物联合应用,各自用量均可减少。

(8)缓慢性心律失常基础上出现的室速,可考虑安装起搏器,并合用抗心律失常药物。

(9)发作时有明显血流动力学障碍者,特别是对心肌梗死后室速或其他高危室速,通过射频消融术不能根治的室性心动过速者,可植入ICD预防心脏性猝死。

(10)持续性室速或心脏骤停复苏后患者,如有器质性心脏病,首选ICD。

(11)特发性室速可经导管射频消融术予以根治。

三、尖端扭转型室性心动过速

尖端扭转型室性心动过速（torsade de pointes，TDP）是多形性室性心动过速的一个特殊类型，发作时 QRS 波形态多变，振幅与波峰呈周期性改变，主波方向沿等电位线向上或向下波动而近似扭转。通常在原发或继发性 Q-T 间期延长（LQTS）的基础上发生。病因可为先天性、低钾或低镁血症、应用 I A 或某些 I C 类药物、吩噻类和三环类抗抑郁药、颅内病变、心动过缓（特别是三度房室传导阻滞）等。

（一）临床表现

（1）心律绝对不规则、脉搏细速、常可闻及分裂的心音和奔马律。

（2）面色苍白、四肢厥冷，可伴有不同程度的神经、精神症状。

（二）心电图检查

（1）发作时 QRS 波群的振幅与波群呈周期性改变，宛如围绕等电位线扭转，频率 200～250 次/分。

（2）可发生在窦性心动过缓或完全性传导阻滞基础上。

（3）Q-T 间期通常＞0.5 秒，U 波明显，T-U 波融合，有时这种异常仅出现在心动过速前一个心动周期。

（4）室性期前收缩发生在舒张晚期，落到前面 T 波终末部分可诱发室速。

（5）长-短周期序列之后易诱发尖端扭转。

（6）短联律间期的尖端扭转型室速，其前无长间歇或心动过速，配对间期极短，易发展为室颤。

（7）无 Q-T 间期延长的多形性室速有时类似于尖端扭转型室速，应予以鉴别。

（三）治疗原则

（1）纠正可逆性诱因及病因，尤其是导致 Q-T 间期延长的病变或药物。

（2）首先静脉注射硫酸镁（硫酸镁 2 g，稀释至 40 mL 缓慢注射，然后 8 mg/min 静脉滴注）。

（3）避免使用 I A 类、I C 类和Ⅲ类可加重 Q-T 间期延长的药物。

（4）缓慢心律失常时，临时选用异丙基肾上腺素或阿托品或起搏治疗。

（5）先天性长 QT 综合征者，可选用 β 受体阻滞剂、左颈胸交感神经切断术或 ICD 等。

（四）预防复发

（1）β 受体阻滞剂长期口服。

（2）获得性药物或电解质紊乱造成的扭转性室速，清除诱因可预防复发。

四、心室扑动与心室颤动

心室扑动与心室颤动简称室扑与室颤，分别为心室肌快而微弱的无效收缩或各部位心室肌不协调颤动，心脏无排血，心音和脉搏消失，心、脑等器官和周围组织血液灌注停止，导致阿-斯综合征发作和猝死。室扑与室颤为致命性心律失常，常见于急性心肌梗死、心肌炎、完全性房室传导阻滞、阿-斯综合征的过程中、严重低钾血症与高钾血症、引起 Q-T 间期延长与尖端扭转的药物、心脏手术、低温麻醉、心血管造影或心导管检查术、严重缺氧、电击以及溺水等。

（一）临床表现

（1）意识丧失，抽搐，呼吸不规则或停顿，甚至死亡。

(2)心音消失,脉搏摸不到,血压测不出,瞳孔散大,对光反射消失等。

(二)心电图检查

(1)心室扑动呈正弦波图形,波幅大而规则,频率 150～300 次/分,不能区分 QRS 波群与 ST-T 波群,很快转为室颤。

(2)心室颤动无法识别 QRS 波群、ST 段与 T 波,代之以形态,振幅和间期绝对不规则的小振幅波,频率为 250～500 次/分,持续时间较短,若不及时抢救,心电活动很快消失。

(三)治疗原则

(1)立即进行心肺脑复苏。

(2)电除颤,若无效,静脉注射肾上腺素,再次电除颤。若无效,静脉注射胺碘酮后电除颤。

(四)预防

(1)病因防治。

(2)监测室性心律失常,或以心电图运动负荷试验或临床电生理技术诱发室性快速心律失常,以识别发生原发性室颤的高危患者。

(3)应用抗心律失常药物消除室速、减少复杂性室性期前收缩(如室性期前收缩连发、多源性室性期前收缩、伴 R-on-T 的室性期前收缩)。

(4)用起搏器或手术治疗慢性反复发作的持久性室速或预激综合征伴心室率快速的房颤、心房扑动(简称房扑)患者。

(5)冠状动脉旁路移植术,或经皮冠状动脉球囊扩张术、旋切术、旋磨术、激光消融术、支架放置术等改善心肌供血;室壁瘤及其边缘部内膜下组织切除以切断室性心律失常的折返途径。

(6)急性心肌梗死后长期应用 β 受体阻滞剂。

五、护理

(一)一般护理

(1)执行内科一般护理常规。

(2)严重心律失常患者应卧床休息;当心律失常发作导致心悸、胸闷、头晕等不适时采取高枕卧位或半卧位,避免左侧卧位,因左侧卧位时患者常能感觉到心脏搏动而使不适感加重。

(3)给氧:根据患者心律失常的类型及缺氧症状,对伴有血流动力学障碍出现胸闷、发绀的患者,给予 2～4 L/min 的氧气吸入。

(4)保持大便通畅,心动过缓患者避免排便时屏气,以免兴奋迷走神经而加重心动过缓。

(二)饮食护理

(1)给予低热量、易消化的饮食,避免饱餐及摄入浓茶、咖啡等易诱发心律失常的兴奋性食物,禁止吸烟和酗酒。

(2)合并低钾血症患者进食含钾高的食物(如橙子、香蕉等)。

(三)用药护理

严格按医嘱按时按量给予抗心律失常药物,静脉注射速度宜慢(腺苷除外),一般 5～15 分钟内注完,静脉滴注药物时尽量用输液泵调节速度。胺碘酮静脉用药易引起静脉炎,应选择大血管,配制药物浓度不要过高,严密观察穿刺局部情况,谨防药物外渗。观察患者意识和生命体征,必要时监测心电图,注意用药前、用药过程中及用药后的心率、心律、P-R 间期、Q-T 间期等变化,以判断疗效和有无不良反应。

(四)并发症护理

猝死护理。

1.评估危险因素

评估引起心律失常的原因,如有无冠心病、心力衰竭、心肌病、心肌炎、药物中毒等,有无电解质紊乱、低氧血症和酸碱平衡失调等。遵医嘱配合治疗,协助纠正诱因。

2.心电监护

对严重心律失常患者,应持续心电监护,严密监测心率、心律、心电图、生命体征、血氧饱和度变化。早期识别易猝死型心律失常,严密监测。

3.配合抢救

备好抗心律失常药物及其他抢救药品、除颤器、临时起搏器等。一旦发生猝死立即配合抢救。

(五)病情观察

(1)对严重心律失常患者,应持续心电监护,密切监测心率、心律、血氧饱和度和血压,并及时记录病情变化,包括心律失常的类型、发作的频率和起止方式,患者出现的症状。

(2)当出现频发、多源、成对或"R-on-T"现象的室性期前收缩、阵发性室性心动过速、窦性停搏、二度和三度房室传导阻滞等严重心律失常时,应立即通知医师处理。

(3)配合医师进行危重患者的抢救,保证各种仪器(如除颤仪、心电图机、心电监护仪、临时起搏器等)处于正常备用状态。

六、延续护理

(一)综合护理评估

1.健康基本情况评估

(1)一般情况评估:评估患者意识状态,观察脉搏、呼吸、血压有无异常。询问患者饮食习惯与嗜好,饮食量和种类。评估患者有无水肿,水肿部位、程度;评估患者皮肤有无破溃、压疮、手术伤口及外伤等。

(2)病史评估:询问患者有无明确药物过敏史;评估患者有无药物不良反应;评估患者既往史及家族史;询问患者有无跌倒史。

2.疾病相关评估

(1)评估患者心律失常的类型、发作频率、持续时间等;询问患者有无心悸、胸闷、乏力、头晕、晕厥等伴随症状。

(2)评估患者此次发病有无明显诱因:体力活动、情绪波动、饮茶、喝咖啡、饮酒、吸烟,应用肾上腺素、阿托品等药物。

(3)评估患者有无引起心律失常的基础疾病:甲状腺功能亢进、贫血、心肌缺血心力衰竭等可引起窦性心动过速;甲状腺功能减退、严重缺氧、颅内疾病等可引起窦性心动过缓;窦房结周围神经核心肌的病变、窦房结动脉供血减少、迷走神经张力增高等可导致窦房结功能障碍。

(4)评估患者对疾病的认知:评估患者对疾病知识的了解程度,对治疗及护理的配合程度、经济状况等,评估患者的交流、抑郁程度。

常规行心电图、X线胸片、超声心动图、24小时动态心电图作为早期筛查,心内电生理检查,可明确进一步手术。常规采血测定生化、甲状腺功能、血常规等指标,评估心律失常的危险因素。

3.心理、社会评估

大部分心律失常会影响血流动力学,使患者有各种不适的感受,严重者有濒死感,从而产生焦虑、恐惧及挫败感。因此,要评估焦虑、恐惧及挫败感的程度,另外还要评估患者的应急能力及适应情况。可应用症状自评量表。

(二)连续护理实施

根据心律失常患者临床治疗护理常规,射频消融术及起搏器植入术术前、术后护理制订连续护理方案。使患者掌握术前、术中、术后注意事项,预防和减少高危患者并发症的发生。指导患者保存术前、术后及复查的影像学资料,医护人员追踪患者术后恢复情况,减少心律失常复发率及术后并发症发生率。

1.入院时

患者从社区的疾病预防及健康观察,转到医院的治疗阶段。主要由社区医师、心内科医师及护士参与,明确患者心律失常分型及发病的原因,了解患者在家中服药的情况及患者的心理情绪状态。

(1)治疗相关方面。对社区建立健康档案的患者,护士要全面了解患者的既往健康信息。对所有患者应用心内科患者连续护理认知问卷对身体、心理及社会状况进行评估。协助患者完成必需的检查项目:血常规、尿常规、便常规、肝肾功能、电解质、血糖、血脂、血沉、C反应蛋白、凝血功能、血型、感染性疾病筛查、X线胸片、心电图、24小时动态心电图。告知患者检查注意事项。

(2)护理相关方面。对某些功能性心律失常的患者,应鼓励其维持正常规律的生活和工作,注意劳逸结合。对严重心律失常患者疾病发作时,嘱患者绝对卧床休息。饱食、饮用刺激性饮料(浓茶、咖啡等)、吸烟、酗酒均可诱发心律失常,应予以避免,指导患者少食多餐,选择清淡、易消化、低盐低脂和富含营养的饮食。心功能不全的患者应限制钠盐的摄入,对服用利尿剂的患者应鼓励多食用富含钾的食物,如橘子、香蕉等,避免出现低血钾而诱发的心律失常。

(3)社会心理方面:患者入院后,责任护士要建立良好的护患关系,使其以更加积极和健康的心态面对疾病,积极进行心理疏导,缓解紧张、焦虑的情绪。告知患者手术及麻醉方式,减少患者因知识缺乏造成的恐惧,必要时遵医嘱可用镇静药物。

2.住院时

医疗团队由主管医师、护士组成。按照诊疗指南,对患者进行手术及非手术治疗。

(1)治疗相关方面。护士根据医嘱应用抗心律失常药物,对患者进行输液治疗;术后在监测患者心律的同时,对患者预防出血的注意事项及观察重点进行健康宣教,告知患者饮食注意事项,预防患者术后消化道反应。协助患者练习床上大小便、保证充足的睡眠。

(2)护理相关方面。

1)抗心律失常药物护理:严格遵医嘱给予抗心律失常药物,注意给药途径、剂量、给药速度等。口服给药应按时按量服用,静脉注射时应在心电监护下缓慢给药,观察用药中及用药后的心率、心律、血压、脉搏、呼吸、意识变化,观察疗效和药物不良反应,及时发现药物引起的心律失常。

2)介入治疗的护理:射频消融术护理。①伤口的护理:患者回病房后测血压1次/小时,连续测6次,动脉穿刺口,沙袋加压6小时,严密观察穿刺部位有无渗血、渗液及双下肢足背动脉搏动情况,观察双下肢皮肤温度、色泽有无异常变化,如有异常及时通知医师。②体位的护理:嘱患者患侧肢体制动,卧床休息12小时;穿刺侧肢体术后伸直,制动10～12小时(动脉穿刺时)或6小时(静脉穿刺时),平卧位休息,保持髋关节制动,可进行足部的屈曲、后伸、内旋、外旋等;术后12小时

(动脉穿刺)或 6 小时（静脉穿刺）解绷带,解绷带后 1 小时可下床活动。③饮食要求:患者至解除制动之前,进食软食、半流质饮食,避免辛辣、产气多的食物,进食时头偏向一侧。④病情观察:出现特殊情况,及时和医师取得联系处理,心电监护 24 小时,严密观察生命体征及病情变化,观察有无心律失常的发生,对于室性期前收缩的射频消融治疗术后尤其要观察有无室性心动过速,同时给予 24 小时动态心电图监测,观察有无心律失常的发生及心律失常的形态,经常巡视患者,询问有无胸闷、心悸等不适症状,做好患者生命体征的监护。

3)永久性人工起搏器植入术的护理。①伤口护理:穿刺点用 0.5 kg 沙袋压迫 4～6 小时,观察伤口有无渗血,可在相应部位重新加压包扎,每天换药时,注意观察伤口皮肤色泽、有无血肿形成。若皮下脂肪少,皮肤伤口张力较大,沙袋可采用简短压迫,术后静脉输液治疗,并注意观察体温变化,连续测体温 3 天,4 次/天,同时注意伤口有无感染现象。一般术后 7～9 天拆线。②体位护理:手术后取平卧位或左侧卧位,动作轻柔不宜翻动体位,以免电极导管移位,24 小时禁止翻身,协助其在床上大小便。24 小时后指导患者可在床上轻度活动,72 小时后可在床边轻度活动,不要过度向前弯腰,活动时指导患者要循序渐进,由肢端关节活动开始。避免用力搓擦,避免用力上举术侧手臂,避免突然弯腰、甩手、振臂等动作。③心电监护:术后心电监护 36～48 小时,严密观察起搏心电图,观察起搏的感知和起搏功能,并每天描记全导联心电图 1 次,尤其注意观察是否为有效起搏心律,以便尽早发现电极移位。

(3)社会心理方面。射频消融术及起搏器植入术术后患者常因疼痛、强迫体位等因素,出现失眠、焦虑、恐惧等,应积极给予干预,告知患者可能出现疼痛的时间、程度,护士根据疼痛评估尺,给予患者减轻疼痛的措施,可以让患者的注意力集中于某项活动,如听轻音乐、阅读、看电视等,形成疼痛以外的专注力,也可进行放松疗法,依次放松各个部位肌肉,体验全身肌肉紧张和放松的感觉。指导患者多食用一些高热量、高蛋白、高纤维素,富含胶原蛋白、微量元素、维生素 A 及维生素 C 的易消化吸收食物,注意补充水量,保持体内的水和电解质平衡。

3.出院前

在住院治疗转到居家康复的过渡阶段,心内科护士需要对患者进行心理指导:护士要根据病情需要讲解按时复查和按时服药的重要性和必要性,使其积极配合。

(1)治疗相关方面。指导患者掌握疾病的基本知识,教会患者及家属饮食管理,起搏器监测的时间及方法,告知患者及家属出院时门诊复查时间,饮食的控制、锻炼的注意事项,复查资料保存的注意事项、联系医师及随访护士的方法。护士建立心律失常患者健康档案,医院保留患者家庭住址及联系方式,教会患者自测脉搏的方法以及指导患者及家属学习心肺复苏相关知识。

(2)护理相关方面。

1)射频消融术:①告知患者出院后穿刺点局部保持干燥,在穿刺点长好以前尽量避免沾水,如果穿刺点出现红、肿、热、痛,就提示发生了感染,应及时就医;②患者出院后 1 周内避免抬重物及特殊劳动如给自行车打气,这样可以有效地预防渗血的发生;③术后 1～2 周即可进行相对正常的生活和工作,但应避免重体力劳动或运动,1～2 个月后可恢复完全正常的生活和工作;④出院后 1～2 周复查心电图 1 次,以后 1～3 个月复查心电图 1 次直到半年,必要时复查 X 线胸片、超声心动图及动态心电图。

2)永久性人工起搏器植入术。①教会患者学会自测脉搏,2 次/天,每次至少 3 分钟,取其每分钟的平均值并记录,如果每分钟少于预置心率 5 次即为异常,应及时到医院就诊。②用半导体收音机检测起搏器的功能,此方法适用于无自身心率的患者,具体方法:首先打开收音机,选择中波波段没有播音的区域,然后把收音机放在起搏器埋藏区,可听到规律的脉冲信号,根据信号的频率自测起搏频率。③避免接触高压电、内燃机、雷达、微波炉等强磁性物体;随身携带起搏器识别卡,写明何时安装起搏器及其类型,以便就医或通过机场安全门时,顺利通过检查。④告知患者出院后伤口局部保持干燥,在伤口愈合前尽量避免沾水,如伤口出现红、肿、热、痛,提示发生了感染,应及时就医。

心内科护士建立射频消融术及起搏器植入术术后患者健康档案,医院保留患者家庭住址及联系方式。

(3)社会心理方面。指导患者及家属掌握本病的康复治疗知识与自我护理方法,帮助分析和消除不利于疾病康复的因素,解除患者的心理负担,调整好睡眠,保证患者休息。

4.出院后

患者出院后出现心律失常复发及起搏器异位、感染等术后并发症,会严重影响治疗效果,甚至危及患者生命,需要加强相关护理。

(1)治疗相关方面。复诊指导,射频消融术出院后1~2周复查心电图1次,以后每1~3个月复查心电图1次直到半年,必要时复查X线胸片,超声心动图及动态心电图;永久性起搏器植入术术后复查原则,3个月内每半月随访1次,3个月后每月随访1次,以后每半年随访1次。待接近起搏器限定年限时,要缩短随访时间。若自觉心悸、胸闷、头晕、黑蒙或自测脉搏缓慢,应立即就医。

(2)护理相关方面。

1)饮食指导:合理的饮食可使病情得到控制,预防并发症的发生。饮食宜低盐、低脂、清淡、易消化、高纤维素,多食新鲜蔬菜和水果,保持大便通畅,忌饱餐,宜少食多餐,每顿七八分饱,每天可增至5餐。忌刺激性饮料,如浓茶、咖啡等,嗜烟酒等均可诱发心律失常。合并心力衰竭及使用利尿剂时应限制钠盐的摄入,多进含钾的食物,以减轻心脏负荷和防止低血钾症而诱发心律失常。

2)活动指导:保持良好的心情,改善生活方式,注意生活细节,促进身心休息。无器质性心脏病者应积极参加体育锻炼,调整自主神经功能,器质性心脏病患者可根据心功能情况适当活动,注意劳逸结合,避免情绪激动、过度兴奋或悲伤。最好由医师根据病情制订运动处方,选择正确的运动方式、强度、频率及时间,一般以太极拳、慢跑、步行等为主,3~4次/周,每次30分钟。

3)用药指导:①快钠通道阻滞剂,常用的有奎尼丁、普鲁卡因胺等。常见的不良反应有恶心、呕吐、腹泻、视觉、听觉障碍,窦性停搏、房室传导阻滞等。指导患者饭后服用,学会自测脉搏,服药期间勿驾驶、高空操作,避免靠近火源等。②β受体阻滞剂:常用的有普萘洛尔、美托洛尔等。可减慢心率,常见的不良反应有心动过缓、窦性停搏、房室传导阻滞、乏力、胃肠不适、加重胰岛素的低血糖及停药综合征等,应注意不要突然停药。③钾通道阻滞剂:常用的有胺碘酮、索他洛尔等。常见的不良反应有转氨酶增高,角膜色素沉着,心动过缓,最严重的心外毒性为肺纤维化。指导患者定期检查,按医嘱服药,逐渐减量,复查肝功能。④钙通道阻滞剂有维拉帕米等。常见的不良反应有低血压、心动过缓、房室传导阻滞等。指导患者体位改变时应缓慢,如睡醒后先躺一会儿,然后再慢慢坐起,定期检查心电图。

(3)社会心理方面。保持乐观情绪,避免紧张焦虑和情绪激动,多参加益于健康的娱乐活动,保持身心轻松、愉快。避免过度劳累和用脑过度,生活有规律,保证充足睡眠。随访护士可通过计算机、微信等网络信息平台与患者及其家属之间相互沟通。随访护士向患者及家属了解患者的疾病控制情况、生活方式改变情况及出现的问题,督促患者按时复查,根据患者的生理、心理状态酌情调整护理方案。

(三)院外延伸护理

延续性护理是通过一系列的行动设计以确保患者在不同的健康照护场所(如从医院到家庭)及同一健康照护场所接收到不同水平的协作性与连续性照护,通常是指从医院到家庭的延续,包括经由医院制订出院计划、转诊、患者回归家庭或社区后的持续性随访与指导,心律失常患者,接受手术或非手术治疗后,因为起搏器的植入和长期服药,需要心内科医护人员给予连续护理。建立患者的随访档案,可以及时记录病情,有效预防并发症的发生。主管医师是随访的主导因素,随访护士是患者规律复查观察病情,及时反馈的关键因素。没有开展心律失常患者连续护理的医院,患者可以自行保存治疗相关资料,还可通过互联网平台、手机客户端、电话沟通等多媒体方式与主管医师或心内科专业人员保持联系,随时接受指导。

(1)随访时间:①起搏器植入术随访时间:植入后 1、3、6 个月进行随访;此后每 3～6 个月随访 1 次;电池耗竭是每个月随访 1 次。②心律失常射频消融术随访时间:1～2 周复查心电图 1 次,以后每 1～3 个月复查心电图 1 次直到半年,必要时复查 X 线胸片,超声心动图及动态心电图;服用抗凝药物遵医嘱随访。

(2)随访内容。①起搏器植入术随访内容,包括全身情况和症状:如原有的头晕、黑蒙、晕厥等是否消失;患者的主要体征:如血压、心脏大小、有无杂音等;患者心功能状态是否有改善;起搏心电图观察起搏器的感知功能和起搏功能是否正常;有无合并症包括局部伤口愈合情况及其他合并症。②心律失常射频消融术后随访内容:心悸、心慌等症状是否消失;1～2 周复查心电图 1 次,以后 1～3 个月复查心电图 1 次直到半年,必要时复查 X 线胸片,超声心动图及动态心电图;24 小时动态心电图是否正常。

(3)随访方式:设定专人负责定期拨打随访电话或门诊复查。

射频消融术及起搏器植入术是逐渐发展起来的一种治疗心律失常的技术,可延长患者的寿命,改善生活质量。随着技术的成熟及普遍的开展,越来越多的术后患者需要更长期、更广泛的连续护理服务,对护理工作也提出更高的要求,也是我们今后完善的目标。社区-家庭相互联系的统一整体,使心律失常患者能够得到连续、专业的指导。

(张志芳)

第五章

消化内科护理

第一节　反流性食管炎

反流性食管炎(reflux esophagitis,RE)是指胃、十二指肠内容物反流入食管所引起的食管黏膜炎症、糜烂、溃疡和纤维化等病变,甚至引起咽喉、气道等食管以外的组织损害。其发病男性多于女性,男女比例为(2～3)：1,发病率为1.92％。随着年龄的增长,食管下段括约肌收缩力的下降,胃、十二指肠内容物自发性反流,而使老年人反流性食管炎的发病率有所增加。

一、病因与发病机制

(一)抗反流屏障削弱

食管下括约肌是指食管末端3～4 cm长的环形肌束。正常人静息时压力为1.3～4.0 kPa(10～30 mmHg),为一高压带,防止胃内容物反流入食管。由于年龄的增长,机体老化导致食管下括约肌的收缩力下降引起食物反流。一过性食管下括约肌松弛也是反流性食管炎的主要发病机制。

(二)食管清除作用减弱

正常情况下,一旦发生食物的反流,大部分反流物通过1～2次食管自发和继发性的蠕动性收缩将食管内容物排入胃内,即容量清除,剩余的部分则由唾液缓慢地中和。老年人食管蠕动缓慢和唾液产生减少,影响了食管的清除作用。

(三)食管黏膜屏障作用下降

反流物进入食管后,可以凭借食管上皮表面黏液、不移动水层和表面HCO_3^-、复层鳞状上皮等构成上皮屏障,以及黏膜下丰富的血液供应构成的后上皮屏障,发挥其抗反流物对食管黏膜损伤的作用。随着机体老化,食管黏膜逐渐萎缩,黏膜屏障作用下降。

二、护理评估

(一)健康史

询问患者的饮食结构及习惯、有无长期服用药物史。

(二)身体评估

1.反流症状

反酸、反食、反胃(指胃内容物在无恶心和不用力的情况下涌入口腔)、嗳气等,多在餐后明显或加重,平卧或躯体前屈时易出现。

2.反流物引起的刺激症状

胸骨后或剑突下烧灼感、胸痛、吞咽困难等。常由胸骨下段向上伸延,常在餐后1小时出现,平卧、弯腰或腹压增高时可加重。反流物刺激食管痉挛导致胸痛,常发生在胸骨后或剑突下。严重时可为剧烈刺痛,可放射到后背、胸部、肩部、颈部、耳后,有的酷似心绞痛的特点。

3.其他症状

咽部不适,有异物感、棉团感或堵塞感,可能与酸反流引起食管上段括约肌压力升高有关。

4.并发症

(1)上消化道出血:因食管黏膜炎症、糜烂及溃疡可以导致上消化道出血。

(2)食管狭窄:食管炎反复发作致使纤维组织增生,最终导致瘢痕性狭窄。

(3)Barrett食管:在食管黏膜的修复过程中,食管-贲门交界处2 cm以上的食管鳞状上皮被特殊的柱状上皮取代,称之为Barrett食管。Barrett食管发生溃疡时,又称Barrett溃疡。Barrett食管是食管癌的主要癌前病变,其腺癌的发生率较正常人高30～50倍。

(三)辅助检查

1.内镜检查

内镜检查是反流性食管炎最准确、最可靠的诊断方法,能判断其严重程度和有无并发症,结合活检可与其他疾病相鉴别。

2.24小时食管pH监测

应用便携式pH记录仪在生理状态下对患者进行24小时食管pH连续监测,可提供食管是否存在过度酸反流的客观依据。在进行该项检查前3天,应停用抑酸药与促胃肠动力的药物。

3.食管吞钡X线检查

对不愿意接受或不能耐受内镜检查者行该检查。严重患者可发现阳性X线征。

(四)心理、社会状况

反流性食管炎长期持续存在,病情反复、病程迁延,因此患者会出现食欲减退,体重下降,导致患者心情烦躁、焦虑;合并消化道出血时会使患者紧张、恐惧。应注意评估患者的情绪状态及对本病的认知程度。

三、常见护理诊断及问题

(一)疼痛

疼痛与胃食管黏膜炎性病变有关。

(二)营养失调:低于机体需要量

营养失调与害怕进食、消化吸收不良等有关。

(三)有体液不足的危险

体液不足与合并消化道出血引起活动性体液丢失、呕吐及液体摄入量不足有关。

(四)焦虑

焦虑与病情反复、病程迁延有关。

（五）知识缺乏

缺乏对反流性食管炎病因和预防知识的了解。

四、诊断要点与治疗原则

（一）诊断要点

临床上有明显的反流症状，内镜下有反流性食管炎的表现，食管过度酸反流的客观依据即可作出诊断。

（二）治疗原则

以药物治疗为主，对药物治疗无效或发生并发症者可做手术治疗。

1.药物治疗

目前多主张采用递减法，即开始使用质子泵抑制剂加促胃肠动力药，迅速控制症状，待症状控制后再减量维持。

（1）促胃肠动力药：目前主要常用的药物是西沙必利。常用量为每次 5～15 mg，每天 3～4 次，疗程 8～12 周。

（2）抑酸药：①H_2 受体拮抗剂（H_2RA），西咪替丁 400 mg、雷尼替丁 150 mg、法莫替丁 20 mg，每天 2 次，疗程 8～12 周。②质子泵抑制剂（PPI），奥美拉唑 20 mg、兰索拉唑 30 mg、泮托拉唑 40 mg、雷贝拉唑 10 mg 和埃索美拉唑 20 mg，一天 1 次，疗程 4～8 周。③抗酸药，仅用于症状轻、间歇发作的患者作为临时缓解症状用。反流性食管炎有并发症或停药后很快复发者，需要长期维持治疗。H_2RA、西沙必利、PPI 均可用于维持治疗，其中以 PPI 效果最好。维持治疗的剂量因患者而异，以调整至患者无症状的最低剂量为合适剂量。

2.手术治疗

手术为不同术式的胃底折叠术。手术指征：①严格内科治疗无效。②虽经内科治疗有效，但患者不能忍受长期服药。③经反复扩张治疗后仍反复发作的食管狭窄。④确证由反流性食管炎引起的严重呼吸道疾病。

3.并发症的治疗

（1）食管狭窄：大部分狭窄可行内镜下食管扩张术治疗。扩张后予以长程 PPI 维持治疗可防止狭窄复发。少数严重瘢痕性狭窄需行手术切除。

（2）Barrett 食管：药物治疗是预防 Barrett 食管发生和发展的重要措施，必须使用 PPI 治疗及长期维持。

五、护理措施

（一）一般护理

为减少平卧时及夜间反流，可将床头抬高 15～20 cm。避免睡前 2 小时内进食，白天进餐后亦不宜立即卧床。应避免食用使食管下括约肌压力降低的食物和药物，如高脂肪食物、巧克力、咖啡、浓茶及硝酸甘油、钙通道阻滞剂等。应戒烟及禁酒。减少一切使腹压增高的因素，如肥胖、便秘、紧束腰带等。

（二）用药护理

遵医嘱给予药物治疗，注意观察药物的疗效及不良反应。

1.H₂受体拮抗剂

药物应在餐中或餐后即刻服用,若需同时服用抗酸药,则两药应间隔1小时以上。若静脉给药应注意控制速度,过快可引起低血压和心律失常。西咪替丁对雄性激素受体有亲和力,可导致男性乳腺发育、阳痿以及性功能紊乱,应做好解释工作。该药物主要通过肾排泄,用药期间应监测肾功能。

2.质子泵抑制剂

奥美拉唑可引起头晕,应嘱患者用药期间避免开车或做其他必须高度集中注意力的工作。兰索拉唑的不良反应包括荨麻疹、皮疹、瘙痒、头痛、口苦、肝功能异常等,轻度不良反应不影响继续用药,较严重时应及时停药。泮托拉唑的不良反应较少,偶可引起头痛和腹泻。

3.抗酸药

该药在饭后1小时和睡前服用。服用片剂时应嚼服,乳剂给药前应充分摇匀。

抗酸剂应避免与奶制品、酸性饮料及食物同时服用。

(三)饮食护理

(1)指导患者有规律地定时进餐,饮食不宜过饱,选择营养丰富、易消化的食物。避免摄入过咸、过甜、过辣的刺激性食物。

(2)制订饮食计划:与患者共同制订饮食计划,指导患者及家属改进烹饪技巧,增加食物的色、香、味,刺激患者食欲。

(3)观察并记录患者每天进餐次数、量、种类,以了解其摄入营养素的情况。

六、健康指导

(一)疾病知识的指导

向患者及家属介绍本病的有关病因,避免诱发因素。保持良好的心理状态,平时生活要有规律,合理安排工作和休息时间,注意劳逸结合,积极配合治疗。

(二)饮食指导

指导患者加强饮食卫生和饮食营养,养成有规律的饮食习惯;避免过冷、过热、辛辣等刺激性食物及浓茶、咖啡等饮料;嗜酒者应戒酒。

(三)用药指导

根据病因及病情进行指导,嘱患者长期维持治疗,介绍药物的不良反应,如有异常及时复诊。

（王　瑞）

第二节　胃　炎

胃炎是指不同病因所致的胃黏膜炎症,通常包括上皮损伤、黏膜炎症反应和细胞再生3个过程,是最常见的消化道疾病之一。

一、急性胃炎

急性胃炎是由多种病因引起的急性胃黏膜炎症,内镜检查可见胃黏膜充血、水肿、出血、糜烂及浅表溃疡等一过性病变。临床上,以急性糜烂出血性胃炎最常见。

(一)病因与发病机制

1.药物

最常引起胃黏膜炎症的药物是非甾体抗炎药,如阿司匹林、吲哚美辛等,可破坏胃黏膜上皮层,引起黏膜糜烂。

2.急性应激

严重的重要脏器衰竭、严重创伤、大手术、大面积烧伤、休克甚至精神心理因素等引起的急性应激,导致胃黏膜屏障破坏和 H^+ 弥散进入黏膜,引起胃黏膜糜烂和出血。

3.其他

酒精具有亲脂性和溶脂能力,高浓度酒精可直接破坏胃黏膜屏障。某些急性细菌或病毒感染、胆汁和胰液反流、胃内异物及肿瘤放疗后的物理性损伤,可造成胃黏膜损伤,引起上皮细胞损害、黏膜出血和糜烂。

(二)临床表现

1.症状

轻者大多无明显症状;有症状者主要表现为非特异性消化不良的症状。上消化道出血是该病突出的临床表现。

2.体征

上腹部可有不同程度的压痛。

(三)辅助检查

1.实验室检查

大便潜血试验呈阳性。

2.内镜检查

纤维胃镜检查是诊断的主要依据。

(四)治疗要点

治疗原则是去除致病因素和积极治疗原发病。药物引起者立即停药。急性应激者在积极治疗原发病的同时,给予抑制胃酸分泌的药物。发生上消化道大出血时,按上消化道出血处理。

(五)护理措施

1.休息与活动

注意休息,减少活动。急性应激致病者应卧床休息。

2.饮食护理

定时、规律进食,少食多餐,避免辛辣刺激性食物。

3.用药指导

指导患者遵医嘱慎用或禁用对胃黏膜有刺激作用的药物,并指导患者正确服用抑酸剂、胃黏膜保护剂等药物。

二、慢性胃炎

慢性胃炎是由各种病因引起的胃黏膜慢性炎症,发病率在各种胃病中居首位。

(一)病因与发病机制

1.幽门螺杆菌感染

幽门螺杆菌感染被认为是慢性胃炎最主要的病因。

2.饮食和环境因素

饮食中高盐和缺乏新鲜蔬菜、水果与发生慢性胃炎相关。幽门螺杆菌可增加胃黏膜对环境因素损害的易感性。

3.物理及化学因素

物理及化学因素可削弱胃黏膜的屏障功能,使其易受胃酸-胃蛋白酶的损害。

4.自身免疫

由于壁细胞受损,机体产生壁细胞抗体和内因子抗体,使胃酸分泌减少乃至缺失,还可影响维生素 B_{12} 吸收,导致恶性贫血。

5.其他因素

慢性胃炎与年龄相关。

(二)临床表现

1.症状

$70\%\sim80\%$ 的患者可无任何症状,部分患者表现为非特异性的消化不良,症状常与进食或食物种类有关。

2.体征

体征多不明显,有时上腹部轻压痛。

(三)辅助检查

1.实验室检查

胃酸分泌正常或偏低。

2.幽门螺杆菌检测

幽门螺杆菌可通过侵入性和非侵入性方法检测。

3.胃镜及胃黏膜活组织检查

胃镜及胃黏膜活组织检查是诊断慢性胃炎最可靠的方法。

(四)治疗要点

治疗原则是消除病因、缓解症状、控制感染、防治癌前病变。

1.根除幽门螺杆菌感染

对幽门螺杆菌感染引起的慢性胃炎,尤其在活动期,目前多采用三联疗法,即一种胶体铋剂或一种质子泵抑制剂加上两种抗菌药物。

2.根据病因给予相应处理

若因非甾体抗炎药引起,应停药并给予抑酸剂或硫糖铝;若因胆汁反流,可用氢氧化铝凝胶来吸附,或予以硫糖铝及胃动力药物以中和胆盐,防止反流。

3.对症处理

有胃动力学改变者,可服用多潘立酮、西沙必利等;自身免疫性胃炎伴有恶性贫血者,遵医嘱肌内注射维生素 B_{12}。

(五)护理措施

1.一般护理

(1)休息与活动:急性发作或伴有消化道出血时应卧床休息,并可用转移注意力、做深呼吸等方法来减轻焦虑、缓解疼痛。病情缓解时,进行适当的运动和锻炼,注意避免过度劳累。

(2)饮食护理:以高热量、高蛋白、高维生素及易消化的饮食为原则,宜定时定量、少食多餐、细嚼慢咽,避免摄入过咸、过甜、过冷、过热及辛辣刺激性食物。

2.病情观察

观察患者消化不良症状,腹痛的部位及性质,呕吐物和粪便的颜色、量及性状等,用药前后患者的反应。

3.用药护理

注意观察药物的疗效及不良反应。

(1)慎用或禁用阿司匹林、吲哚美辛等对胃黏膜有刺激的药物。

(2)胶体铋剂:枸橼酸铋钾宜在餐前半小时用吸管吸入服用。部分患者服药后出现便秘和大便呈黑色,停药后可自行消失。

(3)抗菌药物:服用阿莫西林前应询问患者有无青霉素过敏史,应用过程中注意有无迟发性变态反应。甲硝唑可引起恶心、呕吐等胃肠道反应。

4.症状、体征的护理

腹部疼痛或不适者,避免精神紧张,采取转移注意力、做深呼吸等方法缓解疼痛;或用热水袋热敷胃部,以解除痉挛、减轻腹痛。

5.健康指导

(1)疾病知识指导:向患者及家属介绍本病的相关病因和预后,避免诱发因素。

(2)饮食指导:指导患者加强饮食卫生和营养,规律饮食。

(3)生活方式指导:指导患者保持良好的心态,生活要有规律,合理安排工作和休息时间,劳逸结合。

(4)用药指导:指导患者遵医嘱服药,如有异常及时就诊,定期门诊复查。

(王　瑞)

第三节　上消化道出血

一、疾病概述

(一)概念和特点

上消化道出血是指屈氏韧带以上的消化道,包括食管、胃、十二指肠、胰腺、胆管等病变引起的出血,以及胃空肠吻合术的空肠病变引起的出血。上消化道大出血是指数小时内失血量超过1 000 mL或循环血容量的20%,主要表现为呕血和/或黑便,常伴有血容量减少而引起急性周围循环衰竭,是临床的急症,严重者可导致失血性休克而危及生命。

近年来,本病的诊断和治疗水平有很大的提高,临床资料统计显示,80%～85%急性上消化道大出血患者短期内能自行停止,仅15%～20%患者出血不止或反复出血,最终死于出血并发症,其中急性非静脉曲张性上消化道出血的发病率在我国仍居高不下,严重威胁人民的生命健康。

(二)相关病理生理

上消化道出血多为消化性溃疡侵蚀胃基底血管导致其破裂而引发出血。出血后逐渐影响周围血液循环量,如因出血量多引起有效循环血量减少,进而引发血液循环系统代偿,以致血压降低、心悸、出汗,急需即刻处理。出血处可能因血块形成而自动止血,但也可能再次出血。

(三)上消化道出血的病因

上消化道出血的病因包括溃疡性疾病、炎症、门脉高压、肿瘤、全身性疾病等。临床上最常见的病因是消化性溃疡,其他依次为急性糜烂出血性胃炎、食管胃底静脉曲张破裂和胃癌。现将病因归纳列述如下。

1.上消化道疾病

(1)食管疾病、食管物理性损伤、食管化学性损伤。

(2)胃、十二指肠疾病:消化性溃疡、Zollinger-Ellison 综合征、胃癌等。

(3)空肠疾病:胃肠吻合术后空肠溃疡、空肠 Crohn 病。

2.门静脉高压引起的食管胃底静脉曲张破裂出血

(1)各种病因引起的肝硬化。

(2)门静脉阻塞:门静脉炎、门静脉血栓形成、门静脉受邻近肿块压迫。

(3)肝静脉阻塞:如 Budd-Chiari 综合征。

3.上消化道邻近器官或组织的疾病

(1)胆管出血:胆囊或胆管结石、胆管蛔虫、胆管癌、肝癌、肝脓肿或肝血管瘤破入胆管等。

(2)胰腺疾病:急慢性胰腺炎、胰腺癌、胰腺假性囊肿、胰腺脓肿等。

(3)其他:纵隔肿瘤或囊肿破入食管、主动脉瘤、肝或脾动脉瘤破入食管等。

4.全身性疾病

(1)血液病:白血病、血友病、再生障碍性贫血、弥散性血管内凝血等。

(2)急性感染:脓毒症、肾综合征出血热、钩端螺旋体病、重症肝炎等。

(3)脏器衰竭:尿毒症、呼吸衰竭、肝衰竭等。

(4)结缔组织病:系统性红斑狼疮、结节性多动脉炎、皮肌炎等。

5.诱因

(1)服用水杨酸类或其他非甾体抗炎药物或大量饮酒。

(2)应激相关胃黏膜损伤:严重感染、休克、大面积烧伤、大手术、脑血管意外等应激状态下,会引起应激相关胃黏膜损伤。应激性溃疡可引起大出血。

(四)临床表现

上消化道大量出血的临床表现主要取决于出血量及出血速度。

1.呕血与黑便

呕血与黑便是上消化道出血的特征性表现,上消化道出血之后,均有黑粪。出血部位在幽门以上者常有呕血,若出血量较少、速度慢亦可无呕血。反之,幽门以下出血如出血量大、速度快,可因血反流入胃腔引起恶心、呕吐而表现为呕血。

呕血多棕褐色呈咖啡渣样,如出血量大,未经胃酸充分混合即呕出,则为鲜红色或有血块。黑粪呈柏油样,黏稠而发亮,当出血量大,血液在肠内推进快,粪便可呈暗红甚至鲜红色。

2.失血性周围循环衰竭

急性大量失血由于循环血容量迅速减少而导致周围循环衰竭。一般表现为头昏、心慌、乏力,突然起立发生晕厥、肢体冷感、心率加快、血压偏低等。严重者呈休克状态。

3.发热

大量出血后,多数患者在 24 小时内出现低热,持续 3～5 天后降至正常。发热原因可能与循环血量减少和周围循环衰竭导致体温调节中枢功能紊乱等因素有关。

4.氮质血症

上消化道大量出血后,由于大量血液蛋白质的消化产物在肠道被吸收,血中尿素氮浓度可暂时增高,称为肠源性氮质血症。一般于一次出血后数小时血尿素氮开始上升,24～48 小时达到高峰,一般不超过 14.3 mmol/L(40 mg/dL),3～4 天后降至正常。

5.贫血和血常规

急性大量出血后均有失血性贫血。但在出血的早期,血红蛋白浓度、红细胞计数与血细胞比容可无明显变化。在出血后,组织液渗入血管内,使血液稀释,一般经 3 小时以上才出现贫血,出血后 24～72 小时血液稀释到最大限度。贫血程度除取决于失血量外,还和出血前有无贫血、出血后液体平衡状态等因素相关。

急性出血患者为正细胞正色素性贫血,在出血后骨髓有明显代偿性增生,可暂时出现大细胞性贫血,慢性失血则呈小细胞低色素性贫血。出血 24 小时内网织红细胞即见增高,出血停止后逐渐降至正常。白细胞计数在出血后 2～5 小时轻至中度升高,血止后 2～3 天才恢复正常。但在肝硬化患者中,如同时有脾功能亢进,则白细胞计数可不升高。

（五）辅助检查

1.实验室检查

测定红细胞、白细胞和血小板计数,血红蛋白浓度、血细胞比容、肝肾功能、大便隐血检查等（以了解其病因、诱因及潜在的护理问题）。

2.内镜检查

出血后 24～48 小时内行急诊内镜检查,可以直接观察出血部位,明确出血的病因,同时对出血灶进行止血治疗,是上消化道出血病因诊断的首选检查方法。

3.X 线钡餐检查

X 线钡餐检查对明确病因亦有价值。主要适用于不宜或不愿进行内镜检查者或胃镜检查未能发现出血原因,需排除十二指肠降段以下的小肠段有无出血病灶者。

4.其他

放射性核素扫描或选择性动脉造影,如腹腔动脉、肠系膜上动脉造影,帮助确定出血部位,适用于内镜及 X 线钡剂造影未能确诊而又反复出血者。不能耐受 X 线、内镜或动脉造影检查的患者,可做吞线试验,根据棉线有无沾染血迹及其部位,可以估计活动性出血部位。

（六）治疗原则

上消化道大量出血为临床急症,应采取积极措施进行抢救。迅速补充血容量,纠正水、电解质失衡,预防和治疗失血性休克,给予止血治疗,同时积极进行病因诊断和治疗。

药物治疗:包括局部用药和全身用药两部分。

1.局部用药

经口或胃管注入消化道内,对病灶局部进行止血,主要如下。

(1)8～16 mg 去甲肾上腺素溶于 100～200 mL 冰盐水口服,强烈收缩出血的小动脉而止血,适用于胃、十二指肠出血。

(2)口服凝血酶,经接触性止血,促使纤维蛋白原转变为纤维蛋白,加速血液凝固,近年来被广泛应用于局部止血。

2.全身用药

经静脉进入体内,发挥止血作用。

(1)抑制胃酸分泌药:对消化性溃疡和急性胃黏膜损伤引起的出血,常规给予 H_2 受体拮抗剂或质子泵抑制剂,以提高和保持胃内较高的 pH,有利于血小板聚集及血浆凝血功能所诱导的止血过程。常用药物:西咪替丁 200～400 mg,每 6 小时 1 次;雷尼替丁 50 mg,每 6 小时 1 次;法莫替丁 20 mg,12 小时 1 次;奥美拉唑 40 mg,每 12 小时 1 次。急性出血期均为静脉用药。

(2)降低门静脉压力药:①血管升压素及其拟似物,为常用药物,其机制是收缩内脏血管,从而减少门静脉血流量,降低门静脉及其侧支循环的压力。用法为血管升压素 0.2 U/min 持续静脉滴注,视治疗反应,可逐渐加至 0.4 U/min。同时用硝酸甘油静脉滴注或含服,以减轻大剂量用血管升压素的不良反应,并且硝酸甘油有协同降低门静脉压力的作用。②生长抑素及其拟似物,止血效果好,可明显减少内脏血流量,并减少奇静脉血流量,而奇静脉血流量是食管静脉血流量的标志。14 肽天然生长抑素,用法为首剂 250 μg 缓慢静脉注射,继以 250 μg/h 持续静脉滴注。人工合成剂奥曲肽,常用首剂 100 μg 缓慢静脉注射,继以 25～50 μg/h 持续静脉滴注。

(3)促进凝血和抗纤溶药物:补充凝血因子如静脉注入纤维蛋白原和凝血酶原复合物,对凝血功能异常引起出血者有明显疗效。抗血纤溶芳酸和 6-氨基己酸有对抗或抑制纤维蛋白溶解的作用。

二、护理评估

(一)一般评估

1.生命体征

大量出血患者因血容量不足,外周血管收缩,体温可能偏低,出血后 2 天内多有发热,一般不超过 38.5 ℃,持续 3～5 天;脉搏增快(＞120 次/分)或细速;呼吸急促、浅快;血压降低,收缩压降至 10.7 kPa(80 mmHg)以下,甚至可持续下降至测不出,脉压差减小,小于 3.3 kPa(25 mmHg)。

2.患者主诉

患者有无头晕、乏力、心慌、气促、冷、口干口渴等症状。

3.相关记录

呕血颜色、量,皮肤、尿量、出入量、大便颜色和量等记录结果。

(二)身体评估

1.头颈部

上消化道大量出血,有效循环血容量急剧减少,患者可出现精神萎靡、嗜睡、表情淡漠、烦躁不安、意识模糊甚至昏迷。

2.腹部

(1)有无肝大、脾大:脾大、蜘蛛痣、腹壁静脉曲张或有腹水者,提示肝硬化门脉高压食管静脉破裂出血;肝大、质地硬、表面凹凸不平或有结节,提示肝癌。

(2)腹部肿块的软硬度:如果质地硬、表面凹凸不平或有结节,应考虑胃、胰腺、肝、胆肿瘤。

(3)中等量以上的腹水可有移动性浊音。

(4)肠鸣音活跃,肠蠕动增强,肠鸣音达 10 次/分以上,但音调不特别高调,提示有活动性出血。

(5)直肠和肛门有无结节、触痛和肿块、狭窄等异常情况。

3.其他

(1)出血部位与出血性质的评估:上消化道出血不包括口、鼻、咽喉等部位出血及咯血,应注意鉴别。出血部位在幽门以上,呕血及黑粪可同时发生,而幽门以下部位出血,多以黑粪为主。下消化道出血较少时,易被误认为是上消化道出血。下消化道出血仅有便血,无呕血,粪便鲜红、暗红或有血块,患者常感下腹部疼痛等不适感。进食动物血、肝,服用骨炭、铁剂、铋剂或中药也可使粪便发黑,但黑而无光泽。

(2)出血量的评估:粪便隐血试验阳性,表示每天出血量大于 5 mL;出现黑便时表示每天出血量在 50~70 mL,胃内积血量达 250~300 mL,可引起呕血;急性出血量<400 mL 时,组织液及脾脏贮血补充失血量,可无临床表现,若大量出血,数小时内失血量超过 1 000 mL 或循环血容量的 20%,引起急性周围循环衰竭,导致急性失血性休克而危及患者生命。

(3)失血程度的评估:失血程度除按出血量评估外,还应根据全身状况来判断。失血的表现多伴有全身症状,表现如下。①轻度失血:失血量达全身总血量 10%~15%,患者表现为皮肤苍白、头晕、怕冷,血压可正常但有波动,脉搏稍快,尿量减少。②中度失血:失血量达全身总血量 20%以上,患者表现为口干、眩晕、心悸、血压波动、脉压变小、脉搏细数、尿量减少。③重度失血:失血量达全身总血量 30%以上,患者表现为烦躁不安、意识模糊、出冷汗、四肢厥冷、血压显著下降、脉搏细数超过120 次/分,尿少或尿闭,重者失血性休克。

(4)出血是否停止的评估:①反复呕血,呕吐物由咖啡色转为鲜红色,黑便次数增多且粪便稀薄,色泽转为暗红色,伴肠鸣音亢进;②周围循环衰竭的表现经充分补液、输血仍未见明显改善,或暂时好转后又恶化,血压不稳,中心静脉压不稳定;③红细胞计数、血细胞比容、血红蛋白测定不断下降,网织红细胞计数持续增高;④在补液足够、尿量正常时,血尿素氮升高;⑤门脉高压患者的脾大,因出血而暂时缩小,如不见脾脏恢复肿大,提示出血未止。

(三)心理、社会评估

患者发生呕血与黑便时都可导致紧张、烦躁不安、恐惧、焦虑等反应。病情危重者可出现濒死感,而此时其家属表现伤心状态,使患者出现较强烈的紧张及恐惧感。慢性疾病或全身性疾病致反复呕血与黑便者,易对治疗和护理失去信心,表现为护理工作上不合作。患者及其家庭对疾病的认识态度影响患者的生活质量,影响其工作、学习、社交等活动。

(四)辅助检查结果评估

1.血常规

上消化道出血后均有急性失血性贫血;出血后 6~12 小时红细胞计数、血红蛋白浓度及血细胞比容下降;在出血后 2~5 小时白细胞数开始增高,血止后 2~3 天降至正常。

2.血尿素氮测定

呕血的同时因部分血液进入肠道,血红蛋白的分解产物在肠道被吸收,故在出血数小时后尿素氮开始不升,24~48 小时可达高峰,持续时间不等,与出血时间长短有关。

3.粪便检查

隐血试验(OBT)阳性,但检查前需禁止食动物血、肝及绿色蔬菜等 3~4 天。

4.内镜检查

直接观察出血的原因和部位,黏膜皱襞迂曲可提示胃底静脉曲张。

(五)常用药物治疗效果的评估

1.输血

输血前评估患者的肝功能,肝功能受损宜输新鲜血,因库存血含氨量高易诱发肝性脑病。同时要评估患者年龄、病情、周围循环动力学及贫血状况,注意因输液、输血过快或过多导致肺水肿,原有心脏病或老年患者必要时可根据中心静脉压调节输液量。

2.血管升压素

滴注速度应准确,并严密观察有无出现腹痛、血压升高、心律失常、心肌缺血,甚至发生心肌梗死等不良反应。评估是否药液外溢,一旦外溢用50%硫酸镁湿敷,因该药有抗利尿作用,突然停用血管升压素会引起反射性尿液增多,故应观察尿量并向家属做好解释工作。同时,孕妇、冠心病、高血压禁用血管升压素。

3.凝血酶

口服凝血酶时评估有无有恶心、头昏等不良反应,并指导患者更换体位。此药不能与酸碱及重金属等药物配伍,应现用现配,若出现过敏现象应立即停药。

4.镇静剂

评估患者的肝功能,肝病患者忌用吗啡、巴比妥类等强镇静药物。

三、主要护理诊断/问题

(一)体液不足

体液不足与上消化道大量出血有关。

(二)活动无耐力

活动无耐力与上消化道出血所致周围循环衰竭有关。

(三)营养失调

营养低于机体需要量与急性期禁食及贫血有关。

(四)恐惧

恐惧与急性上消化道大量出血有关。

(五)知识缺乏

缺乏有关出血的知识及防治的知识。

(六)潜在并发症

休克、急性肾衰竭。

四、护理措施

(一)一般护理

1.休息与体位

少量出血者应卧床休息,大出血时绝对卧床休息,取平卧位并将下肢略抬高,以保证脑部供血。呕吐时头偏向一侧,防止窒息或误吸。指导患者坐起、站起时动作要缓慢,出现头晕、心慌、出汗时立即卧床休息并告知护士。病情稳定后,逐渐增加活动量。

2.饮食护理

急性大出血伴恶心、呕吐者应禁食。少量出血无呕吐者,可进食温凉、清淡流质食物。出血停止后改为营养丰富、易消化、无刺激性半流质、软食,少量多餐逐渐过渡到正常饮食。食管胃底静脉曲张破裂出血者避免进粗糙、坚硬、刺激性食物,且应细嚼慢咽。防止损伤曲张静脉而再次出血。

3.安全护理

轻症患者可起身稍做活动,可上厕所大小便。但应注意有活动性出血时,患者常因有便意而至厕所,在排便时或便后起立时晕厥,因此必要时由护士陪同如厕或暂时改为在床上排泄。重症患者应多巡视,用床栏加以保护。

(二)病情观察

上消化道大量出血时,有效循环血容量急剧减少,可导致休克或死亡,所以要严密监测。

(1)精神和意识状态:是否精神萎靡、嗜睡、表情淡漠、烦躁不安、意识模糊甚至昏迷。

(2)生命体征:体温不升或发热,呼吸急促,脉搏细弱、血压降低、脉压差变小、必要时行心电监护。

(3)周围循环状况:观察皮肤和甲床色泽,肢体温暖或是湿冷,周围静脉特别是颈静脉充盈情况。

(4)准确记录 24 小时出入量,测每小时尿量,应保持尿量大于每小时 30 mL,并记录呕吐物和粪便的性质、颜色及量。

(5)定期复查红细胞计数、血细胞比容、血红蛋白、网织红细胞计数、血尿素氮、粪潜血,以了解贫血程度、出血是否停止。

(三)用药护理

立即建立静脉通道,遵医嘱迅速、准确地实施输血、输液、各种止血治疗及用药等抢救措施,并观察治疗效果及不良反应。血管升压素可引起腹痛、血压升高、心律失常、心肌缺血,甚至发生心肌梗死,故滴注速度应准确,并严密观察不良反应。同时,孕妇、冠心病、高血压禁用血管升压素。肝病患者忌用吗啡、巴比妥类药物,宜输新鲜血,因库存血含氨量高,易诱发肝性脑病。

(四)三腔两囊管护理

插管前应仔细检查,确保三腔气囊管通畅,无漏气,并分别做好标记,以防混淆,备用。插管后检查管道是否在胃内,抽取胃液,确定管道在胃内分别向胃囊和食管囊注气,将食管引流管、胃管连接负压吸引器,定时抽吸,观察出血是否停止,并记录引流液的性状及量。并做好留置于腔气囊管期间的护理和拔管出血停止后的观察及拔管。

(五)心理护理

护理人员应关心、安慰患者尤其是反复出血者。解释各项检查、治疗措施,耐心细致地解答患者或家属的提问,消除他们的疑虑。同时,经常巡视,大出血时陪伴患者,以减轻患者的紧张情绪。抢救工作应迅速而不忙乱,使其产生安全感、信任,保持稳定情绪,帮助患者消除紧张、恐惧心理,更好地配合治疗及护理。

(六)健康教育

1.疾病知识指导

应帮助患者和家属掌握有关疾病的病因和诱因,以及预防、治疗和护理知识,以减少再度出血的危险。并且指导患者及家属学会早期识别出血征象及应急措施。

2.饮食指导

合理饮食是避免诱发上消化道出血的重要措施。注意饮食卫生和规律饮食;进食营养丰富、易消化的食物,避免粗糙、刺激性食物,或过冷、过热、产气多的食物、饮料,禁烟、浓茶、咖啡等对胃有刺激的食物。

3.生活指导

生活起居要有规律,劳逸结合,情绪乐观,保证身心愉悦,避免长期精神紧张。应在医师指导下用药,同时,慢性病者应定期门诊随访。

4.自我观察

教会患者出院后早期识别出血征象及应急措施:出现头晕、心悸等不适,或呕血、黑便时,立即卧床休息,保持安静,减少身体活动;呕吐时取侧卧位以免误吸;立即送医院治疗。

5.及时就诊的指标

(1)有呕血和黑便。

(2)出现血压降低、头晕、心悸等不适。

五、护理效果评估

(1)患者呕血和黑便停止,生命体征正常。

(2)患者活动耐受力增加,活动时无晕厥、跌倒危险。

(3)患者置管期间患者无窒息、意外吸入,食管胃底黏膜无溃烂、坏死。

(4)患者体重逐渐恢复正常,营养状态良好。

(王 瑞)

第四节 消化性溃疡

一、疾病概述

(一)概念和特点

消化性溃疡主要指发生在胃和十二指肠的慢性溃疡,即胃溃疡(gastric ulcer,GU)和十二指肠溃疡(duodenal ulcer,DU),因溃疡的形成与胃酸、胃蛋白酶的消化作用有关而得名。溃疡的黏膜缺损超过黏膜肌层,不同于糜烂。

消化性溃疡是全球常见疾病,其患病率在近年来呈下降趋势。本病可发生于任何年龄,但中年最为常见,DU多见于青壮年,而GU多见于中老年,后者发病高峰比前者约迟10年。男性患病比女性多见。临床上DU比GU多见,两者之比为(2~3)∶1,但有地区差异。

(二)相关病理、生理

目前,对消化性溃疡的病理、生理的认识主要是基于Shay和Sun等人提出的"平衡学说"。即正常情况下,胃黏膜的攻击因子与防御因子应保持生理上的平衡,若攻击因子过强或防御因子减弱,就会造成胃黏膜损伤而引起溃疡。攻击因子主要有胃酸、胃蛋白酶、幽门螺杆菌等。防御因子主要有碳酸氢盐、胃黏液屏障和前列腺素等细胞保护因子。因此,"平衡学说"实际上就是胃酸分泌系统与胃黏膜保护系统之间的平衡。

(三)消化性溃疡的病因

1.幽门螺杆菌感染和非甾体抗炎药

近年的研究已经明确,幽门螺杆菌(Hp)感染和服用非甾体抗炎药(NSAIDs)是最常见病因。溃疡发生是黏膜侵袭因素和防御因素失平衡的结果,胃酸在溃疡的形成中起关键作用。对胃、十二指肠黏膜有损伤的侵袭因素包括胃酸和胃蛋白酶的消化作用,Hp 的感染、NSAIDs,以及胆盐、胰酶、酒精等,其中 Hp 和 NSAIDs 是损害胃黏膜屏障,导致消化性溃疡的最常见病因。

2.下列因素与消化性溃疡发病有不同程度的关系

(1)吸烟:吸烟者消化性溃疡的发生率比不吸烟者高,吸烟影响溃疡愈合和促进溃疡复发。

(2)遗传:消化性溃疡的家族史可能是 Hp 感染"家庭聚集"现象,O 型血胃上皮细胞表面表达更多黏附受体而有利于 Hp 定植,故 O 型血者易患消化性溃疡。

(3)急性应激:情绪应激可能主要起诱因作用,可能通过神经内分泌途径影响胃十二指肠分泌、运动和黏膜血流的调节。

(4)胃十二指肠运动异常:胃肠运动障碍不大可能是原发病因,但可加重 Hp 或 NSAIDs 对黏膜的损害。

因此,消化性溃疡是一种多因素疾病,其中 Hp 感染和服用 NSAIDs 是已知的主要病因,溃疡发生是黏膜侵袭因素和防御因素失平衡的结果,胃酸在溃疡形成中起关键作用。

(四)临床表现

上腹痛是消化性溃疡的主要症状,但部分患者可无症状或症状较轻以至于不为患者所注意,而以出血、穿孔等并发症为首发症状。

典型的消化性溃疡有如下临床特点:①慢性过程,病史可达数年至数十年;②周期性发作,发作与自发缓解相交替,发作期可为数周或数月,缓解期亦长短不一,短者数周、长者数年;发作常有季节性,多在秋冬季或冬春之交发病,可因精神情绪不良或过劳而诱发;③发作时上腹痛呈节律性,表现为空腹痛即餐后2~4小时和/或午夜痛,腹痛多为进食或服用抗酸药所缓解,典型节律表现在 GU 多见。

1.症状

上腹痛为主要症状,性质多为灼痛,亦可为钝痛、胀痛、剧痛或饥饿样不适感。多位于中上腹,可偏右或偏左。一般为轻至中度持续性痛。疼痛常有典型的节律性如上述。腹痛多在进食或服用抗酸药后缓解。

2.体征

溃疡活动时上腹部可有局限性轻压痛,缓解期无明显体征。

(五)辅助检查

1.实验室检查

血常规、尿和便常规(粪便潜血试验)、生化、肝肾功能检查(以了解其病因、诱因及潜在的护理问题)。

2.胃镜和胃黏膜活组织检查

胃镜和胃黏膜活组织检查是确诊消化性溃疡首选的检查方法。内镜下消化性溃疡多呈圆形或椭圆形,也有呈线形,边缘光整,底部覆有灰黄色或灰白色渗出物,周围黏膜可有充血、水肿,可见皱襞向溃疡集中。内镜下溃疡可分为活动期(A)、愈合期(H)和瘢痕期(S)3个病期。

3.X线钡餐检查

其适用于对胃镜检查有禁忌或不愿接受胃镜检查者。溃疡的X线征象有直接和间接两种：龛影是直接征象，对溃疡有确诊价值；局部压痛、十二指肠球部激惹和球部畸形、胃大弯侧痉挛性切迹均为间接征象，仅提示可能有溃疡。

4.Hp检测

该检测应列为消化性溃疡诊断的常规检查项目，因为有无 Hp 感染决定治疗方案的选择。监测方法分为侵入性和非侵入性两大类。前者需通过胃镜检查取胃黏膜活组织进行监测，主要包括快呋塞米素酶试验、组织学检查和 Hp 培养；后者主要有^{13}C或^{14}C尿素呼气试验、粪便 Hp 抗原检测及血清学检查。

(六)治疗原则

消化性溃疡的治疗目的：消除病因、缓解症状、愈合溃疡、防止复发和防治并发症。针对病因的治疗，例如根除 Hp，有可能彻底治愈溃疡病，是近年来消化性溃疡治疗的一大进展。

1.药物治疗

治疗消化性溃疡的药物可分为抑制胃酸分泌的药物和保护胃黏膜的药物两大类，主要起缓解症状和促进溃疡愈合的作用，常与根除 Hp 治疗配合使用。

(1)抑制胃酸药物：溃疡的愈合与抑酸治疗的强度和时间成正比。抗酸药具有中和胃酸作用，可迅速缓解疼痛症状，但一般剂量难以促进溃疡愈合，故目前多作为加强止痛的辅助治疗。常用的抑制胃酸的药物有碱性抗酸剂：氢氧化铝、铝碳酸镁等及其复方制剂；H₂受体拮抗剂：西咪替丁800 mg，每晚1次或400 mg，2次/天；雷尼替丁300 mg，每晚1次或150 mg，2次/天；法莫替丁40 mg，每晚1次或20 mg，2次/天；尼扎替丁300 mg，每晚1次或150 mg，2次/天；质子泵抑制剂：奥美拉唑20 mg，1次/天；兰索拉唑30 mg，1次/天。

(2)保护胃黏膜药物：硫糖铝和胶体铋目前已少用作治疗消化性溃疡的一线药物。枸橼酸铋钾(胶体次枸橼酸铋)因兼有较强抑制幽门螺杆菌作用，可作为根除 Hp 联合治疗方案的组分，但要注意此药不能长期服用，因会过量蓄积而引起神经毒性。米索前列醇具有抑制胃酸分泌、增加胃十二指肠黏膜的黏液及碳酸氢盐分泌和增加黏膜血流等作用，主要用于NSAIDs溃疡的预防，腹泻是常见不良反应，因引起子宫收缩故孕妇忌服。

常用的有硫糖铝1 g，4次/天；前列腺素类药物：米索前列醇200 μg，4次/天；胶体铋：枸橼酸铋钾120 mg，4次/天。

根除幽门螺杆菌治疗：凡有 Hp 感染的消化性溃疡，无论初发或复发、活动或静止、有无合并症，均应予以根除 Hp 治疗。根除 Hp 治疗结束后，继续给予一个常规疗程的抗溃疡治疗是最理想的。这对有并发症或溃疡面积大的患者尤为必要。

2.其他治疗

外科手术，仅限于少数有并发症者，包括：①大量出血经内科治疗无效；②急性穿孔；③瘢痕性幽门梗阻；④胃溃疡癌变；⑤严格内科治疗无效的顽固性溃疡。

二、护理评估

(一)一般评估

1.患病及治疗经过

询问发病的有关诱因和病因，例如发病是否与天气变化，饮食不当或情绪激动有关；有无暴饮暴食、喜食酸辣等刺激性食物的习惯;是否嗜烟酒;有无经常服用 NSAIDs 药物史;家族中有无溃疡病者等。询问患者的病程经过,例如首次疼痛发作的时间,疼痛与进食的关系,是餐后还是空腹出现,有无规律,部位及性质如何,应用何种方法能缓解疼痛。曾做过何种检查和治疗,结果如何。

2.患者主诉与一般情况

患者有无恶心、呕吐、嗳气、反酸等其他消化道症状,有无呕血、黑便、频繁呕吐等症状。询问此次发病与既往有无变化,日常休息与活动如何等。

3.相关记录

腹痛、体重、体位、饮食、药物、出入量等记录结果。

(二)身体评估

1.头颈部

患者有无痛苦表情、消瘦、贫血貌等。

2.腹部

(1)上腹部有无固定压痛点,有无胃蠕动波,全腹有无压痛、反跳痛,有无腹肌紧张。

(2)有无空腹振水音,腹部有无肠鸣音变化(亢进、减弱或消失),结合病例综合考虑。

3.其他

患者有无因腹部疼痛而发生的体位改变等。

(三)心理、社会评估

患者及家属对疾病的认识程度,患者有无焦虑或恐惧等心理,患者在疾病治疗过程中的心理反应与需求,家庭及社会支持情况。

(四)辅助检查结果评估

(1)血常规:有无红细胞计数、血红蛋白减少。

(2)粪便潜血试验:是否为阳性。

(3)Hp 检测:是否为阳性。

(4)胃液分析:基础排酸量和最大排酸量是增高、减少还是正常。

(5)X 线钡餐造影:有无典型的溃疡龛影及其部位。

(6)胃镜及黏膜活检:溃疡的部位、大小及性质如何,有无活动性出血。

(五)常用药物治疗效果的评估

1.抗酸药评估要点

(1)用药剂量/天、时间、用药的方法(静脉注射、口服)的评估与记录。

(2)有无磷缺乏症表现:食欲缺乏、软弱无力等症状,甚至有骨质疏松的表现。

(3)有无严重便秘、代谢性碱中毒与钠潴留,甚至肾损害。服用镁剂应注意有无腹泻。

2.H_2 受体拮抗剂评估要点

(1)用药剂量/天、时间、用药的方法(静脉注射、口服)的评估与记录,静脉给药应注意控制速度,速度过快可引起低血压和心律失常。

(2)注意监测肝、肾功能,注意有无头痛、头晕、疲倦、腹泻及皮疹等反应,因药物可随母乳排出,哺乳期应停止用药。

3.质子泵抑制剂的评估要点

(1)患者自觉症状:有无头晕、腹泻等症状。

（2）有无皮肤等反应：例如荨麻疹、皮疹、瘙痒、头痛、口苦和肝功能异常等。

三、主要护理诊断

（一）腹痛
腹痛与胃酸刺激溃疡面引起化学性炎症反应有关。

（二）营养失调
低于机体需要量与疼痛致摄入减少及消化吸收障碍有关。

（三）知识缺乏
缺乏有关消化性溃疡病因及预防知识。

（四）潜在并发症
上消化道大量出血、穿孔、幽门梗阻和癌变。

四、护理措施

（一）休息与活动
溃疡活动期且症状较重者，嘱其卧床休息几天至1～2周，可使疼痛等症状缓解。病情较轻者则应鼓励其适当活动，以分散注意力。

（二）指导缓解疼痛
注意观察及详细了解患者疼痛的规律和特点，并按其疼痛特点指导缓解疼痛的方法。如DU表现为空腹痛或午夜痛，指导患者在疼痛前或疼痛时进食碱性食物（如苏打饼干等），或服用制酸剂。也可采用局部热敷或针灸止痛。

（三）合理饮食
选择营养丰富，易消化的食物。症状重者以面食为主。避免食用机械性和化学性刺激强的食物。以少食多餐为主，每天进食4～5次，避免过饱，进食宜细嚼慢咽，以增加唾液分泌，稀释和中和胃酸。

（四）用药护理
应严格按医嘱用药，并注意观察常用药的毒副作用，发现问题及时处理。

（五）心理护理
多关心体贴患者，使患者保持良好的情绪，因为过分焦虑和恐惧往往更易诱发和加重消化性溃疡。

（六）健康教育
1.帮助患者认识和去除病因
讲解引起和加重溃疡病的相关因素，指导其保持乐观情绪，规律生活。

2.饮食指导
建立合理的饮食习惯和结构，戒除烟酒，避免摄入刺激性食物。饮食宜清淡、易消化、富有营养，少食多餐。

3.用药原则
指导患者按医嘱正确服药，学会观察药效及不良反应，不随便停药或减量，防止溃疡复发。指导患者慎用或勿用致溃疡的药物，如阿司匹林、咖啡因、泼尼松等。

4.适当活动计划

制订个体化的活动计划,选择合适的锻炼方式,提高机体抵抗力。

5.自我观察

教会患者出院后的某些重要指标的自我监测:如腹痛、呕吐、黑便等监测并正确记录。

6.及时就诊的指标

(1)上腹疼痛节律发生变化或疼痛加剧。

(2)出现呕血、黑便等。

(王　瑞)

第五节　细菌性肝脓肿

一、概述

(一)病因

因化脓性细菌侵入肝脏形成的肝化脓性病灶,称为细菌性肝脓肿。细菌性肝脓肿的主要病因是继发于胆管结石、胆管感染,尤其是肝内胆管结石并引发化脓性胆管炎时,在肝内胆管结石梗阻的近端部位可引起散在多发小脓肿。此外,在肝外任何部位或器官的细菌性感染病灶,均可因脓毒血症的血行播散而发生本病。总之,不论何种病因引起细菌性肝脓肿,绝大多数都为多发性,其中可能有一个较大的脓肿,单个细菌性脓肿很少见。

(二)病理

化脓性细菌侵入肝脏后,正常肝脏在巨噬细胞作用下不发生脓肿。当机体抵抗力下降时,细菌在组织中发生炎症,形成脓肿。血源性感染通常为多发性;胆源性感染脓肿也为多发性,且与胆管相通。肝脓肿形成发展过程中,大量细菌毒素被吸收而引起败血症、中毒性休克、多器官功能衰竭或形成膈下脓肿、腹膜炎等。

二、护理评估

(一)健康史

了解患者的饮食、活动等一般情况,是否有胆管病史及胆管感染病史,体内部位有无化脓性病变,是否有肝外伤史。

(二)临床表现

(1)寒战和高热:是最常见的症状。往往寒热交替,反复发作,多呈一日数次的弛张热,体温38～41 ℃,伴有大量出汗,脉率增快。

(2)腹痛:为右上腹肝区持续性胀痛,如位于肝右叶膈顶部的脓肿,则可引起右肩部放射痛。

(3)肝大:肝大而有压痛,如脓肿在肝脏面的下缘,则在右肋缘下可扪到肿大的肝或波动性肿块,有明显触痛及腹肌紧张;如脓肿浅表,则可见右上腹隆起;如脓肿在膈面,则横膈抬高,肝浊音界上升。

(4)乏力、食欲缺乏、恶心和呕吐:少数患者还出现腹泻、腹胀以及难以忍受的呃逆等症状。

(5)黄疸：可有轻度黄疸；若继发于胆管结石胆管炎，可有中度或重度黄疸。

（三）辅助检查

(1)实验室检查：血常规检查提示白细胞明显升高，中性粒细胞在 0.90 以上，有核左移现象或中毒颗粒。肝功能、血清转氨酶、碱性磷酸酶升高。

(2)影像学检查：X 线检查能分辨肝内直径 2 cm 的液性病灶，并明确部位与大小，CT、磁共振检查有助于诊断肝脓肿。

(3)诊断性穿刺：B 超可以测定脓肿部位、大小及距体表深度，为确定脓肿穿刺点或手术引流提供了方便，可作为首选的检查方法。

（四）治疗原则

非手术治疗，应在治疗原发病灶的同时，使用大剂量有效抗生素和全身支持疗法。手术治疗，可进行脓肿切开引流术和肝切除术。

三、护理问题

（一）疼痛

疼痛与腹腔内感染、手术切口、引流管摩擦牵拉有关。

（二）体温过高

体温过高与感染、手术损伤有关。

（三）焦虑

焦虑与环境改变及不清楚疾病的预后、病情危重有关。

（四）口腔黏膜改变

口腔黏膜改变与高热、进食、进水量少有关。

（五）体液不足

体液不足与高热后大汗、液体摄入不足、引流液过多有关。

（六）潜在并发症

并发症如腹腔感染。

四、护理目标

（一）患者疼痛减轻或缓解

其表现为能识别并避免疼痛的诱发因素，能运用减轻疼痛的方法自我调节，不再应用止痛药。

（二）患者体温降低

这表现为体温恢复至正常范围或不超过 38.5 ℃，发热引起的身心反应减轻或消失，舒适感增加。

（三）患者焦虑减轻

其表现为能说出焦虑的原因及自我表现；能有效运用应对焦虑的方法；焦虑感减轻，生理和心理上舒适感有所增加；能客观地正视存在的健康问题，对生活充满信心。

（四）患者口腔黏膜无改变

这主要表现为患者能配合口腔护理；口腔清洁卫生，无不适感；口腔黏膜完好。

(五)患者组织灌注良好

组织灌注良好表现为患者循环血容量正常,皮肤黏膜颜色、弹性正常;生命体征平稳,体液平衡,无脱水现象。

(六)患者不发生并发症

不发生并发症或并发症能及时被发现和处理。

五、护理措施

(一)减轻或缓解疼痛

(1)观察、记录疼痛的性质、程度、伴随症状,评估诱发因素。

(2)加强心理护理,给予精神安慰。

(3)咳嗽、深呼吸时用手按压腹部,以保护伤口,减轻疼痛。

(4)妥善固定引流管,防止引流管来回移动所引起的疼痛。

(5)严重时注意生命体征的改变及疼痛的演变。

(6)指导患者使用松弛术、分散注意力等方法,如听音乐、相声或默数,以减轻患者对疼痛的敏感性,减少止痛药物的用量。

(7)在疼痛加重前,遵医嘱给予镇痛药,并观察、记录用药后的效果。

(8)向患者讲解用药知识,如药物的主要作用、用法,用药间隔时间,疼痛时及时应用止痛药。

(二)降低体温,妥善保暖

(1)评估体温升高程度及变化规律,观察生命体征、意识状态变化及食欲情况,以便及时处理。

(2)调节病室温度、湿度,保持室温在18~20 ℃,湿度在50%~70%,保证室内通风良好。

(3)给予清淡、易消化的高热量、高蛋白、高维生素的流质或半流质饮食,鼓励患者多饮水或饮料。

(4)嘱患者卧床休息,保持舒适体位,保持病室安静,以免增加烦躁情绪。

(5)有寒战者,增加盖被或用热水袋、电热毯保暖,并做好安全护理,防止坠床。

(6)保持衣着及盖被适中,大量出汗后要及时更换内衣、床单,可在皮肤与内衣之间放入毛巾,以便更换。

(7)物理降温。体温超过38.5 ℃,根据病情选择不同的降温方法,如冰袋外敷、温水或酒精擦浴、冰水灌肠等,降温半小时后测量体温1次,若降温时出现颤抖等不良反应,立即停用。

(8)药物降温。经物理降温无效后,可遵医嘱给予药物降温,并注意用药后反应,防止因大汗致使虚脱发生。

(9)高热患者应给予吸氧,氧浓度不超过40%,流量2~4 L/min,可保证各重要脏器有足够的氧供应,减轻组织缺氧。

(10)保持口腔、皮肤清洁,口唇干燥应涂抹液状石蜡或护唇油,预防口腔、皮肤感染。

(11)定时测量并记录体温,观察、记录降温效果。

(12)向患者及家属介绍简单物理降温方法及发热时的饮食、饮水要求。

(三)减轻焦虑

(1)评估患者焦虑表现,协助患者寻找焦虑原因。

(2)向患者讲解情绪与疾病的关系,以及保持乐观情绪的重要性;总结以往对付挫折的经验,探讨正确的应对方式。

（3）为患者创造安全、舒适的环境：①多与患者交谈，但应避免自己的情绪反应与患者情绪反应相互起反作用。②帮助患者尽快熟悉环境。③用科学、熟练、安全的技术护理患者，取得患者信任。④减少对患者的不良刺激，如限制患者与其他焦虑情绪的患者或家属接触。

（4）帮助患者减轻情绪反应：①鼓励患者诉说自己的感觉，让其发泄愤怒、焦虑情绪。②理解、同情患者，耐心倾听，帮其树立战胜疾病的信心。③分散患者注意力，如听音乐、与人交谈等。④消除对患者产生干扰的因素，如解决失眠等问题。

（5）帮助患者正确估计目前病情，配合治疗及护理。

（四）做好口腔护理

（1）评估口腔黏膜完整程度：讲解保持口腔清洁的重要性，使患者接受。

（2）向患者及家属讲解引起口腔黏膜改变的危险因素，介绍消除危险因素的有效措施，让其了解预防口腔感染的目的和方法。

（3）保持口腔清洁、湿润，鼓励进食后漱口，早、晚刷牙，必要时进行口腔护理。

（4）鼓励患者进食、饮水，温度要适宜，避免过烫、过冷饮食，以免损伤黏膜。

（5）经常观察口腔黏膜情况，倾听患者主诉，及早发现异常情况。

（五）纠正体液不足

（1）评估出血量、出汗量、引流量、摄入量等与体液有关的指标。

（2）准确记录出入水量，及时了解每小时尿量。若尿量＜30 mL/h，表示体液或血容量不足，应及时报告医师给予早期治疗。

（3）鼓励患者进食、进水，提供可口、营养丰富的饮食，增加机体摄入量。

（4）若有恶心、呕吐，应对症处理，防止体液丧失严重而引起代谢失衡。

（5）抽血监测生化值，以及时纠正失衡。

（6）密切观察生命体征变化及末梢循环情况。

（7）告诉患者体液不足的症状及诱因，使之能及时反映情况并配合治疗、护理。

（六）腹腔感染的防治

（1）严密监测患者体温、外周血白细胞计数、腹部体征，定期做引流液或血液的培养、抗生素敏感试验，以指导用药。

（2）指导患者妥善固定引流管的方法，活动时勿拉扯引流管，保持适当的松度，防止滑脱而使管内脓液流入腹腔。

（3）保持引流管通畅，避免扭曲受压，如有堵塞，可用少量等渗盐水低压冲洗及抽吸。

（4）观察引流液的量、性质，并做好记录。

（5）注意保护引流管周围皮肤，及时更换潮湿的敷料，保持其干燥，必要时涂以氧化锌软膏。

（6）在换药及更换引流袋时，严格执行无菌操作，避免逆行感染。

（7）告诉患者腹部感染时的腹痛变化情况，并应及时报告。

六、健康教育

（1）合理休息，注意劳逸结合，保持心情舒畅，增加患者适应性反应，减少心理应激，从而促进疾病康复。

（2）合理用药，有效使用抗生素，并给予全身性支持治疗，改善机体状态。

（3）保持引流有效性，注意观察引流的量、颜色，防止引流管脱落。

（4）当出现高热、腹痛等症状时，应及时有效处理，控制疾病进展。

（5）向患者讲解疾病相关知识，了解疾病病因、症状及注意事项，指导患者做好口腔护理，多饮水，预防并发症发生。

（王　瑞）

第六节　脂肪性肝病

一、非酒精性脂肪性肝病

非酒精性脂肪性肝病（non-alcoholic fatty liver disease，NAFLD）是指除外酒精和其他明确的损肝因素所致的肝细胞内脂肪过度沉积为主要特征的临床病理综合征，与胰岛素抵抗和遗传易感性密切相关的获得性代谢应激性肝损伤。包括单纯性脂肪肝（SFL）、非酒精性脂肪性肝炎（NASH）及其相关肝硬化。随着肥胖及其相关代谢综合征全球化的流行趋势，非酒精性脂肪性肝病现已成为欧美等发达国家和我国富裕地区慢性肝病的重要病因，普通成人 NAFLD 患病率 10％～30％，其中10％～20％为 NASH，后者 10 年内肝硬化发生率高达 25％。

非酒精性脂肪性肝病除可直接导致失代偿期肝硬化、肝细胞癌和移植肝复发外，还可影响其他慢性肝病的进展，并参与 2 型糖尿病和动脉粥样硬化的发病。代谢综合征相关恶性肿瘤、动脉硬化性心脑血管疾病以及肝硬化是影响非酒精性脂肪性肝病患者生活质量和预期寿命的重要因素。

（一）临床表现

（1）脂肪肝的患者多无自觉症状，部分患者可有乏力、消化不良、肝区隐痛、肝大等非特异性症状及体征。

（2）患者可有体重超重和/或内脏性肥胖、空腹血糖增高、血脂紊乱、高血压等代谢综合征相关症状。

（二）并发症

肝纤维化、肝硬化、肝癌。

（三）治疗

（1）基础治疗：制订合理的能量摄入以及饮食结构、中等量有氧运动、纠正不良生活方式和行为。

（2）避免加重肝脏损害、体重急剧下降、滥用药物及其他可能诱发肝病恶化的因素。

（3）减肥：所有体重超重、内脏性肥胖以及短期内体重增长迅速的非酒精性脂肪性肝病患者，都需通过改变生活方式、控制体重、减小腰围。

（4）胰岛素增敏剂：合并 2 型糖尿病、糖耐量损害、空腹血糖增高以及内脏性肥胖者，可考虑应用二甲双胍和噻唑烷二酮类药物，以期改善胰岛素抵抗和控制血糖。

（5）降血脂药：血脂紊乱经基础治疗、减肥和应用降糖药物 3 个月以上，仍呈混合性高脂血症或高脂血症合并 2 个以上危险因素者，需考虑加用贝特类、他汀类或普罗布考等降血脂药物。

（6）针对肝病的药物：非酒精性脂肪性肝病伴肝功能异常、代谢综合征、经基础治疗 3～6 个月仍无效,以及肝活体组织检查证实为 NASH 和病程呈慢性进展性者,可采用针对肝病的药物辅助治疗,但不宜同时应用多种药物。

(四)健康教育与管理

(1)树立信心,相信通过长期合理用药、控制生活习惯,可以有效地治疗脂肪性肝病。

(2)了解脂肪性肝病的发病因素及危险因素。

(3)掌握脂肪性肝病的治疗要点。

(4)矫正不良饮食习惯,少食高脂饮食,戒烟酒。

(5)建立合理的运动计划,控制体重,监测体重的变化。

(6)定期随访,与医师一起制定合理的健康计划。

(五)预后

绝大多数非酒精性脂肪性肝病预后良好,肝组织学进展缓慢甚至呈静止状态,预后相对良好。部分患者即使已并发脂肪性肝炎和肝纤维化,如能得到及时诊治,肝组织学改变仍可逆转,罕见脂肪囊肿破裂并发脂肪栓塞而死亡。少数脂肪性肝炎患者进展至肝硬化,一旦发生肝硬化则其预后不佳。对于大多数脂肪肝患者,有时通过节制饮食、坚持中等量的有氧运动等非药物治疗措施就可达到控制体重、血糖、降低血脂和促进肝组织学逆转的目的。

(六)护理

见表 5-1。

表 5-1　非酒精性脂肪性肝病的护理

日期	项目	护理内容
入院当天	评估	一般评估:生命体征、体重、皮肤等
		专科评估:脂肪厚度、有无胃肠道反应、出血点等
	治疗	根据病情避免诱因,调整饮食,根据情况使用保肝药
	检查	按医嘱行相关检查,如血常规、肝功能、B 超、CT、肝穿刺等
	药物	按医嘱正确使用保肝药物,注意用药后的观察
	活动	嘱患者卧床休息为主,避免过度劳累
	饮食	低脂、高纤维、高维生素、少盐饮食
		禁止进食高脂肪、高胆固醇、高热量食物,如动物内脏、油炸食物
		戒烟酒,嘱多饮水
	护理	做好入院介绍,主管护士自我介绍
		制定相关的护理措施,如饮食护理、药物护理、皮肤护理、心理护理
		视病情做好各项监测记录
		密切观察病情,防止并发症的发生
		做好健康宣教
		根据病情留陪员,上床挡,确保安全
	健康宣教	向患者讲解疾病相关知识、安全知识、服药知识等,教会患者观察用药效果,指导各种检查的注意事项
第 2 天	评估	神志、生命体征及患者的心理状态,对疾病相关知识的了解等情况
	治疗	按医嘱执行治疗

日期	项目	护理内容
	检查	继续完善检查
	药物	密切观察各种药物作用和不良反应
	活动	卧床休息,进行适当的有氧运动
	饮食	同前
	护理	进一步做好基础护理,如导管护理、饮食护理、药物护理、皮肤护理等
		视病情做好各项监测记录
		密切观察病情,防止并发症的发生
		做好健康宣教
	健康宣教	讲解药物的使用方法及注意事项,各项检查前后注意事项
第3~9天	活动	进行有氧运动,如太极、散步、慢跑等
	健康宣教	讲解有氧运动的作用、运动的时间及如何根据自身情况调整运动量,派发健康教育宣传单
	其他	同前
出院前1天	健康宣教	出院宣教
		服药指导
		疾病相关知识指导
		调节饮食,控制体重
		保持良好的生活习惯和心理状态
		定时专科门诊复诊
出院随访		出院1周内电话随访第1次,3个月内随访第2次,6个月内随访第3次,以后1年随访1次

二、酒精性脂肪性肝病

本病是由于长期大量饮酒导致的肝脏疾病。初期通常表现为脂肪肝,进而可发展成酒精性肝炎、肝纤维化和肝硬化。其主要临床特征是恶心、呕吐、黄疸,可有肝脏肿大和压痛,并可并发肝功能衰竭和上消化道出血等。严重酗酒时可诱发广泛肝细胞坏死,甚至肝功能衰竭。酒精性肝病是我国常见的肝脏疾病之一,严重危害人民健康。

(一)临床表现

临床症状为非特异性,可无症状,或有右上腹胀痛、食欲缺乏、乏力、体质减轻、黄疸等;随着病情加重,可有神经精神症状和蜘蛛痣、肝掌等表现。

(二)并发症

肝性脑病、肝衰竭、上消化道出血。

(三)治疗

治疗酒精性肝病的原则是:戒酒和营养支持,减轻酒精性肝病的严重程度,改善已存在的继发性营养不良和对症治疗酒精性肝硬化及其并发症。

1.戒酒

戒酒是治疗酒精性肝病的最重要的措施,戒酒过程中应注意防治戒断综合征。

2.营养支持

酒精性肝病患者需良好的营养支持,应在戒酒的基础上提供高蛋白、低脂饮食,并注意补充B族维生素、维生素 C、维生素 K 及叶酸。

3.药物治疗

糖皮质激素、保肝药等。

4.手术治疗

肝移植。

(四)健康教育与管理

(1)树立信心,坚持长期合理用药并严格控制生活习惯。

(2)了解酒精性肝病的发病因素及危险因素。

(3)掌握酒精性肝病的治疗要点。

(4)矫正不良饮食习惯,戒烟酒,合理饮食。

(5)遵医嘱服药,学会观察用药效果及注意事项。

(6)定期随访,与医师一起制定合理的健康计划。

(五)预后

一般预后良好,戒酒后可完全恢复。酒精性肝炎如能及时戒酒和治疗,大多可以恢复,主要死亡原因为肝衰竭。若不戒酒,酒精性脂肪肝可直接或经酒精性肝炎阶段发展为酒精性肝硬化。

(六)护理

见表 5-2。

表 5-2　酒精性脂肪性肝病的护理

日期	项目	护理内容
入院当天	评估	一般评估:神志、生命体征等
		专科评估:饮酒的量、有无胃肠道反应、出血点等
	治疗	根据医嘱使用保肝药
	检查	按医嘱行相关检查,如血常规、肝功能、B超、CT、肝穿刺等
	药物	按医嘱正确使用保肝药物,注意用药后的观察
	活动	嘱患者卧床休息为主,避免过度劳累
	饮食	低脂、高纤维、高维生素、少盐饮食
		禁食高脂肪、高胆固醇、高热量食物,如动物内脏、油炸食物
		戒烟酒,嘱多饮水
	护理	做好入院介绍,主管护士自我介绍
		制定相关的护理措施,如饮食护理、药物护理、皮肤护理、心理护理
		视病情做好各项监测记录
		密切观察病情,防止并发症的发生
		做好健康宣教
		根据病情留陪员,上床挡,确保安全
	健康宣教	向患者讲解疾病相关知识、安全知识、服药知识等,教会患者观察用药效果,指导各种检查的注意事项

日期	项目	护理内容
第2天	评估	神志、生命体征及患者的心理状态,对疾病相关知识的了解等情况
	治疗	按医嘱执行治疗
	检查	继续完善检查
	药物	密切观察各种药物作用和不良反应
	活动	卧床休息,可进行散步等活动
	饮食	同前
	护理	做好基础护理,如皮肤护理、导管护理等
		按照医嘱正确给药,并观察药物疗效及不良反应
		视病情做好各项监测记录
		密切观察病情,防止并发症的发生
		做好健康宣教
	健康宣教	讲解药物的使用方法及注意事项、各项检查前后注意事项
第3~10天	活动	同前
	健康宣教	讲解有氧运动的作用、运动的时间及如何根据自身情况调整运动量,派发健康教育宣传单
	其他	同前
出院前1天	健康宣教	出院宣教
		服药指导
		疾病相关知识指导
		戒酒,调整饮食
		保持良好的生活习惯和心理状态
		定时专科门诊复诊
出院随访		出院1周内电话随访第1次,3个月内随访第2次,6个月内随访第3次,以后1年随访1次

(王　瑞)

第七节　病毒性肝炎

一、甲型病毒性肝炎

甲型病毒性肝炎旧称流行性黄疸或传染性肝炎,早在8世纪就有记载,目前全世界有40亿人受到该病的威胁。近年其病原学和诊断技术等方面的研究进展较大,并已成功研制出甲型肝炎病毒减毒活疫苗和灭活疫苗,可有效控制甲型肝炎的流行。

(一)病因

甲型肝炎传染源是患者和亚临床感染者。潜伏期后期及黄疸出现前数天传染性最强,黄疸出现后2周粪便仍可能排出病毒,但传染性已明显减弱。本病无慢性甲肝病毒(HAV)携带者。

(二)诊断要点

甲型病毒性肝炎主要依据流行病学资料、临床特点、常规实验室检查和特异性血清学诊断。流行病学资料应参考当地甲型肝炎流行疫情,病前有无肝炎患者密切接触史及个人、集体饮食卫生状况。急性黄疸型病例黄疸期诊断不难。在黄疸前期获得诊断称为早期诊断,此期表现似"感冒"或"急性胃肠炎",如尿色变为深黄色应疑及本病。急性无黄疸型及亚临床型病例不易早期发现,诊断主要依赖肝功能检查。根据特异性血清学检查可做出病因学诊断。凡慢性肝炎和重型肝炎,一般不考虑甲型肝炎的诊断。

1.分型

甲型肝炎潜伏期为2～6周,平均4周,临床分为急性黄疸型(AIH)、急性无黄疸型和亚临床型。

(1)急性黄疸型:①黄疸前期,急性起病,多有畏寒发热,体温38℃左右,全身乏力,食欲缺乏,厌油、恶心、呕吐,上腹部饱胀不适或腹泻。少数病例以上呼吸道感染症状为主要表现,偶见荨麻疹,继之尿色加深。本期一般持续5～7天。②黄疸期,热退后出现黄疸,可见皮肤巩膜不同程度黄染。肝区隐痛,肝大,触之有充实感,伴有叩痛和压痛,尿色进一步加深。黄疸出现后全身及消化道症状减轻,否则可能发生重症化,但重症化者罕见。本期持续2～6周。③恢复期,黄疸逐渐消退,症状逐渐消失,肝脏逐渐回缩至正常,肝功能逐渐恢复。本期持续2～4周。

(2)急性无黄疸型:起病较缓慢,除无黄疸外,其他临床表现与黄疸型相似,症状一般较轻。多在3个月内恢复。

(3)亚临床型:部分患者无明显临床症状,但肝功能有轻度异常。

(4)急性淤胆型:本型实为黄疸型肝炎的一种特殊形式,特点是肝内胆汁淤积性黄疸持续较久,消化道症状轻,肝实质损害不明显。而黄疸很深,多有皮肤瘙痒及粪色变浅,预后良好。

2.实验室检查

(1)常规检查:外周血白细胞总数正常或偏低,淋巴细胞相对增多,偶见异型淋巴细胞,一般不超过10%,这可能是淋巴细胞受病毒抗原刺激后发生的母细胞转化现象。黄疸前期末尿胆原及尿胆红素开始呈阳性反应,是早期诊断的重要依据。血清丙氨酸氨基转移酶(ALT)于黄疸前期早期开始升高,血清胆红素在黄疸前期末开始升高。血清ALT高峰在血清胆红素高峰之前,一般在黄疸消退后一至数周恢复正常。急性黄疸型血浆球蛋白常见轻度升高,但随病情恢复而逐渐恢复。急性无黄疸型和亚临床型病例肝功能改变以单项ALT轻中度升高为特点。急性淤胆型病例血清胆红素显著升高而ALT仅轻度升高,两者形成明显反差,同时伴有血清碱性磷酸酶(ALP)及谷氨酰转移酶(GGT)明显升高。

(2)特异性血清学检查:特异性血清学检查是确诊甲型肝炎的主要指标。血清IgM型甲型肝炎病毒抗体(抗-HAV-IgM)于发病数天即可检出,黄疸期达到高峰,一般持续2～4个月,以后逐渐下降乃至消失。目前临床上主要用酶联免疫吸附法(ELISA)检查血清抗-HAV-IgM,以作为早期诊断甲型肝炎的特异性指标。血清抗-HAV-IgM出现于病程恢复期,较持久,甚至终生阳性,是获得免疫力的标志,一般用于流行病学调查。新近报道应用线性多抗原肽包被进行ELISA检测HAV感染,其敏感性和特异性分别高于90%和95%。

(三)鉴别要点

本病需与药物性肝炎、传染性单核细胞增多症、钩端螺旋体病、急性结石性胆管炎、原发性胆汁性肝硬化、妊娠期肝内胆汁淤积症、胆总管梗阻、妊娠急性脂肪肝等鉴别。其他如血吸虫病、肝吸虫病、肝结核、脂肪肝、肝淤血及原发性肝癌等均可有肝大或 ALT 升高,鉴别诊断时应加以考虑。与乙型、丙型、丁型及戊型病毒型肝炎急性期鉴别除参考流行病学特点及输血史等资料外,主要依据血清抗-HAV-IgM 的检测。

(四)规范化治疗

急性期应强调卧床休息,给予清淡而营养丰富的饮食,外加充足的 B 族维生素及维生素 C。进食过少及呕吐者,应每天静脉滴注 10％的葡萄糖液 1 000～1 500 mL,酌情加入能量合剂及 10％氯化钾。热重者可服用茵陈蒿汤、栀子柏皮汤加减;湿重者可服用茵陈胃苓汤加减;湿热并重者宜用茵陈蒿汤和胃苓汤合方加减;肝气郁结者可用逍遥散;脾虚湿困者可用平胃散。

二、乙型病毒性肝炎

慢性乙型病毒性肝炎是由乙型肝炎病毒感染致肝脏发生炎症及肝细胞坏死,持续 6 个月以上而病毒仍未被清除的疾病。我国是慢性乙型病毒性肝炎的高发区,人群中约有 9.09％为乙型肝炎病毒携带者。该疾病呈慢性进行性发展,间有反复急性发作,可演变为肝硬化、肝癌或肝功能衰竭等,严重危害人民健康,故对该疾病的早发现、早诊断、早治疗很重要。

(一)病因

1.传染源

传染源主要是有 HBV DNA 复制的急、慢性患者和无症状慢性 HBV 携带者。

2.传播途径

本病主要通过血清及日常密切接触而传播。血液传播途径除输血及血制品外,可通过注射,刺伤,共用牙刷、剃刀及外科器械等方式传播,经微量血液也可传播。由于患者唾液、精液、初乳、汗液、血性分泌物均可检出 HBsAg,故密切的生活接触可能是重要传播途径。所谓"密切生活接触"可能是由于微小创伤所致的一种特殊经血传播形式,而非消化道或呼吸道传播。另一种重要的传播方式是母婴传播(垂直传播)。生于 HBsAg/HBeAg 阳性母亲的婴儿,HBV 感染率高达95％,大部分在分娩过程中感染,低于20％可能为宫内感染。因此,医源性或非医源性经血液传播,是本病的传播途径。

3.易感人群

感染后患者对同一 HBsAg 亚型 HBV 可获得持久免疫力。但对其他亚型免疫力不完全,偶可再感染其他亚型,故极少数患者血清抗 HBs(某一亚型感染后)和 HBsAg(另一亚型再感染)可同时阳性。

(二)诊断要点

急性肝炎病程超过半年,或原有乙型病毒性肝炎或 HBsAg 携带史,本次又因同一病原再次出现肝炎症状、体征及肝功能异常者可以诊断为慢性乙型病毒性肝炎。发病日期不明或虽无肝炎病史,但肝组织病理学检查符合慢性乙型病毒性肝炎,或根据症状、体征、化验及 B 超检查综合分析,亦可做出相应诊断。

1.分型

据 HBeAg 可分为 2 型。

(1)HBeAg 阳性慢性乙型病毒性肝炎:血清 HBsAg、HBVDNA 和 HBeAg 阳性,抗-HBe 阴性,血清 ALT 持续或反复升高,或肝组织学检查有肝炎病变。

（2）HBeAg 阴性慢性乙型病毒性肝炎：血清 HBsAg 和 HBVDNA 阳性，HBeAg 持续阴性，抗-HBe 阳性或阴性，血清 ALT 持续或反复异常，或肝组织学检查有肝炎病变。

2.分度

根据生化学试验及其他临床和辅助检查结果，可进一步分 3 度。

（1）轻度：临床症状、体征轻微或缺如，肝功能指标仅 1 项或 2 项轻度异常。

（2）中度：症状、体征、实验室检查居于轻度和重度之间。

（3）重度：有明显或持续的肝炎症状，如乏力、纳差、尿黄、便溏等，伴有肝病面容、肝掌、蜘蛛痣、脾大，并排除其他原因，且无门静脉高压症者。实验室检查血清 ALT 和/或谷草转氨酶反复或持续升高，清蛋白降低或 A/G 比值异常，球蛋白明显升高。除前述条件外，凡清蛋白不超过 32 g/L，胆红素大于 5 倍正常值上限，凝血酶原活动度为 40％～60％，胆碱酯酶低于 2 500 U/L，4 项检测中有 1 项达上述程度者即可诊断为重度慢性肝炎。

3.B 超检查结果可供慢性乙型病毒性肝炎诊断参考

（1）轻度：B 超检查肝、脾无明显异常改变。

（2）中度：B 超检查可见肝内回声增粗，肝脏和/或脾脏轻度肿大，肝内管道（主要指肝静脉）走行多清晰，门静脉和脾静脉内径无增宽。

（3）重度：B 超检查可见肝内回声明显增粗，分布不均匀；肝表面欠光滑，边缘变钝；肝内管道走行欠清晰或轻度狭窄、扭曲；门静脉和脾静脉内径增宽；脾大；胆囊有时可见"双边征"。

4.组织病理学诊断

病因（根据血清或肝组织的肝炎病毒学检测结果确定病因）、病变程度及分级分期结果。

（三）鉴别要点

本病应与慢性丙型病毒性肝炎、嗜肝病毒感染所致肝损害、酒精性及非酒精性肝炎、药物性肝炎、自身免疫性肝炎、肝硬化、肝癌等鉴别。

（四）规范化治疗

1.治疗的总体目标

最大限度地长期抑制或消除乙肝病毒，减轻肝细胞炎症坏死及肝纤维化，延缓和阻止疾病进展，减少和防止肝脏失代偿、肝硬化、肝癌及其并发症的发生，从而改善生活质量和延长存活时间。主要包括抗病毒、免疫调节、抗炎保肝、抗纤维化和对症治疗，其中抗病毒治疗是关键，只要有适应证，且条件允许。就应进行规范的抗病毒治疗。

2.抗病毒治疗的一般适应证

抗病毒治疗的一般适应证如下：①HBV DNA $\geq 2 \times 10^4$ U/mL（HBeAg 阴性者为不低于 2×10^3 U/mL）。②ALT $\geq 2 \times$ ULN；如用干扰素治疗，ALT 应不高于 $10 \times$ ULN，血总胆红素水平应低于 $2 \times$ ULN。③如 ALT $< 2 \times$ ULN，但肝组织学显示 Knodell HAI ≥ 4，或 $\geq G_2$。

具有①并有②或③的患者应进行抗病毒治疗；对达不到上述治疗标准者，应监测病情变化，如持续 HBV DNA 阳性，且 ALT 异常，也应考虑抗病毒治疗。ULN 为正常参考值上限。

3.HBeAg 阳性慢性乙型肝炎患者

对于 HBV DNA 定量不低于 2×10^4 U/mL，ALT 水平不低于 $2 \times$ ULN 者，或 ALT $< 2 \times$ ULN，但肝组织学显示 Knodell HAI ≥ 4，或 $\geq G_2$ 炎症坏死者，应进行抗病毒治疗。可根据具体情况和患者的意愿，选用 IFN-α，ALT 水平应低于 $10 \times$ ULN，或核苷（酸）类似物治疗。对 HBV DNA 阳性但低于 2×10^4 U/mL 者，经监测病情 3 个月，HBV DNA 仍未转阴，且 ALT 异常，则应抗病毒

治疗。

(1)普通 IFN-α:5 MU(可根据患者的耐受情况适当调整剂量),每周 3 次或隔天 1 次,皮下或肌内注射,一般疗程为 6 个月。如有应答,为提高疗效亦可延长疗程至 1 年或更长。应注意剂量及疗程的个体化。如治疗 6 个月无应答者,可改用其他抗病毒药物。

(2)聚乙二醇干扰素 α-2a:180 μg,每周 1 次,皮下注射,疗程 1 年。剂量应根据患者耐受性等因素决定。

(3)拉米夫定:100 mg,每天 1 次,口服。治疗 1 年时,如 HBV DNA 检测不到(PCR 法)或低于检测下限、ALT 复常、HBeAg 转阴但未出现抗-HBe 者,建议继续用药直至 HBeAg 血清学转归,经监测 2 次(每次至少间隔 6 个月)仍保持不变者可以停药,但停药后需密切监测肝脏生化学和病毒学指标。

(4)阿德福韦酯:10 mg,每天 1 次,口服。疗程可参照拉米夫定。

(5)恩替卡韦:0.5 mg(对拉米夫定耐药患者 1 mg),每天 1 次,口服。疗程可参照拉米夫定。

4.HBeAg 阴性慢性乙型肝炎患者

HBV DNA 定量不低于 $2×10^3$ U/mL,ALT 水平不低于 $2×$ULN 者,或 ALT<2 ULN,但肝组织学检查显示 Knodell HAI≥4,或 G_2 炎症坏死者,应进行抗病毒治疗。由于难以确定治疗终点,因此,应治疗至检测不出 HBVDNA(PCR 法),ALT 复常。此类患者复发率高,疗程宜长,至少为 1 年。

因需要较长期治疗,最好选用 IFN-α(ALT 水平应低于 $10×$ULN)或阿德福韦酯或恩替卡韦等耐药发生率低的核苷(酸)类似物治疗。对达不到上述推荐治疗标准者,则应监测病情变化,如持续 HBV DNA 阳性,且 ALT 异常,也应考虑抗病毒治疗。

(1)普通 IFN-α:5 MU,每周 3 次或隔天 1 次,皮下或肌内注射,疗程至少 1 年。

(2)聚乙二醇干扰素 α-2a:180 μg,每周 1 次,皮下注射,疗程至少 1 年。

(3)阿德福韦酯:10 mg,每天 1 次,口服,疗程至少 1 年。当监测 3 次(每次至少间隔 6 个月)HBV DNA检测不到(PCR 法)或低于检测下限和 ALT 正常时可以停药。

(4)拉米夫定:100 mg,每天 1 次,口服,疗程至少 1 年。治疗终点同阿德福韦酯。

(5)恩替卡韦:0.5 mg(对拉米夫定耐药患者 1 mg),每天 1 次,口服。疗程可参照阿德福韦酯。

5.应用化疗和免疫抑制剂治疗的患者

对于因其他疾病而接受化疗、免疫抑制剂(特别是肾上腺糖皮质激素)治疗的 HBsAg 阳性者,即使 HBV DNA 阴性和 ALT 正常,也应在治疗前 1 周开始服用拉米夫定,每天 100 mg,化疗和免疫抑制剂治疗停止后,应根据患者病情决定拉米夫定停药时间。对拉米夫定耐药者,可改用其他已批准的能治疗耐药变异的核苷(酸)类似物。核苷(酸)类似物停用后可出现复发,甚至病情恶化,应十分注意。

6.其他特殊情况的处理

(1)经过规范的普通 IFN-α 治疗无应答患者,再次应用普通 IFN-α 治疗的疗效很低。可试用聚乙二醇干扰素 α-2a 或核苷(酸)类似物治疗。

(2)强化治疗指在治疗初始阶段每天应用普通 IFN-α,连续 2～3 周后改为隔天 1 次或每周 3 次的治疗。目前对此疗法意见不一,因此不予推荐。

(3)应用核苷(酸)类似物发生耐药突变后的治疗,拉米夫定治疗期间可发生耐药突变,出现

"反弹",建议加用其他已批准的能治疗耐药变异的核苷(酸)类似物,并重叠 1～3 个月或根据 HBV DNA 检测阴性后撤换拉米夫定,也可使用 IFN-α(建议重叠用药 1～3 个月)。

(4)停用核苷(酸)类似物后复发者的治疗,如停药前无拉米夫定耐药,可再用拉米夫定治疗,或其他核苷(酸)类似物治疗。如无禁忌证,亦可用 IFN-α 治疗。

7.儿童患者间隔

12 岁以上慢性乙型病毒性肝炎患儿,其普通 IFN-α 治疗的适应证、疗效及安全性与成人相似,剂量为 $3～6\ \mu U/m^2$,最大剂量不超过 $10\ \mu U/m^2$。在知情同意的基础上,也可按成人的剂量和疗程用拉米夫定治疗。

三、丙型病毒性肝炎

慢性丙型病毒性肝炎是一种主要经血液传播的疾病,是由丙型肝炎病毒(HCV)感染导致的慢性传染病。慢性 HCV 感染可导致肝脏慢性炎症坏死,部分患者可发展为肝硬化甚至肝细胞癌(HCC),严重危害人民健康,已成为严重的社会和公共卫生问题。

(一)病因

1.传染源

传染源主要为急、慢性患者和慢性 HCV 携带者。

2.传播途径

传播途径与乙型肝炎相同,主要有以下 3 种。

(1)通过输血或血制品传播:由于 HCV 感染者病毒血症水平低,所以输血和血制品(输 HCV 数量较多)是最主要的传播途径。经初步调查,输血后非甲非乙型肝炎患者血清丙型肝炎抗体(抗-HCV)阳性率高达 80% 以上,已成为大多数(80%～90%)输血后肝炎的原因。但供血员血清抗-HCV 阳性率较低,欧美各国为 0.35%～1.40%,故目前公认,反复输入多个供血员血液或血制品者更易发生丙型肝炎,输血 3 次以上者感染 HCV 的危险性增高 2～6 倍。国内曾因单采血浆回输血细胞时污染,造成丙型肝炎暴发流行,经 2 年以上随访,血清抗-HCV 阳性率达到 100%。1989 年国外综合资料表明,抗-HCV 阳性率在输血后非甲非乙型肝炎患者为 85%,血源性凝血因子治疗的血友病患者为 60%～70%,静脉药瘾患者为 50%～70%。

(2)通过非输血途径传播:丙型肝炎亦多见于非输血人群,主要通过反复注射、针刺、含 HCV 血液反复污染皮肤黏膜隐性伤口及性接触等其他密切接触方式而传播。这是世界各国广泛存在的散发性丙型肝炎的传播途径。

(3)母婴传播:要准确评估 HCV 垂直传播很困难,因为在新生儿中所检测到的抗-HCV 实际可能来源于母体(被动传递)。检测 HCV RNA 提示,HGV 有可能由母体传播给新生儿。

3.易感人群

对 HCV 无免疫力者普遍易感。在西方国家,除反复输血者外,静脉药瘾者、同性恋等混乱性接触者及血液透析患者丙型肝炎发病率较高。本病可发生于任何年龄,一般儿童和青少年 HCV 感染率较低,中青年次之。男性 HCV 感染率大于女性。HCV 多见于 16 岁以上人群。HCV 感染恢复后血清抗体水平低,免疫保护能力弱,有再次感染 HCV 的可能性。

(二)诊断要点

1.诊断依据

HCV 感染超过 6 个月,或发病日期不明、无肝炎史,但肝脏组织病理学检查符合慢性肝炎,或根据症状、体征、实验室及影像学检查结果综合分析,作出诊断。

2.病变程度判定

慢性肝炎按炎症活动度(G)可分为轻、中、重3度,并应标明分期(S)。

(1)轻度慢性肝炎(包括原慢性迁延性肝炎及轻型慢性活动性肝炎):$G_{1\sim2}$,$S_{0\sim2}$。①肝细胞变性,点、灶状坏死或凋亡小体。②汇管区有(无)炎症细胞浸润、扩大,有或无局限性碎屑坏死(界面肝炎)。③小叶结构完整。

(2)中度慢性肝炎(相当于原中型慢性活动性肝炎):G_3,$S_{1\sim3}$。①汇管区炎症明显,伴中度碎屑坏死。②小叶内炎症严重,融合坏死或伴少数桥接坏死。③纤维间隔形成,小叶结构大部分保存。

(3)重度慢性肝炎(相当于原重型慢性活动性肝炎):G_4,$S_{2\sim4}$。①汇管区炎症严重或伴重度碎屑坏死。②桥接坏死累及多数小叶。③大量纤维间隔,小叶结构紊乱,或形成早期肝硬化。

3.组织病理学诊断

组织病理学诊断包括病因(根据血清或肝组织的肝炎病毒学检测结果确定病因)、病变程度及分级分期结果,如病毒性肝炎,丙型,慢性,中度,G_3/S_4。

(三)鉴别要点

本病应与慢性乙型病毒性肝炎、药物性肝炎、酒精性肝炎、非酒精性肝炎、自身免疫性肝炎、病毒感染所致肝损害、肝硬化、肝癌等鉴别。

(四)规范化治疗

1.抗病毒治疗的目的

清除或持续抑制体内的HCV,以改善或减轻肝损害,阻止进展为肝硬化、肝衰竭或HCC,并提高患者的生活质量。治疗前应进行HCV RNA基因分型(1型和非1型)和血中HCV RNA定量,以决定抗病毒治疗的疗程和利巴韦林的剂量。

2.HCV RNA基因为1型和/或HCV RNA定量不低于4×10^5 U/mL者

HCV RNA基因为1型和/或HCV RNA定量不低于4×10^5 U/mL者可选用下列方案之一。

(1)聚乙二醇干扰素α联合利巴韦林治疗方案:聚乙二醇干扰素α-2a 180 μg,每周1次,皮下注射,联合口服利巴韦林1 000 mg/d,至12周时检测HCV RNA。①如HCV RNA下降幅度少于2个对数级,则考虑停药。②如HCV RNA定性检测为阴转,或低于定量法的最低检测限。继续治疗至48周。③如HCV RNA未转阴,但下降超过2个对数级,则继续治疗到24周。如24周时HCV RNA转阴,可继续治疗到48周;如果24周时仍未转阴,则停药观察。

(2)普通IFN-α联合利巴韦林治疗方案:IFN-α 3~5 MU,隔天1次,肌内或皮下注射,联合口服利巴韦林1 000 mg/d,建议治疗48周。

(3)不能耐受利巴韦林不良反应者的治疗方案:可单用普通IFN-α复合IFN或PEG-IFN,方法同上。

3.HCV RNA基因为非1型和/或HCV RNA定量小于4×10^5 U/mL者

HCV RNA基因为非1型和/或HCV RNA定量小于4×10^5 U/mL者可采用以下治疗方案之一。

(1)聚乙二醇干扰素α联合利巴韦林治疗方案:聚乙二醇干扰素α-2a 180 μg,每周1次,皮下注射,联合应用利巴韦林800 mg/d,治疗24周。

（2）普通 IFN-α 联合利巴韦林治疗方案：IFN-α3 mU，每周 3 次，肌内或皮下注射，联合应用利巴韦林 800～1 000 mg/d，治疗 24～48 周。

（3）不能耐受利巴韦林不良反应者的治疗方案：可单用普通 IFN-α 或聚乙二醇干扰素 α。

四、丁型病毒性肝炎

丁型病毒型肝炎是由于丁型肝炎病毒（HDV）与 HBV 共同感染引起的以肝细胞损害为主的传染病，呈世界性分布，易使肝炎慢性化和重型化。

（一）病因

HDV 感染呈全球性分布，意大利是 HDV 感染的发现地，地中海沿岸、中东地区、非洲和南美洲亚马孙河流域是 HDV 感染的高流行区。HDV 感染在地方性高发区的持久流行，是由 HDV 在 HBsAg 携带者之间不断传播所致。除南欧为地方性高流行区之外，其他发达国家 HDV 感染率一般只占 HBsAg 携带者的 5％ 以下。发展中国家 HBsAg 携带者较高，有引起 HDV 感染传播的基础。我国各地 HBsAg 阳性者中 HDV 感染率为 0～32％，北方偏低，南方较高。活动性乙型慢性肝炎和重型肝炎患者 HDV 感染率明显高于无症状慢性 HBsAg 携带者。

1.传染源

传染源主要是急、慢性丁型肝炎患者和 HDV 携带者。

2.传播途径

输血或血制品是传播 HDV 的最重要途径之一。其他包括经注射和针刺传播，日常生活密切接触传播，以及围生期传播等。我国 HDV 传播方式以生活密切接触为主。

3.易感人群

HDV 感染分两种类型：①HDV/HBV 同时感染，感染对象是正常人群或未接受 HBV 感染的人群。②HDV/HBV 重叠感染，感染对象是已受 HBV 感染的人群，包括无症状慢性 HBsAg 携带者和乙型肝炎患者，他们体内含有 HBV 及 HBsAg，一旦感染 HDV，极有利于 HDV 的复制，所以这一类人群对 HDV 的易感性更强。

（二）诊断要点

我国是 HBV 感染高发区，应随时警惕 HDV 感染。HDV 与 HBV 同时感染所致急性丁型肝炎，仅凭临床资料不能确定病因。凡无症状慢性 HBsAg 携带者突然出现急性肝炎样症状、重型肝炎样表现或迅速向慢性肝炎发展者，以及慢性乙型肝炎病情突然恶化而陷入肝衰竭者，均应想到 HDV 重叠感染，及时进行特异性检查，以明确病因。

1.临床表现

HDV 感染一般只与 HBV 感染同时发生或继发于 HBV 感染者中，故其临床表现部分取决于 HBV 感染状态。

（1）HDV 与 HBV 同时感染（急性丁型肝炎）：潜伏期为 6～12 周，其临床表现与急性自限性乙型肝炎类似，多数为急性黄疸型肝炎。在病程中可先后发生两次肝功能损害，即血清胆红素和转氨酶出现两个高峰。整个病程较短，HDV 感染常随 HBV 感染终止而终止，预后良好，很少向重型肝炎、慢性肝炎或无症状慢性 HDV 携带者发展。

（2）HDV 与 HBV 重叠感染：潜伏期为 3～4 周。其临床表现轻重悬殊，复杂多样。①急性肝炎样丁型肝炎：在无症状慢性 HBsAg 携带者基础上重叠感染 HDV 后，最常见的临床表现形式是急性肝炎样发作，有时病情较重，血清转氨酶持续升高达数月之久，或血清胆红素及转氨酶升高呈双峰曲线。在 HDV 感染期间,血清 HBsAg 水平常下降,甚至转阴,有时可使 HBsAg 携带状态结束。②慢性丁型肝炎:无症状慢性 HBsAg 携带者重叠感染 HDV 后,更容易发展成慢性肝炎。慢性化后发展为肝硬化的进程较快。早期认为丁型肝炎不易转化为肝癌,近年来在病理诊断为原发性肝癌的患者中,HDV 标志阳性者可达 11%～22%,故丁型肝炎与原发性肝癌的关系不容忽视。

(3)重型丁型肝炎:在无症状慢性 HBsAg 携带者基础上重叠感染 HDV 时,颇易发展成急性或亚急性重型肝炎。在"暴发性肝炎"中,HDV 感染标志阳性率高达 21%～60%,认为 HDV 感染是促成大块肝坏死的一个重要因素。按国内诊断标准,这些"暴发性肝炎"应包括急性和亚急性重型肝炎。HDV 重叠感染易使原有慢性乙型肝炎病情加重。如有些慢性乙型肝炎患者,病情本来相对稳定或进展缓慢,血清 HDV 标志转阳,临床状况可突然恶化,继而发生肝衰竭,甚至死亡,颇似慢性重型肝炎,这种情况国内相当多见。

2.实验室检查

近年丁型肝炎的特异诊断方法日臻完善,从受检者血清中检测到 HDAg 或 HDV RNA,或从血清中检测抗-HDV,均为确诊依据。

(三)鉴别要点

应注意与慢性重型乙型病毒型肝炎相鉴别。

(四)规范化治疗

丁型病毒性肝炎以护肝对症治疗为主。近年研究表明,IFN-α 可能抑制 HDV RNA 复制,经治疗后,可使部分病例血清 DHV RNA 转阴,所用剂量宜大,疗程宜长。目前 IFN-α 是唯一可供选择的治疗慢性丁型肝炎的药物,但其疗效有限。IFN-α 900 万单位。每周 3 次,或者每天 500 万单位,疗程 1 年,能使 40%～70%的患者血清中 HDV RNA 消失,但是抑制 HDV 复制的作用很短暂,停止治疗后 60%～97%的患者复发。

五、戊型病毒性肝炎

戊型病毒型肝炎原称肠道传播的非甲非乙型肝炎或流行性非甲非乙型肝炎,其流行病学特点及临床表现颇像甲型肝炎,但两者的病因完全不同。

(一)病因

戊型肝炎流行最早发现于印度,开始疑为甲型肝炎,但回顾性血清学分析,证明既非甲型肝炎,也非乙型肝炎。本病流行地域广泛,在发展中国家以流行为主,发达国家以散发为主。其流行特点与甲型肝炎相似,传染源是戊型肝炎患者和阴性感染患者,经粪-口传播。潜伏期末和急性期初传染性最强。流行规律大体分两种:一种为长期流行,常持续数月,可长达 20 个月,多由水源不断污染所致;另一种为短期流行,约 1 周即止,多为水源一次性污染引起。与甲型肝炎相比,本病发病年龄偏大,16～35 岁者占 75%,平均 27 岁。孕妇易感性较高。

(二)诊断要点

流行病学资料、临床特点和常规实验室检查仅作临床诊断参考,特异血清病原学检查是确诊依据,同时排除 HAV、HBV、HCV 感染。

1.临床表现

本病潜伏期 15～75 天,平均约 6 周。绝大多数为急性病例,包括急性黄疸型和急性无黄疸型肝炎,两者比例约为 1:13。临床表现与甲型肝炎相似,但其黄疸前期较长,症状较重。除淤胆型病例外,黄疸常于一周内消退。戊型肝炎胆汁淤积症状(如灰浅色大便、全身瘙痒等)较甲型肝炎为重,大约20%的急性戊型肝炎患者会发展成淤胆型肝炎。部分患者有关节疼痛。

2.实验室检查

用戊型肝炎患者急性期血清IgM型抗体建立ELISA法,可用于检测拟诊患者粪便内的HEAg,此抗原在黄疸出现第14~18天的粪便中较易检出,但阳性率不高。用荧光素标记戊型肝炎恢复期血清IgG,以实验动物HEAg阳性肝组织作抗原片,进行荧光抗体阻断实验,可用于检测血清戊型肝炎抗体(抗-HEV),阳性率50%~100%。但本法不适用于临床常规检查。

用重组抗原或合成肽原建立ELISA法检测血清抗-HEV,已在国内普遍开展,敏感性和特异性均较满意。用本法检测血清抗-HEV-IgM,对诊断现症戊型肝炎更有价值。

(三)鉴别要点

应注意与HAV、HBV、HCV相鉴别。

(四)规范化治疗

急性期应强调卧床休息,给予清淡而营养丰富的饮食,外加充足的B族维生素及维生素C。

HEV ORF2结构蛋白可用于研制有效疫苗,并能对HEV株提供交叉保护。HEV ORF2蛋白具有较好的免疫原性,用其免疫猕猴能避免动物发生戊型肝炎和HEV感染。该疫苗正在研制,安全性和有效性正在评估。

六、护理措施

(1)甲、戊型肝炎进行消化道隔离;急性乙型肝炎进行血液(体液)隔离至HBsAg转阴;慢性乙型和丙型肝炎患者应分别按病毒携带者管理。

(2)向患者及家属说明休息是肝炎治疗的重要措施。重型肝炎、急性肝炎、慢性活动期应卧床休息;慢性肝炎病情好转后,体力活动以不感疲劳为度。

(3)急性期患者宜进食清淡、易消化的饮食,蛋白质以营养价值高的动物蛋白为主1.0~1.5g/(kg·d);慢性肝炎患者宜高蛋白、高热量、高维生素易消化饮食,蛋白质1.5~2.0 g/(kg·d);重症肝炎患者宜低脂、低盐、易消化饮食,有肝性脑病先兆者应限制蛋白质摄入,蛋白质摄入小于0.5 g/(kg·d);合并腹水、少尿者,钠摄入限制在0.5 g/d。

(4)各型肝炎患者均应戒烟和禁饮酒。

(5)皮肤瘙痒者及时修剪指甲,避免搔抓,防止皮肤破损。

(6)应向患者解释注射干扰素后可出现发热、头痛、全身酸痛等"流感样综合征",体温常随药物剂量增大而增高,不良反应随治疗次数增加而逐渐减轻。发热时多饮水、休息,必要时按医嘱对症处理。

(7)密切观察有无皮肤瘀点、瘀斑,牙龈出血,便血等出血倾向;观察有无性格改变、计算力减退、嗜睡、烦躁等肝性脑病的早期表现。如有异常及时报告医师。

(8)让患者家属了解肝病患者易生气、易急躁的特点,对患者要多加宽容理解;护理人员多与患者热情、友好交谈沟通,缓解患者焦虑、悲观、抑郁等心理问题;向患者说明保持豁达、乐观的心情对于肝脏疾病的重要性。

七、应急措施

(一)消化道出血

(1)立即取平卧位,头偏向一侧,保持呼吸道通畅,防止窒息。

(2)通知医师,建立静脉通路。

(3)输血、吸氧、备好急救药品及器械,准确记录出血量。

(4)监测生命体征的变化,观察有无四肢湿冷、面色苍白等休克体征的出现,如有异常,及时报告医师并配合抢救。

(二)肝性脑病

(1)如有烦躁,做好保护性措施,必要时给予约束,防止患者自伤或伤及他人。

(2)昏迷者,平卧位,头偏向一侧,保持呼吸道通畅。

(3)吸氧,密切观察神志和生命体征的变化,定时翻身。

(4)遵医嘱给予准确及时的治疗。

八、健康教育

(1)宣传各类型病毒性肝炎的发病及传播知识,重视预防接种的重要性。

(2)对于急性肝炎患者要强调彻底治疗的重要性及早期隔离的必要性。

(3)慢性患者、病毒携带者及家属采取适当的家庭隔离措施,对家中密切接触者鼓励尽早进行预防接种。

(4)应用抗病毒药物者必须在医师的指导、监督下进行,不得擅自加量或停药,并定期检查肝功能和血常规。

(5)慢性肝炎患者出院后避免过度劳累、酗酒、不合理用药等,避免反复发作,并定期监测肝功能。

(6)对于乙肝病毒携带者禁止献血和从事饮食、水管、托幼等工作。

(王　瑞)

第八节　急性胰腺炎

一、疾病概述

(一)概念和特点

急性胰腺炎是消化系统常见疾病,是多种病因导致的胰酶在胰腺内被激活后引起胰腺组织自身消化所致的化学性炎症。临床表现以急性腹痛,发热伴有恶心、呕吐,以及血淀粉酶、尿淀粉酶增高为特点。本病可见于任何年龄,但以青壮年居多。

急性胰腺炎根据其病情轻重分为轻型和重症急性胰腺炎,前者以胰腺水肿为主,临床多见,病情常呈自限性,预后良好。后者临床少见,常继发感染、腹膜炎和休克等多种并发症,病死率高。

（二）相关病理、生理

急性胰腺炎根据其病理改变一般分为两型。

1.急性水肿型

胰腺肿大、间质水肿、充血和炎性细胞浸润等改变。水肿型多见，病情常呈自限性，于数天内自愈。

2.出血坏死型

胰腺肿大、腺泡坏死、血管出血坏死为主要特点。出血坏死型则病情较重，易并发休克、腹膜炎、继发感染等，病死率高。

（三）急性胰腺炎病因

急性胰腺炎的病因在国内以胆道疾病多见，饮食因素次之；在国外除胆石症外，酗酒则为重要原因。

1.胆道系统疾病

国内胆石症、胆道感染、胆道蛔虫是急性胰腺炎发病的主要因素，占50%以上。胆石、感染、蛔虫等因素可致Oddi括约肌水肿、痉挛，使十二指肠壶腹部出口梗阻，胆道内压力高于胰管内压力，胆汁逆流入胰管，引起胰腺炎。

2.胰管梗阻

胰管梗阻常见病因是胰管结石。胰管狭窄、肿瘤或蛔虫钻入胰管等均可引起胰管阻塞，胰管内压过高，使胰管小分支和胰腺泡破裂，胰液与消化酶渗入间质引起急性胰腺炎。

3.酗酒和暴饮暴食

大量饮酒和暴饮暴食均可致胰液分泌增加，并刺激Oddi括约肌痉挛，十二指肠乳头水肿，胰液排出受阻，使胰管内压增加，引起急性胰腺炎。

4.其他

腹腔手术、腹部创伤、内分泌和代谢性疾病、感染、急性传染病、药物、十二指肠球后穿透性溃疡、胃部手术后输入袢综合征等均与胰腺炎的发病有关。

（四）临床表现

1.症状

（1）腹痛：腹痛为本病的主要表现和首发症状，表现为胀痛、钻痛、绞痛或刀割样痛，呈持续性，有时阵发性加剧。腹痛常位于上腹中部，亦可偏左或偏右，向腰背部呈带状放射。水肿型患者3~5天后疼痛缓解，出血坏死型患者病情发展迅速，腹痛持续时间长，可为全腹痛。

（2）恶心、呕吐及腹胀：起病后即可出现，有时呕吐较为频繁，呕吐物为胃内容物，重者含有胆汁，甚至血液，呕吐后腹痛不减轻，常伴有明显腹胀，甚至出现麻痹性肠梗阻。

（3）发热：多为中度发热，一般持续3~5天。若发热持续1周以上并伴有白细胞计数升高，应考虑胰腺脓肿或胆道炎症等继发感染的可能。

（4）水、电解质及酸碱平衡紊乱：患者可出现轻重不等的脱水，呕吐频繁者可出现代谢性碱中毒。病情严重者可伴代谢性酸中毒，低钾、低镁、低钙血症。

（5）低血压或休克：常见于重症胰腺炎患者，可发生在病程的各个时期。患者烦躁不安、皮肤苍白、湿冷等，极少数患者可突然出现休克，甚至发生猝死。

2.体征

（1）轻症急性胰腺炎：腹部体征较轻，仅有上腹部压痛，肠鸣音减弱，无腹肌紧张、反跳痛。

(2)重症急性胰腺炎:患者呈急性重病面容,痛苦表情,脉搏增快、呼吸急促、血压下降。患者上腹压痛显著,并发腹膜炎时全腹压痛明显、反跳痛,腹肌紧张,肠麻痹时腹部膨隆,肠鸣音减弱或消失。少数患者在腰部两侧可出现 Grey-Turner 征,脐周出现 Cullen 征。

3.并发症

并发症主要见于重症急性胰腺炎。局部并发症有胰腺脓肿和假性囊肿;全身并发症于病后数天出现,并发不同程度的多器官功能衰竭,如急性肾衰竭、急性呼吸窘迫综合征、心力衰竭、消化道出血、肺炎、败血症、真菌感染、糖尿病、血栓性静脉炎及弥散性血管内凝血等。

(五)辅助检查

1.白细胞计数

患者多有白细胞计数增多及中性粒细胞核左移。

2.血清淀粉酶测定

血清淀粉酶在 6～12 小时开始升高,48 小时开始下降,持续 3～5 天,血清淀粉酶超过正常值3 倍即可确诊。

3.尿液淀粉酶测定

尿淀粉酶升高较晚,发病后 12～14 小时开始升高,下降缓慢,持续 1～2 周。

4.血清脂肪酶测定

血清脂肪酶常在起病后 24～72 小时开始上升,持续 7～10 天,对病后就诊较晚的急性胰腺炎患者有诊断价值。

5.C 反应蛋白(CRP)

CRP 是组织损伤和炎症的非特异性标志物,在胰腺坏死时 CRP 明显升高。

6.生化检查

暂时性血糖升高常见,持久的空腹血糖＞10 mmol/L 反映胰腺坏死,提示预后不良。可有暂时性低钙血症,若＜1.5 mmol/L 则预后不良。此外,可有血清谷草转氨酶(GOT)、乳酸脱氢酶(LDH)增加,血清蛋白降低。

7.影像学检查

X 线腹部平片可见"哨兵袢"和"结肠切割征",为胰腺炎的间接指征,并可发现肠麻痹或麻痹性肠梗阻征象。腹部 B 超、CT 扫描、MRI 显像检查可见胰腺弥漫增大,轮廓与周围边界不清楚,坏死区呈低回声或低密度图像。MRI 胆胰管造影判断有无胆胰管梗阻。

(六)治疗原则

急性胰腺炎的治疗原则为减轻腹痛、减少胰腺分泌、防治并发症。大多数急性胰腺炎属轻症胰腺炎,经 3～5 天积极治疗可治愈。重症胰腺炎必须采取综合性治疗措施,积极抢救。

1.抑制或减少胰腺分泌

(1)禁食及胃肠减压:轻型胰腺炎患者需短期禁食,肠麻痹、肠胀气明显或需手术者宜行胃肠减压。

(2)抗胆碱能药及止痛治疗:应用阿托品、山莨菪碱等,可减少胃酸分泌,缓解胃、胆管及胰管痉挛。注意有肠麻痹、严重腹胀时不宜使用。腹痛剧烈者可给予哌替啶肌内注射。

(3)H$_2$ 受体拮抗剂:常用西咪替丁、雷尼替丁、法莫替丁静脉滴注,可减少胃酸分泌,从而减少胰腺分泌,可预防应激性溃疡。

(4)减少胰液分泌:抑制胰液和胰酶分泌是治疗出血坏死型急性胰腺炎的有效方法,尤以生长抑素和其类似物奥曲肽疗效较好。

2.抗休克及纠正水、电解质平衡失调

根据病情积极补充液体和电解质,避免低钾、低钠、低钙。休克者可输入血浆、清蛋白、全血及血浆代用品;血压不升者可用血管活性药,如多巴胺、间羟胺等。代谢性酸中毒时,应用碱性药物纠正。

3.抗感染

通常选用对肠道移位细菌敏感且对胰腺有较好渗透性的抗生素,常用药物有氧氟沙星、环丙沙星、克林霉素、甲硝唑及头孢菌素类抗生素,注意联合用药、足量使用。

4.并发症的处理

对于急性出血坏死型胰腺炎伴腹腔内大量渗液者,或伴急性肾衰竭者,可采用腹膜透析治疗;并发糖尿病者可使用胰岛素。

5.手术治疗

对于急性出血坏死型胰腺炎经内科治疗无效,或怀疑肠穿孔、胰腺脓肿、弥漫性腹膜炎、肠梗阻及肠麻痹坏死、胆道梗阻加重者宜尽早外科手术治疗。

二、护理评估

(一)一般评估

1.一般情况

了解患者的年龄、性别、职业、是否爱好饮酒、有无暴饮暴食的习惯;有无胆道系统疾病、胰腺疾病等病史、有无高脂血症史、有无创伤史、有无高血压、糖尿病等其他疾病史、有无过敏史。

2.患者主诉

患者有无皮肤苍白、发热、腹痛、腹胀、黄疸、恶心、呕吐、低血压、休克等症状。注意有无放射痛,放射痛的部位。

3.相关记录

体重、体位、饮食、皮肤、用药等记录结果。

(二)身体评估

1.头颈部

患者有无急性痛苦面容,巩膜黄染等。

2.腹部

下腹部皮肤有无出现大片青紫色瘀斑;脐周皮肤有无出现颜色(呈蓝色)改变;患者有无出现呕吐,注意评估呕吐物的量及性质;患者有无腹痛、压痛、反跳痛、腹肌紧张;有无移动性浊音;有无肠鸣音减弱或消失。

3.其他

患者有无皮肤苍白、湿冷,皮肤黏膜弹性有无减退。

(三)心理、社会评估

患者及家属对疾病的认识程度,对治疗方案与疾病预后的了解程度;患者在严重腹痛时的恐惧、焦虑程度和对该疾病心理承受能力;患者的家人、同事、朋友对患者的关心程度;患者的经济承受能力状况以及医疗保障系统支持程度。

(四)辅助检查结果评估

1.血清淀粉酶

评估患者血清淀粉酶是否在 6～12 小时开始升高,是否超过正常值 3 倍。

2.尿液淀粉酶

评估患者尿淀粉酶是否在 12～14 小时开始升高,并持续 1～2 周。

3.血清脂肪酶

评估患者血清脂肪酶是否在发病后 24～72 小时开始上升,并持续 7～10 天。

4.C 反应蛋白(CRP)

评估患者 CRP 是否明显升高。

5.血糖

评估患者的空腹血糖是否>10 mmol/L,若<1.5 mmol/L 则预后不良。

6.影像学检查

X 线检查腹部平片是否可见"哨兵袢""结肠切割征",有无发现肠麻痹或麻痹性肠梗阻征象。腹部 B 超、CT 扫描、MRI 检查是否可见胰腺弥漫增大,轮廓与周围边界不清楚,坏死区呈低回声或低密度图像。MRI 胆胰管造影有无胆胰管梗阻。

(五)治疗效果的评估

1.禁饮食和胃肠减压

患者恶心、呕吐、腹痛、腹胀、腹肌紧张症状有无消失或明显减轻。

2.镇痛药物

给予患者镇痛药后,注意评估患者用药后有无疼痛减轻、性质有无改变。

3.抗菌药物

给患者使用抗生素后,体温有无恢复正常,患者的感染症状有无控制。病程后期应密切评估有无真菌感染,必要时进行血液与体液标本真菌培养。

4.抗休克治疗

患者经过积极补充液体和电解质后,患者的体温、脉搏、呼吸、血压、神志有无恢复到正常,皮肤黏膜是否红润、干燥,尿量有无增加。重点评估患者的循环血量是否恢复、休克症状的改善状态,是否需要继续补液。

5.手术治疗

经过手术治疗的患者,评估患者术后的情况,生命体征是否平稳,手术切口有无渗出、渗出液的颜色、形状与量。有无使用引流管,带有引流管的患者要保持引流管通畅,观察引流液的颜色、形状与量。

三、主要护理诊断

(一)疼痛:腹痛

腹痛与胰腺组织及其周围组织炎症、水肿或出血性坏死有关。

(二)体温过高

体温过高与急性胰腺炎组织坏死或感染有关。

(三)生活自理能力缺陷

生活自理能力缺陷与患者禁食、发热或腹痛等导致的体质虚弱有关。

(四)潜在并发症

(1)休克:与严重呕吐丢失大量体液或消化道出血有关。

(2)消化道出血:与应激性溃疡或胰腺坏死穿透横结肠有关。

四、护理措施

(一)病情监护

严密观察患者体温、脉搏、呼吸、血压及神志变化。观察患者腹痛的部位及性质,有无放射痛、腹胀等,经治疗后疼痛有无减轻、疼痛性质和特点有无改变。若疼痛持续存在,则考虑是否有局部并发症发生。注意观察患者呕吐物的量及性质,行胃肠减压者,观察和记录引流量及性质。观察患者皮肤黏膜的色泽与弹性有无变化,判断失水程度,准确记录 24 小时出入量。监测患者电解质、血尿淀粉酶、血糖的变化,做好血气分析的测定。

(二)休息与体位

患者应绝对卧床休息,协助患者选择舒适卧位,腹痛时帮助患者采取弯腰、前倾坐位、屈膝侧卧位,缓解疼痛。保持室内环境安静,保证睡眠,促进体力恢复,以改善病情。

(三)饮食护理

急性期患者要禁食、禁饮,要向患者解释禁食、禁饮的意义,以取得患者的配合。当患者疼痛减轻、发热消退、腹痛和呕吐症状基本消失、血尿淀粉酶降至正常后,可给予少量低脂、低糖流质,以后逐步恢复正常饮食,但忌高脂肪、高蛋白质饮食。

(四)用药护理

遵照医嘱给予止痛药,注意药物不良反应,禁用吗啡。

(五)口腔护理与高热护理

禁食期间口渴时可用温开水含漱或湿润口唇;胃肠减压期间,每天可用消毒液状石蜡涂抹鼻腔和口唇,定时用生理盐水清洗口腔,做好口腔护理。高热时给予物理降温,遵医嘱给予退热剂,做好皮肤护理,严格执行无菌操作。

(六)防止低血容量性休克

(1)准备抢救用品,如静脉切开包、人工呼吸机、气管切开包等。

(2)病情严重时转入重症监护病房(ICU)监护,密切监测血压、神志及尿量变化。

(3)嘱患者取平卧位,注意保暖及氧气吸入。

(4)迅速建立静脉通道,必要时静脉切开,遵医嘱输入液体、全血或血浆,补充血容量。如血压仍不上升,按医嘱给予升压药物,根据血压调整给药速度。必要时测定中心静脉压以决定输液量和速度。

(七)健康教育

(1)疾病知识指导:向患者解释本病的主要诱发因素、预后及并发症知识。告诫患者积极治疗胆道疾病,避免该病复发。注意防治蛔虫感染。出院初期应注意避免过度劳累及情绪激动。出现腹痛、腹胀、恶心等表现时,要及时就诊。

(2)饮食指导:指导患者掌握饮食卫生知识、平时养成规律进食习惯、避免暴饮暴食和饱食。腹痛缓解后,应从少量低脂、低糖饮食开始逐渐恢复正常饮食,应避免刺激性强、产气多、高脂肪、高蛋白食物,戒烟戒酒。强调采用低脂易消化饮食,忌食刺激性食物对预防疾病发生及复发的重要性。

（3）及时就诊的指标：告知患者出院后复诊的时间、地点；当出现腹痛、腹胀、恶心、呕吐等症状时要及时就医。

（王　瑞）

第九节　慢性胰腺炎

慢性胰腺炎是一种伴有胰实质进行性毁损的慢性炎症，我国以胆石症为常见原因，国外则以慢性酒精中毒为主要病因。慢性胰腺炎可伴急性发作，称为慢性复发性胰腺炎。由于本病临床表现缺乏特异性，可为腹痛、腹泻、消瘦、黄疸、腹部肿块、糖尿病等，易被误诊为消化性溃疡、慢性胃炎、胆管疾病、肠炎、消化不良、胃肠神经官能症等。本病虽发病率不高，但近年来有逐步增高的趋势。

一、病因

慢性胰腺炎的发病因素与急性胰腺炎相似，主要有胆管系统疾病、酒精、腹部外伤、代谢和内分泌障碍、营养不良、高钙血症、高脂血症、血管病变、血色病、先天性遗传性疾病、肝脏疾病及免疫功能异常等。

二、临床表现

慢性胰腺炎的症状繁多且无特异性。典型病例可出现五联症，即上腹疼痛、胰腺钙化、胰腺假性囊肿、糖尿病及脂肪泻。但是同时具备上述五联症的患者较少，临床上常以某一或某些症状为主要特征。

（一）腹痛

腹痛为最常见症状，见于60％～100％的病例，疼痛常剧烈，并持续较长时间。一般呈钻痛或钝痛，绞痛少见。多局限于上腹部，放射至季肋下，半数以上病例放射至背部。疼痛发作的频度和持续时间不一，一般随着病变的进展，疼痛期逐渐延长，间歇期逐渐变短，最后整天腹痛。在无痛期，常有轻度上腹部持续隐痛或不适。

痛时患者取坐位，膝屈曲，压迫腹部可使疼痛部分缓解，躺下或进食则加重（这种体位称为胰体位）。

（二）体重减轻

体重减轻是慢性胰腺炎常见的表现，见于3/4以上病例。主要由于患者担心进食后疼痛而减少进食所致。少数患者因胰功能不全、消化吸收不良或糖尿病而有严重消瘦，经过补充营养及助消化剂后，体重减轻往往可暂时好转。

（三）食欲减退

常有食欲欠佳，特别是厌油类或肉食。有时食后腹胀、恶心和呕吐。

（四）吸收不良

吸收不良表现疾病后期，胰脏丧失90％以上的分泌能力，可引起脂肪泻。患者有腹泻，大便量多、带油滴、恶臭。由于脂肪吸收不良，临床上也可出现脂溶性维生素缺乏症状。碳水化合物的消化吸收一般不受影响。

(五)黄疸

少数病例可出现明显黄疸(血清胆红素高达 20 mg/dL),由胰腺纤维化压迫胆总管所致,但更常见假性囊肿或肿瘤的压迫所致。

(六)糖尿病症状

约 2/3 的慢性胰腺炎病例有葡萄糖耐量减低,半数有显性糖尿病,常出现于反复发作腹痛持续几年以后。当糖尿病出现时,一般均有某种程度的吸收不良存在。糖尿病症状一般较轻,易用胰岛素控制。偶可发生低血糖、糖尿病酸中毒、微血管病变和肾病变。

(七)其他

少数病例腹部可扪及包块,易误诊为胰腺肿瘤。个别患者呈抑郁状态或有幻觉、定向力障碍等。

三、并发症

慢性胰腺炎的并发症甚多,一些与胰腺炎有直接关系,另一些则可能是病因(如酒精)作用的后果。

(一)假性囊肿

假性囊肿见于 9%～48%的慢性胰腺炎患者。多数为单个囊肿。囊肿大小不一,表现多样。假性囊肿内胰液泄漏至腹腔,可引起胰性无痛性腹水,呈隐匿起病,腹水量甚大,内含高活性淀粉酶。

巨大假性囊肿压迫胃肠道,可引起幽门或十二指肠近端狭窄,甚至压迫十二指肠空肠交接处和横结肠,引起不全性或完全性梗阻。假性囊肿破入邻近脏器可引起内瘘。囊肿内胰酶腐蚀囊肿壁内小血管可引起囊肿内出血,如腐蚀邻近大血管,可引起消化道出血或腹腔内出血。

(二)胆管梗阻

8%～55%的慢性胰腺炎患者发生胆总管的胰内段梗阻,临床上有无黄疸不定。有黄疸者中罕有需手术治疗者。

(三)其他

酒精性慢性胰腺炎可合并存在酒精性肝硬化。慢性胰腺炎患者好发口腔、咽、肺、胃和结肠癌肿。

四、实验室检查

(一)血清和尿淀粉酶测定

慢性胰腺炎急性发作时血尿淀粉酶浓度和 Cam/Ccr 比值可一过性地增高。随着病变的进展和较多的胰实质毁损,在急性炎症发作时可不合并淀粉酶升高。测定血清胰型淀粉酶同工酶(Pam)可作为反映慢性胰腺炎时胰功能不全的试验。

(二)葡萄糖耐量试验

葡萄糖耐量试验可出现糖尿病曲线。有报告慢性胰腺炎患者中 78.7%试验阳性。

(三)胰腺外分泌功能试验

在慢性胰腺炎时有 80%～90%病例胰外分泌功能异常。

(四)吸收功能试验

最简便的是做粪便脂肪和肌纤维检查。

(五)血清转铁蛋白放射免疫测定

慢性胰腺炎血清转铁蛋白明显增高,特别对酒精性钙化性胰腺炎有特异价值。

五、护理

(一)体位

协助患者卧床休息,选择舒适的卧位。有腹膜炎者宜取半卧位,利于引流和使炎症局限。

(二)饮食

脂肪对胰腺分泌具有强烈的刺激作用并可使腹痛加剧。因此,一般以适量的优质蛋白、丰富的维生素、低脂无刺激性半流质或软饭为宜,如米粥、藕粉、脱脂奶粉、新鲜蔬菜及水果等。每天脂肪供给量应控制在 20～30 g,避免粗糙、干硬、胀气及刺激性食物或调味品。少食多餐、禁止饮酒。对伴糖尿病患者,应按糖尿病饮食进餐。

(三)疼痛护理

绝对禁酒、避免进食大量肉类饮食、服用大剂量胰酶制剂等均可使胰液与胰酶的分泌减少,缓解疼痛。护理中应注意观察疼痛的性质、部位、程度及持续时间,有无腹膜刺激征。协助取舒适卧位以减轻疼痛。适当应用非麻醉性镇痛剂,如阿司匹林、吲哚美辛、对乙酰氨基酚等非甾体抗炎药。对腹痛严重,确实影响生活质量者,可酌情使用麻醉性镇痛剂,但应避免长期使用,以免导致患者对药物产生依赖性。给药 20～30 分钟后须评估并记录镇痛药物的效果及不良反应。

(四)维持营养需要量

蛋白-热量营养不良在慢性胰腺炎患者是非常普遍的。进餐前 30 分钟为患者镇痛,以防止餐后腹痛加剧,使患者惧怕进食。进餐时胰酶制剂同食物一起服用,可以保证酶和食物适当混合,取得满意效果。同时,根据医嘱及时给予静脉补液,保证热量供给,维持水、电解质、酸碱平衡。严重的慢性胰腺炎患者和中至重度营养不良者,在准备手术阶段应考虑提供肠外或肠内营养支持。护理上需加强肠内、外营养液的输注护理,防止并发症。

(五)心理护理

因病程迁延,反复疼痛、腹泻等症状,患者常有消极悲观的情绪反应,对手术及预后的担心常引起焦虑和恐惧。护理上应关心患者,采用同情、安慰、鼓励法与患者沟通,稳定患者情绪,讲解疾病知识,帮助患者树立战胜疾病的信心。

（王　瑞）

第六章

内分泌科护理

第一节　腺垂体功能减退症

　　腺垂体功能减退症是由多种病因引起一种或多种腺垂体激素减少或缺乏所致的一系列临床综合征。腺垂体功能减退症可原发于垂体病变,或继发于下丘脑病变,表现为甲状腺、肾上腺、性腺等功能减退症和/或蝶鞍区占位性病变。由于病因多,涉及的激素种类和数量多,故临床症状变化大,但补充所缺乏激素治疗后症状可快速缓解。

一、病因与发病机制

(一)垂体瘤

　　成人最常见的原因,大都属于良性肿瘤。肿瘤可分为功能性和无功能性。腺瘤增大可压迫正常垂体组织,引起垂体功能减退或功能亢进,并与腺垂体功能减退症同时存在。

(二)下丘脑病变

　　如肿瘤、炎症、浸润性病变(如淋巴瘤、白血病等)、肉芽肿(如结节病)等,可直接破坏下丘脑神经内分泌细胞,使释放激素分泌减少。

(三)垂体缺血性坏死

　　妊娠期垂体呈生理性肥大,血供丰富,若围生期前置胎盘、胎盘早期剥离、胎盘滞留、子宫收缩无力等引起大出血、休克、血栓形成,可使腺垂体大部分缺血坏死和纤维化,致腺垂体功能低下,临床称为希恩综合征。糖尿病血管病变使垂体供血障碍也可导致垂体缺血性坏死。

(四)蝶鞍区手术、放疗和创伤

　　垂体瘤切除、术后放疗及乳腺癌做垂体切除治疗等,均可导致垂体损伤。颅底骨折可损毁垂体柄和垂体门静脉血液供应。鼻咽癌放疗也可损坏下丘脑和垂体,引起腺垂体功能减退。

(五)感染和炎症

　　细菌、病毒、真菌等感染引起的脑炎、脑膜炎、流行性出血热、梅毒或疟疾等均可损伤下丘脑和垂体。

(六)糖皮质激素长期治疗

　　糖皮质激素可抑制下丘脑-垂体-肾上腺皮质轴,突然停用糖皮质激素后可出现医源性腺垂体功能减退,表现为肾上腺皮质功能减退。

(七)先天遗传性

腺垂体激素合成障碍可有基因遗传缺陷,转录因子突变可见于特发性垂体单一或多激素缺乏症患者。

(八)垂体卒中

垂体瘤内突然出血,瘤体骤然增大,压迫正常垂体组织和邻近视神经束,可出现急症危象。

(九)其他

自身免疫性垂体炎、空泡蝶鞍、颞动脉炎、海绵窦处颈内动脉瘤均可引起腺垂体功能减退。

二、临床表现

垂体组织破坏达95%临床表现为重度,75%临床表现为中度,破坏60%为轻度,破坏50%以下者不出现功能减退症状。促性腺激素、生长激素(GH)和催乳素(PRL)缺乏为最早表现;促甲状腺激素(TSH)缺乏次之;然后可伴有促肾上腺皮质激素(ACTH)缺乏。希恩综合征患者往往因围生期大出血休克而有全垂体功能减退症,即垂体激素均缺乏,但无占位性病变发现。腺垂体功能减退主要表现为相应靶腺(性腺、甲状腺、肾上腺)功能减退。

(一)靶腺功能减退

1.性腺(卵巢、睾丸)功能减退

性腺功能减退常最早出现。女性多数有产后大出血、休克、昏迷病史,表现为产后无乳、绝经、乳房萎缩、性欲减退、不育、性交痛、阴道炎等。查体见阴道分泌物减少,外阴、子宫和阴道萎缩,毛发脱落,尤以阴毛、腋毛为甚。成年男子表现为性欲减退、阳痿、无男性气质等,查体见肌力减弱、皮脂分泌减少、睾丸松软缩小、胡须稀少、骨质疏松等。

2.甲状腺功能减退

甲状腺功能减退表现与原发性甲状腺功能减退症相似,但通常无甲状腺肿。

3.肾上腺功能减退

肾上腺功能减退表现与原发性慢性肾上腺皮质功能减退症相似,所不同的是本病由于缺乏黑素细胞刺激素,故皮肤色素减退,表现为面色苍白、乳晕色素浅淡,而原发性慢性肾上腺功能减退症则表现为皮肤色素加深。

4.生长激素不足

成人一般无特殊症状,儿童出现生长障碍,表现为侏儒症。

(二)垂体内或其附近肿瘤压迫症群

最常见的表现为头痛及视神经交叉受损引起的偏盲甚至失明。

(三)垂体功能减退性危象

在全垂体功能减退症基础上,各种应激如感染、败血症、腹泻、呕吐、失水、饥饿、寒冷、急性心肌梗死、脑血管意外、手术、外伤、麻醉及使用镇静药、安眠药、降糖药等均可诱发垂体功能减退性危象(简称垂体危象)。临床表现:①高热型(体温>40 ℃)。②低温型(体温<30 ℃)。③低血糖型。④低血压、循环虚脱型。⑤水中毒型。⑥混合型。各种类型可伴有相应的症状,突出表现为消化系统、循环系统和神经精神方面的症状,如高热、循环衰竭、休克、恶心、呕吐、头痛、神志不清、谵妄、抽搐、昏迷等。

三、医学检查

(一)性腺功能测定

女性有血雌二醇水平降低,没有排卵及基础体温改变,阴道涂片未见雌激素作用的周期性改变;男性见血睾酮水平降低或正常低值,精液检查精子数量减少,形态改变,活动度差,精液量少。

(二)甲状腺功能测定

游离 T_4、血清总 T_4 均降低,而游离 T_3、总 T_3 可正常或降低。

(三)肾上腺皮质功能测定

24 小时尿 17-羟皮质类固醇及游离皮质醇输出量减少;血浆皮质醇浓度降低,但节律正常;葡萄糖耐量试验显示血糖曲线低平。

(四)腺垂体分泌激素测定

如卵泡刺激素(FSH)、黄体生成素(LH)、TSH、ACTH、GH、PRL 均减少。

(五)腺垂体内分泌细胞的储备功能测定

腺垂体内分泌细胞的储备功能测定可采用 TRH、PRL 和 LRH 兴奋试验。胰岛素低血糖激发试验忌用于老年人、冠心病、惊厥和黏液性水肿的患者。

(六)其他检查

通过 X 线、CT、MRI 无创检查来了解、辨别病变部位、大小、性质及其对邻近组织的侵犯程度。肝、骨髓和淋巴结等活检,可用于判断原发性疾病的原因。

四、诊断要点

本病诊断须根据病史、症状、体征,结合实验室检查和影像学发现进行全面分析,排除其他影响因素和疾病后才能明确。

五、治疗

(一)病因治疗

肿瘤患者可通过手术、放疗或化疗等措施缓解症状,对于鞍区占位性病变,首先必须解除压迫及破坏作用,减轻和缓解颅内高压症状;出血、休克而引起的缺血性垂体坏死,预防是关键,应加强产妇围生期的监护。

(二)靶腺激素替代治疗

需长期甚至终身维持治疗。①糖皮质激素:为预防肾上腺危象发生,应先补糖皮质激素。常用氢化可的松,20～30 mg/d,服用方法按照生理分泌节律为宜,剂量根据病情变化做相应调整。②甲状腺激素:常用左甲状腺素 50～150 μg/d,或甲状腺干粉片 40～120 mg/d。对于冠心病、老年人、骨密度低的患者,用药从最小剂量开始缓慢递增剂量,防止诱发危象。③性激素:育龄女性病情较轻者可采用人工月经周期治疗,维持第二性征和性功能;男性患者可用丙酸睾酮治疗,以改善性功能与性生活。

(三)垂体危象抢救

抢救过程见图 6-1。抢救过程中,禁用或慎用麻醉剂、镇静药、催眠药或降糖药等。

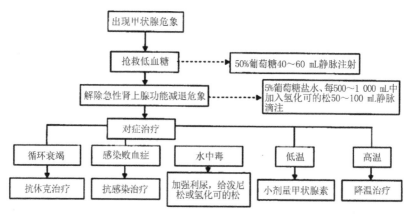

图 6-1　垂体危象抢救

六、护理诊断/问题

（一）性功能障碍

性功能障碍与促性腺激素分泌不足有关。

（二）自我形象紊乱

自我形象紊乱与身体外观改变有关。

（三）体温过低

体温过低与继发性甲状腺功能减退有关。

（四）潜在并发症

垂体危象。

七、护理措施

（一）安全与舒适管理

根据自身体力情况安排适当的活动量,保持情绪稳定,注意生活规律,避免感染、饥饿、寒冷、手术、外伤、过劳等诱因。更换体位时注意动作易缓慢,以免发生晕厥。

（二）疾病监测

1.常规监测

观察有无视力障碍,脑神经压迫症状及颅内压增高征象。

2.并发症监测

严密观察患者生命体征、意识、瞳孔变化,一旦出现低血糖、低血压、高热或体温过低、谵妄、恶心、呕吐、抽搐甚至昏迷等垂体危象的表现,立即通知医师并配合抢救。

（三）对症护理

对于性功能障碍的患者,应安排恰当的时间与患者沟通,了解患者目前的性功能、性活动与性生活情况。向患者解释疾病及药物对性功能的影响,为患者提供信息咨询服务的途径,如专业医师、心理咨询师、性咨询门诊等。鼓励患者与配偶交流感受,共同参加性健康教育及阅读有关性健康教育的材料。女性患者若存在性交痛,推荐使用润滑剂。

（四）用药护理

向患者介绍口服药物的名称、剂量、用法、剂量不足和过量的表现;服甲状腺激素应观察心率、心律、体温及体重的变化;嘱患者避免服用镇静剂、麻醉剂等药物。应用激素替代疗法的患者,应使其认识到长期坚持按量服药的重要性和随意停药的危险性。严重水中毒水肿明显者,应用利尿剂应注意观察药物治疗效果,加强皮肤护理,防止擦伤,皮肤干燥者涂以油剂。

（五）垂体危象护理

急救配合:立即建立静脉通路,维持输液通畅,保证药物、液体输入;保持呼吸道通畅,氧气吸入;做好对症护理,低温者可用热水袋或电热毯保暖,但要注意防止烫伤;高热者应进行降温处理,如酒精擦浴、冰敷或遵医嘱用药。加强基础护理,如口腔护理、皮肤护理,防止感染。

八、健康指导

（一）预防疾病

保持皮肤清洁,注意个人卫生,督促患者勤换衣、勤洗澡。保持口腔清洁,避免到人多拥挤的公共场所。鼓励患者活动,减少皮肤感染和皮肤完整性受损的机会;告知患者要注意休息,保持心情愉快,避免精神刺激和情绪激动。

（二）管理疾病

指导患者定期复查,发现病情加重或有变化时及时就诊。嘱患者外出时随身携带识别卡,以便发生意外时能及时救治。

（三）康复指导

遵医嘱定时、定量服用激素,勿随意停药。若需要生育者,可在医师指导下使用性激素替代疗法,以期精子(卵子)生成。

（李春红）

第二节 甲状腺功能减退症

甲状腺功能减退症(简称甲减)是由各种原因导致的甲状腺激素合成和分泌减少(低甲状腺激素血症),或组织利用不足(甲状腺激素抵抗)而引起的全身性低代谢并伴各系统功能减退的综合征。其病理征表现为黏液性水肿。起病于胎儿或新生儿的甲减称为呆小病,常伴有智力障碍和发育迟缓。起病于成人者称成年型甲减。本节主要介绍成年型甲减。

一、病因

（一）自身免疫损伤

自身免疫损伤常见于自身免疫性甲状腺炎引起 TH 合成和分泌减少。

（二）甲状腺破坏

甲状腺切除术后、^{131}I 治疗后导致的甲状腺功能减退。

（三）中枢性甲减

中枢性甲减由垂体外照射、垂体大腺瘤、颅咽管瘤及产后大出血引起的促甲状腺激素释放激素(TRH)和促甲状腺激素(TSH)产生和分泌减少所致。

(四)碘过量

碘过量可引起具有潜在性甲状腺疾病者发生甲减,也可诱发和加重自身免疫性甲状腺炎。

(五)抗甲状腺药物使用

硫脲类药物、锂盐等可抑制 TH 合成。

二、临床表现

甲减多病程较长、病情轻或早期可无症状,其临床表现与甲状腺激素缺乏的程度有关。

(一)一般表现

1.基础代谢率降低

体温偏低,怕冷,易疲倦、无力,水肿,体重增加,反应迟钝,健忘,嗜睡等。

2.黏液性水肿面容

面部虚肿、面色苍白或呈姜黄色,部分患者鼻唇增厚、表情淡漠、声音低哑、说话慢且发音不清。

3.皮肤及附属结构

皮肤苍白、干燥、粗糙少光泽,肢体凉。少数病例出现胫前黏液性水肿。指甲生长缓慢、厚脆,表面常有裂纹,毛发稀疏干燥、眉毛外 1/3 脱落。

(二)各系统表现

1.心血管系统

心肌收缩力减弱、心动过缓、心排血量降低。久病者由于胆固醇增高,易并发冠心病,10%的患者伴发高血压。

2.消化系统

患者主要表现为便秘、腹胀、畏食等,严重者可出现麻痹性肠梗阻或黏液水肿性巨结肠。

3.内分泌生殖系统

患者主要表现为性欲减退,女性常有月经过多或闭经情况。

4.肌肉与关节

患者主要表现为肌肉乏力,暂时性肌强直、痉挛和疼痛等。

5.血液系统

患者主要表现为贫血。

6.黏液水肿性昏迷

患者主要表现为低体温(<35 ℃)、嗜睡、呼吸减慢、心动过缓、血压下降、四肢肌肉松弛、腱反射减弱或消失、血压明显降低,甚至发生昏迷、休克而危及生命。

三、辅助检查

(一)实验室检查

血常规检查、血生化检查、尿常规检查、甲状腺功能检查。

(二)影像学及其他检查

颈部 B 超检查、心电图检查、胸部 X 线检查、头 MRI 检查、头 CT 检查。

四、处理原则及治疗要点

(一)替代治疗

首选左甲状腺素钠片口服。替代治疗时,需从最小剂量开始用药,之后根据 TSH 目标调整剂量,逐渐纠正甲减而不产生明显不良反应,使血 TSH 和 TH 水平恒定在正常范围内。

(二)对症治疗

有贫血者补充铁剂、维生素 B_{12}、叶酸等。胃酸分泌过少者补充稀盐酸,与 TH 合用疗效好。

(三)亚临床甲减的处理

亚临床甲减引起的血脂异常可导致动脉粥样硬化,部分亚临床甲减也可发展为临床甲减。目前认为只要患者有高胆固醇血症、血清 TSH>10 mU/L,就需要给予左甲状腺素钠片进行替代治疗。

(四)黏液性水肿昏迷的治疗

(1)立即静脉补充 TH,清醒后改口服维持治疗。

(2)保持呼吸道通畅,吸氧,同时给予保暖。

(3)糖皮质激素持续静脉滴注,待患者清醒后逐渐减量、停药。根据需要补液。

(4)祛除诱因,治疗原发病。

五、护理评估

(一)病史

(1)详细了解患者患病的起始时间,有无诱因,发病的缓急,主要症状及其特点。

(2)评估患者有无进食异常或营养异常,有无排泄功能异常和体力减退等。

(3)评估患者有无失眠、瞌睡、记忆力下降、注意力不集中、畏寒、手足搐搦、四肢感觉异常或麻痹等症状。

(4)评估患者既往检查情况,是否遵从医嘱治疗,用药及治疗效果。

(5)询问患者家族有无类似疾病发生。

(二)身体状况

(1)观察有无体温降低、脉搏减慢等体征。

(2)观察患者有无记忆力减退、反应迟钝和表情淡漠等表现。

(3)观察患者皮肤有无干燥发凉、粗糙脱屑、毛发脱落和黏液性水肿等表现。

(4)有无畏食、腹胀和便秘等。

(5)有无肌肉乏力、暂时性肌强直、痉挛、疼痛等表现,有无关节病变。

(6)有无心肌收缩力减弱、心动过缓、心排血量下降等表现。

(三)心理、社会状况

(1)评估患者患病后的精神、心理变化。

(2)评估疾病对患者日常生活、学习或工作、家庭的影响,是否适应角色的转变。

(3)评估患者对疾病的认知程度。

(4)评估社会支持系统,如家庭成员、经济状况等能否满足患者的医疗护理需求。

六、护理措施

(一)心理护理

多与患者接触交流,鼓励患者表达其感受,交谈时语言温和,耐心倾听,消除患者的陌生感和紧张感。耐心向患者解释病情,消除紧张和顾虑,保持一个健康的心态,积极面对疾病,使其积极配合治疗,树立信心。

(二)饮食护理

给予高维生素、高蛋白、低钠、低脂饮食。宜进食粗纤维食物,促进排便。桥本甲状腺炎所致的甲减应避免摄取含碘食物和药物,以免诱发严重的黏液性水肿。

(三)低体温护理

(1)保持室内空气新鲜,每天通风,调节室温在22～24 ℃,注意保暖。可通过添加衣服,包裹毛毯,睡眠时加盖棉被,冬季外出时戴手套、穿棉鞋,以避免着凉。

(2)注意监测生命体征变化,观察有无体温过低、心律失常等表现,并给予及时处理。

(四)便秘护理

指导患者每天定时排便,养成规律的排便习惯。适当地按摩腹部,多进食富含粗纤维的蔬菜、水果、全麦制品。根据患者病情、年龄进行适度的运动,如慢走、慢跑,促进胃肠蠕动。

(五)用药护理

通常需要终身服药,从小剂量开始,逐渐加量至达到完全替代剂量。空腹或餐前30分钟口服,一般与其他药物分开服用。如用泻剂,观察排便的次数、量,有无腹痛、腹胀等麻痹性肠梗阻的表现。

(六)黏液水肿昏迷的护理

(1)应立即建立静脉通路,给予急救药物。

(2)保持呼吸道通畅,给予吸氧,必要时配合气管插管术或气管切开术。

(3)监测生命体征和动脉血气分析的变化,记录24小时出入液量。

(4)给予保暖,避免局部热敷,以免烫伤和加重循环不良。

七、健康指导

(一)疾病知识指导

讲解疾病发生原因及注意事项,如地方性缺碘者可采用碘化盐。药物引起者应调整剂量或停药。注意个人卫生,注意保暖,避免在人群集中的地方停留时间过长,预防感染和创伤。慎用催眠、镇静、止痛等药物。

(二)饮食原则

遵循高蛋白、高维生素、低钠、低脂肪的饮食原则。

(三)药物指导

向其解释终身坚持服药的必要性。不可随意停药或更改剂量,否则可能导致心血管疾病,如心肌缺血、心肌梗死或充血性心力衰竭。替代治疗效果最佳的指标为血TSH恒定在正常范围内,长期行替代治疗者宜每6～12个月检测1次。对有心脏病、高血压、肾炎的患者,注意剂量的调整。服用利尿剂时,指导患者记录24小时出入量。

(四)病情观察

观察患者的症状和体征改善情况,如出现明显的药物不良反应或并发症,应及时给予处置。讲解黏液性水肿昏迷发生的原因及表现,若出现低血压、心动过缓、体温<35 ℃等,应及时就医。指导患者自我监测甲状腺激素服用过量的症状,如出现多食消瘦、脉搏>100 次/分、心律失常、体重减轻、发热、大汗、情绪激动等情况,及时报告医师。指导患者定期复查肝肾功能、甲状腺功能、血常规、心电图等。

(五)定期复查甲状腺功能

药物治疗开始后 4～8 周或剂量调整后检测 TSH,TSH 恢复正常后每 6～12 个月检查 1 次甲状腺功能。监测体重,以了解病情控制情况,及时调整用药剂量。

(李春红)

第三节 糖 尿 病

糖尿病(diabetes mellitus,DM)是一组由多病因引起的以慢性高血糖为特征的代谢性疾病,是由胰岛素分泌和/或作用缺陷所引起。糖尿病是常见病、多发病。据国际糖尿病联盟统计,2011 年全球有糖尿病患者 3.66 亿,比 2010 年的 2.85 亿增加近 30%。我国成年人糖尿病患病率达 9.7%,而糖尿病前期的比例更高达 15.5%。因此,糖尿病是严重威胁人类健康的世界性公共卫生问题。

一、分型

(一)1 型糖尿病

1 型糖尿病:胰岛 β 细胞破坏,常导致胰岛素绝对缺乏。

(二)2 型糖尿病

2 型糖尿病:从以胰岛素抵抗为主伴胰岛素分泌不足到以胰岛素分泌不足为主伴胰岛素抵抗。

(三)其他特殊类型糖尿病

其他特殊类型糖尿病指病因相对比较明确,如胰腺炎、库欣综合征等引起的一些高血糖状态。

(四)妊娠期糖尿病

妊娠期糖尿病指妊娠期间发生的不同程度的糖代谢异常。

二、病因与发病机制

糖尿病的病因和发病机制至今未完全阐明。总的来说,遗传因素及环境因素共同参与其发病过程。胰岛素由胰岛 β 细胞合成和分泌,经血液循环到达体内各组织器官的靶细胞,与特异受体结合并引发细胞内物质代谢效应。该过程中任何一个环节发生异常,均可导致糖尿病。

(一)1型糖尿病

1.遗传因素

遗传因素在1型糖尿病发病中起重要作用。

2.环境因素

糖尿病可能与病毒感染、化学毒物和饮食因素有关。

3.自身免疫

有证据支持1型糖尿病为自身免疫性疾病。

4.1型糖尿病的自然史

1型糖尿病的发生发展经历以下阶段。

(1)个体具有遗传易感性,临床无任何异常。

(2)某些触发事件,如病毒感染引起少量β细胞破坏并启动自身免疫过程。

(3)出现免疫异常,可检测出各种胰岛细胞抗体。

(4)β细胞数目开始减少,仍能维持糖耐量正常。

(5)β细胞持续损伤达到一定程度时(通常只残存10%～20%的β细胞),胰岛素分泌不足,出现糖耐量降低或临床糖尿病,需用外源胰岛素治疗。

(6)β细胞几乎完全消失,需依赖外源胰岛素维持生命。

(二)2型糖尿病

1.遗传因素与环境因素

有资料显示遗传因素主要影响β细胞功能。环境因素包括年龄增加、现代生活方式改变、营养过剩、体力活动不足、子宫内环境以及应激、化学毒物等。

2.胰岛素抵抗和β细胞功能缺陷

胰岛素抵抗是指胰岛素作用的靶器官对胰岛素作用的敏感性降低。β细胞功能缺陷主要表现为胰岛素分泌异常。

3.糖耐量减低和空腹血糖调节受损

糖耐量减低是葡萄糖不耐受的一种类型。空腹血糖调节受损是指一类非糖尿病性空腹血糖异常,其血糖浓度高于正常,但低于糖尿病的诊断值。目前认为两者均为糖尿病的危险因素,是发生心血管病的危险标志。

4.临床糖尿病

达到糖尿病的诊断标准(表 6-1)。

表 6-1　糖尿病诊断标准(WHO,1999)

诊断标准	静脉血浆葡萄糖水平
(1)糖尿病症状＋随机血糖或	≥11.1 mmol/L
(2)空腹血浆血糖(FPG)或	≥7.0 mmol/L
(3)葡萄糖负荷后两小时血糖(2 小时 PG)	≥11.1 mmol/L
无糖尿病症状者,需改天重复检查,但不做第 3 次 OGTT	

注:空腹的定义是至少 8 小时没有热量的摄入;随机是指一天当中的任意时间而不管上次进餐的时间及食物摄入量。

三、临床表现

(一)代谢紊乱综合征

1."三多一少"

多饮、多食、多尿和体重减轻。

2.皮肤瘙痒

患者常有皮肤瘙痒,女性患者可出现外阴瘙痒。

3.其他症状

四肢酸痛、麻木、腰痛、性欲减退、月经失调、便秘和视物模糊等。

(二)并发症

1.糖尿病急性并发症

(1)糖尿病酮症酸中毒(diabetic ketoacidosis,DKA):为最常见的糖尿病急症,以高血糖、酮症和酸中毒为主要表现。DKA最常见的诱因是感染,其他诱因:胰岛素治疗中断或不适当减量、饮食不当、各种应激及酗酒等。临床表现为早期三多一少,症状加重;随后出现食欲缺乏、恶心、呕吐,多尿、口干、头痛、嗜睡,呼吸深快,呼气中有烂苹果味(丙酮);后期严重失水、尿量减少、眼球下陷、皮肤黏膜干燥,血压下降、心率加快,四肢厥冷;晚期出现不同程度意识障碍。

(2)高渗高血糖综合征:是糖尿病急性代谢紊乱的另一临床类型,以严重高血糖、高血浆渗透压、脱水为特点,无明显酮症酸中毒,患者常有不同程度的意识障碍或昏迷。本病起病缓慢,最初表现为多尿、多饮,但多食不明显或反而食欲缺乏;随病情进展出现严重脱水和神经精神症状,患者反应迟钝、烦躁或淡漠、嗜睡,逐渐陷入昏迷、出现抽搐,晚期尿少甚至尿闭,但无酸中毒样深大呼吸。与DKA相比,失水更为严重、神经精神症状更为突出。

(3)感染性疾病:糖尿病容易并发各种感染,血糖控制差者更易发生,病情也更严重。

(4)低血糖:一般将血糖≤2.8 mmol/L作为低血糖的诊断标准,而糖尿病患者血糖值≤3.9 mmol/L就属于低血糖范畴。低血糖有两种临床类型,即空腹低血糖和餐后(反应性)低血糖。低血糖的临床表现呈发作性,具体分为两类:①自主(交感)神经过度兴奋表现为多有出汗、颤抖、心悸、紧张、焦虑、饥饿、流涎、软弱无力、面色苍白、心率加快、四肢冰凉和收缩压轻度升高等。②脑功能障碍表现为初期表现为精神不集中、思维和语言迟钝、头晕、嗜睡、视物不清、步态不稳,后可有幻觉、躁动、易怒、性格改变、认知障碍,严重时发生抽搐和昏迷。

2.糖尿病慢性并发症

(1)微血管病变:这是糖尿病的特异性并发症。微血管病变主要发生在视网膜、肾、神经和心肌组织,尤其以肾脏和视网膜病变最为显著。

(2)大血管病变:这是糖尿病最严重、突出的并发症,主要表现为动脉粥样硬化。动脉粥样硬化主要侵犯主动脉、冠状动脉、脑动脉、肾动脉和肢体外周动脉等。

(3)神经系统并发症:以周围神经病变最常见,通常为对称性,下肢较上肢严重,病情进展缓慢。患者常先出现肢端感觉异常,如呈袜子或手套状分布,伴麻木、烧灼、针刺感或如踏棉垫感,可伴痛觉过敏、疼痛;后期可有运动神经受累,出现肌力减弱甚至肌萎缩和瘫痪。

(4)糖尿病足:指与下肢远端神经异常和不同程度周围血管病变相关的足部溃疡、感染和/或深层组织破坏,主要表现为足部溃疡、坏疽。糖尿病足是糖尿病最严重且需治疗费用最多的慢性并发症之一,是糖尿病非外伤性截肢的最主要原因。

(5)其他:糖尿病还可引起黄斑病、白内障、青光眼、屈光改变和虹膜睫状体病变等。牙周病是最常见的糖尿病口腔并发症。

在我国,糖尿病是导致成人失明、非创伤性截肢的主要原因;心血管疾病是使糖尿病患者致残、致死的主要原因。

四、辅助检查

(一)尿糖测定

尿糖受肾糖阈的影响。尿糖呈阳性只提示血糖值超过肾糖阈(大约10 mmol/L),尿糖呈阴性不能排除糖尿病可能。

(二)血糖测定

血糖测定的方法有静脉血葡萄糖测定、毛细血管血葡萄糖测定和24小时动态血糖测定3种。前者用于诊断糖尿病,后两种仅用于糖尿病的监测。

(三)口服葡萄糖耐量试验

当血糖高于正常范围而又未达到诊断糖尿病标准时,须进行口服葡萄糖耐量试验(OGTT)。OGTT应在无摄入任何热量8小时后,清晨空腹进行,75 g无水葡萄糖,溶于250～300 mL水中,5～10分钟内饮完,空腹及开始饮葡萄糖水后2小时测静脉血浆葡萄糖。儿童服糖量按1.75 g/kg计算,总量不超过75 g。

(四)糖化血红蛋白 A_1 测定

糖化血红蛋白 A_1 测定:其测定值者取血前8～12周血糖的总水平,是糖尿病病情控制的监测指标之一,正常值是3%～6%。

(五)血浆胰岛素和 C 肽测定

主要用于胰岛 β 细胞功能的评价。

(六)其他

根据病情需要选用血脂、肝肾功能等常规检查,急性严重代谢紊乱时的酮体、电解质、酸碱平衡检查,心、肝、肾、脑、眼科及神经系统的各项辅助检查等。

五、治疗要点

糖尿病管理须遵循早期和长期、积极而理性、综合治疗和全面达标、治疗措施个体化等原则。国际糖尿病联盟(IDF)提出糖尿病综合管理5个要点(有"五驾马车"之称):糖尿病健康教育、医学营养治疗、运动治疗、血糖监测和药物治疗。

(一)健康教育

健康教育是重要的基础管理措施,是决定糖尿病管理成败的关键。每位糖尿病患者均应接受全面的糖尿病教育,充分认识糖尿病并掌握自我管理技能。

(二)医学营养治疗

医学营养治疗是糖尿病基础管理措施,是综合管理的重要组成部分。详见饮食护理。

(三)运动疗法

在糖尿病的管理中占重要地位,尤其对肥胖的2型糖尿病患者,运动可增加胰岛素敏感性,有助于控制血糖和体重。运动的原则是适量、经常性和个体化。

(四)药物治疗

1.口服药物治疗

(1)促胰岛素分泌剂。①磺脲类药物:其作用不依赖于血糖浓度。常用的有格列苯脲、格列吡嗪、格列齐特、格列喹酮和格列苯脲等。②非磺脲类药物:降血糖作用快而短,主要用于控制餐后高血糖。如瑞格列奈和那格列奈。

(2)增加胰岛素敏感性药物。①双胍类:常用的药物有二甲双胍。二甲双胍通常每天剂量500～1 500 mg,分 2～3 次口服,最大剂量不超过每天 2 g。②噻唑烷二酮类:也称格列酮类,有罗格列酮和吡格列酮两种制剂。

(3)α-葡萄糖苷酶抑制剂:作为 2 型糖尿病第一线药物,尤其适用于空腹血糖正常(或偏高)而餐后血糖明显升高者。常用药物有阿卡波糖和伏格列波糖。

2.胰岛素治疗

胰岛素治疗是控制高血糖的重要和有效手段。

(1)适应证:①1 型糖尿病。②合并各种严重的糖尿病急性或慢性并发症。③处于应激状态,如手术、妊娠和分娩等。④2 型糖尿病血糖控制不满意,β 细胞功能明显减退者。⑤某些特殊类型糖尿病。

(2)制剂类型:按作用快慢和维持作用时间长短,可分为速效、短效、中效、长效和预混胰岛素 5 类。根据胰岛素的来源不同,可分为动物胰岛素、人胰岛素和胰岛素类似物。

(3)使用原则:①胰岛素治疗应在综合治疗基础上进行。②胰岛素治疗方案应力求模拟生理性胰岛素分泌模式。③从小剂量开始,根据血糖水平逐渐调整。

(五)人工胰

人工胰由血糖感受器、微型电子计算机和胰岛素泵组成。目前尚未广泛应用。

(六)胰腺和胰岛细胞移植

治疗对象主要为 1 型糖尿病患者,目前尚局限于伴终末期肾病的患者。

(七)手术治疗

部分国家已将减重手术(代谢手术)推荐为肥胖 2 型糖尿病患者的可选择的治疗方法之一,我国也已开展这方面的治疗。

(八)糖尿病急性并发症的治疗

1.糖尿病酮症酸中毒

对于早期酮症患者,仅需给予足量短效胰岛素和口服液体,严密观察病情,严密监测血糖、血酮变化,调节胰岛素剂量。对于出现昏迷的患者应立即抢救,具体方法如下。

(1)补液:是治疗的关键环节。基本原则是"先快后慢,先盐后糖"。在 1～2 小时内输入0.9％氯化钠溶液 1 000～2 000 mL,前 4 小时输入所计算失水量的1/3。24 小时输液量应包括已失水量和部分继续失水量,一般为 4 000～6 000 mL,严重失水者可达 6 000～8 000 mL。

(2)小剂量胰岛素治疗:每小时 0.1 U/kg 的短效胰岛素加入生理盐水中持续静脉滴注或静脉泵入。根据血糖值调节胰岛素的泵入速度,血糖下降速度一般以每小时 3.9～6.1 mmol/L(70～110 mg/dL)为宜,每1～2 小时复查血糖;病情稳定后过渡到胰岛素常规皮下注射。

(3)纠正电解质及酸碱平衡失调:①轻度酸中毒一般不必补碱。补碱指征为血 pH<7.1,HCO_3^-<5 mmol/L。应采用等渗碳酸氢钠(1.25％～1.4％)溶液。补碱不宜过多、过快,以避免诱发或加重脑水肿。②根据血钾和尿量补钾。

(4)防治诱因和处理并发症:如休克、严重感染、心力衰竭、心律失常、肾衰竭、脑水肿和急性胃扩张等。

2.高渗高血糖综合征

治疗原则同 DKA。严重失水时,24 小时补液量可达 6 000～10 000 mL。

3.低血糖

对轻至中度的低血糖,口服糖水或含糖饮料,进食面包、饼干、水果等即可缓解。重者和疑似低血糖昏迷的患者,应及时测定毛细血管血糖,甚至无需血糖结果,及时给予 50% 葡萄糖 60～100 mL 静脉注射,继以 5%～10% 葡萄糖液静脉滴注。另外,应积极寻找病因,对因治疗。

(九)糖尿病慢性并发症的治疗

1.糖尿病足

控制高血糖、血脂异常和高血压,改善全身营养状况和纠正水肿等;神经性足溃疡给予规范的伤口处理;给予扩血管和改善循环治疗;有感染出现时给予抗感染治疗;必要时行手术治疗。

2.糖尿病高血压

血脂紊乱和大血管病变,要控制糖尿病患者血压<17.3/10.7 kPa(130/80 mmHg);如尿蛋白排泄量达到 1 g/24 h,血压应控制低于 16.7/10.0 kPa(125/75 mmHg)。低密度脂蛋白胆固醇(LDL-C)的目标值为<2.6 mmol/L。

3.糖尿病肾病

早期筛查微量蛋白尿及评估 GFR。早期应用血管紧张素转化酶抑制剂或血管紧张素Ⅱ受体拮抗剂,除可降低血压外,还可减轻微量清蛋白尿和使 GFR 下降缓慢。

4.糖尿病视网膜病变

定期检查眼底,必要时尽早使用激光进行光凝治疗。

5.糖尿病周围神经病变

早期严格控制血糖并保持血糖稳定是糖尿病神经病变最重要和有效的防治方法。在综合治疗的基础上,采用多种维生素及对症治疗可改善症状。

六、护理措施

(一)一般护理

1.饮食护理

应帮助患者制订合理、个性化的饮食计划,并鼓励和督促患者坚持执行。

(1)制订总热量。①计算理想体重(简易公式法):理想体重(kg)=身高(cm)-105。②计算总热量:成年人休息状态下每天每千克理想体重给予热量 105～126 kJ,轻体力劳动 126～147 kJ,中度体力劳动 147～167 kJ,重体力劳动>167 kJ。儿童、孕妇、乳母、营养不良和消瘦以及伴有消耗性疾病者应酌情增加,肥胖者酌减,使体重逐渐恢复至理想体重的±5%。

(2)食物的组成和分配。①食物组成:总的原则是高碳水化合物、低脂肪、适量蛋白质和高纤维的膳食。碳水化合物所提供的热量占饮食总热量的 50%～60%,蛋白质的摄入量占供能比的 10%～15%,脂肪所提供的热量不超过总热量的 30%,饱和脂肪酸不应超过总热量的 7%,每天胆固醇摄入量宜<300 mg。②确定每天饮食总热量和碳水化合物、脂肪、蛋白质的组成后,按每克碳水化合物、蛋白质产热 16.7 kJ,每克脂肪产热 37.7 kJ,将热量换算为食品后制订食谱,可按每天三餐分配为 1/5、2/5、2/5 或 1/3、1/3、1/3。

(3)注意事项。①超重者,禁食油炸、油煎食物,炒菜宜用植物油,少食动物内脏、蟹黄、蛋黄、鱼子、虾子等含胆固醇高的食物。②每天食盐摄入量应<6 g,限制摄入含盐高的食物,如加工食品、调味酱等。③严格限制各种甜食:包括各种糖果、饼干、含糖饮料、水果等。为满足患者口味,可使用甜味剂。对于血糖控制较好者,可在两餐之间或睡前加水果,例如,苹果、梨、橙子等。④限制饮酒量,尽量不饮白酒,不宜空腹饮酒。每天饮酒量≤1 份标准量(1 份标准量为:啤酒350 mL 或红酒 150 mL 或低度白酒 45 mL,各约含乙醇 15 g)。

2.运动护理

(1)糖尿病患者运动锻炼的原则:有氧运动、持之以恒和量力而行。

(2)运动方式的选择:有氧运动为主,如散步、慢跑、快走、骑自行车、做广播体操、打太极拳和球类活动等。

(3)运动量的选择:合适的运动强度为活动时患者的心率达到个体 60% 的最大氧耗量,简易计算方法为:心率=170-年龄。

(4)运动时间的选择:最佳运动时间是餐后 1 小时(以进食开始计时)。每天安排一定量的运动,至少每周 3 次。每次运动时间 30～40 分钟,包括运动前作准备活动和运动结束时的整理运动时间。

(5)运动的注意事项:①不宜空腹时进行,运动过程应补充水分,携带糖果,出现低血糖症状时,立即食用。②运动过程中出现胸闷、胸痛、视物模糊等应立即停止运动,并及时处理。③血糖>14 mmol/L,应减少活动,增加休息。④随身携带糖尿病卡以备急需。⑤运动时,穿宽松的衣服,棉质的袜子和舒适的鞋子,可以有效排汗和保护双脚。

(二)用药护理

1.口服用药的护理

指导患者正确服用口服降糖药,了解各类降糖药的作用、剂量、用法、不良反应和注意事项。

(1)口服磺脲类药物的护理:①协助患者于早餐前 30 分钟服用,每天多次服用的磺脲类药物应在餐前 30 分钟服用。②严密观察药物的不良反应。最主要的不良反应是低血糖,护士应教会患者正确识别低血糖的症状及如何及时应对和选择医疗支持。③注意药物之间的协同与拮抗。水杨酸类、磺胺类、保泰松、利血平、β 受体阻滞剂等药物与磺脲类药物合用时会产生协同作用,增强后者的降糖作用;噻嗪类利尿剂、呋塞米、依他尼酸、糖皮质激素等药物与磺脲类药物合用时会产生拮抗作用,降低后者的降糖作用。

(2)口服双胍类药物的护理:①指导患者餐中或餐后服药。②如出现轻微胃肠道反应,给予患者讲解和指导,以减轻患者的紧张或恐惧心理。③用药期间限制饮酒。

(3)口服 α-葡萄糖苷酶抑制剂类药物的护理:①应与第一口饭同时服用。②本药的不良反应有腹部胀气、排气增多或腹泻等症状,在继续使用或减量后消失。③服用该药时,如果饮食中淀粉类比例太低,而单糖或啤酒过多则疗效不佳。④出现低血糖时,应直接给予葡萄糖口服或静脉注射,进食淀粉类食物无效。

(4)口服噻唑烷二酮类药物的护理:①每天服用 1 次,可在餐前、餐中、餐后任何时间服用,但服药时间应尽可能固定。②密切观察有无水肿、体重增加等不良反应,缺血性心血管疾病的风险增加,一旦出现应立即停药。③如果发现食欲缺乏等情况,警惕肝功能损害。

2.使用胰岛素的护理

(1)胰岛素的保存:①未开封的胰岛素放于冰箱 4～8 ℃冷藏保存,勿放在冰箱门上,以免震荡受损。②正在使用的胰岛素在常温下(≤28 ℃)可使用 28 天,无需放入冰箱。③运输过程尽量保持低温,避免过热、光照和剧烈晃动等,否则可因蛋白质凝固变性而失效。

(2)胰岛素的注射途径:包括静脉注射和皮下注射。注射工具有胰岛素专用注射器、胰岛素笔和胰岛素泵。

(3)胰岛素的注射部位:皮下注射胰岛素时,宜选择皮肤疏松部位,如上臂三角肌、臀大肌、大腿前侧、腹部等。进行运动锻炼时,不要选择大腿、臂部等要活动的部位注射。注射部位要经常更换,如在同一区域注射,必须与上次注射部位相距 1 cm 以上,选择无硬结的部位。

(4)胰岛素不良反应的观察与处理:①低血糖反应。②变态反应表现为注射部位瘙痒,继而出现荨麻疹样皮疹,全身性荨麻疹少见。处理措施包括更换高纯胰岛素,使用抗组胺药及脱敏疗法,严重反应者中断胰岛素治疗。③注射部位皮下脂肪萎缩或增生时,采用多点、多部位皮下注射和及时更换针头可预防其发生。若发生则停止注射该部位后可缓慢自然恢复。④胰岛素治疗初期可发生轻度水肿,以颜面和四肢多见,可自行缓解。⑤部分患者出现视物模糊,多为晶状体屈光改变,常于数周内自然恢复。⑥体重增加以老年 2 型糖尿病患者多见,多引起腹部肥胖。护士应指导患者配合饮食、运动治疗控制体重。

(5)使用胰岛素的注意事项:①准确执行医嘱,按时注射。对 40 U/mL 和 100 U/mL 两种规格的胰岛素,使用时应注意注射器与胰岛素浓度的匹配。②长、短效或中、短效胰岛素混合使用时,应先抽吸短效胰岛素,再抽吸长效胰岛素,然后混匀,禁忌反向操作。③注射胰岛素时应严格无菌操作,防止发生感染。④胰岛素治疗的患者,应每天监测血糖 2～4 次,出现血糖波动过大或过高,及时通知医师。⑤使用胰岛素笔时要注意笔与笔芯是否匹配,每次注射前确认笔内是否有足够的剂量,药液是否变质。每次注射前安置新针头,使用后丢弃。⑥用药期间定期检查血糖、尿常规、肝肾功能、视力、眼底视网膜血管、血压及心电图等,了解病情及糖尿病并发症的情况。⑦指导患者配合糖尿病饮食和运动治疗。

(三)并发症的护理

1.低血糖的护理

(1)加强预防:①指导患者应用胰岛素和胰岛素促分泌剂,从小剂量开始,逐渐增加剂量,谨慎调整剂量。②指导患者定时定量进餐,如果进餐量较少,应相应减少药物剂量。③指导患者运动量增加时,运动前应增加额外的碳水化合物的摄入。④乙醇能直接导致低血糖,应指导患者避免酗酒和空腹饮酒。⑤容易在后半夜及清晨发生低血糖的患者,晚餐适当增加主食或含蛋白质较高的食物。

(2)症状观察和血糖监测:观察患者有无低血糖的临床表现,尤其是服用胰岛素促分泌剂和注射胰岛素的患者。对老年患者的血糖不宜控制过严,一般空腹血糖≤7.8 mmol/L,餐后血糖≤11.1 mmol/L 即可。

(3)急救护理:一旦确定患者发生低血糖,应尽快给予糖分补充,解除脑细胞缺糖状态,并帮助患者寻找诱因,给予健康指导,避免再次发生。

2.高渗高血糖综合征的护理

(1)预防措施:定期监测血糖,应激状况时每天监测血糖。合理用药,不要随意减量或停药。保证充足的水分摄入。

(2)病情监测:严密观察患者的生命体征、意识和瞳孔的变化,记录 24 小时液体出入量等。遵医嘱定时监测血糖、血钠和渗透压的变化。

（3）急救配合与护理：①立即开放两条静脉通路，准确执行医嘱，输入胰岛素，按照正确的顺序和速度输入液体。②绝对卧床休息，注意保暖，给予患者持续低流量吸氧。③加强生活护理，尤其是口腔护理、皮肤护理。④昏迷者按昏迷常规护理。

3.糖尿病足的预防与护理

（1）足部观察与检查：①每天检查双足1次，视力不佳者，亲友可代为检查。②了解足部有无感觉减退、麻木、刺痛感；观察足部的皮肤温度、颜色及足背动脉搏动情况。③注意检查趾甲、趾间、足底皮肤有无红肿、破溃、坏死等损伤。④定期做足部保护性感觉的测试，常用尼龙单丝测试。

（2）日常保护措施：保持足部清洁，避免感染，每天清洗足部1次，10分钟左右；水温适宜，不能烫脚；洗完后用柔软的浅色毛巾擦干，尤其是脚趾间；皮肤干燥者可涂护肤软膏，但不要太油，不能常用。

（3）预防外伤：①指导患者不能赤足走路，外出时不能穿拖鞋和凉鞋，不能光脚穿鞋，禁忌穿高跟鞋和尖头鞋，防止脚受伤。②应帮助视力不好的患者修剪趾甲，趾甲修剪与脚趾平齐，并锉圆边缘尖锐部分。③冬天不要使用热水袋、电热毯或烤灯保暖，防止烫伤，同时应注意预防冻伤。夏天注意避免蚊虫叮咬。④避免足部针灸、修脚等，防止意外感染。

（4）选择合适的鞋袜：①指导患者选择厚底、圆头、宽松、系鞋带的鞋子；鞋子的面料以软皮、帆布或布面等透气性好的面料为佳；购鞋时间最好是下午，需穿袜子试穿，新鞋第1次穿20～30分钟，之后再延长穿鞋时间。②袜子选择以浅色、弹性好、吸汗、透气及散热好的棉质袜子为佳，大小适中、无破洞和不粗糙。

（5）促进肢体血液循环：①指导患者步行和进行腿部运动（如提脚尖，即脚尖提起、放下，重复20次。试着以单脚承受全身力量来做）。②避免盘腿坐或跷二郎腿。

（6）积极控制血糖，说服患者戒烟：足溃疡的教育应从早期指导患者控制和监测血糖开始。同时告知患者戒烟，因吸烟会导致局部血管收缩而促进足溃疡的发生。

（7）及时就诊：如果伤口出现感染或久治不愈，应及时就医，进行专业处理。

（四）心理护理

糖尿病患者常见的心理特征有：否定、怀疑、恐惧紧张、焦虑烦躁、悲观抑郁、轻视麻痹、愤怒拒绝和内疚混乱等。针对以上特征，护理人员应对患者进行有针对性的心理护理。糖尿病患者的心理护理因人而异，但对每一个患者，护士都要做到以和蔼可亲的态度进行耐心细致、科学专业的讲解。

（1）当患者拒绝承认患病事实时，护士应耐心主动地向患者讲解糖尿病相关的知识，使患者消除否定、怀疑、拒绝的心理，并积极主动地配合治疗。

（2）有轻视、麻痹心理的患者，应耐心地向患者讲解不重视治疗的后果及各种并发症的严重危害，使患者积极地配合治疗。

（3）指导患者学习糖尿病自我管理的知识，帮助患者树立战胜疾病的信心，使患者逐渐消除上述心理。

（4）寻求社会支持，动员糖尿病患者的亲友学习糖尿病相关知识，理解糖尿病患者的困境，全面支持患者。

（颜晓晨）

第七章

神经外科护理

第一节 颅 脑 损 伤

颅脑损伤分为头皮损伤、颅骨损伤与脑损伤,三者可单独或合并存在。其发生率仅次于四肢损伤,占全身损伤的 15%～20%,常与身体其他部位的损伤复合存在,其致残率及致死率均居首位。常见于交通、工矿等事故,自然灾害、爆炸、火器伤、坠落、跌倒以及各种锐器、钝器对头部的伤害。颅脑损伤对预后起决定性作用的是脑损伤的程度及其处理效果。

一、头皮损伤

(一)解剖生理概要

头皮分为 5 层(图 7-1):由外及里依次为皮肤、皮下组织、帽状腱膜、帽状腱膜下层、骨膜层。其中浅部三层紧密连接,不易分离,深部两层之间连接疏松,较易分离。各层解剖特点如下。

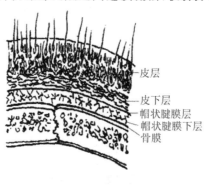

皮层
皮下层
帽状腱膜层
帽状腱膜下层
骨膜

图 7-1 头皮解剖

1.皮肤层

皮肤层厚而致密,内含大量汗腺、皮脂腺、毛囊,具有丰富的血管,外伤时易致出血。

2.皮下组织层

皮下组织层由致密的结缔组织和脂肪组织构成,前者交织成网状,内有血管、神经穿行。

3.帽状腱膜层

帽状腱膜层前连额肌,后连枕肌,两侧达颞肌筋膜,坚韧、富有张力。

4.帽状腱膜下层

帽状腱膜下层是位于帽状腱膜与骨膜之间的疏松结缔组织层,范围较广,前至眶上缘,后达上项线,其间隙内的静脉经导静脉与颅内静脉窦相通,是颅内感染和静脉窦栓塞的途径之一。

5.骨膜层

骨膜层是由致密结缔组织构成的,骨膜在颅缝处贴附紧密,其余部位贴附疏松,故骨膜下血肿易被局限。

头皮血液供应丰富,且动、静脉伴行,由颈内、外动脉的分支供血,左右各五支在颅顶汇集,各分支间有广泛的吻合支,其抗感染及愈合能力较强。

(二)分类与特点

头皮损伤是颅脑损伤中最常见的损伤,严重程度差别较大,可能是单纯损伤,也可能是合并颅骨及脑损伤。

1.头皮血肿

头皮血肿大多由钝器伤所致,按照血肿出现在头皮的层次分为以下三种。

(1)皮下血肿:血肿位于皮肤表层与帽状腱膜之间,因受皮下纤维隔限制,血肿体积小、张力高、压痛明显,有时因周围组织肿胀隆起,中央反而凹陷,易被误认为凹陷性颅骨骨折,需用颅骨X线摄片作鉴别。

(2)帽状腱膜下血肿:头部受到斜向暴力,头皮发生了剧烈滑动,撕裂该层间的导血管所致。由于该层组织疏松,出血易于扩散,严重时血肿边界可与帽状腱膜附着缘一致,覆盖整个穹隆部,蔓延至全头部,似戴一顶有波动的帽子。小儿及体弱者,可导致休克或贫血。

(3)骨膜下血肿:血肿因受到骨缝处骨膜牢固粘连的限制,多局限于某一颅骨范围内,多由颅骨骨折引起。

较小的头皮血肿,一般1~2周可自行吸收,无需特殊处理,早期可给予加压冷敷以减少出血和疼痛,24~48小时后改用热敷以促进血肿吸收,切忌用力揉搓。若血肿较大,则应在严格皮肤准备和消毒下,分次穿刺抽吸后加压包扎。处理头皮血肿同时,应警惕合并颅骨损伤及脑损伤的可能。

2.头皮裂伤

头皮裂伤多为锐器或钝器打击所致,是常见的开放性头皮损伤,由于头皮血管丰富,出血较多,可引起失血性休克。处理时须着重检查有无颅骨和脑损伤。头皮裂伤较浅时,因断裂血管受头皮纤维隔的牵拉,断端不能收缩,出血量反较帽状腱膜全层裂伤者多。现场急救可局部压迫止血,争取在24小时之内实施清创缝合。缝合前要检查伤口有无骨碎片及有无脑脊液或脑组织外溢。缝合前应剃净伤处头发,冲洗消毒伤口,实施清创缝合后,注射破伤风抗毒素。

3.头皮撕脱伤

头皮撕脱伤多因发辫受机械力牵拉,使大块头皮自帽状腱膜下层或连同骨膜一起被撕脱所致。可导致失血性或疼痛性休克。急救时,除加压包扎止血、防止休克外,应保留撕脱的头皮,避免污染,用无菌敷料包裹、隔水放置于有冰块的容器内,随伤员一同送往医院。手术应争取在伤后6~8小时内进行,清创植皮后,应保护植皮片不受压、不滑动,利于皮瓣成活。对于骨膜已撕脱者,在颅骨外板上多处钻孔达板障,待骨孔内肉芽组织生成后再行植皮。

二、颅骨损伤

颅骨骨折指颅骨受暴力作用致颅骨结构改变。颅骨骨折提示伤者受暴力较重,合并脑损伤概率较高。颅骨骨折不一定合并严重的脑损伤,没有骨折也可能合并脑损伤,其临床意义不在于骨折本身。颅骨骨折按骨折部位分为颅盖骨折和颅底骨折。按骨折形态分为线性骨折和凹陷性骨折。按骨折是否与外界相通分为开放性骨折与闭合性骨折。

(一)解剖生理概要

颅骨由颅盖和颅底构成,颅盖、颅底均有左右对称的骨质增厚部分,形成颅腔的坚强支架。

颅盖骨质坚实,由内、外骨板和板障构成。外板厚,内板较薄,内、外骨板表面均有骨膜覆盖,内骨膜也是硬脑膜外层,在颅骨的穹隆部,内骨膜与颅骨板结合不紧密,故颅顶部骨折时容易形成硬脑膜外血肿。

颅底骨面凹凸不平,厚薄不一,有两侧对称、大小不等的骨孔和裂隙,脑神经及血管由此出入颅腔。颅底被蝶骨嵴和岩骨嵴分为颅前窝、颅中窝和颅后窝。颅骨的气窦,如额窦、筛窦、蝶窦及乳突气房等均贴近颅底,气窦内壁与颅脑膜紧贴,颅底骨折越过气窦时,相邻硬脑膜常被撕裂,形成脑脊液外漏,易发生颅内感染。

(二)病因与发病机制

颅腔近似球体,颅骨有一定的弹性,有相当的抗压缩和抗牵张能力。颅骨受到暴力打击时,着力点局部可下陷变形,颅腔也可随之变形。当暴力强度大、受力面积小,颅骨多以局部变形为主,当受力点呈锥形内陷时,内板首先受到较大牵张力而折裂。此时若外力作用终止,则外板可弹回复位保持完整,仅造成内板骨折,骨折片可穿破硬脑膜造成局限性脑挫裂伤。如果外力继续存在,则外板也将随之折裂,形成凹陷性骨折或粉碎性骨折。当外力引起颅骨整体变形较重,受力面积又较大时,可不发生凹陷性骨折,而在较为薄弱的颞骨鳞部或颅底引发线性骨折,局部骨折线往往沿暴力作用的方向和颅骨脆弱部分延伸。当暴力直接打击在颅底平面上或暴力由脊柱上传时常引起颅底骨折。颅前窝损伤时可能累及的脑神经有嗅神经、视神经,颅中窝损伤可累及面神经、听神经,颅后窝少见。

(三)临床表现

1.颅盖骨折

(1)线性骨折:发生率最高,局部有压痛、肿胀。经颅骨 X 线摄片确诊。单纯线性骨折本身不需要特殊处理,但应警惕合并脑损伤或颅内出血,尤其是硬脑膜外血肿,有时可伴发局部骨膜下血肿。

(2)凹陷性骨折:局部可扪及局限性下陷区。若凹陷骨折位于脑重要功能区浅面,可出现偏瘫、失语、癫痫等病症。X 线摄片可见骨折片陷入颅内的深度,CT 扫描有助于骨折情况和合并脑损伤的诊断。

2.颅底骨折

多为强烈的间接暴力作用于颅底或颅盖骨折延伸到颅底所致,常为线性骨折。依骨折的部位不同可分为颅前窝、颅中窝和颅后窝骨折,临床表现各异。

(1)颅前窝骨折:骨折累及眶顶和筛骨,可有鼻出血、眶周("熊猫眼"征)及球结膜下淤血斑。若脑膜、骨膜均破裂,则合并脑脊液鼻漏,即脑脊液经额窦或筛窦由鼻孔流出。若筛板或视神经管骨折,可合并嗅神经或视神经损伤。

（2）颅中窝骨折：骨折累及蝶骨，也可有鼻出血或合并脑脊液鼻漏。若累及颞骨岩部，且脑膜、骨膜及鼓膜均破裂时，则合并脑脊液耳漏，即脑脊液经中耳由外耳道流出；若鼓膜完整，脑脊液则经咽鼓管流向鼻咽部，常被误认为是鼻漏。颅中窝骨折常合并第Ⅶ、Ⅷ脑神经损伤。若累及蝶骨和颞骨的内侧部，还可能损伤垂体或第Ⅱ、Ⅲ、Ⅳ、Ⅴ、Ⅵ脑神经。若骨折伤及颈动脉海绵窦段，可因动静脉瘘的形成而出现搏动性突眼及颅内杂音。破裂孔或颈内动脉管处的破裂，可发生致命性的鼻出血或耳出血。

（3）颅后窝骨折：骨折累及颞骨岩部后外侧时，一般在伤后 1～2 天出现乳突部皮下淤血斑（Battle 征）。若累及枕骨基底部，可在伤后数小时出现枕下部肿胀及皮下淤血斑；枕骨大孔或岩尖后缘附近的骨折，可合并后组脑神经（第Ⅸ～Ⅻ脑神经）损伤。

（四）辅助检查

1.X 线片

X 线片可显示颅内积气，但仅 30％～50％病例能显示骨折线。

2.CT 检查

CT 检查有助于眼眶及视神经管骨折的诊断，且显示有无脑损伤。

3.尿糖试纸测定

鉴别是否为脑脊液。

（五）诊断要点

外伤史、临床表现和颅骨 X 线摄片、CT 检查基本可以明确诊断和定位，对脑脊液外漏有疑问时，可收集流出液做葡萄糖定量来测定。

（六）治疗要点

1.颅盖骨折

（1）单纯线性骨折：无需特殊处理，仅需卧床休息，对症治疗，如止痛、镇静等。但须注意有无继发颅内血肿等并发症。

（2）凹陷性骨折：若凹陷性骨折位于脑重要功能区表面，有脑受压症状或大面积骨折片下陷，直径大于 5 cm，深度超过 1 cm 时，应手术整复或摘除碎骨片。

2.颅底骨折

颅底骨折无需特殊治疗，主要观察有无脑损伤及处理脑脊液外漏、脑神经损伤等并发症。一旦出现脑脊液外漏即属开放性损伤，应使用 TAT 及抗生素预防感染，大部分漏口在伤后 1～2 周自愈。若 4 周以上仍未自愈，可行硬脑膜修补术。若骨折片压迫视神经，应尽早手术减压。

（七）护理评估

1.健康史

了解受伤过程，如暴力大小、方向、受伤时有无意识障碍及口鼻出血情况，初步判断是否伴有脑损伤。同时了解患者有无合并其他疾病。

2.目前身体状况

（1）症状和体征：了解患者目前的症状和体征可判断受伤程度和定位，观察患者有无"熊猫眼"征、Battle 征，明确有无脑脊液外漏。鉴别血性脑脊液外漏与耳鼻损伤出血时，可将流出的血性液体滴于白色滤纸上，如见血迹外围有月晕样淡红色浸润圈，可判断为脑脊液外漏。有时颅底骨折虽伤及颞骨，且骨膜及脑膜均已破裂但鼓膜尚完整时，脑脊液可经咽鼓管流至咽部而被患者咽下，故应询问患者是否有腥味液体流至咽部。

（2）辅助检查：颅骨 X 线及 CT 检查结果,确定骨折的部位和性质。

3.心理、社会状况

了解患者可因头部外伤而出现的焦虑、害怕、恐惧等心理反应,以及对骨折能否恢复正常的担心程度。同时也应了解家属对疾病的认识及心理反应。

（八）常见护理诊断/问题

1.疼痛

疼痛与损伤有关。

2.有感染的危险

感染与脑脊液外漏有关。

3.感知的改变

感知的改变与脑神经损伤有关。

4.知识缺乏

缺乏有关预防脑脊液外漏逆行感染的知识。

5.潜在并发症

潜在并发症为颅内出血、颅内压增高、颅内低压综合征。

（九）护理目标

（1）患者疼痛与不适程度减轻。

（2）患者生命体征平稳,无颅内感染发生。

（3）颅神经损伤症状减轻。

（4）患者能够叙述预防脑脊液外漏逆行感染的注意事项。

（5）患者病情变化能够被及时发现和处理。

（十）护理措施

1.脑脊液外漏的护理

（1）保持外耳道、鼻腔和口腔清洁,清洁时注意棉球不可过湿,以免液体逆流入颅。

（2）在鼻前庭或外耳道口松松地放置干棉球,随湿随换,同时记录 24 小时浸湿的棉球数,以估计脑脊液外漏量。

（3）避免用力咳嗽、打喷嚏、擤鼻涕及用力排便,以免颅内压骤然升降导致脑脊液逆流。

（4）脑脊液鼻漏者不可经鼻腔吸痰或放置胃管,禁止耳、鼻滴药、冲洗和堵塞,禁忌做腰穿。

（5）取头高位及患侧卧位休息,将头抬高 15°至漏液停止后 3～5 天,借重力作用使脑组织移至颅底硬脑膜裂缝处,促使局部粘连而封闭漏口。

（6）密切观察有无颅内感染迹象,根据医嘱预防性应用抗生素及破伤风抗毒素。

2.病情观察

观察有无颅内继发性损伤,如脑组织、脑膜、血管损伤引起的癫痫、颅内出血、继发性脑水肿、颅内压增高等。脑脊液外漏可推迟颅内压增高症状的出现,应严密观察意识、生命体征、瞳孔及肢体活动等情况,及时发现颅内压增高及脑疝的早期迹象。注意颅内低压综合征,若脑脊液外漏多,可使颅内压过低而导致颅内血管扩张,出现剧烈头痛、眩晕、呕吐、厌食、反应迟钝、脉搏细弱、血压偏低等。

（十一）护理评价

（1）患者疼痛是否缓解。

（2）患者有无颅内感染发生，脑脊液外漏是否如期愈合，护理措施是否得当。

（3）脑神经损伤症状是否减轻。

（4）患者能否叙述预防脑脊液外漏逆行感染的注意事项，遵医行为如何。

（5）患者病情变化是否被及时发现，并发症是否得到及时控制与预防和处理。

（十二）健康指导

对于颅底骨折合并脑脊液外漏者，主要是预防颅内感染，要劝告患者勿挖外耳道、抠鼻孔和擤鼻；注意预防感冒，以免咳嗽、打喷嚏；同时合理饮食，防止便秘，避免屏气、用力排便。

三、脑损伤

脑的被膜自外向内依次为硬脑膜、蛛网膜和软脑膜。硬脑膜坚韧且有光泽，由两层合成，外层兼具颅骨内膜的作用，内层较坚厚，两层之间有丰富的血管和神经。蛛网膜薄而透明，缺乏血管和神经，与硬脑膜之间有硬膜下腔，与软脑膜之间有蛛网膜下腔，充满脑脊液。脑脊液为无色透明液体，内含各种浓度不等的无机盐、葡萄糖、微量蛋白和淋巴细胞，对中枢神经系统起缓冲、保护、运输代谢产物及调节颅内压等作用。软脑膜薄且富有血管，覆盖于脑的表面并深入沟裂内。

脑损伤是指由于暴力作用使脑膜、脑组织、脑血管以及脑神经的损伤。根据伤后脑组织与外界是否相通，将脑损伤分为开放性和闭合性两类，前者多由锐器或火器直接造成，有头皮裂伤、颅骨骨折和硬脑膜破裂，常伴有脑脊液外漏；后者由头部接触较钝物体或间接暴力造成，脑膜完整，无脑脊液外漏。根据脑损伤机制及病理改变分为原发性脑损伤和继发性脑损伤，前者指暴力作用于头部时立即发生的脑损伤，且不再继续加重，主要有脑震荡、脑挫裂伤及原发性脑干损伤等；后者指受伤一定时间后出现的脑受损病变，主要有脑水肿和颅内血肿，颅内血肿往往需要开颅手术。

（一）病因与发病机制

颅脑损伤的程度和类型多种多样。引起脑损伤的外力除可直接导致颅骨变形外，也可使头颅产生加速或减速运动，致使脑组织受到压迫、牵张、滑动或负压吸附等多种应力。由于暴力作用部位不同，脑在颅腔内产生的超常运动也各异，其运动方式可以是直线性也可以是旋转性。如人体坠落时，运动的头颅撞击于地面，受伤瞬间头部产生减速运动，脑组织会因惯性力作用撞击于受力侧的颅腔内壁，造成减速性损伤（图7-2）。大而钝的物体向静止的头部撞击时，引起头部的加速运动而产生惯性力。当暴力过大并伴有旋转力时，可使脑组织在颅腔内产生旋转运动，不仅使脑组织表面在颅腔内摩擦、撞击引起损伤，而且在脑组织内不同结构间产生剪应力，引起更为严重的损伤。惯性力引起的脑损伤分散且广泛，常有早期昏迷的表现。由于颅前窝和颅中窝的凹凸不平，各种不同部位和方式的头部损伤，均易在额极、颞极及其底面发生惯性力的脑损伤。

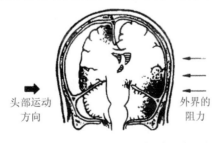

图 7-2　头部做减速运动时的脑损伤机制

(二)临床表现

1.脑震荡

脑震荡是最常见的轻度原发性脑损伤,为受伤后立即出现短暂的意识障碍,可为神志不清或完全昏迷,持续数秒或数分钟,一般不超过30分钟,较重者出现皮肤苍白、出汗、血压下降、心动徐缓、呼吸微弱、肌张力减低、各种生理反射迟钝或消失。清醒后大多不能回忆受伤当时乃至伤前一段时间内的情况,临床称为逆行性遗忘。可能会伴有头痛、头昏、恶心、呕吐等症状,短期内可自行好转。神经系统检查无阳性体征,显微镜下可见神经组织结构紊乱。

2.脑挫裂伤

脑挫裂伤是常见的原发性脑损伤。包括脑挫伤及脑裂伤,前者指脑组织遭受破坏较轻,软脑膜尚完整;后者指软脑膜、血管和脑组织同时有破裂,伴有外伤性蛛网膜下腔出血。两者常同时存在,临床上又不易区别,合称为脑挫裂伤。脑挫裂伤可单发,也可多发,好发于额极、颞极及其基底。临床表现如下。

(1)意识障碍:是脑挫裂伤最突出的临床表现。伤后立即出现,其程度和持续时间与脑挫裂伤程度、范围直接相关。多数患者在半小时以上,严重者可长期持续昏迷。

(2)局灶症状和体征:受伤当时立即出现与伤灶区功能相应的神经功能障碍或体征,如运动区损伤出现锥体束征、肢体抽搐、偏瘫等;若仅伤及"哑区",可无神经系统缺损的表现。

(3)头痛、恶心、呕吐:与颅内压增高、自主神经功能紊乱或外伤性蛛网膜下腔出血有关。后者还可出现脑膜刺激征,腰穿脑脊液检查有红细胞。

(4)颅内压增高与脑疝:因继发颅内血肿或脑水肿所致,使早期的意识障碍或偏瘫程度加重,或意识障碍好转后又加重,同时有血压升高、心率减慢、瞳孔不等大以及锥体束征等表现。

3.原发性脑干损伤

原发性脑干损伤其症状与体征在受伤当时即已出现。单独的原发性脑干损伤较少,常与弥漫性损伤共存。患者常因脑干网状结构受损、上行激活系统功能障碍而持久昏迷,昏迷程度较深。伤后早期常出现严重生命体征变化,表现为呼吸节律紊乱,心率及血压波动明显。双侧瞳孔时大时小,对光反射无常,眼球位置歪斜或同向凝视。出现病理反射、肌张力增高、去皮质强直等。

4.弥散性轴索损伤

弥散性轴索损伤属于惯性力所致的弥散性脑损伤,由于脑的扭曲变形,脑内产生剪切或牵拉作用,造成脑白质广泛性轴索损伤。病变可分布于大脑半球、胼胝体、小脑或脑干。显微镜下所见为轴突断裂结构改变。可与脑挫裂伤合并存在或继发脑水肿,使病情加重。主要表现为受伤当时立即出现的较长时间昏迷。由广泛的轴索损害,皮层与皮层下中枢失去联系所致。若累及脑干,患者出现一侧或双侧瞳孔散大,对光反射消失,或同向凝视等。神志好转后,可因继发脑水肿而再次昏迷。

5.颅内血肿

颅内血肿是颅脑损伤中最多见、最危险、却又是可逆的继发性病变。其严重性在于引起颅内压增高导致脑疝危及生命,早期发现和及时处理可改善预后。根据血肿的来源和部位可分为硬脑膜外血肿、硬脑膜下血肿和脑内血肿。根据血肿引起颅内压增高及早期脑疝症状所需时间分为3种类型。①急性型:72小时内出现症状。②亚急性型:3天至3周出现症状。③慢性型:3周以上才出现症状。

（1）硬脑膜外血肿：是指出血积聚于颅骨与硬脑膜之间。与颅骨损伤有密切关系，症状取决于血肿的部位及扩展的速度。①意识障碍：可以是原发性脑损伤直接导致，也可由血肿本身导致颅内压增高、脑疝引起，前者较轻，最初的昏迷时间很短，与脑疝引起昏迷之间有一段意识清醒时间。后者常发生于伤后数小时至 1～2 天。经过中间清醒期，再度出现意识障碍，并渐次加重。如果原发性脑损伤较严重或血肿形成较迅速，也可不出现中间清醒期。少数患者可无原发性昏迷，而在血肿形成后出现昏迷。②颅内压增高及脑疝表现：出现头痛、恶心、呕吐剧烈、烦躁不安、淡漠、嗜睡、定向不准等症状。一般成人幕上血肿大于 20 mL，幕下血肿大于 10 mL，即可引起颅内压增高症状。幕上血肿者大多先经历小脑幕切迹疝，然后合并枕骨大孔疝，故严重的呼吸循环障碍常发生在意识障碍和瞳孔改变之后。幕下血肿者可直接发生枕骨大孔疝，瞳孔改变、呼吸骤停几乎同时发生。

（2）硬脑膜下血肿：硬脑膜下血肿是指出血积聚在硬脑膜下腔，是最常见的颅内血肿。急性硬脑膜下血肿症状类似硬脑膜外血肿，脑实质损伤较重，原发性昏迷时间长，中间清醒期不明显，颅内压增高与脑疝的其他征象多在伤后 1～3 天内进行性加重。由于病情发展急重，一经确诊应尽早手术治疗。慢性硬脑膜下血肿好发于老年人，大多有轻微头部外伤史，有的患者伴有脑萎缩、血管性或出血性疾病。由于致伤外力小，出血缓慢，患者可有慢性颅内压增高表现，如头痛、恶心、呕吐和视盘水肿等；血肿压迫症状，如偏瘫、失语和局限性癫痫等；有时可有智力下降、记忆力减退和精神失常。

（3）脑内血肿：有两种类型。①浅部血肿，出血均来自脑挫裂伤灶，少数与颅骨凹陷性骨折部位相应，好发于额叶和颞叶，常与硬脑膜下和硬膜外血肿并存。②深部血肿，多见于老年人，血肿位于白质深部，脑表面可无明显挫伤。临床表现以进行性意识障碍为主，若血肿累及重要脑功能区，可出现偏瘫、失语、癫痫等局灶症状。

（三）辅助检查

一般采用 CT、MRI 检查。脑震荡无阳性发现，可显示脑挫裂伤的部位、范围、脑水肿的程度及有无脑室受压及中线结构移位等；弥散性轴索损伤 CT 扫描可见大脑皮质与髓质交界处、胼胝体、脑干、内囊区域或三脑室周围有多个点状或小片状出血灶；MRI 能提高小出血灶的检出率；硬脑膜外血肿 CT 检查表现为颅骨内板与脑表面之间有双凸镜形或弓形密度增高影，常伴颅骨骨折和颅内积气；硬脑膜下血肿 CT 检查示颅骨内板下低密度的新月形、半月形或双凸镜形影；脑内血肿 CT 检查在脑挫裂伤灶附近或脑深部白质内见到圆形或不规则高密度血肿影，周围有低密度水肿区。

（四）诊断要点

患者外伤史、意识改变、瞳孔的变化、锥体束征，以及 CT、MRI 检查可明确诊断。

1.非手术治疗

（1）脑震荡：通常无需特殊治疗。一般卧床休息 1～2 周，可完全恢复。适当给予镇痛、镇静等对症处理，禁用吗啡及哌替啶。

（2）脑挫裂伤：以非手术治疗为主。①一般处理：静卧、休息，床头抬高，宜取侧卧位；保持呼吸道通畅；维持水、电解质、酸碱平衡；应用抗生素预防感染；对症处理；严密观察病情变化。②防治脑水肿：是治疗脑挫裂伤的关键。可采用脱水、激素或过度换气等治疗对抗脑水肿、降低颅内压；吸氧、限制液体入量；冬眠低温疗法降低脑代谢率等。③促进脑功能恢复：应用营养神经药物，如 ATP、辅酶 A、细胞色素 C 等，以供应能量，改善细胞代谢，促进脑细胞功能恢复。

2.手术治疗

(1)重度脑挫裂伤:经非手术治疗无效,颅内压增高明显甚至出现脑疝迹象时,应做脑减压术或局部病灶清除术。

(2)硬脑膜外血肿:一经确诊,立即手术,清除血肿。

(3)硬脑膜下血肿:多采用颅骨钻孔冲洗引流术,术后引流 48～72 小时。

(4)脑内血肿:一般经手术清除血肿。

(5)常见手术方式:开颅血肿清除术、去骨瓣减压术、钻孔探查术、脑室引流术、钻孔引流术。

(五)护理评估

1.健康史

详细了解受伤过程,如暴力大小、方向、性质、速度、患者当时有无意识障碍,其程度及持续时间,有无中间清醒期、逆行性遗忘,受伤当时有无口鼻、外耳道出血或脑脊液外漏发生,是否出现头痛、恶心、呕吐等情况;初步判断是颅伤、脑伤或是复合损伤;同时应了解现场急救情况;了解患者既往健康状况。

2.目前身体状况

评估患者的症状和体征,了解有无神经系统病征及颅内压增高征象;根据观察患者意识、瞳孔、生命体征及神经系统体征的动态变化,区分脑损伤是原发的还是继发的;结合 X 线、CT 及 MRI 检查结果判断损伤的严重程度。

3.心理、社会状况

了解患者及家属对颅脑损伤及其术后功能恢复的心理反应,常见心理反应有焦虑、恐惧等;了解家属对患者的支持能力和程度。

(六)常见护理诊断/问题

1.清理呼吸道无效

清理呼吸道无效与脑损伤后意识障碍有关。

2.疼痛

疼痛与颅内压增高和手术切口有关。

3.营养失调/低于机体需要量

其与脑损伤后高代谢、呕吐、高热、不能进食等有关。

4.体温过高

体温过高与脑干损伤有关。

5.潜在并发症

潜在并发症为颅内压增高、脑疝及癫痫发作。

(七)护理目标

(1)患者意识逐渐恢复,生命体征平稳,呼吸道通畅。

(2)患者的疼痛减轻,舒适感增加。

(3)患者营养状态能够维持或接近正常水平。

(4)患者体温维持正常。

(5)患者颅内压增高、脑疝的早期迹象及癫痫发作能够得到及时预防、发现和处理。

（八）护理措施

1.现场急救

及时而有效的现场急救,在缓解致命性危险因素的同时(如窒息、大出血、休克等)为进一步治疗创造了有利条件,如预防或减少感染机会,提供确切的受伤经过。

(1)维持呼吸道通畅:颅脑损伤患者常有不同程度的意识障碍,失去正常的咳嗽反射和吞咽功能,呼吸道分泌物不能有效排除,舌根后坠可引起严重呼吸道梗阻。应及时清除口咽部分泌物、呕吐物,将患者侧卧或放置口咽通气道,必要时行气管切开,保持呼吸道畅通。

(2)伤口处理:单纯头皮出血,清创后加压包扎止血;开放性颅脑损伤应剪短伤口周围头发,伤口局部不冲洗、不用药;外露的脑组织周围可用消毒纱布卷保护,外加干纱布适当包扎,避免局部受压。若伤情许可宜将头部抬高以减少出血。尽早进行全身抗感染治疗及破伤风预防注射。

(3)防治休克:有休克征象者,应查明有无颅外部位损伤,如多发性骨折、内脏破裂等。患者平卧,注意保暖,及时补充血容量。

(4)做好护理记录:准确记录受伤经过、初期检查发现、急救处理经过及生命体征、意识、瞳孔、肢体活动等病情,为进一步处理提供依据。

2.病情观察

动态的病情观察是鉴别原发性与继发性脑损伤的重要手段。观察内容包括意识、瞳孔、生命体征、神经系统体征等。

(1)意识状态:意识障碍是脑损伤患者最常见的变化之一。通过意识障碍的程度可判断颅脑损伤的轻重;意识障碍出现的迟早和有无继续加重,可作为区别原发性和继发性脑损伤的重要依据。

传统意识分法:分为清醒、模糊、浅昏迷、昏迷和深昏迷五级。①意识清醒:正确回答问题,判断力和定向力正确。②意识模糊:为最轻或最早出现的意识障碍,因而也是最需要关注的,能简单回答问题,但不确切,判断力和定向力差,呈嗜睡状。③浅昏迷:意识丧失,对疼痛刺激有反应,角膜、吞咽反射和病理反射尚存在,重的意识模糊与浅昏迷的区别仅在于前者尚能保持呼之能应或呼之能睁眼这种最低限度的合作。④昏迷:指痛觉反应已经迟钝、随意运动已完全丧失的意识障碍阶段,可有鼾声、尿潴留等表现,瞳孔对光反射与角膜反射尚存在。⑤深昏迷:对痛刺激无反应,各种反射消失,呈去皮质强直状态。

Glasgow昏迷评分法:评定睁眼、语言及运动反应,以三者积分表示意识障碍程度,最高15分,表示意识清醒,8分以下为昏迷,最低3分(表7-1)。

表 7-1 Glasgow 昏迷评分法

睁眼反应		语言反应		运动反应	
能自行睁眼	4	回答正确	5	遵嘱活动	6
呼之能睁眼	3	回答错误	4	刺痛定位	5
刺痛能睁眼	2	语无伦次	3	躲避刺痛	4
不能睁眼	1	只能发声	2	刺痛肢屈	3
		不能发声	1	刺痛肢伸	2
				无反应	1

(2)生命体征:生命体征紊乱是脑干受损征象。为避免患者躁动影响准确性,应先测呼吸,再

测脉搏,最后测血压。颅脑损伤患者以呼吸变化最为敏感和多变,注意节律、深浅。若伤后血压上升,脉搏缓慢有力,呼吸深慢,提示颅内压升高,应警惕颅内血肿或脑疝发生;伤后,与意识障碍和瞳孔变化同时出现心率减慢和血压升高,为小脑幕切迹疝;枕骨大孔疝患者可未经明显的意识障碍和瞳孔变化阶段而突然发生呼吸停止。伤后早期,由于组织创伤反应,可出现中等程度发热;若累及间脑或脑干可导致体温调节紊乱,出现体温不升或中枢性高热。

(3)瞳孔变化:可因动眼神经、视神经以及脑干部位的损伤引起。正常瞳孔等大、圆形,在自然光线下直径 3～4 mm,直接、间接对光反射灵敏。伤后一侧瞳孔进行性散大,对侧肢体瘫痪伴意识障碍加重,提示脑受压或脑疝;伤侧瞳孔先短暂缩小继之散大,伴对侧肢体运动障碍,提示伤侧颅内血肿;双侧瞳孔散大、对光反射消失、眼球固定伴深昏迷或去皮质强直,多为原发性脑干损伤或临终表现。观察瞳孔时应排除某些药物、剧痛、惊骇等对瞳孔变化的影响。

(4)其他:观察有无脑脊液外漏、呕吐,有无剧烈头痛或烦躁不安等颅内压增高的表现或脑疝先兆。注意 CT 和 MRI 扫描结果及颅内压监测情况。

3.一般护理

(1)体位:抬高床头 15°～30°,以利脑静脉回流,减轻脑水肿。深昏迷患者取侧卧位或侧俯卧位,以利于口腔内分泌物排出。保持头与脊柱在同一直线上,头部过伸或过屈均会影响呼吸道通畅以及颈静脉回流,不利于降低颅内压。氧气吸入,做好气管插管、气管切开准备。

(2)营养与补液:及时、有效补充能量和蛋白质以减轻机体损耗。不能进食者在伤后 48 小时后可行全胃肠外营养。评估患者营养状况,如体重、氮平衡、血浆蛋白、血糖、血电解质等,以便及时调整营养素供给量和配方。

(3)卧床患者基础护理:加强皮肤护理、口腔护理、排尿排便等生活护理,尤其是意识不清昏迷患者预防各种并发症的发生。

(4)根据病情做好康复护理:重型颅脑损伤患者生命体征平稳后要及早进行功能锻炼,可减少日后的并发症和后遗症,主要通过姿势治疗、按摩、被动运动、主动运动等。

4.高热患者的护理

高热可造成脑组织相对缺氧,加重脑损害,故须采取积极降温措施。常用物理降温法有冰帽,或头、颈、腋、腹股沟等处放置冰袋或冰水毛巾等。如体温过高物理降温无效或引起寒战时,需采用冬眠疗法。常用氯丙嗪、异丙嗪各 25 mg 或 50 mg 肌内注射或静脉滴注,用药 20 分钟后开始物理降温。降温速度以每小时下降 1 ℃为宜,降至肛温为 32～34 ℃较为理想。可每 4～6 小时重复用药,一般维持 3～5 天。低温期间应密切观察生命体征并记录,若收缩压低于13.3 kPa(100 mmHg),呼吸次数减少或不规则时,应及时通知医师停止冬眠疗法或更换冬眠药物。观察局部皮肤、肢体末端和耳郭处血液循环情况,以免冻伤,并防止肺炎、压疮的发生。停用冬眠疗法时,应先停物理降温,再逐渐停冬眠药物。

5.颅内压增高的护理

见相关章节。

6.脑室引流管的护理

对有脑室引流管患者护理时应注意:①应严格无菌操作。②引流袋最高处距侧脑室的距离为 10～15 cm。③注意引流速度,禁忌流速过快,避免颅内压骤降造成危险。④控制脑脊液引流量,每天不超过 500 mL 为宜。⑤注意观察脑脊液性状,若有大量鲜血提示脑室内出血,若为浑浊则提示有感染。

(九)护理评价

(1)患者意识状态是否逐渐恢复,患者呼吸是否平稳,有无误吸发生。

(2)患者疼痛是否减轻。

(3)患者的营养状态如何,营养素供给是否得到保证。

(4)患者体温是否恢复正常。

(5)患者是否出现颅内压增高、脑疝以及癫痫发作等并发症,若出现是否得到及时发现和处理。

(十)健康指导

(1)康复训练:根据脑损伤遗留的语言、运动或智力障碍程度,制定康复训练计划,以改善患者生活自理能力以及社会适应能力。

(2)外伤性癫痫患者应定期服用抗癫痫药物,不能单独外出,以防发生意外。

(3)骨瓣去除患者应做好自我保护,防止因重物或尖锐物品碰撞患处而发生意外,尽可能取健侧卧位以防止膨出的脑组织受到压迫。3～6个月后视情况可做颅骨修补术。

(李 维)

第二节 颅内压增高

颅内压增高是由于颅内任何一种主要内容物(血液、脑脊液、脑组织)容积增加或者有占位性病变时,其所增加的容积超过代偿限度所致。正常人侧卧位时,测定颅内压(ICP)为 $0.8\sim1.8$ kPa$(6.0\sim13.5$ mmHg$)$,>2.0 kPa$(15$ mmHg$)$为颅内压增高,$2.0\sim2.6$ kPa$(15\sim20$ mmHg$)$为轻度增高,$2.6\sim5.3$ kPa$(20\sim40$ mmHg$)$为中度增高,>5.3 kPa$(40$ mmHg$)$为重度增高。

一、病因与发病机制

引起颅内压增高的疾病很多,但发生颅内压增高的主要因素如下。

(一)脑脊液增多

(1)分泌过多,如脉络丛乳头状瘤。

(2)吸收减少:如交通性脑积水,蛛网膜下腔出血后引起蛛网膜粘连。

(3)循环交通受阻:如脑室及脑中线部位的肿瘤引起的梗阻性脑积水或先天性脑畸形。

(二)脑血液增多

(1)脑外伤后<24小时的脑血管扩张、充血,以及呼吸道梗阻,呼吸中枢衰竭引起的二氧化碳蓄积,高碳酸血症和丘脑下部、鞍区或脑干部位手术,使自主神经中枢或血管运动中枢受刺激引起的脑血管扩张充血。

(2)颅内静脉回流受阻。

(3)出血。

(三)脑容积增加

正常情况下颅内容积除颅内容物体积外有 $8\%\sim10\%$ 的缓冲体积即代偿容积。因此颅内容积很大,但代偿调节作用很小。常见脑水肿如下。①血管源性脑水肿:多见于颅脑损伤、脑肿瘤、脑手术后。②细胞毒性脑水肿:多见于低氧血症,高碳酸血症,脑缺血和缺氧。③渗透性脑水肿:常见于严重电解质紊乱(Na^+丢失)渗透压降低,水中毒。

(四)颅内占位病变

常见于颅内血肿,颅内肿瘤,脑脓肿和脑寄生虫等。

二、临床表现

(一)头痛

头痛是颅内压增高最常见的症状,有时是唯一的症状。可呈持续性或间歇性,当用力、咳嗽、负重,早晨清醒时和较剧烈活动时加重,其原因是颅内压增高使脑膜、血管或神经受挤压、牵扯或炎症变化的刺激所致。急性和重度的颅内压增高可引起剧烈的头痛并常伴喷射性呕吐。

(二)恶心呕吐

多数颅内压增高患者都伴有恶心、不思饮食,重度颅内压增高可引起喷射性呕吐,呕吐之后头痛随之缓解,小儿较成人多见,其原因是迷走神经中枢和神经受刺激所引起。

(三)视力障碍和眼底变化

长期颅内压增高,使视神经受压,眼底静脉回流受阻。引起视神经萎缩造成视力下降、视物模糊和复视,眼底视盘水肿,严重者出现失明和眼底出血。

头痛、恶心、呕吐、视盘水肿为颅内压增高的三大主要症状。

(四)意识障碍

意识障碍是反映脑受压的可靠及敏感指标,当大脑皮质、脑干网状结构广泛受压和损害即可出现意识障碍。颅内压增高早期患者可出现烦躁、嗜睡和定向障碍等意识不清的表现,晚期则出现朦胧和昏迷。末期出现深昏迷。梗阻性脑积水所引起的颅内压增高一般无意识障碍。

(五)瞳孔变化

由于颅内压不断增高而引起脑移位,中脑和脑干移位压迫和牵拉动眼神经可引起瞳孔对光反射迟钝。瞳孔不圆,瞳孔忽大忽小,一侧瞳孔逐渐散大,光反射消失;末期出现双侧瞳孔散大、固定。

(六)生命体征变化

颅内压增高,早期一般不会出现生命体征变化,急性或重度的颅内压增高可引起血压增高,脉压增大,呼吸、脉搏减慢综合征。随时有呼吸骤停及生命危险。常见于急性脑损伤患者,而脑肿瘤患者则很少出现血压升高。

(七)癫痫发作

约有20％的颅内压增高患者发生癫痫,为局限性癫痫小发作,如口角、单侧上、下肢抽搐,或癫痫大发作,大发作时可引起呼吸道梗阻,加重脑缺氧、脑水肿而加剧颅内压增高。

(八)颅内高压危象(脑疝形成)

1.颞叶钩回疝

幕上肿瘤、水肿、血肿引起急剧的颅内压力增高,挤压颞叶向小脑幕裂孔或下方移位,同时压迫动眼神经、大脑后动脉和中脑,使脑干移位,产生剧烈的头痛、呕吐,血压升高,呼吸、脉搏减慢、不规则。患者很快进入昏迷,一侧瞳孔散大,光反射消失,对侧肢体偏瘫,去脑强直。此时如未进行及时的降颅压处理则会出现呼吸停止,双侧瞳孔散大、固定,血压下降,心搏停止。

2.枕骨大孔疝

枕骨大孔疝又称小脑扁桃体疝,主要是幕下肿瘤、血肿、水肿致颅内压力增高,挤压小脑扁桃体进入压力偏低的枕骨大孔,压迫延脑和颈 1～2 颈髓,患者出现剧烈头痛、呕吐、呼吸不规则、血压升高、心跳缓慢,随之很快出现昏迷、瞳孔缩小或散大、固定、呼吸停止。

三、护理

(一)护理目标

(1)了解引起颅内压增高的原因,及时对症处理。

(2)通过监测及早发现病情变化,避免意识障碍发生。

(3)颅内压得到控制,脑疝危象得以解除。

(4)患者主诉头痛减轻,自觉舒适,头脑清醒,睡眠改善。

(5)体液恢复平衡,尿比重在正常范围,无脱水症状和体征。

(二)护理措施

(1)观察神志、瞳孔变化 1 次/小时。如出现神志不清及瞳孔改变,预示颅内压力增高,需及时报告医师进行降颅内压处理。

(2)观察头痛的程度,有无伴随呕吐对剧烈头痛应及时对症降颅压处理。

(3)监测血压、脉搏、呼吸 1 次/1～2 小时,观察有无呼吸、脉搏慢,血压高即"两慢一高"征。

(4)保持呼吸道通畅:呼吸道梗阻时,因患者呼吸困难,可致胸腔内压力增高、$PaCO_2$ 增高致脑血管扩张、脑血流量增多进而使颅内压增高。护理时应及时清除呼吸道分泌物和呕吐物。抬高床头 15°～30°,持续或间断吸氧,改善脑缺氧,减轻脑水肿。

(5)如脱水治疗的护理:应用高渗性脱水剂,使脑组织间的水分通过渗透作用进入血循环再由肾脏排出,可达到降低颅内压的目的。常用 20% 甘露醇 250 mL,15～30 分钟内滴完,2～4 次/天;呋塞米 20～40 mg,静脉或肌内注射,2～4 次/天。脱水治疗期间,应准确记录 24 小时出入液量,观察尿量、色,监测尿素氮和肌酐含量,注意有无水电解质紊乱和肝肾功能损害。脱水药物应严格按医嘱执行,并根据病情及时调整脱水药物的用量。

(6)激素治疗的护理:肾上腺皮质激素通过稳定血-脑屏障,预防和缓解脑水肿,改善患者症状。常用地塞米松 5～10 mg,静脉注射;或氢化可的松 100 mg 静脉注射,1～2 次/天;由于激素有引起消化道应激性溃疡出血、增加感染机会等不良反应,故用药的同时应加强观察,预防感染,避免发生并发症。

(7)颅内压监护。①监护方法:颅内压监护有植入法和导管法两种。植入法:将微型传感器植入颅内,传感器直接与颅内组织(硬脑膜外、硬脑膜下、蛛网膜下腔、脑实质等)接触而测压。导管法:以引流出的脑脊液或生理盐水充填导管,将传感器(体外传感器)与导管相连接,通过导管内的液体与传感器接触而测压。两种方法的测压原理均是利用压力传感器将压力转换为与颅内压力大小成正比的电信号,再经信号处理装置将信号放大后记录下来。植入法中的硬脑膜外法及导管法中的脑室法优点较多,使用较广泛。②颅内压监护的注意事项:监护的零点参照点一般位于外耳道的位置,患者需平卧或头抬高 10°～15°;监护前注意记录仪与传感器的零点核正,并注意大气压改变而引起的"零点飘移";脑室法时在脑脊液引流期间每 4～6 小时关闭引流管测压,了解颅内压真实情况;避免非颅内情况而引起的颅内压增高,如出现呼吸不畅、躁动、高热或体位不舒适、尿潴留时应及时对症处理;监护过程严格无菌操作,监护时间以 72～96 小时为宜,防止颅内感染。③颅内压监护的优点:颅内压增高早期,由于颅内容积代偿作用,患者无明显颅内压增高的临床表现,而颅内压监护时可发现颅内压提高和基线不平稳;较重的颅内压升高[ICP>5.3 kPa(40 mmHg)]时,颅内压监护基线水平与临床症状出现及其严重程度一致;有些患者临床症状好转,但颅内压逐渐上升,预示迟发性(继发性)颅内血肿的形成;根据颅内压监护使用脱水剂,可以避免盲目使用脱水剂及减少脱水剂的用量,减少急性肾衰竭及电解质紊乱等并发症的发生。

(8)降低耗氧量:对严重脑挫裂伤、轴索损伤、脑干损伤的患者进行头部降温,降低脑耗氧量。有条件者行冬眠低温治疗。①冬眠低温的目的:降低脑耗氧量,维持脑血流和脑细胞能量代谢,减轻乳酸堆积,降低颅内压;保护血-脑屏障功能,抑制白三烯 B_4 生成及内源性有害因子的生成,减轻脑水肿反应;调节脑损伤后钙调蛋白酶Ⅱ活性和蛋白激酶活力,保护脑功能;当体温降至30 ℃,脑的耗氧量约为正常的 55%,颅内压力较降温前低 56%。②降温方法:根据医嘱首先给予足量冬眠药物,如冬眠Ⅰ号合剂(包括氯丙嗪、异丙嗪及哌替啶)或冬眠Ⅱ号合剂(哌替啶、异丙嗪、双氢麦角碱),待自主神经充分阻滞,御寒反应消失,进入昏睡状态后,方可加用物理降温措施。物理降温方法可采用头部戴冰帽,在颈动脉、腋动脉、肱动脉、股动脉等主干动脉表浅部放置冰袋,此外还可采用降低室温、减少被盖、体表覆盖冰毯等方法。降温速度以每小时下降 1 ℃为宜,体温降至肛温 33～34 ℃,腋温 31～33 ℃较为理想。体温过低易诱发心律失常、低血压、凝血障碍等并发症;体温>35 ℃,则疗效不佳。③缓慢复温:冬眠低温治疗一般为 3～5 天,复温应先停物理降温,再逐步减少药物剂量或延长相同剂量的药物维持时间直至停用;加盖被毯,必要时用热水袋复温,严防烫伤;复温不可过快,以免出现颅内压"反跳"、体温过高或中毒等。④预防并发症:定时翻身拍背、吸痰,雾化吸入,防止肺部感染;低温使心排血量减少,冬眠药物使外周血管阻力降低,在搬动患者或为其翻身时,动作应轻稳,以防发生直立性低血压;观察皮肤及肢体末端,冰袋外加用布套,并定时更换部位,定时局部按摩,以防冻伤。

(9)防止颅内压骤然升高:对烦躁不安的患者查明原因,对症处理,必要时给予镇静剂,避免剧烈咳嗽和用力排便;控制液体摄入量,成人每天补液量<2 000 mL,输液速度应控制在 30～40 滴/分;保持病室安静,避免情绪紧张,以免血压骤升而增加颅内压。

(李　维)

第三节　脑　脓　肿

一、疾病的基本概论

脑脓肿为颅内严重感染性疾病,是化脓性细菌侵入颅内引起。常见的致病菌包括金黄色葡萄球菌、溶血性链球菌及厌氧链球菌,有时也可由产气荚膜杆菌的感染引起。外伤性脑脓肿早期表现为头疼、发热、颅内压增高以及局限性神经功能障碍等症状,脓肿形成之后,临床表现为颅高压,头痛、嗜睡等症状,或伴有癫痫发作外。如果脓肿位于重要脑功能区,则常伴有局部神经缺损体征,有助于脓肿位置定位。

脑脓肿是一种严重的颅内感染,会造成头痛、嗜睡、颅内高压等症状,同时伴有颅内压增高。

(一)发病机制

(1)外伤后,伤口处理不当,头皮污垢引起感染,通过导血管侵入颅内,引起脑脓肿发生。头皮缺损,颅骨外漏、骨膜下血肿感染等,若感染没有及时控制也会通过导血管侵入颅内或者直接侵入颅内造成感染。

(2)开放性损伤或火器性外伤后,清创不及时、不彻底,有异物或碎骨片存留与脑内,一段时间(多数为数周内,少数可达到几年甚至更长)后形成脓肿。

(3)颅腔与感染区或污染区(如鼻窦、中耳)沟通。

(4)脑膨出直接感染引起。

(二)临床病理生理

脑脓肿形成主要分为 3 个阶段。

1.急性脑膜炎阶段

细菌侵入脑实质后发生急性局限性炎症,病灶可存在炎性细胞浸润,局部脑组织产生液化坏死,引起大范围水肿等病理变化。持续 1 周左右。

2.化脓阶段

脑实质坏死灶液化形成脓液,继而扩大形成脓腔。根据病灶个数分为单发脓腔和多发脓腔。

3.脓肿包裹形成阶段

脓液周围纤维组织,网状内皮细胞,以及星形细胞构成脓肿包膜,包膜开始于感染后 2～3 周,包膜形成时间与细菌种类、对抗生素敏感程度、机体抵抗力等有关。一般包膜形成时间越长,包膜越厚。完整包膜分为三层,内层为化脓性渗出物、肉芽组织和增生的胶质细胞等,中层为纤维结缔组织,外层为病灶周围脑组织反应区。

(三)危险因素

脓肿侵犯脑组织,出现头痛、呕吐、颅内压增高等症状,常伴有局部神经缺损体征,严重时甚至出现脑疝以及脓肿破裂。

二、临床表现

(一)全身感染症状

患者多有全身不适、发热、头痛、呕吐等急性脑炎或脑膜炎表现。表现一般在 2～3 周内症状减轻,少数可持续 2～3 月。当脓肿包膜形成后,患者体温大多正常或低热,但患者颅内压增高或脑功能缺损症状逐渐加重。脑脓肿进入局限阶段。临床上可出现一个潜伏期,潜伏期长短可由数天到数月甚至数年。在潜伏期内患者可有头痛、消瘦等症状。由于大剂量抗生素的使用,潜伏期往往比较长。

(二)颅内压增高症状

症状贯穿脑脓肿始终,患者常伴有不同程度的头痛,疼痛可为持续性并阵发性加剧,多清晨较重或用力时加重,可出现呕吐,尤其是小脑脓肿患者多呈喷射性呕吐。患者可伴有不同程度的精神和意识障碍,烦躁、嗜睡甚至昏迷,昏迷多见于危重患者。多数患者出现视盘水肿。颅内压增高常引起生命体征的改变,呈库欣反应。

(三)脑局灶定位症状和体征

常在外伤所致的脑功能障碍的基础上,使已有的症状逐渐加重或出现新的症状和体征。若为额叶脓肿时变现为精神症状和人格改变。幕上脓肿可表现为不同形式的癫痫发作。颞叶脓肿表现为中枢性面瘫,同向偏盲。左侧表现为感觉性失语,顶叶脓肿可有深浅感觉等。顶枕区和左颞顶脓肿可出现命令性失语。颅后窝脓肿可出现眼球震颤、吞咽困难等。

(四)脑疝形成或脓肿破溃

脑疝形成或脓肿破溃是脑脓肿患者两大严重危象。颅压增高导致脑疝形成,与其他颅内占位性病变(如颅内血肿)所致的脑疝相似,脓肿溃破为脓肿内压力骤然升高导致,脓液流入蛛网膜下腔或脑室内引起急性化脓性脑膜炎或脑室炎,患者突然出现高热、昏迷、抽搐、外周血白细胞剧增,脑脊液常呈脓汁样,若抢救不及时,会常致患者死亡。

三、相关检查

(一)实验室检查

1.腰椎穿刺与脑脊液检查

脓肿时腰椎穿刺表现为脑脊液压力增高。脑脓肿早期的颅内压常稍高,脑脊液中白细胞数增多,一般在$(5\sim10)\times10^8/L$范围。脑脊液蛋白含量大多增加至$2\sim4$ g/L或更高。糖和氯化物含量大致正常。腰椎穿刺术一般认为,腰椎穿刺对脑脓肿的诊断价值不大,同时腰椎穿刺可能诱发脑疝和脑脓肿破裂的危险,因此必要进行腰椎穿刺鉴别诊断时才可使用,但必须谨慎进行。

2.脓液检查和细菌培养

脓液的检查和培养可以了解感染的类型,药敏试验对选择抗生素有指导作用。

3.外周血常规

70%～90%脑脓肿患者红细胞沉降率加快。C反应蛋白增加,可凭此与脑肿瘤相鉴别。

(二)影像学检查

1.X线片检查

急性颅骨改变不明显,慢性脑脓肿可显示颅内压增高的骨质改变或松果体向对侧移位。X线片可显示颅内是否存在碎骨片和金属异物。

2.颅脑CT扫描

脑脓肿的CT表现依脓肿发展阶段而异。急性脑膜脑炎阶段病灶表现为低密度区或混合密度区。脓肿形成后初期仍表现为低密度或混合密度占位性病灶,但增强扫描在低密度周围可呈轻度强化,表现为完整的不规则的浅淡环状强化。脓肿壁形成后,其低密度边缘密度较高,少数可显示脓肿壁,增强扫描可见完整、厚度均一的环状强化,周围有明显不规则的脑水肿和占位效应,低密度区为坏死脑组织和脓液,如产气杆菌感染,可呈现气体与液平面,如为多房性,低密度区内可呈现一个或多个间隔。CT不仅可以确定脓肿的存在、位置、大小、数目、形状和周围脑组织水肿情况而且可帮助确定治疗手段。

3.头颅MRI检查

急性脑炎期,T_1加权像上表现信号不清的低信号区,T_2加权像上为片状高信号影,有占位征,此期须与胶质瘤和转移瘤相鉴别。增强扫描比CT扫描更能早期显示脑炎期。当包膜形成完整后,T_1显示高信号影,有时尚可见到圆形点状血管流空影。通常注射Gd-DTPA后$5\sim15$分钟即可出现异常对比增强。延迟扫描增强度可向外进一步扩大,为脓肿周围血-脑脊液屏障的破坏。头颅MRI比CT对脑组织水含量变化更敏感,因此对坏死、液化和水肿的分辨率更强,能够更好地诊断脑脓肿。

四、基本诊断

(一)诊断

根据患者病史及体征结合 CT、MRI、X 线等检查手段,通过比对检查结果做出判断。

(二)鉴别诊断

1.化脓性脑膜炎

多起病急剧,神经系统的局灶定位体征不明显,颅脑 CT 扫描有助于鉴别。

2.硬膜外和硬膜下脓肿

多合并发生,通过 CT 或 MRI 可鉴别。

3.脑肿瘤

需仔细询问病史,结合各种化验以及影像学手段才能进一步鉴别。

五、治疗

(一)药物治疗

1.抗生素

主要根据抗生素对细菌的敏感程度,以及血-脑屏障通透性选择。首选对细菌的敏感程度高、血-脑屏障通透性强的药物。未能确定细菌时选择血-脑屏障通透性强的广谱性抗菌药物。常用药物包括青霉素、链霉素、庆大霉素、磺胺嘧啶以及头孢菌素等。一般采用静脉给药,根据病情必要时亦可采用鞘内、脑室和脓腔内注射。

2.降颅压药物

脑脓肿伴有颅内高压症状,根据颅压选择方案降低颅内压,缓解颅内压增高的症状,预防发生脑疝,常用脱水药物有高渗性脱水剂如甘露醇、甘油溶液,利尿剂如呋塞米、依他尼酸等。用药同时应注意肾功能、酸碱和水及电解质平衡的检查。

(二)手术治疗

1.脑脓肿穿刺术

该法简单、安全,对脑组织损伤小,适用于老人、小孩等不能耐受开颅手术者;脑深部和重要功能区脓肿患者;多房性脑脓肿或有异物者不适用。

2.快速钻颅脑脓肿穿刺术

单房性脓肿常用方法,有时为了抢救或在紧急情况下,在床边即可操作,做好定位后,直接快速钻颅,钻颅完成后,穿刺针穿刺脓肿。吸出脓液后其他步骤同上。

3.脓肿切开导管引流术

脓肿切开导管引流术适用于脓肿位置过浅,并且与周围组织粘连紧密或者靠近功能区,不适用脓肿切除患者,通过穿刺又无法取出异物的患者。

4.颅脑脓肿切除术

颅脑脓肿切除术适用于脑脓肿和多房性脓肿,以及含有异物的脓肿和多次穿刺无效的脓肿。也可用于时间较长,包膜较厚的脓肿。同时发生破溃或者脑疝的情况下应行急症手术。脓肿切除术需要注意避免损伤重要功能区。

(三)术后处理

(1)术后继续抗感染治疗,防止脓肿复发以及感染扩散。

（2）注意纠正水、电解质和酸碱平衡。

（3）防治并发症。

六、术前护理常规

（1）执行外科术前护理常规。

（2）病情观察：观察体温、脉搏、呼吸、血压、意识的变化。早期感染侵入颅内，呈持续性高热，遵医嘱给予抗生素，体温过高者给予药物或物理降温。颅内压增高者出现脉搏、血压、意识的改变，应及时观察并记录，预防脑疝。

（3）颅内压增高者，执行颅内压增高护理常规。

（4）饮食护理：给予高维生素、高蛋白、易消化的饮食。

七、术后护理常规

（1）执行外科术后护理常规。

（2）执行全身麻醉后护理常规。

（3）执行术后疼痛护理常规。

（4）病情观察：密切观察患者意识、瞳孔、生命体征、肢体活动变化及有无展神经麻痹、脑病灶症状等，并记录。必要时通知医师，对症处理。

（5）遵医嘱给予抗生素，若出现高热，及时给予药物或物理降温。

（6）脓腔引流护理：①根据切开部位取合理卧位，抬高床头 15°～30°，引流瓶（袋）应至少低于脓腔 30 cm。②术后 24 小时，创口周围初步形成粘连后可进行囊内冲洗，先用生理盐水缓慢注入腔内，再轻轻抽出，注意不可过分加压，冲洗后注入抗菌药物，然后夹闭引流管 2～4 小时。③脓腔闭合时拔管。继续用脱水剂降低颅内压。患者长期高热，消耗热量明显，应注意加强营养，必要时给予支持疗法。

（李　维）

第四节　颅内动脉瘤

颅内动脉瘤是颅内动脉壁的囊性膨出，是自发性蛛网膜下腔出血（subarachnoid hemorrhage，SAH）的首位病因。颅内动脉瘤破裂导致的蛛网膜下腔出血的发病率位于脑血管意外中的第 3 位，仅次于脑梗死和高血压脑出血，可以发生于任何年龄，但多在 40～60 岁，女性略多于男性。

一、病因与病理

（一）病因

颅内动脉瘤发病原因尚不十分清楚，动脉壁先天缺陷学说认为，颅内 Willis 环的动脉分叉处的动脉壁先天性平滑肌层缺乏；动脉壁后天退变性学说则认为，颅内动脉粥样硬化和高血压，造成动脉内弹力板破坏，渐渐形成囊性膨出，即动脉瘤。颅内动脉瘤发生在血管分叉处或 Willis 动脉环周围。颅内动脉瘤大致由瘤顶部、瘤体部及瘤颈部构成,其中瘤顶部最为薄弱,98％的动脉瘤出血部位为瘤顶部。

（二）病理

组织学检查发现动脉瘤壁仅存一层内膜,缺乏中层平滑肌组织,弹性纤维断裂或消失,巨大动脉瘤内常有血栓形成,甚至钙化。颅内动脉瘤为囊性,呈圆形或椭圆形,外观紫红色,瘤壁很薄,瘤内可见血流旋涡。

二、分类

（一）按动脉瘤位置

（1）颈内动脉系统动脉瘤,约占颅内动脉瘤 90％,包括颈内动脉-后交通动脉瘤、前交通动脉瘤、大脑中动脉动脉瘤。

（2）椎基底动脉系统动脉瘤,约占颅内动脉瘤 10％,包括椎动脉瘤、基底动脉瘤和大脑后动脉瘤等。

（二）按动脉瘤大小

分为微型（直径≤0.5 cm）、一般型（0.5 cm＜直径≤1.5 cm）、大型（1.5 cm＜直径≤2.5 cm）、巨大型（直径＞2.5 cm）。一般型动脉瘤出血概率大。

三、临床表现

（一）动脉瘤破裂出血症状

未破裂动脉瘤,临床可无任何症状。动脉瘤一旦破裂出血,表现为蛛网膜下腔出血,患者突然剧烈头痛、频繁呕吐、大汗淋漓、体温升高、颈项强直、克氏征阳性,重症者可出现意识障碍,甚至昏迷。部分患者出血前有劳累、情绪激动等诱因,亦有少部分患者无明显诱因或在睡眠中发病。约 1/3 的患者在动脉瘤破裂后病情进展迅速,且未及时恰当诊治导致呼吸循环衰竭而死亡。

多数动脉瘤破口周围会被凝血块封闭而暂时停止出血,病情逐渐稳定。随着动脉瘤破口周围血块溶解,动脉瘤可能再次破溃出血。再次出血多发生在第 1 次出血后 2 周内。血液破入蛛网膜下腔后,红细胞破坏分解可产生 5-羟色胺、儿茶酚胺等多种血管活性物质,这些物质作用于其周围的脑血管,导致血管痉挛发生,发生率为 21％～62％,多发生在出血后的 3～15 天。

（二）局灶症状

局灶症状取决于颅内动脉瘤的部位、解剖结构、动脉瘤大小及破裂出血后形成较大血肿对周围脑组织的压迫情况。颈内动脉-后交通动脉瘤和大脑后动脉的动脉瘤常见动眼神经麻痹,表现为单侧眼睑下垂、瞳孔散大,内收、上视、下视不能,直接对光反射、间接对光反射消失。有时局灶症状出现在蛛网膜下腔出血之前,被视为动脉瘤出血的前兆症状,此时应警惕随之而来的蛛网膜下腔出血,如轻微偏头痛、眼眶痛,继之出现动眼神经麻痹等。大脑中动脉的动脉瘤出血如形成血肿,或其他部位动脉瘤出血后可发生脑血管痉挛,出现偏瘫、失语、视力视野障碍等症状。

（三）破裂动脉瘤患者的临床分级

为了便于判断病情、预后及有否手术适应证,国际常采用 Hunt 五级分类法。

Ⅰ级:无症状,或有轻微头痛和颈强直。

Ⅱ级:头痛较重,颈强直,除动眼神经等脑神经麻痹外,无其他神经症状。

Ⅲ级:轻度意识障碍,躁动不安和轻度脑症状。

Ⅳ级：半昏迷、偏瘫，早期去脑强直和自主神经障碍。

Ⅴ级：深昏迷、去脑强直，濒危状态。

四、辅助检查

(一)CT 扫描

CT 可辅助判断出血部位、明确血肿大小、有无脑积水和脑血管痉挛后导致的脑梗死灶。前纵裂出血提示前交通动脉瘤；外侧裂出血提示大脑中动脉瘤，鞍上池出血提示颈内动脉-后交通动脉瘤，第四脑室出血提示后循环动脉瘤。

(二)数字减影血管造影(DSA)

DSA 是确诊动脉瘤最为可靠的方法。能显示动脉瘤的位置、数目、形态、大小、瘤周正常穿支血管走行及有无血管痉挛，为手术方案提供依据。首次造影阴性，可能因脑血管痉挛而动脉瘤未能显影，高度怀疑者，3 个月后应重复造影。

(三)MRI 成像扫描

MRI 优于 CT，动脉瘤可见流空效应。MRI 和 CT 脑血管造影(CTA)可提示不同部位动脉瘤，从不同角度了解动脉瘤与载瘤动脉关系。

(四)腰椎穿刺

怀疑蛛网膜下腔出血且 CT 扫描未见明显蛛网膜下腔出血时，可行腰椎穿刺检查，脑脊液多呈粉红色或血色。但腰椎穿刺可诱发动脉瘤破裂出血，不作为确诊 SAH 的首选检查法。

五、治疗要点

(一)治疗原则

颅内动脉瘤应进行手术治疗。采取保守治疗的患者约 70% 会死于动脉瘤二次出血。现代显微手术使颅内动脉瘤的手术死亡率已降至 2% 以下。

据 Hunt 五级分类法，病情在Ⅰ、Ⅱ级的患者应尽早进行造影和手术治疗。Ⅲ级以下患者出血后 3～4 天内手术夹闭动脉瘤，可以防止动脉瘤再次出血，减少血管痉挛发生。椎-基底或巨大动脉瘤，病情Ⅲ级以上，提示出血严重或存在血管痉挛和脑积水，手术危险性大，应待病情好转后手术。

(二)手术治疗

1.动脉瘤蒂夹闭术

开颅夹闭动脉瘤蒂是最理想的首选方法，它既不阻断载瘤动脉，又完全彻底清除动脉瘤，保持载瘤及供血动脉继续通畅，维持脑组织正常血运。

2.动脉瘤孤立术

动脉瘤孤立术则是把载瘤动脉在瘤的远端及近端同时夹闭，使动脉瘤孤立于血液循环之外。但在未能证明脑的侧支供血良好时应慎用。

3.动脉瘤包裹术

采用不同的材料加固动脉瘤壁，虽可减少破裂的机会，但疗效不肯定，应尽量少用。

4.血管内介入治疗

利用股动脉、颈动脉、桡动脉穿刺，将纤细的微导管放置于动脉瘤腔内或瘤颈部位，再经过微导管将柔软的钛合金弹簧圈送入动脉瘤腔内并将其充满，使得动脉瘤腔内血流消失，从而消除再次破裂出血的风险。

六、护理措施

(一)术前护理

目的在于防止再出血和预防血管痉挛。

1.卧床休息

绝对卧床休息,适当抬高头部,保持患者安静,对患者及其家属进行健康教育,为患者创造一个安静、清新、舒适的休养环境。

2.减轻焦虑

评估患者焦虑的程度,给患者提供适当的环境,让患者能够表达自己的焦虑,并且加强患者对疾病知识,尤其是疾病治疗方法及预后的了解。保持患者情绪稳定,避免不良刺激,任何负性情绪都可能导致瘤体破裂,危及患者生命。

3.控制血压

降低血压是减少再出血的重要措施之一。通常降低基础血压的 10%～20%,高血压患者则可降低动脉收缩压的 30%～50%。若出现头晕、意识障碍等缺血症状,应适当回升血压。

4.对症护理

严密观察患者血压、脉搏、体温、呼吸、瞳孔、意识状态及神经功能变化,预防再次破裂出血。遵医嘱正确应用降血压、降颅压、镇痛、镇静、抗纤维蛋白溶解剂及钙通道阻滞剂。

5.大小便管理

防止便秘,避免增加腹压而反射性增加颅内压导致的瘤体破裂。予营养丰富饮食,多食蔬菜和水果,避免辛辣食物,戒烟酒。遵医嘱应用缓泻剂。对不适应卧位小便者,予以指导进行排尿训练或留置导尿管。

6.预防和治疗脑血管痉挛

遵医嘱应用钙通道阻滞剂,改善微循环。

(二)术后护理

1.一般护理

全麻后取去枕平卧位,头偏向健侧,保持呼吸道通畅;患者清醒后,血压平稳者床头抬高 15°～30°;持续低流量吸氧,床旁心电监护,密切观察意识、瞳孔、生命体征、四肢活动及血氧饱和度情况;特别注意血压变化,根据医嘱控制血压在适当范围,防止术后发生出血;若患者出现头晕、头痛、呕吐、失语、肌力下降等症状,应立即报告医师,尽快采取紧急处理措施。

2.平稳度过水肿期

由于手术创伤、牵拉致脑组织受刺激,术后 2～4 天可发生脑组织水肿,应准确记录液体出入量,控制入液量,正确应用脱水剂,维持水、电解质平衡。术后高热患者及时采取降温措施,如头部冰帽、间断乙醇擦浴、温水擦浴等,因高热易造成脑组织相对低氧、水肿,加重脑损害。

3.营养支持

营养治疗是临床治疗的重要组成部分,也是一种基本治疗手段。因此,必须及时有效地补充能量和蛋白质,以减轻机体损耗。评估患者营养状况,如体重、氮平衡、血浆蛋白、血糖、电解质等,以便及时调整营养素供给量和配方,做好饮食指导。便秘者应多食富含纤维素的食物和蔬菜,必要时服用缓泻剂。

4.用药护理

及时观察药物治疗效果及发现不良反应。常规用药应掌握用药的方法及注意事项如下。①止血药物:用药期间注意肢体活动情况,抬高患肢,不在下肢静脉滴注此类药物,防止深静脉血栓形成。②防治脑血管痉挛药物:尼莫地平能优先作用于脑部小血管,改善脑供血,但在治疗过程中可出现头晕、血压下降、头痛、胃肠不适、皮肤发红、多汗、心动过缓等症状,应注意密切观察,防止低血压的发生;应静脉微量泵入,避光使用,以 $3\sim5$ mL/h 速度持续泵入,尼莫地平 10 mg 静脉滴注需要 $10\sim12$ 小时,如为紧张造成血压升高,可适当增加流速,维持在术前平均血压水平;因尼莫地平制剂中含有一定浓度的乙醇,若患者出现心率增快、面色潮红、头疼、头晕及胸闷等不适症状,应适当减慢流速。

5.并发症的预防和护理

(1)脑血管痉挛:术后脑血管痉挛的发生率为 $41\%\sim47\%$,由此引起的延迟性脑缺血及脑水肿,是颅内动脉瘤术后死亡或致残的主要原因。护理的重点是术后动态观察患者的意识状况,观察有无新增神经功能障碍表现或原有神经症状的恶化等。脑血管痉挛的预防措施:①应用特异性解痉剂尼莫地平或法舒地尔;②提高脑血流的灌注压,提高血压和扩容;③改善血流变学,降低血液黏滞度;④调节控制吸氧浓度。

(2)再出血:术后搬运患者时,应注意保护头部,防止外力作用引起出血,头部引流管一般于术后 $24\sim48$ 小时拔除,在此期间,应密切观察并记录引流液的颜色、性质、量及切口渗血情况。避免一切引起颅内压升高的因素,如用力咳嗽、排便、情绪激动等。注意观察患者有无突发的头痛、呕吐、意识障碍、脑膜刺激征等再出血征象。

(3)脑积水:遵医嘱准确应用脱水剂,并严密观察患者意识、瞳孔、生命体征,及时发现有无颅内压升高的症状。如果患者出现脑积水症状,如智力减退、记忆力减退、步态不稳及大小便失禁等,应及时通知医师,做好术前准备,配合医师尽早行"脑室-腹腔分流手术"治疗。

(4)颅内感染:保持伤口敷料清洁、干燥,无污染。观察患者体温、血常规变化,有无脑膜刺激征。如果患者出现切口感染伴颅内感染,根据医嘱做皮下积液、脑脊液和血培养,根据培养结果选择有效抗生素,并按时、按量给药,保证血药浓度,同时观察疗效;高热患者给予物理降温;腰穿持续引流的患者,做好引流管的护理。

6.介入治疗术后护理

(1)预防出血:介入术后穿刺侧下肢应伸直并制动 24 小时,穿刺点用压迫止血器或消毒纱布卷及弹性绷带加压包扎固定 24 小时,密切观察穿刺部位局部有无渗血及血肿,观察术侧足背动脉搏动、足部皮肤色泽、肢体温度、痛觉及末梢循环等情况,并与对侧肢体比较,如有异常应及时报告医师处理。

(2)饮食护理:根据患者情况嘱患者多饮水,每天在 1 500 mL 以上,或遵医嘱给予利尿剂,促进造影剂的排出,术后 6 小时后嘱其进易消化饮食。

(3)过度灌注综合征:主要是由于颅内血管长期处于低血流灌注状态,一旦血管突然扩张,血流明显增多可发生脑过度灌注综合征。护理上需:观察患者有无头疼、头胀、恶心、呕吐、癫痫和意识障碍等症状;监测血压、心率、呼吸、血氧饱和度的变化并记录;遵医嘱有效控制血压。

(4)急性脑梗死:栓塞术后脑梗死是严重的并发症之一,轻者发生偏瘫,重者导致死亡。其主要原因多由于导管在血管内停留时间过长,损伤内皮组织,还与球囊微导管弹簧圈过早脱离等因素有关。因此术后应严密观察患者的语言、运动、感觉功能的变化,病情有变化,及时通知医师。

(5)剧烈头痛:栓塞后第1天发生剧烈头痛是颅脑介入栓塞治疗术后常见的并发症,一般反应轻者1~2天即痊愈,严重者可达1周以上。患者突发头痛并加重,应特别给予重视,及时发现病情变化报告医师,正确遵医嘱应用20%甘露醇125~250 mL静脉滴注或泵入血管解痉剂。

七、健康指导

(一)服药
指导患者用药方法和注意事项,遵医嘱服用药物,若服用降压药、抗癫痫类及抗血管痉挛类药物,不可擅自减量。服抗凝药期间注意观察出血情况,定期复查凝血三项及肝肾功能。

(二)饮食
指导患者多吃富含维生素A、维生素C的绿色蔬菜和水果,如胡萝卜、菠菜、白菜、番茄、苹果、芒果;常吃瘦肉、鸡蛋、新鲜的奶制品及深海鱼类等;低盐低脂饮食,少食胆固醇较高的食物,如蛋黄、动物内脏、猪油等。防止动脉硬化。

(三)运动
出院后注意休息,3个月后可做些简单的家务活,避免重体力劳动。适当锻炼,在体力允许的情况下逐渐增加活动量。出院后注意休息,在身体尚未恢复前,少去公共场所,注意自我保护,防止感染其他疾病。

(四)良好的生活习惯
注意戒烟,适当饮酒,保证充足的睡眠,保持愉快的心情。

(五)复诊
出院后遵医嘱到门诊复查。出现以下症状,应立即就诊:①头痛逐渐加重、恶心、呕吐;②癫痫、失语及肢体功能障碍加重;③精神萎靡不振,意识障碍等。

(李　维)

第五节　脑　膜　瘤

一、疾病概述

脑膜瘤占颅内肿瘤的19.2%,男:女为1:2。一般为单发,多发脑膜瘤偶尔可见,好发部位依次为矢状窦旁、大脑镰、大脑凸面,其次为蝶骨嵴、鞍结节、嗅沟、小脑脑桥角与小脑幕等部位,生长在脑室内者很少,也可见于硬膜外。其他部位偶见。依肿瘤组织学特征,将脑膜瘤分为五种类型,即内皮细胞型、成纤维细胞型、血管瘤型、化生型和恶性型。

(一)临床表现
1.慢性颅压增高症状
因肿瘤生长较慢,当肿瘤达到一定体积时才引起头痛、呕吐及视力减退等,少数呈急性发病。
2.局灶性体征
因肿瘤呈膨胀性生长,患者往往以头疼和癫痫为首发症状。根据肿瘤位置不同,还可以出现视力、视野、嗅觉或听觉障碍及肢体运动障碍等。老年患者尤以癫痫发作为首发症状多见,颅压增高症状多不明显。

(二)辅助检查

1.头颅 CT 扫描

典型的脑膜瘤,显示脑实质外圆形或类圆形高密度,或等密度肿块,边界清楚,含类脂细胞者呈低密度,周围水肿带较轻或中度,且有明显对比增强效应。瘤内可见钙化、出血或囊变,瘤基多较宽,并多与大脑镰、小脑幕或颅骨内板相连,其基底较宽,密度均匀一致,边缘清晰,瘤内可见钙化。增强后可见肿瘤明显增强,可见脑膜尾征。

2.MRI 扫描

同时进行 CT 和 MRI 的对比分析,方可得到较正确的定性诊断。

3.脑血管造影

脑血管造影可显示瘤周呈抱球状供应血管和肿瘤染色。同时造影技术也为术前栓塞供应动脉,减少术中出血提供了帮助。

(三)鉴别诊断

需同脑膜瘤鉴别的肿瘤因部位而异,幕上脑膜瘤应与胶质瘤、转移瘤鉴别,鞍区脑膜瘤应与垂体瘤鉴别,桥小脑角脑膜瘤应与听神经瘤鉴别。

(四)治疗

1.手术治疗

手术切除脑膜瘤是最有效的治疗手段,应力争全切除,对受肿瘤侵犯的脑膜和颅骨,亦应切除之,以求达到根治。

(1)手术原则:控制出血,保护脑功能,争取全切除。对无法全切除的患者,则可行肿瘤次全切除或分次手术,以免造成严重残疾或死亡。

(2)术前准备:①肿瘤血运极丰富者可术前行肿瘤供应血管栓塞以减少术中出血。②充分备血,手术开始时做好快速输血准备。③鞍区肿瘤和颅压增高明显者,术前数天酌用肾上腺皮质激素和脱水治疗。④有癫痫发作史者,需术前应用抗癫痫药物、预防癫痫发作。

(3)术后并发症。①术后再出血:术后密切观察神志瞳孔变化,定期复查头部 CT 早期处理。②术后脑水肿加重:对于影响静脉窦和粗大引流静脉的肿瘤切除后应用脱水药物和激素预防脑水肿加重。③术后肿瘤残余和复发:需定期复查并辅以立体定向放射外科治疗等防止肿瘤复发。

2.立体定向放射外科治疗

因其生长位置,有 17%～50% 的脑膜瘤做不到全切,另外还有少数恶性脑膜瘤也无法全切。肿瘤位于脑深部重要结构难以全切除者,如斜坡、海绵窦区、视丘下部或小脑幕裂孔区脑膜瘤,应同时行减压性手术,以缓冲颅压力,剩余的瘤体可采用 γ 刀或 X 刀治疗,亦可达到很好效果。

3.放疗或化疗

恶性脑膜瘤在手术切除后,需辅以化疗或放疗,防止肿瘤复发。

4.其他治疗

其他治疗包括激素治疗、分子生物学治疗、中医治疗等。

二、护理

(一)入院护理

(1)入院常规护理:常规安全防护教育;常规健康指导。

（2）指导患者合理饮食，保持大便通畅。

（3）指导患者肢体功能锻炼；指导患者语言功能锻炼。

（4）结合患者的个体情况，每1~2小时协助患者翻身，保护受压部位皮肤；如局部皮肤有压红，可缩短翻身的间隔时间，受压部位应予软枕垫高减压。

（二）术前护理

（1）每1~2小时巡视患者，观察患者的生命体征、意识、瞳孔、肢体活动，如有异常及时通知医师。

（2）了解患者的心理状态，向患者讲解疾病的相关知识，介绍同种疾病手术成功的例子，增强患者治疗信心，减轻焦虑、恐惧心理。

（3）根据医嘱正确采集标本，进行相关检查。

（4）术前落实相关化验、检查报告的情况，如有异常立即通知医师。

（5）根据医嘱进行治疗、处置，注意观察用药后反应。

（6）注意并发症的观察和处理。

（7）指导患者练习深呼吸及有效咳嗽；指导患者练习床上大小便。

（8）指导患者修剪指（趾）甲、剃胡须，女性患者勿化妆及涂染指（趾）甲。

（9）指导患者戒烟、戒酒。

（10）根据医嘱正确备血（复查血型），行药物过敏试验。

（11）指导患者术前12小时禁食，8小时禁饮水，防止术中呕吐导致窒息；术前晚进半流质饮食，如米粥、面条等。

（12）指导患者保证良好的睡眠，必要时遵医嘱使用镇静催眠药。

（三）手术当日护理

1.送手术前

（1）术晨为患者测量体温、脉搏、呼吸、血压；如有发热、血压过高、女性月经来潮等情况均应及时报告医师，以确定是否延期手术。

（2）协助患者取下义齿、项链、耳钉、手链、发夹等物品，并交给家属妥善保管。

（3）皮肤准备（剃除全部头发及颈部毛发、保留眉毛）后，更换清洁的病员服。

（4）遵医嘱术前用药，携带术中用物，平车护送患者入手术室。

2.术后回病房

（1）每15~30分钟巡视患者，注意观察患者的生命体征、意识、瞳孔、肢体活动等，如异常及时通知医师。

（2）注意观察切口敷料有无渗血。

（3）密切观察引流液的颜色、性状、量等情况并记录，妥善固定引流管，引流袋置于头旁枕上或枕边，高度与头部创腔保持一致，保持引流管引流通畅，活动时注意引流管不要扭曲、受压，防止脱管。

（4）观察留置导尿管患者尿液的颜色、性状、量，会阴护理每天2次。

（5）术后6小时内给予去枕平卧位，6小时后可床头抬高，麻醉清醒的患者可以协助床上活动，保证患者舒适。

（6）保持呼吸道通畅。

（7）若患者出现不能耐受的头痛，及时通知医师，遵医嘱给予止痛药物，并密切观察患者的生命体征、意识、瞳孔等变化。

（8）精神症状患者的护理：加强患者安全防护，上床档，需使用约束带的患者，应告知家属并取得同意，定时松解约束带，按摩受约束的部位，24小时有家属陪护，预防自杀倾向，同时做好记录。

（9）术后24小时内禁食水，可行口腔护理，每天2次。清醒患者可口唇覆盖湿纱布，保持口腔湿润。

（10）结合患者的个体情况，每1～2小时协助患者翻身，保护受压部位皮肤；如局部皮肤有压红，可缩短翻身的间隔时间，受压部位应予软枕垫高减压。

（四）术后护理

1.术后第1天～第3天

（1）每1～2小时巡视患者，注意观察患者的生命体征、意识、瞳孔、肢体活动等，如发现有头痛、恶心、呕吐等颅内压增高症状及时通知医师。

（2）注意观察切口敷料有无渗血。

（3）密切观察引流液的颜色、性状、量等情况并记录，妥善固定引流管，并保持引流管引流通畅，不可随意放低引流袋，以保证创腔内有一定的液体压力。若引流袋放低，会导致创腔内液体引出过多，创腔内压力下降，脑组织迅速移位，撕破大脑上静脉，从而引发颅内血肿。医师根据每天引流液的量调节引流袋的高度。

（4）观察留置导尿管患者尿液的颜色、性状、量，会阴护理每天2次。

（5）术后引流管放置3～4天，引流液由血性脑脊液转为澄清脑脊液时，即可拔管，避免长时间带管形成脑脊液漏。拔除引流管后，注意观察患者的生命体征、意识、瞳孔等变化，切口敷料有无渗血、渗液及皮下积液等，如有异常及时通知医师。

（6）加强呼吸道的管理，鼓励深呼吸及有效咳嗽、咳痰，如痰液黏稠不易咳出可遵医嘱予雾化吸入，必要时吸痰。

（7）术后24小时如无恶心、呕吐等麻醉后反应，可遵医嘱进食，由流质饮食逐步过渡到普通饮食，积极预防便秘的发生。

（8）指导患者床上活动，床头摇高，逐渐坐起，逐渐过渡到床边活动（做好跌倒风险评估），家属陪同。活动时以不疲劳为宜。

（9）指导患者进行肢体功能锻炼；进行语言功能锻炼。

（10）做好生活护理，如洗脸、刷牙、喂饭、大小便等，定时协助患者翻身，保护受压部位皮肤，预防压疮的发生。

2.术后第4天～出院日

（1）每1～2小时巡视患者，注意观察患者的生命体征、意识、瞳孔、肢体活动等，如发现有头痛、恶心、呕吐等颅内压增高症状及时通知医师；注意观察切口敷料有无渗血。

（2）指导患者注意休息，病室内活动，活动时以不疲劳为宜。对高龄、活动不便、体质虚弱等可能发生跌倒的患者及时做好跌倒或坠床风险评估。

（五）出院指导

1.饮食指导

指导患者进食高热量、高蛋白、富含纤维素、维生素丰富、低脂肪、低胆固醇食物，如蛋、牛奶、瘦肉、新鲜鱼、蔬菜、水果等。

2.用药指导

有癫痫病史者遵医嘱按时、定量口服抗癫痫药物。不可突然停药、改药及增减药量,以避免加重病情。

3.康复指导

对肢体活动障碍者,户外活动须有专人陪护,防止意外发生,鼓励患者对功能障碍的肢体需经常做主动和被动运动,防止肌肉萎缩。

(李 维)

第六节 垂 体 瘤

垂体瘤是一组从腺垂体和神经垂体及颅咽管上皮残余细胞发生的肿瘤。此组肿瘤以腺垂体的腺瘤占大多数,来自神经垂体者少见。垂体瘤约占颅内肿瘤的10%,大部分为良性腺瘤,极少数为恶性。

一、病因及分类

(一)病因

垂体瘤的发病机制是一个多种因素共同参与的复杂的多步骤过程,至今尚未明确。主要包括两种假说:一是下丘脑调控异常机制,二是垂体细胞自身缺陷机制。人们对下丘脑-垂体轴生理功能的不断研究,发现腺垂体可分泌如下激素:生长激素(growth hormone,GH)、催乳素(prolactin,PRL)、促肾上腺皮质激素(adrenocorticotropic hormone,ACTH)、促甲状腺素(thyroid stimulating hormone,TSH)、促卵泡激素(follicle stimulating hormone,FSH)、黄体生成素(luteinizing hormone,LH)。

(二)分类

1.根据肿瘤细胞染色的特性

根据肿瘤细胞染色的特性分为嫌色性、嗜酸性、嗜碱性细胞腺瘤。

2.根据肿瘤内分泌功能

根据肿瘤内分泌功能分为催乳素瘤(PRL腺瘤)、生长激素瘤(GH腺瘤)、促肾上腺皮质激素瘤(ACTH腺瘤)、促甲状腺素瘤(TSH腺瘤)、促性腺素瘤(FSH和LH腺瘤)、混合性激素分泌瘤、无功能垂体腺瘤。

3.按肿瘤大小

按肿瘤大小分为微腺瘤(直径≤1 cm),大腺瘤(1 cm<直径≤3 cm),巨腺瘤(直径>3 cm)。

二、临床表现

垂体瘤可有一种或几种垂体激素分泌亢进的临床表现。除此之外,还可因肿瘤周围的正常垂体组织受压和破坏引起不同程度的腺垂体功能减退的表现;以及肿瘤向鞍外扩展压迫邻近组织结构的表现。

(一)激素分泌过多综合征

1.PRL 腺瘤

女性多见,典型表现为闭经、溢乳、不育。男性则表现为性欲减退、阳痿、乳腺发育、不育等。

2.GH 腺瘤

未成年人可表现为生长过速、巨人症。成人表现为肢端肥大。

3.ACTH 腺瘤

临床表现为向心性肥胖、满月脸、水牛背、多血质、皮肤紫纹、毳毛增多等。重者闭经、性欲减退、全身乏力,有的患者伴有高血压、糖尿病、低血钾、骨质疏松等。

4.TSH 腺瘤

少见,由于垂体促甲状腺激素分泌过盛,多引起甲状腺功能亢进症状。

5.FSH 和 LH 瘤

非常少见,有性功能减退、闭经、不育、精子数目减少等。

(二)激素分泌减少

某种激素分泌过多干扰了其他激素的分泌,或肿瘤压迫正常垂体组织而使激素分泌减少,表现为继发性性腺功能减退(最为常见)、甲状腺功能减退(次之)、肾上腺皮质功能减退。

(三)垂体周围组织压迫症

1.头痛

因为肿瘤造成鞍内压升高,垂体硬膜囊及鞍膈受压,多数患者出现头痛,主要位于前额、眶后和双颞部,程度轻重不同,间歇性发作。

2.视力减退、视野缺损

肿瘤向前上方发展压迫视交叉,多数为颞侧偏盲或双颞侧上方偏盲。

3.海绵窦综合征

肿瘤向侧方发展,压迫第Ⅲ、Ⅳ、Ⅵ对脑神经,引起上眼睑下垂、眼外肌麻痹和复视。

4.下丘脑综合征

肿瘤向上方发展,影响下丘脑可导致尿崩症、睡眠异常、体温调节障碍、饮食异常、性格改变。

5.脑脊液鼻漏

如肿瘤破坏鞍底可导致脑脊液鼻漏。

6.垂体卒中

由瘤体内出血、坏死导致。起病急骤,头痛剧烈、恶心、呕吐,并迅速出现不同程度的视力减退,严重者可在数小时内双目失明,常伴眼外肌麻痹,可出现神志模糊、定向力障碍、颈项强直甚至突然昏迷。

三、辅助检查

(一)激素测定

包括 PRL、GH、ACTH、TSH、FSH、LH、MSH、T_3、T_4等。

(二)影像学检查

1.MRI 检查

垂体瘤的影像学检查首选 MRI,因其敏感,能更好地显示肿瘤及其与周围组织的解剖关系,可以区分视交叉和蝶鞍隔膜,清楚显示脑血管及垂体肿瘤是否侵犯海绵窦和蝶窦、垂体柄是否受压等情况,MRI 比 CT 检查更容易发现小的病变。MRI 检查的不足是它不能像 CT 一样显示鞍底骨质破坏征象以及软组织钙化影。

2.CT 检查

常规 5 mm 分层的 CT 扫描仅能发现较大的垂体占位病变。高分辨率多薄层(1.5 mm)冠状位重建 CT 在增强扫描检查时可发现较小的垂体瘤。

3.X 线平片检查

瘤体较大时平片可见蝶鞍扩大、鞍底呈双边,后床突及鞍背骨质吸收、变薄及向后竖起。

4.放射性核素检查

应用于鞍区疾病的放射性核素成像技术也发展迅速,如正电子断层扫描(PET)已开始用于临床垂体瘤的诊断。

(三)其他检查

垂体瘤的特殊检查主要指眼科检查。包括视野检查、视力检查和眼球活动度检查。肿瘤压迫视交叉或视束、视神经时可引起视野缺损,或伴有视力下降。

四、治疗要点

垂体瘤的治疗方法有手术治疗、放疗、药物治疗及激素替代治疗。

(一)手术治疗

瘤体微小限于鞍内者可经鼻蝶入路显微手术切除。有鼻部感染、鼻窦炎、鼻中隔手术史(相对),巨大垂体瘤明显向侧方、向额叶底、向鞍背后方发展者(相对),有凝血机制障碍或其他严重疾病的患者禁忌经鼻蝶手术方式,需经颅垂体瘤切除术。手术方法如下。

(1)经颅垂体瘤切除术:包括经额叶、经颞叶和经蝶骨嵴外侧入路。

(2)经蝶垂体瘤切除术:包括经口鼻蝶入路、经鼻(单侧或双侧)蝶窦入路,经筛窦蝶窦入路和上颌窦蝶窦入路。

(3)立体定向手术(经颅或经蝶),垂体内植入同位素 180,^{90}Ir,放射外科(γ 刀和 X 刀)。

(二)放疗

放疗对无功能性垂体瘤有一定效果。适应证:①肿瘤体积较小,视力、视野未受影响;②患者全身情况差,年老体弱,有其他疾病,不能耐受手术者;③手术未能切除全部肿瘤,有残余肿瘤组织者,术后加放疗。

(三)药物治疗

常用药物为溴隐亭,可减少分泌性肿瘤过高的激素水平,改善临床症状及缩小肿瘤体积。

(四)激素替代治疗

有腺垂体功能减退者,应补充外源性激素,纠正内分泌紊乱。

五、护理措施

(一)术前护理

1.心理护理

垂体瘤由于病程长,常伴有头晕、头痛、视力减退、肢端肥大、性功能障碍、闭经、泌乳等症状,使患者思想负担重,精神压力大,常有恐惧、焦虑、自卑、抑郁等心理障碍。入院后护士应准确评估患者心理,加强沟通和交流,做好心理疏导。

2.术前准备

经蝶垂体瘤切除术准备如下。

(1)经口呼吸训练:术后患者由于鼻腔填塞碘仿纱条及手术创伤切口疼痛,需经口呼吸,因此术前应训练患者经口呼吸,让患者或他人将双鼻腔捏紧。

(2)鼻腔准备:因手术经鼻腔蝶窦暴露鞍底,经过鼻腔黏膜,因此需保持口、鼻腔清洁,用生理盐水棉签清洗鼻腔或眼药水滴鼻,注意保暖,防止感冒,术前剃鼻毛。

3.垂体卒中

应避免一切诱使颅内压升高的因素,防止感冒、咳嗽及保持排便通畅。如发生垂体卒中,应遵医嘱应用肾上腺皮质激素,并做好急诊手术的准备工作。

4.垂体功能低下

晚期由于肿瘤的压迫,垂体萎缩,腺体组织内分泌功能障碍,致垂体功能下降。表现为面色苍白、嗜睡、低体温、低血压、食欲缺乏。如出现上诉症状立即通知医师,遵医嘱应用激素替代治疗。

(二)术后护理

1.体位

麻醉完全清醒后取半卧位,床头抬高 30°~60°,除有利于呼吸和颅内静脉回流,减轻脑水肿外,对经蝶垂体瘤切除的患者,还可减少创腔渗液,利于切口愈合。

2.气道管理

经鼻蝶垂体手术术后早期易发生气道梗阻,危险因素与手术入路和患者的基础疾病有关。鼻腔、口腔积血和鼻腔填塞物均可造成堵塞。护理上需注意及时清除口腔及呼吸道内分泌物。由于鼻腔内凡士林纱布条或膨胀海绵填塞,吸氧管应放于口腔或行面罩吸氧,指导患者用口呼吸。对经蝶入路患者,禁忌经鼻腔安置气管插管、鼻胃管以及经面罩无创正压通气。

3.视力、视野观察

密切观察患者视力、视野改变,若患者术后视力、视野同术前或较术前明显改善,但数小时后又出现视力、视野损害,甚至失明,应高度警惕继发鞍区血肿或水肿。

4.鼻部护理

鼻内镜下术后鼻腔伤口一般经过肿胀期、结痂期、恢复期。术后肿胀最为明显,患者术后鼻腔用高分子膨胀海绵填塞止血,由于手术和海绵的刺激,鼻腔常有少量液体渗出,术后应注意观察渗出液的颜色、性质及量,保持鼻前庭周围及敷料清洁,避免打喷嚏、擤鼻等动作,当咽部有异物感或窒息感时,立即通知医师处理,直至 48 小时后拔出纱条。

5.并发症的观察和护理

(1)出血:密切观察患者生命体征、意识状态,评估视力及视野变化以及有无剧烈头痛,如有异常,立即通知医师。

(2)水钠平衡失调:尿崩症是垂体瘤术后最常见的并发症之一,由于垂体柄和神经垂体受损,引起抗利尿激素分泌减少所致。多发生在术后 48 小时内,可出现烦渴、多饮多尿,每小时尿量大于 250 mL,或 24 小时尿量在 4 000~10 000 mL。尿比重<1.005。护理:①及时发现尿崩症状,根据医嘱应用垂体后叶素。②排除引起多尿的因素,如脱水剂的应用、大量饮水、大量及过快地补液等,准确记录尿量、尿比重,严格记录 24 小时出入液体量。③遵医嘱术后 3 天内每天 2~3 次检测血电解质,及时纠正电解质紊乱。④评估患者脱水情况,指导患者饮水。⑤部分患者表

现为低钠血症,需缓慢纠正,避免中枢脱髓鞘。

(3)脑脊液鼻漏:可出现拔出引流条后鼻腔有水样液体流出,患者坐起、低头时加重。

(4)消化道出血:由于下丘脑损伤使自主神经功能障碍所致。可出现呕吐或由胃管内抽出大量的咖啡色胃内容物,伴有呃逆、腹胀等症状。护理:①密切观察生命体征的变化。②保持静脉输液通畅。③出血期遵医嘱禁食,出血停止后给予温凉流质、半流质和易消化软食。④可遵医嘱给予预防消化道出血的药物。⑤出血后 3 天未排便者慎用泻药。

(5)高热:是由于下丘脑体温调节中枢受损所致。体温可高达 39～40 ℃,持续不降,肢体发凉。护理措施:①监测体温变化及观察周身情况。②给予物理降温,必要时应用药物降温。③及时更换潮湿的衣服、被褥、保持床单清洁干燥。④给予口腔护理,每天两次,鼓励患者多饮水。⑤给予清淡易消化的高热量、高蛋白流质或半流质饮食。

(6)垂体功能低下:护理同术前。

(7)激素替代治疗的护理:①用药时间。选择早晨静脉滴注或口服激素治疗,使激素水平的波动符合生理周期,减少不良反应。②预防应激性溃疡。应用抑酸剂预防应激性溃疡,增加优质蛋白的摄入,以减少激素的蛋白分解作用所致的营养不良。③监测生命体征。大剂量应用激素者需严格监测生命体征,激素在减量时注意观察患者的意识状态,若意识由清醒转为嗜睡、淡漠甚至昏迷需及时通知医师,同时监测血糖。

六、健康指导

(一)用药指导

指导患者用药方法和注意事项,自觉遵医嘱服用药物,若服用激素类药物,不可擅自减量,需经门诊检查后遵医嘱调整用量。

(二)活动指导

出院后注意休息,在体力允许的情况下逐渐增加活动量,避免劳累,少去公共场所,注意自我保护,防止感冒。视力、视野障碍未恢复时,尽量不外出,如需外出应有家人陪伴。

(三)饮食

进食清淡易消化饮食,勿食辛辣食物,戒烟酒;术后有尿崩者,需及时补充水分,以保证出入液量的平衡;口渴时喝水要慢,以延长水分在体内停留的时间;血钠过低的患者,可在水中加少许盐,饮食宜偏咸,以补充丢失的盐分。

(四)复诊

出院后 3 个月到门诊复查。出现以下症状,应立即就诊:①鼻腔流出无色透明液体;②头痛逐渐加重;③视力、视野障碍加重;④精神萎靡不振、食欲差、面色苍白、无力等。

(李　维)

第七节　听神经鞘瘤

听神经鞘瘤是颅内常见肿瘤之一,占颅内肿瘤的 8％～12％,占桥小脑区肿瘤的 90％。听神经鞘瘤主要起源于听神经前庭部分,肿瘤并非起源于神经本身,而是鞘膜施万细胞瘤变增生而来,因此听神经瘤应该称为听神经鞘瘤,临床仍习惯沿用听神经瘤。听神经鞘瘤多发生于成年人,幼儿少见,男女发病无明显差异。肿瘤多为单侧生长,如合并神经纤维瘤病时,多为双侧生长。

听神经鞘瘤属良性病变,临床预后多较好,但是由于肿瘤毗邻脑干、三叉神经、前庭神经及后组脑神经等重要结构,临床手术后并发症多且明显,其手术全切除及术后并发症的防治仍是神经外科的难点和重点。随着显微手术技术的发展和在神经外科临床的运用和普及,以及术中神经功能监测、超声刀的使用等手段的不断完善,目前临床听神经鞘瘤的全切率、神经保护和术后并发症的预防已经有了很大改进。另外γ刀等放射辅助治疗方法的改进有效改善和巩固了手术切除效果,高压氧等术后康复治疗的重视和运用明显改善损伤神经功能恢复,提高了患者生存质量。

一、病理生理

听神经鞘瘤主要起源于前庭神经支,少数起源于蜗神经支,起源于前庭神经纤维者罕见。肿瘤多起源于前庭神经鞘膜和神经胶质移行处,即 Obersteiner-Redlich 区,该区主要位于内耳道,故听神经鞘瘤主要起源于内耳道。随着肿瘤的生长,大部分主要向桥小脑角区生长。临床上内耳道常受累扩大或破坏,但肿瘤完全位于内耳道者少见。

肉眼观察听神经鞘瘤有蛛网膜覆盖,肿瘤有增厚的胶原性包膜,符合神经鞘瘤的特点,以实质性病变包含部分囊性变为主,实质部色泽灰黄,部分微红,质地致密,硬而脆,部分肿瘤组织质地软,囊性部分常为多个囊腔,内含清亮浅黄色囊液,局部可能由于受肿瘤挤压脑脊液循环不畅形成蛛网膜囊肿,肿瘤很少见出血。显微镜下观察听神经鞘瘤主要分为 Antoni A 型和 Antoni B 型。Antoni A 型细胞多为长条梭形状细胞排列呈栏栅状,细胞排列致密,Antoni B 细胞为多形态,排列疏松,无一定方向序列。两者细胞之间多有网状纤维,可伴有脂肪变及色素沉着等。

听神经鞘瘤的血供主要来自小脑前下动脉。在肿瘤的生长过程中主要接受同侧小脑下动脉变异分支血管的供血,随着肿瘤的增大,瘤体接触挤压邻近血管,所以小脑上动脉、小脑后下动脉及小脑表面的部分血管也参与肿瘤的供血。肿瘤的回流静脉主要经岩静脉进入岩上窦。

二、临床表现

听神经鞘瘤的临床表现和肿瘤的起源,肿瘤生长部位、发展方向、生长速度,以及肿瘤是否合并囊变、出血等有关。其临床主要表现为病变同侧桥小脑角区相关神经功能受损症状。

(一)前庭神经症状

由于绝大部分听神经鞘瘤均起源于前庭神经支,因而前庭神经功能受损表现为首发症状。患者主要表现为阵发性眩晕和进展性耳鸣、病变侧听力下降甚者耳聋。上述症状在肿瘤早期多为阵发性,大多不会引起患者重视,而且容易和梅尼埃综合征及外周前庭功能疾病混淆,患者多在神经内科和耳鼻喉科首诊,从而延误诊疗。因此临床上很多患者在肿瘤进一步生长,出现面神经损伤、后组脑神经损伤甚至小脑症状或颅内高压等表现时才来就诊,但是追问病史,70%患者都早已有前庭神经受损的症状。眩晕、耳鸣、听力下降和耳聋可以持续一年甚至更长时间,其间耳鸣可以消失,可能是随着肿瘤的生长,前庭神经受压失去其功能,也有部分患者听力急剧下降或突发耳聋,可能与内耳道血管受压闭塞,耳蜗缺血所致有关。

(二)三叉神经症状

三叉神经功能受损表现仅次于前庭神经。三叉神经包含运动支和感觉支,随着肿瘤的生长,三叉神经受到挤压,从而引起相应症状。感觉根受到刺激可引起同侧面部疼痛感,如果感觉根受到严重挤压或侵蚀破坏,则出现面部麻木,感觉和角膜反射减退、丧失;运动根受到影响可以出现同侧咀嚼无力、咬肌萎缩等症状。临床上,三叉神经孤立分支受损少见,多为多支损伤,有时肿瘤生长体积大,占位效应明显,对侧三叉神经受压也可出现对侧相应症状。

(三)展神经、动眼神经症状

肿瘤突向桥小脑角区上方生长,动眼神经和展神经受压,出现同侧眼球外展受限、复视、瞳孔散大、直接和间接光反射迟钝或消失等症状。

(四)面神经症状

面神经自脑干发出后,和前庭神经、蜗神经一起进入内耳道,听神经鞘瘤由前庭神经 Obersteiner-Redlich 区生长,很早便对面神经有推挤或压迫,但临床早期听神经鞘瘤患者出现面瘫症状却很少。有推测认为运动神经根耐压能力更强,但其感觉纤维和副交感纤维成分已经受压,例如瞬目反射、腺体分泌等已经异常,但临床体征不明确。听神经鞘瘤生长过程中大多对面神经产生推挤、压迫或破坏,术后经常伴有面瘫等神经功能障碍,以致患者难以接受,术中对面神经的保护,有效减少面神经损伤,减少术后面瘫等并发症仍然是神经外科医师面临的难题和挑战。

(五)小脑和脑干症状

随着肿瘤的进一步生长增大,其向中线占位效应愈加明显,邻近的小脑半球和脑干受压。临床上患者小脑受压可出现行走步态不稳、平衡和协调功能受损、水平眼球震颤等症状;脑干受压出现锥体束征,如一侧或双侧的偏瘫及偏身感觉障碍等。

(六)后组脑神经症状

当肿瘤生长向下使舌咽神经、迷走神经和副神经受到损伤,则出现饮水呛咳,吞咽困难,声音嘶哑,咽反射减退或消失,舌后 1/3 味觉减退或消失,颈部肌肉萎缩耸肩无力等症状。

(七)颅内压增高症状

随着肿瘤的进一步增大,病程进入晚期,肿瘤压迫第四脑室变形,压迫中脑导水管引起脑脊液循环受阻,出现导水管以上梗阻性脑积水,临床上患者主要表现为头痛、恶心呕吐及视盘水肿等颅内高压症状,部分患者颅内压缓慢持续增高,双侧视盘水肿,出现视力进行性下降甚至失明。

三、分型

根据不同分类标准,听神经鞘瘤临床主要分型依据有病理学、肿瘤大小、肿瘤起源部位、肿瘤生长及疾病进展、Matthies 和 Samii 根据肿瘤生长、扩展程度等。临床多根据肿瘤生长及疾病进展对听神经鞘瘤进行分期并制订具体治疗方案。

(一)根据神经鞘瘤镜下病理学分型

1.Antoni A 型

肿瘤细胞条状、长梭形,排列紧密,并且按照一定方向排列,呈栅栏状。

2.Antoni B 型

肿瘤细胞形态多样,排列疏松,无一定方向。

3.Antoni A 和 Antoni B 混合型

临床以混合型多见。

(二)根据肿瘤大小分型

根据术前 CT 或 MRI 测量内耳道外肿瘤最大径线。①小型：<1.5 cm；②中型：1.5～3 cm；③大型：3～4 cm；④巨大型：>4 cm。

(三)根据肿瘤起源部位分型

1.外侧型

该型在临床最为常见，约占 70%。肿瘤主要起源于前庭神经远离脑干方向的外侧，与 Obersteiner-Redlich 区吻合。该类型肿瘤临床症状最符合典型听神经鞘瘤的进展顺序和临床渐进性表现特点。

2.内侧型

临床占 20%～25%，肿瘤主要起源于前庭神经邻近脑干方向的内侧，临床上该型脑干受压症状较早发生。

3.管内型

少见，约占 5%。前庭神经和蜗神经支受损症状明显，面神经受损出现面瘫症状也较早、较明显。

(四)根据肿瘤生长、疾病进展分型

1.Ⅰ期

肿瘤生长早期，体积尚小，直径<1 cm，临床患者主要出现耳鸣、眩晕、听力减退等症状。仅有前庭神经受损表现，多不引起患者注意，或者于神经内科、耳鼻喉科就诊。

2.Ⅱ期

肿瘤继续生长，直径在 2 cm 左右；临床患者出现一侧面部麻木，角膜反射减退，咬肌萎缩，部分患者出现复视、眼球活动障碍等症状。除前庭神经外，三叉神经、面神经、展神经及动眼神经也逐步受到影响，CT 检查可以观察到内耳道骨质破坏、扩大。

3.Ⅲ期

肿瘤生长到中等大小，直径约 3 cm，临床患者上述症状加重外，出现饮水呛咳、吞咽困难、声音嘶哑、耸肩无力、步态不稳、平衡欠佳等症状。此时舌咽神经、迷走神经和副神经后组脑神经受到影响，同时由于肿瘤的压迫，小脑和脑干变形移位，出现相应症状。

4.Ⅳ期

肿瘤生长达到大型或巨大型，直径>3 cm，此时病程进展已经进入晚期。临床患者出现头痛明显加重，恶心呕吐，吞咽困难导致营养不良及意识模糊等颅内高压症状。此期患者病情已经相当严重，应该做好及时、尽早手术的准备。

(五)根据肿瘤生长、扩展程度分型

1.T_1

肿瘤完全位于内耳道内。

2.T_2

肿瘤骑跨位于内耳道内、外。

3.T_{3a}

肿瘤向脑干方向发展，充满桥小脑角池，但仍未触及脑干。

4.T_{3b}

肿瘤向脑干方向发展并已经触及脑干。

5.T$_{4a}$

肿瘤对脑干产生压迫。

6.T$_{4b}$

肿瘤压迫脑干,使脑干移位,第四脑室受压变形。

四、辅助检查

(一)神经耳科检查

1.电测听检查

主要区别前庭神经支、蜗神经支和听觉传导通路病变。前庭神经病变Bekesy听力测验主要表现为Ⅲ、Ⅳ型。

2.前庭功能检查

主要区别前庭神经支和蜗神经支病变。冷热水实验在前庭神经病变均出现减退或消失。

3.脑干听觉诱发电位检查

主要表现为只存在正常Ⅰ波,其后Ⅴ波消失或波间期延长。脑干听觉诱发电位对听神经鞘瘤诊断具有一定意义,目前临床已广泛开展。

(二)脑脊液检查

听神经鞘瘤病程进展到Ⅲ期时,脑脊液化验可见蛋白含量增高,其余脑脊液常规,糖和氯化物含量无明显变化。由于腰穿脑脊液化验具有创伤性,且可能诱发脑疝发生,目前临床已经不作为听神经鞘瘤的常规诊断方法。

(三)影像学检查

1.X线片检查

大多数听神经鞘瘤患者X线片检查可以看到岩骨内耳道口处不同程度异常扩大,骨质较正常疏松,部分出现破坏。目前CT在临床已广泛应用,其骨窗片可以很好地观察内耳道的变化,因此X线片扫描已经不再是临床诊断听神经鞘瘤的常规检查方法。

2.CT检查

CT平扫时可见听神经鞘瘤为等密度影表现,部分为等密度局部混杂低密度影,为肿瘤合并囊性变,部分为局部脑脊液循环不畅,蛛网膜囊肿形成,肿瘤形态不规则或类圆形。肿瘤以内耳道为中心主要向桥小脑角区生长,是听神经鞘瘤特征性表现;CT增强扫描可见肿瘤实质部分均匀强化,囊变部分除外周囊壁不同程度强化外,其余囊变无强化。MRI未在临床广泛运用前,对于直径较小的听神经鞘瘤进行脑池造影检查,但由于对患者有一定的影响,部分患者临床症状加重,因此,脑池造影在临床已经很少采用。

3.MRI检查

目前磁共振检查是临床术前诊断听神经鞘瘤最为可靠方法。磁共振平扫时,肿瘤在T$_1$加权像上表现为等信号或稍低信号,在T$_2$加权像上表现为等高或稍高信号,平扫信号不均匀,考虑肿瘤合并囊变;增强扫描可见肿瘤不均匀强化,实质部分强化明显,囊性部分除囊壁强化外,其余囊变不强化。MRI比CT能更清晰显示肿瘤,对临床诊断听神经鞘瘤有很大帮助,另外,薄层MRI扫描检查可以部分显示桥小脑角区三叉神经、面神经等结构,这样可以做到术前评估,另外薄层MRI扫描也可以发现早期较小的肿瘤。

五、诊断和鉴别诊断

（一）诊断

听神经鞘瘤的临床诊断主要根据临床病史、阳性体征及相应的辅助检查。典型听神经鞘瘤患者具有渐进性发展的典型症状，但部分不典型患者就需要临床医师详细询问、追查病史；由于各类诊断技术的发展，目前临床医师已不再重视和依赖临床体检，对于不典型患者常常漏诊，因此系统、规范的神经外科体检，特别是桥小脑角区相关神经体征的及时发现对听神经鞘瘤的临床诊断具有不可忽视的作用；CT 和 MRI 仍然是临床听神经鞘瘤诊断的可靠依据，特别是内耳道扩大等特征性影像学表现尤为有意义。

（二）鉴别诊断

临床听神经鞘瘤主要与发生于颅后窝特别是向桥小脑角区、岩斜区生长的病变相鉴别。听神经鞘瘤约占桥小脑角区肿瘤的 90%，其余常见的有脑膜瘤、表皮样囊肿等，三叉神经鞘瘤、蛛网膜囊肿、脂肪瘤等少见，面神经鞘瘤等罕见。

1.脑膜瘤

以岩骨尖脑膜瘤常见，临床表现不具备听神经鞘瘤进展性的典型表现，前庭神经受累表现不明显或不严重，而三叉神经和面神经受损表现出现较早且症状较重；影像学表现为密度和信号均匀，但囊性变少见，肿瘤生长中心远离内耳道，且有典型的脑膜尾征。另外部分天幕脑膜瘤也可向该部位生长，根据肿瘤基底，生长主要压迫小脑半球，脑膜尾征等特点，临床容易作出鉴别。

2.表皮样囊肿

表皮样囊肿在桥小脑角区并不少见，临床主要表现为神经刺激症状，如三叉神经痛、面肌抽搐等，不具备听神经鞘瘤的典型症状；影像学上 CT 为低密度，MRI 为 T_1 加权低信号，T_2 加权高信号，病灶不强化，形态不规则、多变，与邻近脑池、脑沟关系密切。临床多容易鉴别。

3.三叉神经鞘瘤

三叉神经鞘瘤主要起源于三神经半月节或神经根。临床主要以三叉神经受损出现面部麻木、疼痛及咬肌萎缩等表现为主，肿瘤生长增大后可影响到面神经、前庭神经及后组脑神经，出现相应症状；影像学表现和听神经鞘瘤相似，但三叉神经鞘瘤除向颅后窝生长外，中颅窝也经常见到肿瘤组织，肿瘤一般不影响内耳道。

4.蛛网膜囊肿

颅后窝蛛网膜囊肿多见，局限于桥小脑角区单独存在的却相对少见，蛛网膜囊肿多伴随听神经鞘瘤存在。影像学与脑脊液相同信号表现是其特点。一般认为听神经鞘瘤发生于蛛网膜下腔，可能随着听神经鞘瘤的生长，局部脑脊液循环受阻而致形成蛛网膜囊肿。临床容易鉴别。

六、护理

（一）护理评估

了解患者起病方式或主要症状，评估有无剧烈头痛、呕吐、复视及视盘水肿，评估有无邻近脑神经受损，评估有无动作不协调，走路不平衡。

(二)主要护理问题

(1)潜在并发症:脑疝、角膜溃疡。

(2)清理呼吸道无效。

(3)有误吸的危险。

(4)有外伤的危险。

(5)口腔黏膜改变。

(6)自我形象紊乱。

(7)皮肤完整性受损。

(三)护理要点及措施

1.术前护理

(1)常规护理:按神经外科疾病术前护理常规。

(2)做好安全管理:注意保护患者,有神经麻痹者应注意饮食、饮水温度及洗脸水温度,以免烫伤患者;有耳聋及动作不协调者,应协助患者日常生活(包括如厕、洗漱、进食等),以免摔伤患者。

(3)密切观察病情:主要观察患者头痛情况,有无颅内压增高症状,如头痛加剧、呕吐、复视等,报告医师及时处理。

2.术后护理

(1)常规护理:按神经外科术后护理常规护理。

(2)病情观察:密切观察患者的意识、瞳孔、生命体征及四肢活动情况,并准确记录。如出现头痛、头晕、呕吐及视力障碍,共济失调、烦躁不安、癫痫发作等症状,伴有血压升高,脉搏呼吸变慢,应及时通知医师。准备脑室穿刺包,密切观察意识状态的改变,防止脑疝的发生。

(3)做好管道护理:正确设置引流袋高度,保持引流通畅,避免扭曲、受压、脱落,观察引流液量性质。每班记录并交接班,如引流量短时间大量增多,引流液颜色加深,且有分层现象,提示有颅内出血,应立即通知医师处理。躁动患者要适当约束四肢。

(4)饮食护理:术后患者意识完全清醒后,检查无后组脑神经损伤时,方可经口进食。对吞咽困难、呛咳的患者应给予留置胃管,鼻饲饮食并注意观察胃液,以便及时发现并处理应激性溃疡。

(5)心理护理:及时告知患者手术效果,传达有利信息,以增强康复的信心,帮助患者缓解疼痛不适,使其减轻恐惧、抑郁反应。主动向患者解释可能存在的并发症、后遗症及其发生的原因和预后情况,同时鼓励患者积极对待人生,坦然接受现实。

3.并发症护理

(1)角膜炎、角膜溃疡:眼睑闭合不全,角膜反射减弱或消失,瞬目动作减少及眼球干燥为面神经、三叉神经损伤所致,如护理不当可导致角膜溃疡,甚至失明。故护理上需注意:眼睑闭合不全可用眼罩保护患侧眼球,或用蝶形胶布将上下眼睑黏合在一起,必要时做眼睑缝合术。白天定时滴入重组牛碱性成纤维细胞生长因子滴眼液,晚间睡前予重组牛碱性成纤维细胞生长因子眼用凝胶涂于上下眼睑之间,并给予蝶形胶布固定。

(2)面瘫的护理:观察能否完成皱眉、上抬前额、闭眼、露齿鼓双颊等动作,并注意观察双侧颜面是否对称,正确评估患者面瘫程度。对于患者因口角歪斜进食不便、流涎而表现的不良心理做好耐心解释和安慰工作。加强口腔护理,保持口腔清洁,可鼓励患者嚼口香糖,既锻炼面部肌肉又可防止发生口腔感染。指导患者进行自我按摩、表情动作训练,并配合物理治疗,以促进神经功能恢复。

（3）脑脊液漏：与硬脑膜不缝合或缝合不严密、乳突小房封闭不严有关。患者可出现脑脊液耳漏或伤口处皮下积液。给予枕下垫无菌治疗巾，保持清洁、干燥、头部敷料如有渗湿，应及时报告医师给予更换，防止感染。嘱患者卧床休息，抬高床头 15°～30°，头偏向患侧，维持到脑脊液漏停止后 3～5 天，目的是借重力使脑组织贴近硬脑膜漏孔处，促使粘连封闭，必要时行腰大池引流，或行脑脊液漏修补术。

（李　维）

第八节　椎管内肿瘤

一、椎管内肿瘤的护理评估

（一）评估是否有感觉功能障碍

1.疼痛

询问患者有无刺激性疼痛，疼痛的程度，疼痛是否影响休息与睡眠。疼痛由肿瘤刺激神经后根、传导束，以及硬脊膜受牵引所致，可因咳嗽、喷嚏、大便用力而加重，有"刀割样""针扎样"疼痛感。有的患者可表现为平卧疼，是因平卧后脊髓延长，改变了神经根与脊髓、脊柱的关系所致。

2.感觉异常

表现：感觉不良，如麻木、蚁走感、针刺、烧灼、冷；感觉错乱，如触为疼，冷为热。

3.感觉缺失

相应的神经根损害，部分感觉缺失，表现为割伤、烧伤后不知疼痛。

（二）评估是否有运动障碍

肢体无力，脊髓肿瘤在颈段时上肢不能高举，握物不稳，不能完成精细的动作，下肢举步无力、僵硬、易跌，甚至发生肌肉萎缩与瘫痪（偏瘫、全瘫、高位瘫、低位瘫）。

（三）评价是否有反射异常

肿瘤所在平面，由于神经根和脊髓受压使反射弧中断而发生发射减弱或反射消失。在肿瘤所在的节段以下深反射亢进、浅反射消失，并出现病理反射。

（四）评价是否有自主神经功能障碍

1.膀胱和直肠功能障碍

膀胱和直肠功能障碍可表现为尿频、尿急、排尿困难，甚至尿潴留、尿失禁，大便秘结、失禁。

2.排汗异常

汗腺在脊髓的前神经元受到破坏，化学药物仍起作用，可表现为少汗和无汗。

（五）了解辅助检查的结果

1.腰椎穿刺（腰穿）和脑脊液检查

腰穿和脑脊液检查主要表现为以下几点。

（1）压力常较正常为低。

（2）颜色改变：呈黄色，肿瘤部位越低，颜色越深。

（3）蛋白增加:完全阻塞、梗阻部位低、肿瘤位于硬脊膜内者,蛋白含量增高。

（4）细胞数增加:增加的细胞主要为淋巴细胞,也有肿瘤脱落细胞。

2.X 线检查

X 线检查可见椎弓根间距增宽,椎间孔扩大,椎体变形、破坏及出现肿块。

3.脊髓造影

脊髓造影可以确定肿瘤平面与脊髓和硬脊膜的关系。

4.CT 检查

CT 检查可见脊髓明显局限性增粗,呈对称型或非对称型;瘤细胞多呈等密度。

5.MRI 检查

MRI 检查结果可清晰显示肿瘤的形态、大小及邻近结构的关系,其信号可因肿瘤的性质不同而变化。

（六）个人史

询问患者一般情况,包括患者年龄、职业、民族,以及饮食营养是否合理,有无烟酒嗜好,有无大小便异常,睡眠是否正常,生活能否自理,有无接受知识的能力。同时评估患者的既往健康史、过敏史、用药史。

（七）心理-社会评估

了解患者的文化程度、生活环境、宗教信仰、住址、家庭成员及患者在家中的地位和作用,了解陪护和患者的关系、经济状况及费用支付方式,了解患者及家庭成员对疾病的认识和康复的期望值,了解患者的个性特点,有助于对患者进行针对性心理指导和护理支持。

二、椎管内肿瘤的护理问题

（一）恐惧

恐惧与担心疾病预后有关。

（二）脊髓功能障碍

脊髓功能障碍与肿瘤压迫有关。

（三）疼痛

疼痛与脊髓肿瘤压迫脊髓、神经有关。

（四）潜在并发症

潜在并发症有截肢、感染。

（五）预感性悲哀

预感性悲哀与面临截瘫有关。

三、椎管内肿瘤的术前护理措施

（一）心理护理

由于疼痛、感觉障碍、肢体活动受限或大小便障碍等,患者会承受躯体和心理痛苦,产生悲观心理。①应主动关心患者、耐心倾听患者的主观感觉,并协助患者的日常生活;②向患者介绍手术经过及术后康复的病例,鼓励其以乐观的心态配合治疗与护理;③遵医嘱使用镇痛药物促进睡眠,增进食欲,可提高机体抵抗力。

(二)饮食

术前晚 10 时禁水以减少粪便形成,可避免手术区因麻醉后肛门括约肌松弛被大便污染。手术前一晚清洁灌肠一次。

(三)体位

睡硬板床,适当休息,保证充足的睡眠,以增进食欲,提高机体抵抗力;训练患者在床上大小便;肢体活动障碍者勿单独外出,以免摔倒。

(四)症状护理

1.呼吸困难

应密切注意患者的呼吸情况,呼吸费力、节律不齐等表现提示高位颈髓肿瘤导致膈肌麻痹。①应备气管切开包和呼吸机于床旁;②遵医嘱输氧;③指导并鼓励患者有意识地深呼吸,保持呼吸次数为12 次/分,防止呼吸停止;④鼓励、指导患者有效咳嗽。

2.瘫痪

瘫痪因脊髓损伤所致,表现为损伤平面以下感觉、运动障碍、被动体位。护理上要预防褥疮发生,保持大小便通畅,鼓励和指导患者最大限度地自理部分生活,积极指导患者进行功能锻炼,改善肢体营养,防止肌肉萎缩。

四、椎管内肿瘤的术后护理措施

(一)心理护理

患者可因术后的麻醉反应、手术创伤、伤口疼痛及脑水肿等出现呕吐等表现,加之伤口引流管、导尿管、静脉输液管等各种管道限制了其躯体活动,而使患者产生孤独、恐惧的心理反应,护理时应注意以下几点。

(1)及时了解并对患者进行心理疏导。

(2)指导患者正确配合,如呕吐时头偏向一侧,排出呕吐物,不可吞下呕吐物,避免呕吐物进入气管引起咳嗽或窒息或反流入胃内加重呕吐。

(3)术后早期安排家人和亲友探视,必要时可陪护患者,指导其亲友鼓励、安慰患者,分担患者的痛苦,使之消除孤独感。

(4)尽量减少插管、穿刺等物理刺激给患者造成的恐惧,并宣教各种管道的自我保护法。

(二)饮食

腰骶部肿瘤术后,应待肛门排气后才可进食少量流质饮食,以后逐渐增加饮食量。应给予患者高蛋白、高能量、易消化、多纤维的食物,并注意补充维生素及水分,以促进机体康复。

(三)体位

(1)睡硬板床以保持脊柱的功能位置。

(2)术后应平卧 4~6 小时后按时翻身,呈卷席样翻身,保持颈、躯干在同一个水平,以防止扭转造成损伤,应对受压部进行按摩,翻身时动作须轻柔、协调,切记杜绝强行的拖拉动作,减轻伤口疼痛,保持床单平整、干燥清洁,防止继发损伤。

(3)慎用热水袋,因患者皮肤感觉障碍,易导致烫伤。

(4)对颈部手术者,应用沙袋置其头部两侧,输氧并注意呼吸情况,对腰部手术者,用平枕置于其腰部,并及时检查患侧瘫痪肢体的运动感觉恢复情况。

(四)症状护理

1.便秘

便秘是由脊髓损伤使神经功能障碍、卧床、进食不当、不适应床上排便等因素所致。促进肠蠕动的护理措施:合理进食,增加纤维素、水果摄入,并补充足够水分;指导并教会患者顺肠蠕动方向自右下腹、右上腹、上腹、左上腹、左下腹,由轻到重,再由重到轻按摩腹部;指导患者病情允许时做肢体活动及做收腹活动;督促患者养成定时排便的习惯;必要时用润滑剂、缓泻剂,以及灌肠等方法解除便秘。

2.压疮

压疮发生与截瘫以下失去知觉,骨突起处皮肤持续受压有关。护理:勤翻身,以防止局部长时间受压;常按摩骨突部位,可改善局部血液循环;加强支持疗法,包括增加蛋白质和维生素摄入量,适量输血,调整水电解质平衡,应用抗生素,增加受压局部的抵抗力。

(五)留置导尿管的护理

(1)每天清洗消毒两次尿道口,女患者月经期随时保持会阴部清洁。

(2)不长期开放导尿管,避免膀胱挛缩。

(3)训练膀胱功能,每4小时开放一次,30分/次。

(4)膀胱高度充盈时不能完全排空膀胱,避免膀胱内压力突然降低而引起充血性出血。

(5)使用气囊导尿管者每周更换导尿管,并注意无菌操作。

(6)怀疑有泌尿系统感染时,以250 mL 1:5 000的呋喃西林冲洗膀胱,2次/天,冲洗前排空膀胱,冲洗后保留30分钟再开放。

(7)对尿失禁男患者用男式接尿器或尿袋接尿,女患者可用接尿器。

(8)监测有无感染指针,如尿液的颜色,性质、尿道口有无红肿等。

(9)鼓励患者多喝水,以增加尿量,稀释尿液,起到自然冲洗的作用。

(六)潜在的并发症——感染

感染常与腰骶部肿瘤术后大小便失禁、伤口污染、留置导尿管和引流管等有关。护士应注意以下几点。

(1)术前晚、术晨灌肠后应指导患者彻底排尽肠道粪便,以免术中排便污染术区。

(2)骶部手术患者,术后3天给予流质饮食,有助于减少术后大便污染的机会。

(3)大小便污染,渗湿后及时更换敷料,保持伤口敷料干燥。

(4)术后3~7天出现,若患者出现伤口局部搏动性疼痛、皮肤潮红、肿胀、皮温升高、压痛明显并有体温升高应及时通知医师,检查伤口情况。

五、椎管内肿瘤的健康教育

(一)饮食

合理进食以提高机体抵抗力,保持大小便通畅,促进疾病康复:行高热量、高蛋白(鱼,肉,鸡,蛋,牛奶,豆浆等)、富含纤维素(韭菜,麦糊,芹菜等)、维生素丰富(新鲜蔬菜,水果)饮食;应限制烟酒、浓茶、咖啡、辛辣刺激性食物。

(二)康复

1.出院时戴有颈托、腰托者

此类患者应注意翻身时保持头、颈、躯干一致,翻身时呈卷席样,以免脊柱扭曲引起损伤。

2.肢体运动感觉障碍者

此类患者应加强功能锻炼,保持肢体功能位置,用"L"形夹板固定脚踝部以防止足下垂。必要时行辅助治疗,如高压氧、针灸、理疗等帮助功能恢复。下肢运动障碍者应尽量避免单独外出,以免发生摔伤等意外。

3.截瘫患者

此类患者应正视现实,树立生活的信心,学会使用轮椅,并尽早参与社会生活及从事力所能及的活动。

4.卧床者

此类患者应预防褥疮发生,方法是定时翻身,按摩(1 次/2 小时),保持床上被服干燥、整洁、柔软,体瘦者骨突处垫气圈或柔软衣物、枕头等,防止皮肤破损。

(三)特别护理指导

1.保持大便通畅

便秘者可服果导、番泻叶等药物导泻,或使用开塞露塞肛。大便失禁者,应及时更换污染衣物,注意保持肛周会阴部皮肤清洁、干燥,可涂用湿润烧伤膏或麻油等保护肛周皮肤。

2.留置导尿管

每天清洗消毒两次尿道口,每天更换引流袋,导尿管应每周更换,注意引流袋低于膀胱位置,防止逆行感染。留置尿管期间定时夹闭开放尿管,锻炼膀胱收缩功能。

3.复查

应告知患者定期门诊复查。

(李 维)

第八章

心胸外科护理

第一节 气 道 异 物

一、概述

气道异物是生活中常见急症之一,常导致气道异物阻塞(FBAO)。气道异物阻塞是导致窒息的紧急情况,如不及时解除,数分钟内即可死亡。FBAO造成心脏停搏并不常见,但有意识障碍或吞咽困难的老人和儿童发生人数相对较多。FBAO是可以预防而避免发生的。

二、原因及预防

任何人突然呼吸骤停都应考虑到FBAO。成人通常在进食时易发生,肉类食物是造成FBAO最常见的原因。易导致FBAO的诱因:吞食大块难咽食物、饮酒后、老年人戴义齿或吞咽困难、儿童口含小颗粒状食物及物品。注意以下事项有助于预防FBAO:①进食切碎的食物,细嚼慢咽,尤其是戴义齿者;②咀嚼和吞咽食物时,避免大笑或交谈;③避免酗酒④阻止儿童口含食物行走、跑或玩耍;⑤将易误吸入的异物放在婴幼儿拿不到处;⑥不宜给小儿需要仔细咀嚼或质韧而滑的食物(如花生、坚果、玉米花、果冻等)。

三、临床表现

异物可造成呼吸道部分或完全阻塞,识别气道异物阻塞是及时抢救的关键。

(一)气道部分阻塞

患者有通气,能用力咳嗽,但咳嗽停止时,出现喘息声。这时救助者不宜妨碍患者自行排出异物,应鼓励患者用力咳嗽,并自主呼吸。但救助者应守护在患者身旁,并监视患者的情况,如不能解除,即求救紧急救援系统。

FBAO患者可能一开始表现为通气不良,或开始通气好,但逐渐恶化,表现乏力、无效咳嗽、吸气时高调噪音、呼吸困难加重、发绀。对待这类患者要同气道完全阻塞患者一样,必须争分夺秒的救助。

(二)气道完全阻塞

患者已不能讲话,呼吸或咳嗽时,双手抓住颈部,无法通气。对此征象必须能够立即明确识别。救助者应马上询问患者是否被异物噎住,如果患者点头确认,必须立即救助,帮助解除异物。由于气体无法进入肺脏,如不能迅速解除气道阻塞,患者很快出现意识丧失,甚至死亡。如果患者已意识丧失、猝然倒地,则应立即实施心肺复苏。

四、治疗

(一)解除气道异物阻塞

对气道完全阻塞的患者必须争分夺秒地解除气道异物。通过压迫使气道内压力骤然升高的方法,产生人为咳嗽,把异物从体内排除。具体可采用以下方法。

1.腹部冲击法(HeimLish 法)

此法可用于有意识的站立或坐位患者。急救者站在患者身后,双臂环抱患者腰部,一手握拳,握拳手的拇指侧抵住患者腹部,位于剑突下与脐上的腹中线部位,再用另一手握紧拳头,快速向内向上使拳头冲击腹部,反复冲击腹部直到把异物排出。如患者意识丧失,即开始心肺复苏术(CPR)。

采用此法后,应注意检查有无危及生命的并发症,如胃内容物反流造成误吸,腹部或胸腔脏器破裂。除必要时,不宜随便使用。

2.自行腹部冲击法

气道阻塞患者本人可一手握拳,用拇指抵住腹部,部位同上,再用另一只手握紧拳头,用力快速向内、向上使拳头冲击腹部。如果不成功,患者应快速将上腹部抵压在一硬质物体上,如椅背、桌缘、护栏,用力冲击腹部,直到把异物排出。

3.胸部冲击法

患者是妊娠末期或过度肥胖者时,救助者双臂无法环抱患者腰部,可用胸部冲击法代替HeimLish法。救助者站在患者身后,把上肢放在患者腋下,将胸部环抱住。一只手拳的拇指侧放在胸骨中线,避开剑突和肋骨下缘,另一只手握住拳头,向后冲压,直至把异物排出。

(二)对意识丧失者的解除方法

1.解除 FBAO 中意识丧失

救助者立即开始 CPR。在 CPR 期间,经反复通气后,患者仍无反应,急救人员应继续 CPR,严格按30∶2按压/通气比例。

2.发现患者时已无反应

急救人员初始可能不知道患者发生了 FBAO,在反复通气数次后,患者仍无反应,应考虑到FBAO。可采用以下方法。

(1)在 CPR 过程中,如果有第二名急救人员在场,一名实施救助,另一名启动 EMSS,患者保持平卧。

(2)用舌-上颌上提法开放气道,并试用手指清除口咽部异物。

(3)如果通气时患者胸廓无起伏,重新摆正头部位置,注意开放气道状态,再尝试通气。

(4)异物清除前,如果通气仍未见胸廓起伏,应考虑进一步抢救措施(如 Kelly 钳,Magilla镊,环甲膜穿刺/切开术)开通气道。

(5)如异物取出,气道开通后仍无呼吸,需继续缓慢人工通气。再检查脉搏、呼吸。如无脉搏,即行胸外按压。

五、急救护理

急性呼吸道异物短时间内可危及生命,护士必须有强烈的风险意识,争分夺秒地协助抢救治疗工作。

(一)做好抢救准备

备氧气、吸引器、电动负压吸引器、纤维支气管镜、直接喉镜、气管插管及气管切开包等急救物品。使用静脉留置针建立静脉通道。完善术前准备,与手术室联系,做好气管、支气管镜检查的准备。询问过敏史。一旦出现极度呼吸困难,立即协助医师抢救,给予氧气吸入。

(二)病情观察

密切观察患者的呼吸情况,判断异物所在部位及运动情况。异物进入喉部及声门下时,患者有剧烈呛咳、喉喘鸣、声嘶、面色发绀、吸气性呼吸困难,可在数分钟内引起窒息。发现上述情况立即报告医师抢救。观察双肺呼吸动度是否相同、两侧呼吸音是否一致,吸气时胸骨上窝、锁骨上窝、肋间隙有无凹陷,有无喘鸣、口唇发绀,咳嗽及咳嗽的性质,有无颈静脉怒张及颈胸部皮下气肿。持续监护生命体征和血氧饱和度,记录各项目的基础数据。观察有无颅内压增高或颅内出血的征象,注意瞳孔大小、神经反射,有无惊厥、四肢震颤及肌张力增高或松弛等。

(三)尽量保持患者安静

安排在单人间,保持环境安静。使患者卧床,安定情绪,避免紧张,集中进行检查和治疗,尽量避免刺激。减少患儿哭闹,避免因大哭导致异物突然移位阻塞对侧支气管或卡在声门后引起窒息或增加耗氧量。禁饮食。

(四)向患者及家属介绍手术过程及注意事项

确定实施经气管镜取异物者,遵医嘱给予阿托品等术前用药。向患者及家属介绍手术的过程,术中、术后可能发生的并发症,配合治疗及护理的注意事项等。检查手术知情同意书是否签字。

(五)术后护理

(1)全麻术后麻醉尚未清醒前,设专人护理,取平卧位,头偏向一侧,防止误吸分泌物,及时吸净患者口腔及呼吸道分泌物,保持呼吸道通畅,持续吸氧。

(2)严密观察呼吸的节率、频率及形态,保持呼吸道通畅,血氧饱和度应保持在95%～100%。观察有无口唇发绀、烦躁不安、鼻翼翕动,注意呼吸有无喉鸣或喘鸣音,监测心电和血氧饱和度。检查口腔中有无分泌物和血液,观察双侧胸部呼吸动度是否对称一致。触诊患者颈部、胸部有无皮下气肿,如有应及时通知医师处理,并标记气肿的范围,以便动态观察。检查患者牙齿有无松动或脱落,并详细记录。

(3)了解术中情况和处理结果,包括异物是否取出、异物的种类、有无异物残留,术中是否发生呼吸暂停、出血、心力衰竭、气胸等并发症,便于有预见性和针对性的护理。

(4)并发症的观察与护理。①喉头水肿:婴幼儿患者,施行支气管镜取出异物术后,可发生喉头水肿。如患儿出现声音嘶哑、烦躁不安、吸气性呼吸困难等症状,应考虑有喉头水肿。此时密切观察呼吸,有无口唇、面色发绀等窒息的前驱症状。遵医嘱给予吸氧,应用足量抗生素及激素,定时雾化吸入。经上述处理仍无缓解,并呈进行性加重,及时告知医师,必要时行气管切开术解除梗阻。②气胸和纵隔气肿:术后患者出现咳嗽、胸闷、不同程度的呼吸困难应考虑可能并发气胸。立即听诊双肺呼吸音,密切观察呼吸情况、血氧饱和度等,及时通知医师。做好紧急胸腔穿刺放气和胸腔闭式引流的准备,并做好相应护理。③支气管炎、肺炎:注意呼吸道感染的早期征象。反复出现体温升高、咳嗽、气促、多痰等,在确定无异物残留的情况下应考虑并发支气管炎、肺炎等感染。应鼓励患者咳嗽,帮助其每小时翻身 1 次,定时拍背,促进呼吸道分泌物排出,必要时超声雾化吸入,湿化气道、稀释痰液,便于咳出。根据医嘱给予抗生素治疗。

(六)健康指导

呼吸道异物是最常见的儿童意外危害之一,但可以预防。应加强宣传教育,使人们认识呼吸道异物的危险性,掌握预防知识。

(1)避免给幼儿吃花生、瓜子、豆类等带硬壳的食物,避免给孩子玩能够进入口、鼻孔的细小玩具。

(2)教育儿童进食应保持安静,避免其间逗笑、哭闹、嬉戏或受惊吓,以免深吸气时将食物误吸入气道。

(3)教育儿童不要口中含物玩耍。成人要纠正口中含物作业的不良习惯。

(4)加强对昏迷及全麻患者的护理,防止呕吐物吸入下呼吸道,活动义齿应取下。

(陈 苗)

第二节 食管异物

食管异物常发生于幼童及老年缺牙者。食管自上而下有 4 个生理狭窄,食管入口为第一狭窄,异物最常停留在食管入口。

一、食管异物的常见原因

(1)进食匆忙,食物未经仔细咀嚼而咽下,发生食管异物。

(2)进餐时注意力不集中,大口吞吃混有碎骨的汤饭。

(3)松动的牙齿或义齿脱落或使用义齿咀嚼功能差,口内感觉欠灵敏,易误吞。

(4)小儿磨牙发育不全,食物未充分咀嚼或将物件放在口中玩耍误咽等。

(5)食管本身的疾病,如食管狭窄或食管癌时引起管腔变细。

二、食管异物的临床分级

Ⅰ级:食管壁非穿透性损伤(食管损伤达黏膜、黏膜下层或食管肌层,未穿破食管壁全层),伴少量出血或食管损伤局部感染。

Ⅱ级:食管壁穿透性损伤,伴局限性食管周围炎或纵隔炎,炎症局限且较轻。

Ⅲ级:食管壁穿透性损伤并发严重的胸内感染(如纵隔脓肿、脓胸),累及邻近器官(如气管)或伴脓毒症。

Ⅳ级:濒危出血型,食管穿孔损伤,感染累及主动脉,形成食管-主动脉瘘,发生致命性大出血。

三、食管异物的临床表现

(1)吞咽困难:小异物虽有吞咽困难,但仍能进流汁食;大异物并发感染可完全不能进食,重者饮水也困难。小儿患者常有流涎症状。

(2)疼痛:异物较小或较圆钝时,常仅有梗阻感。尖锐、棱角异物刺入食管壁疼痛明显,吞咽时疼痛更甚,患者常能指出疼痛部位。

(3)呼吸道症状:异物较大,向前压迫气管后壁时,或异物位置较高,未完全进入食管内压迫喉部时,可有呼吸困难。

(4)食管异物致食管穿破而引起感染者发生食管周围脓肿或脓胸,则可有胸痛、吐脓。损伤血管表现为呕血、黑粪、休克甚至死亡。

四、治疗原则

食管镜下取出异物;有食管穿孔者应禁经口进食、水,采用鼻饲及静脉给予营养;颈深部或纵隔脓肿形成者切开引流;给足量有效抗生素治疗;对症、支持治疗。

五、急救护理

(一)护理目标
(1)密切观察病情变化,使患者迅速接受治疗,提高救治成功率。
(2)协助患者迅速进入诊疗程序,完善围术期护理。
(3)预防各种并发症,提高救治成功率。
(4)保持呼吸道通畅,增加患者舒适感。
(5)帮助患者及家庭了解食管异物的有关知识。

(二)护理措施
1.密切观察病情变化

Ⅲ级、Ⅳ级食管异物患者病情危重、多变,胸腔、纵隔受累多见,而大血管损伤出血死亡率最高。

(1)给予持续心电、血压监护,密切监视心率和心律的变化。必要时需监测中心静脉压和血氧饱和度,随时观察患者的意识、神志变化。

(2)观察患者疼痛的部位、性质和持续时间,胸段食管异物痛常在胸骨后或背部;异物位于食管上段时,疼痛部位常在颈根部或胸骨上窝处,为诊断提供依据。

(3)观察有无呕血,估计出血量。观察大便次数、性质和量。注意肢体温度和湿度,睑结膜、皮肤与甲床色泽,如有异常及时通知医师。

(4)记录24小时出入量,病情危重者应记录每小时尿量。

(5)监测体温变化。食管穿孔后伴有局部严重感染,体温是观察、判断治疗效果的重要指标之一,每2小时测量1次。如体温过高应给予物理降温,防止高热惊厥,如出现体温不升,伴血压下降、脉搏细速、面色苍白应警惕有大出血的发生,要及时报告医师。

(6)随时监测电解质,患者有不明原因的腹胀和肌无力要警惕低血钾,结合检查结果及时补钾。

(7)注意全身基础疾病的护理。既往有糖尿病、肝硬化等全身基础疾病者,预后极差。合并糖尿病患者,需监测血糖,维持在正常范围。合并高血压者,加强血压监测。

2.食管异物取出术的围术期护理

(1)患者入院后,详细询问病史,包括时间、吞入异物的种类、异物是否有尖、吞咽困难及疼痛部位、有无呛咳史等,以便与气管异物鉴别。及时进行胸片检查,确定异物存留部位,并通知患者禁食,备好手术器械,配合医师及早手术。

(2)注意患者有无疼痛加剧、发热及食管穿孔等并发症的症状。

(3)患者因异物卡入食管,急需手术治疗,常表现为精神紧张、恐惧,应耐心做好解释工作,说明手术的目的、过程,消除患者不良心理,并指导其术中如何配合,避免手术中患者挣扎,使异物不能取出或引起食管黏膜损伤等并发症。

(4)对异物嵌顿时间过长、合并感染、水与电解质紊乱者,首先应用有效的抗菌药物,静脉补液,给予鼻饲,补充足够的水分与营养,待炎症控制,纠正酸碱平衡紊乱后,及时进行食管镜检查加异物取出术。

(5)术前30分钟注射阿托品,减少唾液分泌,以利手术。将患者送入手术室,应将术前拍摄的胸片送入手术室,为手术医师提供异物存留部位的相关资料,避免手术盲目性。

(6)术后及时向术者了解手术过程是否顺利,异物是否取出,有无残留异物,并注意体温、脉搏、呼吸的变化,严密观察有无颈部皮下气肿、疼痛加剧、进食后呛咳、胸闷等症状。术后若出现颈部皮下气肿,局部疼痛明显或放射至肩背部,X线检查见纵隔气肿等,提示食管穿孔可能。

(7)术后禁食6小时,如病情稳定,可恢复软质饮食,如有食管黏膜损伤或炎症者,勿进食过早,应禁食48小时以上,以防引起食管穿孔,对发生穿孔者,应给予鼻饲,同时注意观察钾、钠、氯及非蛋白氮的变化,防止发生或加重水与电解质紊乱,从而加重病情。

3.并发症的护理

(1)食管周围炎:食管周围脓肿是较常见的并发症,常表现为局部疼痛加重,吞咽困难和发热。应严密观察病情,注意局部疼痛是否加剧,颈部是否肿胀,有无吞咽困难及呼吸困难等,定时测量体温、脉搏、呼吸,体温超过39℃者,在给予药物降温的同时,进行物理降温,按时、按量应用抗菌药物,积极控制炎症,给予鼻饲,加强口腔护理。

(2)食管气管瘘的护理:卧床休息,严密观察病情变化,应用大量有效的抗生素、静脉补液、鼻饲饮食,控制病情发展,避免发生气胸。对发生气胸者,进行胸腔闭式引流术,并严格按胸腔闭式引流术常规护理。

(3)食管主动脉瘘的护理:食管主动脉瘘是食管异物最严重的致死性并发症,重点应在预防,避免发生。一旦疑为此并发症,应严密观察出血先兆,从主动脉损伤到引起先兆性出血潜伏期一般为5天至3周,此期间应注意观察患者有无胸骨后疼痛、不规则低热等症状,同时做好抢救的各种准备工作,根据患者情况,配合医师进行手术治疗。

4.保持呼吸道通畅

食管异物严重并发症多有气道压迫和肺部感染,通气功能往往受到影响,应加强气道管理。

(1)给予半卧位,减轻压迫症状和肺淤血,以利于呼吸。

(2)吸氧:对呼吸困难、低氧血症患者应给予鼻导管或面罩吸氧,并监测血氧饱和度,定时行血气分析。

(3)及时清除气道分泌物:协助患者变换体位,轻拍其背部,鼓励咳嗽,促进呼吸道分泌物排除。对痰液黏稠者,应给予雾化吸入以稀释痰液,利于咳出;必要时可予以吸痰。

（4）有呼吸困难者,应做好气管插管和气管切开的准备。气管切开后做好气管切开护理,及时有效地吸痰。

5.维持营养和水、电解质平衡

（1）密切观察病情,严格记录出入量,准确分析、判断有无营养缺乏、失水等表现。

（2）做好胃管护理:食管穿孔患者安置胃管最好在食管镜下进行,避免盲法反复下插加重食管损伤。留置胃管者,要保持通畅、固定,防止脱出。管饲饮食要合理配搭,保证足够的热量和蛋白质,适当的微量元素和维生素,以促进伤口愈合。管饲的量应满足个体需要,一般每天1 500～3 000 mL,具体应结合输入液量、丢失液量和患者饮食量来确定。

（3）维持静脉通畅:外周静脉穿刺困难者,应给予中心静脉置管,保证液体按计划输入。低位食管穿孔要禁止胃管管饲,可给予静脉高营养或胃造瘘。

（4）若有其他严重的基础疾病,应注意相应的特殊饮食要求,如糖尿病要控制糖的摄入,心脏病和肾脏病需限制钠盐及水分,以免顾此失彼。

6.做好心理护理,适时开展健康教育

由于病情重,病程长,患者往往有不良情绪反应,应关心、爱护患者,多与其交谈,建立良好的护患关系;介绍有关疾病的知识、治疗方法及效果,将检查结果及时告知患者,消除患者的不良情绪。在与患者交流中应介绍该病的预防知识,以防止疾病的发生。

（三）健康教育

食管异物虽不及气管异物危险,但仍是事故性死亡的一个原因,在护理上应予重视,加强卫生宣教,可减少食管异物发生,食管异物发生后尽早取出异物,可减少或避免食管异物所致的并发症。

（1）教育人们进食不宜太快,提倡细嚼慢咽,进食时勿高声喧哗、大笑。

（2）教育儿童不要把小玩具放在口中玩耍,小儿口内有食物时不宜哭闹、嬉笑奔跑等。工作时不要将钉子之类的物品含在口中边做事边从口中取用,以免误吞。

（3）照顾好年岁已高的老人,松动义齿应及时修复,戴义齿者尤应注意睡前将义齿取出,吃团块食物宜切成小块等。昏迷患者或做食管、气管镜检查者,应取下义齿。

（4）强酸、强碱等腐蚀性物品要标记清楚,严格管理,放在小孩拿不到的地方。

（5）误吞异物后要及时到医院就诊,不要强行吞咽。切忌自己吞入饭团、韭菜等食物,以免加重损伤或将异物推入深部,增加取出难度。

（陈　苗）

第三节　房间隔缺损

一、疾病概述

（一）概念

房间隔缺损(atrial septal defect,ASD)是左、右心房之间的间隔先天性发育不全导致的左、右心房之间形成异常通路,是常见的小儿先天性心脏病之一,占我国先天性心脏病发病率的

5％～10％。

（二）病因与分类

1.病因

与胎儿发育的宫内环境因素、母体情况和遗传基因有关。

2.分类

房间隔缺损可分为原发孔缺损和继发孔缺损。

（1）原发孔缺损：位于冠状静脉窦口的前下方，缺损下缘靠近二尖瓣瓣环，多伴有二尖瓣大瓣裂缺。

（2）继发孔缺损：多见，位于冠状静脉窦后上方。绝大多数为单孔缺损，少数为多孔缺损，也有筛状缺损。根据缺损的解剖位置又分为中央型（卵圆孔型）、上腔型（静脉窦型）、下腔型和混合型。继发孔缺损常伴有其他心内畸形，如肺动脉瓣狭窄、二尖瓣狭窄等。

（三）临床表现

继发孔房间隔缺损分流量较小的患者，儿童期可无明显症状，常在体检时发现。一般到了青年期，才出现劳力性气促、乏力、心悸等症状，易出现呼吸道感染和右心衰竭。原发孔房间隔缺损伴有严重二尖瓣关闭不全者，早期可出现心力衰竭及肺动脉高压等症状。严重肺动脉高压时，可引起右向左分流，出现发绀、杵状指（趾）。

（四）治疗原则

以手术治疗为主，适宜的手术年龄为 2～5 岁。

1.非手术治疗

约 80％的继发孔中央型房间隔缺损介入治疗是首选的治疗方式。通过介入性心导管术，应用双面蘑菇伞封堵缺损，具有创伤小、术后恢复快的特点，但费用较高。介入治疗禁忌证：原发孔型房间隔缺损及冠状静脉窦型房间隔缺损；合并必须手术治疗的其他心脏畸形；严重肺动脉高压导致右向左分流。

2.手术治疗

无症状但有右心房室扩大者应手术治疗，原发孔房间隔缺损、继发孔房间隔缺损合并肺动脉高压者应尽早手术。艾森曼格综合征则是手术禁忌证。手术方法是在体外循环下切开右心房，直接缝合或修补缺损。

二、护理评估

（一）一般评估

1.生命体征

继发孔房间隔缺损患儿，当分流量较小时生命体征可正常；分流量大时出现心率、呼吸加快；若合并肺炎等感染症状时，体温可上升。出现心房颤动、右心衰竭时可有心律快慢不等、脉搏短促、脉压差缩小。

2.患者主诉

有无出现活动后气促、咳嗽、乏力、心悸、发绀或反复呼吸道感染等症状。

3.相关记录

患儿年龄、身高、体重、发育和营养情况。患儿家族遗传史，患儿母亲怀孕期间有无病毒感染，放射线接触史，服用苯丙胺、黄体酮等药物。患儿有无反复感冒、肺炎、心力衰竭等病史记录结果。

（二）身体评估

1.视诊

面部颜色是否苍白,有无发绀,剧烈哭闹时有无青紫,身体与同龄人相比有无生长发育迟缓、瘦弱,杵状指(趾),颈静脉有无怒张表现。有无肝大、腹水、下肢水肿(右心衰竭表现)。

2.触诊

心前区隆起,心界扩大,触诊可有抬举性搏动,少数可触及震颤。

3.听诊

肺动脉瓣区,即胸骨左缘第2～3肋间可闻及Ⅱ～Ⅲ级吹风样收缩期杂音,伴第二心音亢进和固定分裂。分流量大者心尖部可闻及柔和的舒张期杂音。肺动脉高压者,肺动脉瓣区收缩期杂音减轻,第二心音更加亢进和分裂。

（三）心理、社会评估

患者或家属对该疾病的认知程度及心理承受程度;患者家属对患者的关心程度、支持力度、家属对手术的期望值、对手术预后及家庭经济承受能力如何等。引导患者及家属正确配合疾病的治疗和护理。

三、主要护理问题

（一）急性疼痛

疼痛与手术切口有关。

（二）活动无耐力

活动无耐力与氧的供需失调有关。

（三）低效性呼吸型态

低效性呼吸型态与缺氧、手术、麻醉、应用呼吸机、体外循环、术后伤口疼痛有关。

（四）潜在并发症

(1)急性左心衰竭:与术中、术后输液的量或速度未控制好有关。

(2)心律失常:与右房切口太靠近窦房结或上腔静脉阻断带太靠近根部而损伤窦房结有关。

四、主要护理措施

（一）休息与活动

休息是减轻心脏负担的重要方法,应多卧床休息,减少活动,尽量避免患儿过度哭闹,以免加重心脏负担,诱发心力衰竭。

（二）充分给氧

予以间断或持续吸氧,提高肺内氧分压,利于肺血管扩张,增加肺的弥散功能,纠正缺氧。

（三）饮食护理

提供合理的膳食结构,保证蛋白质、钾、铁、维生素及微量元素的摄入,给予高蛋白、高热量、富含维生素的饮食,进食避免过饱,保持大便通畅。婴儿喂奶时可用滴管滴入,以减轻患儿体力消耗。

（四）用药护理

严格按医嘱用药,并注意观察有无药物不良反应,发现问题及时处理,严格控制输液的量和速度等。

(五)心理护理

多关心、体贴患者,对患者家属的担心表示理解并予以安慰,鼓励患者说出恐惧、焦虑的内心感受,并认真耐心地回答其提问,以减轻焦虑或恐惧程度。介绍手术成功的实例,促进其与手术成功的患者交流,以增强患者的信心。向患者及家属详细说明手术方案,各种治疗护理的意义、方法、过程、配合要点与注意事项,让患者有充分的心理准备。并动员家属给患者以心理和经济方面的全力支持。

(六)健康教育

1.加强孕期保健

妊娠早期适量补充叶酸,积极预防风疹、流感等病毒性疾病,并避免与发病有关的因素接触,保持健康的生活方式。

2.合理饮食

食用富含高蛋白、高维生素、易消化的食物,保证充足的营养,以利生长发育。

3.休息和活动

养成良好的起居习惯,交代患儿活动范围、活动量及方法,逐步增加活动量,避免劳累。

4.遵医嘱服药

严格遵医嘱服用药物,不可随意增减药物剂量,并按时复诊。

5.自我保健

教会患儿家属观察用药后反应及疾病康复情况,如尿量、脉搏、体温、血压、皮肤颜色、术后切口情况等,出现不适时随诊。

(陈　苗)

第四节　室间隔缺损

一、疾病概述

(一)概念

室间隔缺损(ventricular septal defect,VSD)是指室间隔在胎儿期因发育不全导致的左、右心室之间形成异常通路,在心室水平产生左向右的血液分流。可单独存在,也可为复杂先天性心脏病合并室间隔缺损。室间隔缺损在所有先天性心脏病中发病率最高,占我国先天性心脏病发病率的20%～30%。

(二)病因与分类

病因与胎儿发育的宫内环境因素、母体情况和遗传基因有关。根据缺损解剖位置不同,分为膜部缺损、漏斗部缺损和肌部缺损,其中以膜部缺损最多,肌部缺损最少见。

(三)临床表现

1.症状

缺损小、分流量小者一般无明显症状。缺损大、分流量大者在出生后即出现症状,婴儿期可表现为反复发生呼吸道感染、充血性心力衰竭、喂养困难和发育迟缓；能度过婴幼儿期的较大室间隔缺损则表现为活动耐力较同龄人差，有劳累后气促、心悸；发展为进行性梗阻性肺动脉高压者，逐渐出现发绀和右心衰竭。室间隔缺损患者易并发感染性心内膜炎。

2.体征

胸骨左缘 2～4 肋间闻及Ⅲ级以上粗糙响亮的全收缩期杂音，向四周广泛传导。分流量大者，心前区轻度隆起，收缩期杂音最响的部位可触及收缩期震颤，心尖部可闻及柔和的功能性舒张中期杂音。肺动脉高压导致分流量减少者，收缩期杂音逐渐减轻，甚至消失，而肺动脉瓣区第二心音显著亢进，分裂明显，并可伴肺动脉瓣关闭不全的舒张期杂音。

(四)治疗原则

1.非手术治疗

缺损小、无血流动力学改变者，可门诊随访观察，有自行闭合的可能。导管伞封堵法是近年来治疗室间隔缺损的新方法，该方法创伤小，但目前仅适用于严格选择的病例，远期效果尚需进一步评估。

2.手术治疗

缺损大和分流量大或伴肺动脉高压的婴幼儿，应尽早手术；缺损较小，已有房室扩大者需在学龄前手术；合并心力衰竭或细菌性心内膜炎者需控制症状后方能手术。主要手术方法是在低温体外循环下行心内直视修补术。

二、护理评估

(一)一般评估

1.生命体征

间隔缺损患儿，当缺损小、分流量较小时，生命体征常无变化；当分流量大时可出现心率加快或有心律不齐；若合并呼吸道感染或肺部感染时，体温可偏高，呼吸频率常达每分钟 30～40 次。严重病例可出现血压不稳定改变。

2.患者主诉

有无出现活动后气促、心悸、咳嗽、疲倦乏力、发绀或反复呼吸道感染等症状。

3.相关记录

患儿年龄、身高、体重、发育和营养情况。患儿家族遗传史，患儿母亲怀孕期间有无病毒感染，放射线接触史，服用苯丙胺、黄体酮等药物。患儿有无反复感冒、肺炎、心力衰竭症状，近期是否服用抗凝药物或其他药物史等病史记录结果。既往有无出血性疾病和出凝血系统的异常，有无颅脑外伤史或其他伴随疾病。

(二)身体评估

1.局部

术前评估患者的生命体征及心肺功能状况，包括是否出现心悸、气短、乏力、呼吸困难、发绀等表现。

2.全身表现

全面体格检查，了解重要器官功能状态；评估患者的饮食习惯，生长发育和营养状况；评估患者活动耐力和自理能力，判断其对手术的耐受力。

（三）心理、社会评估

1.认知程度

评估患者和家属对疾病、治疗方案、手术风险、术前配合、术后康复和预后知识的了解和掌握程度。

2.心理状态

评估患者和家属对接受手术、可能导致的并发症、生理功能的变化和预后是否存在焦虑、恐惧和无助的心理。评估患者常见的心理反应，识别并判断其所处的心理状态。

3.社会支持系统

评估患者家属的经济承受程度，家庭和所在社区的社会支持网。

三、主要护理问题

（一）生长发育迟缓

生长发育迟缓与先天性心脏病引起缺氧、疲乏、心功能减退、营养摄入不足有关。

（二）焦虑与恐惧

焦虑、恐惧与陌生环境、心脏疾病、手术和使用呼吸机等仪器有关。

（三）心排血量减少

心排血量减少与心脏疾病、心功能减退、血容量不足、心律失常、水与电解质失衡等有关。

（四）气体交换障碍

气体交换障碍与缺氧、手术、麻醉、应用呼吸机、体外循环、术后伤口疼痛等有关。

（五）潜在并发症

感染、心律失常、急性左心衰竭、急性心脏压塞、肾功能不全、脑功能障碍等。

四、主要护理措施

（一）休息与运动

休息是减轻心脏负担的重要方法，术后早期应多卧床休息，减少活动，尽量避免患儿过度哭闹，以免加重心脏负担，诱发或加重心力衰竭。病情稳定后应鼓励患者逐渐下床活动及功能恢复锻炼。

（二）饮食与营养

提供合理的膳食结构，保证蛋白质、钾、铁、维生素及微量元素的摄入，给予高蛋白、高热量、富含维生素的饮食，进食避免过饱，婴儿喂奶时可用滴管滴入，以减轻患儿体力消耗。进食较少者，必要时进行静脉高营养治疗；心功能欠佳者，应限制钠盐摄入。

（三）用药护理

严格按医嘱要求用药，应用血管活性药物时，遵医嘱配制药物，剂量精确，用输液泵控制输液速度和用量。有低蛋白血症和贫血者，遵医嘱给予白蛋白、新鲜血输入。注意观察有无药物不良反应，发现问题及时处理。

（四）心理护理

术前护士应根据患者及其家庭的具体情况，给予有针对性的心理疏导。

（1）从语言、态度、行为方面与患者及家属建立信任关系，鼓励患者和家属提问题，及时为他们解答；鼓励其说出恐惧、焦虑的内心感受。

（2）引导患者熟悉环境，参观 ICU 等，介绍手术相关知识，以减轻与检查、治疗、手术相关的焦虑和恐惧。

（3）安排与手术成功的患者交流，增强对手术治疗的信心。

（4）帮助家庭建立有效的沟通，缓解家庭内部的压力。术后由于患者对监护室陌生环境、身体留置的各种导管、呼吸机、监护仪器等设备存在恐惧心理，护士要自我介绍并耐心介绍环境，告知手术已经做完，消除患者恐惧，使其情绪平静配合治疗和护理。

（五）严密监测病情变化

1.心功能

术后 48 小时内，每 15 分钟连续监测并记录生命体征，待平稳后改为 30 分钟 1 次；监测心电图，及时发现不同类型的心律失常；监测左心房压、右心房压、肺动脉和肺动脉楔压，为恢复并维持正常的血流动力学提供客观依据。在测定压力时注意防止导管折断或接头脱落、出血；若患者有咳嗽、呕吐、躁动、抽搐或用力时，应在其安静 10～15 分钟后再测定，否则将影响所测结果。

2.血压

心脏外科手术患者常经桡动脉插管进行有创动脉压监测，可以连续观察动脉收缩压、舒张压和平均动脉压的数值。动脉测压时应注意：严格执行无菌操作，防止感染发生；测压前调整零点；测压、取血、调零点等过程中严防空气进入导致气栓；定时观察动脉穿刺部位有无出血、肿胀，导管有无脱落，以及远端皮肤颜色和温度等。

3.体温

由于患者一般在低温麻醉下手术，术后要做好保暖工作。四肢末梢循环差者可用热水袋缓慢复温，但水温不宜超过 37 ℃；注意患者皮肤色泽和温度、口唇、甲床、毛细血管和静脉充盈情况。若体温高于 38 ℃，成人或较大的患儿可采用冰袋或酒精擦浴等方式物理降温；婴幼儿体表面积小，为不影响其循环功能，可采用药物降温，但 6 个月以内的患儿禁用阿司匹林、吲哚美辛栓降温。

4.循环血容量

记录每小时尿量、24 小时液体出入量，以估计循环容量是否足够或超负荷。

5.观察

观察患者的意识和肢体反应，并记录意识清醒的时间。

（六）体位护理

未清醒患者取平卧位，头偏向一侧。有气管插管及辅助通气者，头颈保持平直位，注意防止气管插管扭曲影响通气。清醒前固定好患者肢体，以防其躁动将气管插管、输液管、引流管或监测线路拔除；待患者清醒，循环稳定后，可解除约束，抬高床头，使其保持半卧位，促进体位舒适。

（七）切口护理

术后胸带固定手术切口，以减轻疼痛；观察切口是否有渗血和感染，保持切口清洁干燥，定期换药，敷料如有渗透应立即通知医师更换。

（八）健康教育

1.加强孕期保健

在妊娠早期适量补充叶酸，积极预防风疹、流感等病毒性疾病，并避免与发病有关的因素接触，保持健康的生活方式。

2.合理饮食

食用高蛋白、高维生素、低脂肪的均衡饮食,少食多餐,避免过量进食加重心脏负担。

3.活动与休息

制订合理的生活计划,根据心功能恢复情况逐渐增加活动量,适当休息,避免过度劳累。患儿应尽量和正常儿童一起生活和学习,但要防止剧烈活动。定期锻炼,提高机体抵抗力。

4.预防感染

先天性心脏病的患者体质弱,易感染疾病,应嘱咐其注意个人和家庭卫生,减少细菌和病毒入侵;天气变化注意防寒保暖,避免呼吸道感染;勿在寒冷或湿热的地方活动,以防加重心脏负担。

5.遵医嘱服药

严格遵医嘱服用强心、利尿、补钾药,不可随意增减药物剂量,并教会患者及家属观察用药后反应,如尿量、脉搏、体温、皮肤颜色等情况。

6.定期复查、不适随诊

如患者有烦躁、心率过快、呼吸困难等症状,可能发生心力衰竭,及时送医院就诊。

（陈　苗）

第九章

普外科护理

第一节　单纯性甲状腺肿

单纯性甲状腺肿又称非毒性甲状腺肿,是由非炎症和非肿瘤因素阻碍甲状腺激素合成而导致的甲状腺代偿性肿大。一般不伴有明显的甲状腺功能改变。病变早期,甲状腺为单纯弥漫性肿大,至后期呈多结节性肿大。

一、病因

单纯性甲状腺肿根据病因可分为以下三类。

(1)由于碘摄入不足,无法合成足够量的甲状腺素,反馈性地引起垂体促甲状腺激素分泌增高,导致甲状腺代偿性肿大。

(2)甲状腺素需要量增高:由于对甲状腺素的需要量增高,可发生轻度弥漫性甲状腺肿,叫作生理性甲状腺肿。

(3)甲状腺素合成和分泌的障碍:可由某些食物、药物引起,或先天性缺乏合成甲状腺素的酶导致甲状腺肿大,大多数患者甲状腺功能和基础代谢率正常。肿大的甲状腺和结节可对周围器官引起压迫。

二、病理

血中甲状腺素减少可反馈性引起垂体促甲状腺激素分泌增加,并刺激甲状腺增生和代偿性肿大。初期滤泡呈均匀性增生,形成弥漫性甲状腺肿,补碘后可恢复;病变若继续发展,腺体因不规则的增生或再生,逐渐形成单个或多个结节,称为结节性甲状腺肿,补碘后多不可恢复;至后期,腺体结节发生退行性病变,形成囊肿和局部纤维化或钙化、出血,甚至可出现自主功能性结节、继发性甲状腺功能亢进症或恶变。

三、临床表现

本病多见于女性。一般无全身症状,主要表现为甲状腺不同程度的肿大和对周围器官引起的压迫症状。部分患者可继发甲状腺功能亢进症,也可发生恶变。

(一)甲状腺肿大

腺体肿大为渐进性,开始为弥漫性、对称性肿大,腺体表面平滑,质地柔软。此后一侧叶或双侧叶出现单个或多个大小不一、质地不一的无痛性结节,生长缓慢,可随吞咽上下活动。合并钙化者质地较硬。囊性变的结节可并发囊内出血,结节在短期内迅速增大,并出现疼痛。

(二)压迫症状

随着腺体增大,可出现对周围组织的压迫症状。

1.气管受压

气管受压可出现堵塞感、憋气及呼吸不畅,甚至出现呼吸困难。气管可狭窄、弯曲移位或软化。

2.食管受压

巨大的甲状腺可伸入气管和食管之间,压迫食管造成吞咽困难。

3.喉返神经受压

早期为声音嘶哑、痉挛性咳嗽,晚期可失声。此外静脉受压,引起喉黏膜水肿,也可使发声沙哑。

4.颈交感神经受压

同侧瞳孔扩大,严重者出现霍纳综合征(Horner 综合征),即眼球下陷、瞳孔变小、眼睑下垂。

5.静脉受压

腔静脉受压可引起上腔静脉综合征(单侧面部、颈部或上肢水肿);胸廓入口处狭窄可影响头、颈和上肢的静脉回流,当患者上臂举起时,阻塞表现加重,可发生晕厥;胸骨后甲状腺肿可压迫颈内静脉或上腔静脉,造成胸壁静脉怒张或皮肤瘀点,挤压肺部,造成肺扩张不全。

(三)继发甲状腺功能亢进症

部分患者可继发甲状腺功能亢进症,出现甲状腺功能亢进症的相关症状。

(四)恶变

部分结节可发生恶变,短期内出现无痛性增大,甚至出现颈淋巴结肿大。

四、诊断与鉴别诊断

(一)诊断

除通过临床表现外,还可结合相关辅助检查进行诊断。

1.实验室检查

(1)甲状腺功能基本正常,部分患者促甲状腺激素可略高。合并甲状腺功能亢进症者可出现三碘甲状腺原氨酸(T_3)、甲状腺素(T_4)增高。

(2)甲状腺球蛋白增高,为衡量碘缺乏的敏感指标。

(3)尿碘减少,一般低于 $100~\mu g/L$。

2.影像学检查

(1)B超:结节性甲状腺肿多表现为甲状腺两侧叶不规则增大,可见大小不等的结节,结节多无包膜,内部回声不均。部分结节内可见囊性变、片状钙化灶等改变。

(2)放射性核素扫描:可评估甲状腺的功能状态,并对异位甲状腺肿的诊断也有帮助。结节性甲状腺肿多表现为温或凉结节,自主功能性结节表现为热结节。

(3)CT、MRI:有助于了解胸骨后甲状腺肿与邻近组织的关系及其与颈部甲状腺的延续情况。

3.细针穿刺细胞学检查

对可触及的甲状腺结节均可行穿刺细胞学检查,尤其是对疑为恶变者。必要时也可在 B 超引导下进行。

(二)鉴别诊断

主要考虑与以下疾病的鉴别。

1.甲状腺癌

甲状腺癌多表现为甲状腺内突然出现肿块或已存在的肿块突然增大,质硬而固定,表面不光滑。必要时行细针穿刺细胞学检查进行鉴别。

2.甲状舌骨囊肿

甲状舌骨囊肿易与甲状腺峡部的结节相混,其特征为张口伸舌时可觉肿块回缩上提。

3.胸骨后甲状腺肿

有时不易与纵隔肿瘤鉴别,CT、MRI 及放射性核素扫描对诊断有帮助。

五、预防

在流行地区,最常用、有效的方法是使用碘盐,常用剂量为每 10～20 kg 食盐中加入碘化钾或碘化钠 1.0 g。碘盐无法普及地区也可使用碘油肌内注射,有效期约为 3 年。

六、治疗

(1)青春发育期或妊娠期的生理性甲状腺肿,可以不给予药物治疗,也不需手术治疗,应多食含碘食物。

(2)对于 20 岁以前年轻人的弥漫性甲状腺肿者,可给予小剂量甲状腺素,以抑制促甲状腺激素的分泌。常用剂量为甲状腺素片每天 60～120 mg 或左甲状腺素每天 50～100 μg,持续 3～6 个月。

(3)手术治疗:手术方式应根据结节多少、大小、分布而决定,一般可行甲状腺叶次全切除术或全切除术,也可行近全甲状腺切除术。

七、护理评估

(一)健康史

评估患者的年龄、性别、病因、症状、治疗用药情况、既往疾病史、家族史、居住环境及周围有无类似疾病者。

(二)身体状况

患者一般无明显症状,查体可见甲状腺轻度、中度肿大,表面平滑,质软,无压痛。重度肿大的甲状腺可出现压迫症状,如压迫气管可出现咳嗽、呼吸困难;压迫食管可引起吞咽困难;压迫喉返神经引起声音嘶哑;胸骨后甲状腺肿压迫上腔静脉可出现面部青紫、水肿、颈部与胸部浅静脉扩张。

(三)心理、社会评估

患者可因颈部增粗而出现自卑心理及挫折感;由于缺乏疾病的相关知识,而怀疑肿瘤或癌变产生焦虑,甚至恐惧心理。注意评估患者有无焦虑、抑郁、自卑、恐惧等不良心理反应,能否积极配合治疗。

八、主要护理诊断(问题)

(一)自身形象紊乱

自身形象紊乱与甲状腺肿大致颈部增粗有关。

(二)潜在并发症

呼吸困难、声音嘶哑、吞咽困难等。

九、护理目标

(1)患者的身体外观逐渐恢复正常。

(2)没有并发症的发生或发生后及时得到处理。

十、护理措施

(一)一般护理

适当休息,劳逸结合。指导患者多进食海带、紫菜等含碘丰富的食物,避免过多食用花生、萝卜等抑制甲状腺激素合成的食物。

(二)病情观察

观察患者甲状腺肿大的程度、质地,有无结节及压痛,颈部增粗的进展情况及有无局部压迫的表现。

(三)用药护理

1.补充碘剂

由于碘缺乏所致者,应补充碘剂,世界卫生组织推荐的成年人每天碘摄入量为 $150\ \mu g$。在地方性甲状腺肿流行地区可采用碘化食盐防治。成年人,特别是结节性甲状腺肿患者,应避免大剂量碘治疗,以免诱发碘致性甲状腺功能亢进症。由于摄入致甲状腺肿物质所致者,停用后甲状腺肿一般可自行消失。碘剂补充应适量,以免碘过量引起自身免疫性甲状腺炎和甲状腺功能减退症。

2.甲状腺肿的护理

甲状腺肿大明显的患者,可采用干甲状腺片口服。指导患者遵医嘱准确服药,不能随意增减量。观察甲状腺素治疗的效果和不良反应。如患者出现心动过速、呼吸急促、怕热多汗、食欲亢进、腹泻等甲状腺功能亢进症表现时,应及时通知医师并进行相应的处理。

(四)手术护理

有甲状腺肿压迫症状时,应积极配合医师进行手术治疗。

1.术前护理

(1)心理护理:多与患者沟通,了解患者对所患甲状腺疾病的感知和认识。

(2)饮食护理:给予患者高热量、高蛋白和富含维生素的食物,并保证足够的液体入量。避免饮用浓茶、咖啡等刺激性饮料,戒烟、酒。

(3)完善术前检查:除全面的体格检查和必要的实验室检查外,还包括颈部 X 线及喉镜等,以了解气管是否受压软化及声带功能是否受损。

2.术后护理

（1）病情观察：密切监测患者生命体征的变化，观察伤口渗血情况。如伤口渗血，及时更换浸湿的敷料，估计并记录出血量。有颈部引流管者，观察引流液的量和颜色，固定好引流管，避免其受压、打折和脱出。监测患者体温，如有发热，协助医师查明原因，并遵照医嘱采用物理或药物降温。

（2）体位：全麻清醒后可取半坐卧位，利于呼吸和切口引流。24 小时内减少颈部活动，减少出血。变更体位时，用手扶持头部，减轻疼痛。

（3）活动和咳痰：指导患者起身活动时可用手置于颈后以支撑头部。指导患者深呼吸、有效咳嗽。咳嗽时可护住伤口两侧，以减轻咳嗽时伤口的压力，减轻疼痛。

（4）饮食：麻醉清醒后，可选用冷流质饮食，减少局部充血，避免过热食物引起血管扩张出血，以后逐步过渡到半流食和软食。

（五）心理护理

患者可因颈部增粗而有自卑心理及挫折感；由于疾病相关知识的缺乏，而怀疑肿瘤或癌变产生焦虑、恐惧的心理。护理中应向患者阐明单纯性甲状腺肿的病因和防治知识，与患者一起讨论引起甲状腺肿大的原因，使患者认识到经补碘等治疗后甲状腺肿可逐渐缩小或消失，消除患者的自卑与挫折感，正确认识疾病；帮助患者进行恰当的修饰打扮，改善其自我形象，树立战胜疾病的信心；积极与患者家属沟通，使家属能够给予患者心理支持。

（六）健康指导

1.饮食指导

指导患者摄取含碘丰富的食物，并适当使用碘盐，以预防缺碘所致地方性甲状腺肿；避免摄入阻碍甲状腺激素合成的食物，如花生、菠菜、卷心菜、萝卜等。

2.用药指导

指导患者按医嘱服药，每天碘摄入量适当，必要时可用尿碘监测碘营养水平。当尿碘中位数为 $100\sim200\ \mu g/L$ 时，是最适当的碘营养状态，当尿碘中位数大于 $300\ \mu g/L$ 为碘过量。对需长期使用甲状腺制剂的患者，应告知其要坚持长期服药，以免停药后复发。教会患者观察药物疗效及不良反应。避免摄入阻碍甲状腺激素合成的药物，如碳酸锂、硫氰酸盐、保泰松等。

3.防治指导

在地方性甲状腺肿流行地区，开展宣传教育工作，指导患者补充碘盐，这是预防缺碘性地方性甲状腺肿最有效的措施。对青春发育期、妊娠期、哺乳期人群，应适当增加碘的摄入量。

十一、护理评价

（1）患者身体外观能逐渐恢复正常。

（2）没有并发症的发生或发生后及时得到处理。

十二、健康指导

（1）在甲状腺肿流行地区推广加碘食盐；告知患者碘的作用。

（2）拆线后适度练习颈部活动，防止瘢痕收缩。

（3）请按照医师开具的出院证明书上的要求进行复诊，如果出现伤口红、肿、热、痛，体温升高，抽搐等情况，及时到医院就诊。若发现颈部结节、肿块，及时治疗。

（张兰萍）

第二节　甲状腺肿瘤

一、概念

甲状腺肿瘤主要包括甲状腺腺瘤和甲状腺癌。甲状腺腺瘤是最常见的甲状腺良性肿瘤,多见于 40 岁以下的女性。按形态学可分为滤泡状和乳头状囊性腺瘤两种。滤泡状甲状腺腺瘤较常见,腺瘤有完整的包膜。甲状腺癌是最常见的甲状腺恶性肿瘤,约占全身恶性肿瘤的 1%。

二、相关病理生理

甲状腺是人体最大的内分泌腺体,位于甲状软骨下方、气管两旁,分左、右两叶,中央为峡部。甲状腺由两层被膜包裹:内层被膜叫甲状腺固有被膜,很薄,紧贴腺体并形成纤维束伸入到腺实质内;外层包绕并固定于气管和环状软骨上,可随吞咽动作上、下移动。两层被膜之间有疏松的结缔组织,甲状腺动、静脉,淋巴,神经和甲状旁腺。

甲状腺的血液供应十分丰富,主要来自两侧的甲状腺上、下动脉。甲状腺上、下动脉的分支之间,及其分支与咽喉部、气管和食管动脉的分支间,都有广泛的吻合、沟通,故手术结扎两侧甲状腺上、下动脉后,残留的腺体及甲状旁腺仍有足够的血液供应。甲状腺有三条主要的静脉,即甲状腺上、中、下静脉。甲状腺上、中静脉流入颈内静脉,甲状腺下静脉流入无名静脉。甲状腺的淋巴液汇入颈深部淋巴结。支配甲状腺的神经来自迷走神经,主要有喉返神经和喉上神经。喉返神经位于甲状腺背侧的气管食管沟内,支配声带运动;喉上神经的内支(感觉支)分布于喉黏膜上,外支(运动支)支配环甲肌,使声带紧张。

甲状腺的主要功能是合成、贮存和分泌甲状腺素。甲状腺素的主要作用是参与人体的物质和能量代谢,促进蛋白质、脂肪和碳水化合物的分解,促进人体生长发育和组织分化等。甲状腺功能的调节主要依靠丘脑-垂体-甲状腺轴控制系统和甲状腺自身进行调节。

甲状腺癌除髓样癌来源于滤泡旁降钙素分泌细胞外,其他均起源于滤泡上皮细胞。按肿瘤的病理类型可分为以下几种。①乳头状腺癌:约占成人甲状腺癌的 70% 和儿童甲状腺癌的全部,30~45 岁女性多见,属低度恶性,可较早出现颈部淋巴结转移,但预后较好。②滤泡状腺癌:约占甲状腺癌的 15%,50 岁左右中年人多见,属中度恶性,可经血运转移至肺和骨,预后不如乳头状腺癌。③未分化癌:占甲状腺癌的 5%~10%,多见于 70 岁左右老年人,属高度恶性,可早期发生颈部淋巴结转移,或侵犯喉返神经、气管、食管,并常经血液转移至肺、骨等处,预后很差。④髓样癌:仅占甲状腺癌的 7%,常有家族史,中度恶性,较早出现淋巴结转移,也可经血行转移至肺和骨,预后不如乳头状腺癌,但较未分化癌好。

三、病因与诱因

甲状腺肿瘤的病因与诱因尚不完全清楚,有研究表明与甲状腺的功能失调及患者的情绪有关。

四、临床表现

(一)甲状腺腺瘤

大多数患者常在无意中或体检时发现颈部有圆形或椭圆形结节,多为单发。质稍硬,表面光滑,边界清楚,随吞咽可上下移动。腺瘤生长缓慢,当乳头状囊性腺瘤发生囊内出血时肿瘤可迅速增大,并伴有局部胀痛。

(二)甲状腺癌

腺体内出现单个、固定、表面凹凸不平、质硬的肿块是各型甲状腺癌的共同表现。随着肿物逐渐增大,肿块随吞咽上下移动度减少。晚期常压迫气管、食管或喉返神经而出现呼吸困难、吞咽困难和声音嘶哑;压迫颈交感神经节引起 Horner 综合征;颈丛浅支受侵时可有耳、枕、肩等部位的疼痛。髓样癌组织可产生激素样活性物质,如 5-羟色胺和降钙素,患者可出现腹泻、心悸、颜面潮红和血钙降低等症状。局部转移常在颈部出现硬而固定的淋巴结,远处转移多见于扁骨(颅骨、胸骨、椎骨、骨盆)和肺。

五、辅助检查

(一)实验室检查

除常规生化和三大常规外,测定甲状腺功能和血清降钙素有助于髓样癌的诊断。

(二)放射性^{131}I 或^{99m}Tc 扫描

甲状腺腺瘤多为温结节,若伴有囊内出血时可为冷结节或凉结节,边缘一般较清晰。甲状腺癌为冷结节,边缘一般较模糊。

(三)细胞学检查

细针穿刺结节并抽吸、涂片行病理学检查,确诊率可高达 80%。

(四)B 超检查

B 超可显示结节位置、大小、数量及与邻近组织的关系。

(五)X 线检查

颈部正侧位片,可了解有无气管移位或狭窄、肿块钙化及上纵隔增宽等。胸部及骨骼摄片可了解有无肺及骨转移。

六、治疗原则

(一)非手术治疗

未分化癌一般采用放疗。

(二)手术治疗

(1)因甲状腺腺瘤有 20% 引起甲状腺功能亢进症和 10% 发生恶变的可能,故原则上应早期手术治疗,即包括腺瘤的患侧甲状腺大部或部分切除术,术中行快速冰冻切片病理检查。

(2)除未分化癌外,其他类型甲状腺癌均应行甲状腺癌根治术,手术范围包括患侧甲状腺及峡部全切除、对侧大部切除,有淋巴结转移时应行同侧颈淋巴结清扫,并辅以核素、甲状腺素和外放射等治疗。

七、护理评估

(一)一般评估

1.健康史

患者一般资料,如年龄、性别;询问患者是否曾患有结节性甲状腺肿或伴有其他免疫系统疾病;了解有无家族史及既往史等。

2.生命体征(T、P、R、BP)

一般体温、脉搏、血压正常。少数患者有呼吸困难。

3.患者主诉

包块有无疼痛,睡眠状况,有无疲倦、乏力、咳嗽与心慌气短等症状。

4.相关记录

甲状腺肿块的大小、形状、质地、活动度,颈部淋巴结的情况,体重,饮食,皮肤等记录结果。

(二)身体评估

1.术前评估

了解甲状腺肿块的大小、形状、质地、活动度;肿块生长速度;颈部有无肿大淋巴结;患者有无呼吸困难、声音嘶哑、吞咽困难、Horner 综合征等;有无远处转移,如骨和肺的转移征象;腹泻、心悸、颜面潮红和血钙降低等症状。

2.术后评估

了解麻醉和手术方法、手术经过是否顺利、术中出血情况;了解术后生命体征、切口及引流情况等;观察是否出现呼吸困难和窒息、喉返神经损伤、喉上神经损伤和手足抽搐等并发症。

(三)心理、社会评估

(1)术前患者情绪是否稳定。

(2)患者是否了解甲状腺疾病的相关知识。

(3)患者能否掌握康复知识。

(4)了解患者的家庭经济承受能力等。

(四)辅助检查阳性结果评估

(1)了解放射性^{131}I 或^{99m}Tc 扫描结果,以判断温结节和冷结节。

(2)了解生化和三大常规、甲状腺功能和血清降钙素、B 超、X 线、心电图、细胞学等结果,判断是否有影响手术效果的因素存在。

(五)治疗效果的评估

1.非手术治疗评估要点

放疗后是否出现并发症,如放射性皮炎、骨髓抑制引起的白细胞计数减少等。

2.手术治疗评估要点

(1)术后患者的生命体征是否平稳;切口及引流情况;有无急性呼吸困难以及喉上神经或喉返神经损伤;有无甲状旁腺损伤等。

(2)根据病情、手术情况及术后病理检查结果,评估预后状况。

八、主要护理诊断(问题)

(一)焦虑

焦虑与担心肿瘤的性质、手术及预后有关。

(二)疼痛

疼痛与手术创伤、肿块压迫或肿块囊内出血有关。

(三)清理呼吸道无效

清理呼吸道无效与全麻未醒、手术刺激分泌物增多及切口疼痛有关。

(四)潜在并发症

1.窒息

窒息与全麻未醒、手术刺激分泌物增多误入气管有关。

2.呼吸困难

呼吸困难与术后出血压迫气管有关。

3.手足抽搐

手足抽搐与术中误切甲状旁腺,术后出现低血钙有关。

4.神经损伤

神经损伤与手术操作误伤神经有关。

九、主要护理措施

(一)术前护理

1.术前准备

(1)指导、督促患者练习手术时的体位;将软枕垫于肩部,保持头低位(过仰后伸位)。

(2)术前晚给予镇静类药物,保证患者充分休息和睡眠。

(3)若患者行颈部淋巴结清扫术,术前1天剃去其耳后毛发。

2.心理护理

让患者及家属了解所患肿瘤的性质,讲解有关知识,帮助患者以平和的心态接受手术。

3.床旁准备气管切开包

甲状腺手术,尤其行颈淋巴结清扫术者,床旁必须备气管切开包。肿块较大、长期压迫气管的患者,术后可能出现气管软化塌陷而引起窒息,或因术后出血引流不畅而淤积颈部,局部迅速肿胀,患者呼吸困难等都需立即配合医师行气管切开及床旁抢救或拆除切口缝线,清除血肿。

(二)术后护理

1.体位

取平卧位,血压平稳后给予半卧位。

2.饮食

麻醉清醒、病情平稳后,协助患者主动饮少量温水,若无不适,鼓励其进食流质,但不可过热,逐步过渡为半流质及软食。

3.病情观察

术后密切监测患者的生命体征,尤其是呼吸、脉搏变化;观察患者有无声音嘶哑、误吸、呛咳等症状;妥善固定颈部引流管,保持引流通畅,观察并记录引流液的量、颜色及性状;保持创面敷料清洁干燥,注意渗液流向肩背部,及时通知医师并配合处理。

（三）术后并发症的观察及护理

1.呼吸困难和窒息

呼吸困难和窒息多发生于术后 48 小时内,是术后最危急的并发症。表现为进行性呼吸困难、烦躁、发绀,甚至窒息;可有颈周肿胀、切口渗出鲜血等。常见原因和处理如下。

(1)切口内血肿压迫气管:立即拆线,敞开切口,清除血肿,如呼吸仍无改善则吸氧、气管切开,再急送手术室止血。

(2)喉头水肿:由于手术创伤、气管插管引起。先用激素静脉滴注,无效者行气管切开。

(3)痰液阻塞气道:有效吸痰。

(4)气管塌陷:气管壁长期受肿大的甲状腺压迫,气管软化所致。行气管切开术。

(5)双侧喉返神经损伤:气管切开。

2.喉返神经损伤

大多数是由于术中不慎将喉返神经切断、缝扎、钳夹或牵拉过度而致永久性或暂时性损伤;少数由于血肿或瘢痕组织压迫或牵拉而致。前者在术中立即出现症状,后者在术后数小时或数天才出现症状。切断、缝扎会引起永久性损伤,钳夹、牵拉过度、血肿压迫所引起的多数为暂时性,一般经 3～6 个月理疗可恢复或好转。单侧喉返神经损伤引起声音嘶哑,可由健侧声带过度地向患侧内收而代偿。双侧喉返神经损伤导致双侧声带麻痹,可引起失声、呼吸困难,甚至窒息,应立即行气管切开。

3.喉上神经损伤

喉上神经外支损伤可使环甲肌瘫痪,引起声带松弛、声调降低;内支损伤可使喉部黏膜感觉丧失,患者进食、特别是饮水时容易发生误咽、呛咳。应协助患者取坐位进半流质饮食,一般于术后数天可恢复正常。

4.手足抽搐

术中甲状旁腺被误切、挫伤或其血液供应受累可引起甲状旁腺功能低下,血钙降低,神经肌肉的应激性提高。症状一般出现在术后 1～2 天内,轻者面部、口唇或手足部针刺感、麻木感或强直感,2～3 周后症状消失。严重者面肌和手足持续性痉挛、疼痛,频繁发作,每次持续 10～20 分钟或更长,甚至可发生喉和膈肌痉挛,引起窒息死亡。

护理措施:①抽搐发作时,立即静脉注射 10％葡萄糖酸钙或 5％氯化钙 10～20 mL。②症状轻者,可口服葡萄糖酸钙或乳酸钙;症状重或长期不恢复者,加服维生素 D_3,以促进钙在肠道内的吸收。③每周测血钙和尿钙 1 次。④限制肉类、乳类和蛋类等高磷食品,多吃绿叶蔬菜、豆制品和海味等高钙低磷食物。

（四）健康教育

(1)指导患者头颈部活动练习,如头后仰及左右旋转运动,以促进颈部的功能恢复,防止切口瘢痕牵缩。颈淋巴结清扫术者,斜方肌可有不同程度损伤,切口愈合后还需进行肩关节的功能锻炼,持续至出院后 3 个月。

(2)指导患者遵医嘱服用甲状腺素片等药物替代治疗,以满足机体对甲状腺素的需要,抑制促甲状腺激素的分泌,预防肿瘤复发。

(3)出院后定期复诊,学会自行检查颈部。若出现颈部肿块或淋巴结肿大等应及时就诊。

十、护理效果评估

(1)患者焦虑程度是否减轻,情绪是否稳定。

(2)患者疼痛是否得到有效控制。

(3)患者生命体征平稳,有无发生并发症,或已发生的并发症是否得到及时诊治。

(4)患者能否保持呼吸道通畅。

(李　旭)

第三节　甲状腺功能亢进症

一、概念

甲状腺功能亢进症简称甲亢,是由于各种原因导致甲状腺素分泌过多而引起的以全身代谢亢进为主要特征的内分泌疾病。根据发病原因可分为以下几种。

(一)原发性甲亢

原发性甲亢最常见,腺体呈弥漫性肿大,两侧对称,常伴有突眼,又称为“突眼性甲状腺肿”。患者年龄多在 20～40 岁,男女之比约为 1:4。

(二)继发性甲亢

继发性甲亢较少见,患者先有结节性甲状腺肿多年,以后才出现甲状腺功能亢进症状。腺体肿大呈结节状,两侧多不对称,无突眼,容易发生心肌损害,患者年龄多在 40 岁以上。

(三)高功能腺瘤

高功能腺瘤少见,腺体内有单个自主性高功能结节,其周围的甲状腺组织萎缩。

二、相关病理生理

甲亢的病理学改变为甲状腺腺体内血管增多、扩张,淋巴细胞浸润。滤泡壁细胞多呈高柱状并发生增生,形成突入滤泡腔内的乳头状体,滤泡腔内的胶体含量减少。

三、病因与诱因

原发性甲亢的病因迄今尚未完全阐明。目前多数认为原发性甲亢是一种自身免疫性疾病,患者血中有两类刺激甲状腺的自身抗体:一类抗体的作用与促甲状腺激素相似,能刺激甲状腺功能活动,但作用时间较促甲状腺激素持久,称为“长效甲状腺激素”;另一类为“甲状腺刺激免疫球蛋白”。两类物质均属 G 类免疫球蛋白,都能抑制促甲状腺激素,且与促甲状腺激素受体结合,从而增强甲状腺细胞的功能,分泌大量甲状腺激素,即 T_3 和 T_4。

四、临床表现

典型的表现有高代谢群、甲状腺肿及眼征三大主要症状。

(一)甲状腺激素分泌过多症候群

(1)患者性情急躁、容易激动、失眠、双手颤动、怕热、多汗。

(2)食欲亢进但消瘦、体重减轻。

(3)心悸、脉快有力,脉率常在100次/分以上,休息及睡眠时仍快,脉压增大。

(4)可出现内分泌功能紊乱,如月经失调、停经、易疲劳等。

其中脉率增快及脉压增大尤为重要,常可作为判断病情严重程度和治疗效果的重要标志。

(二)甲状腺肿

甲状腺多呈对称性、弥漫性肿大;由于腺体内血管扩张、血流加速,触诊可扪及震颤,听诊可闻及杂音。

(三)眼征

突眼是眼征中重要且较特异的体征之一,可见双侧眼裂增宽、眼球突出、内聚困难、瞬目减少等突眼征。

五、辅助检查

(一)基础代谢率测定

用基础代谢率测定器测定,较可靠。也可根据脉压和脉率计算。计算公式:基础代谢率(%)=(脉率+脉压)−111。基础代谢率正常值为±10%,增高至20%~30%为轻度甲亢,30%~60%为中度甲亢,60%以上为重度甲亢。注意此计算方法不适用于心律不齐者。

(二)甲状腺摄^{131}I率测定

正常甲状腺24小时内摄取^{131}I的量为进入人体总量的30%~40%,吸^{131}I高峰在24小时后。如果2小时内甲状腺摄^{131}I量超过进入人体总量的25%,或在24小时内超过进入人体总量的50%,且摄^{131}I高峰提前出现,都提示有甲亢。

(三)血清中T_3和T_4含量测定

甲亢时血清T_3可高于正常值4倍,而血清T_4仅为正常值的2.5倍,所以T_3的增高对甲亢的诊断较T_4更为敏感。

六、治疗原则

(一)非手术治疗

严格按医嘱服药治疗。

(二)手术治疗

甲状腺大部切除术仍是目前治疗中度以上甲亢最常用而有效的方法。

(1)手术适应证:①继发性甲亢或高功能腺瘤;②中度以上的原发性甲亢,经内科治疗无明显疗效;③腺体较大伴有压迫症状,或胸骨后甲状腺肿伴甲亢;④抗甲状腺药物或^{131}I治疗后复发者;⑤坚持长期用药有困难者。另外,甲亢可引起妊娠患者流产、早产,而妊娠又可加重甲亢;因此,凡妊娠早、中期的甲亢患者具有上述指征者,仍应考虑手术治疗。

(2)手术禁忌证:①青少年患者;②症状较轻者;③老年患者或有严重器质性疾病不能耐受手术者。

七、护理评估

(一)一般评估

1.健康史

患者一般资料,如年龄、性别;询问患者是否曾患有结节性甲状腺肿或其他免疫系统的疾病;有无甲状腺疾病的用药或手术史并了解患者发病的过程及治疗经过;有无甲亢疾病的家族史。

2.生命体征(T、P、R、BP)

患者心悸、脉快有力,脉率常在 100 次/分以上,休息及睡眠时仍快,脉压增大。

3.患者主诉

睡眠状况,有无疲倦、乏力、咳嗽、心慌、气短等症状。

4.相关记录

甲状腺肿大的情况;体重;饮食、皮肤、情绪等记录结果。

(二)身体评估

1.术前评估

(1)患者有无自觉乏力、多食、消瘦、怕热、多汗、急躁易怒及排便次数增多等异常改变。

(2)甲状腺多呈弥漫性肿大,可有震颤或血管杂音。

(3)伴有眼征者眼球可向前突出。

(4)病情严重变化时可出现甲亢危象。

2.术后评估

了解麻醉和手术方法、手术经过是否顺利、术中出血情况;了解术后生命体征、切口及引流情况等;观察是否出现甲状腺危象、呼吸困难和窒息、喉返神经损伤、喉上神经损伤和手足抽搐等并发症。

(三)心理、社会评估

患者主要表现为敏感、急躁易怒、焦虑,处理日常生活事件能力下降,家庭人际关系紧张。患者也可因甲亢所致突眼、甲状腺肿大等外形改变,产生自卑心理。部分老年患者可表现为抑郁、淡漠,重者可有自杀行为。

(四)辅助检查阳性结果评估

辅助检查结果包括基础代谢率测定、甲状腺摄^{131}I率测定及血清中 T_3 和 T_4 含量测定的结果,以助判断病情。

(五)治疗效果的评估

1.非手术治疗评估要点

评估患者服药治疗后的效果,如心率、基础代谢率的变化等。

2.手术治疗评估要点

监测患者生命体征、切口、引流等,观察是否出现甲状腺危象、呼吸困难和窒息、喉返神经损伤、喉上神经损伤和手足抽搐等并发症。根据病情、手术情况及术后病理检查结果,评估预后状况。

八、主要护理诊断(问题)

(一)营养失调

营养低于机体需要量与基础代谢率增高有关。

(二)有受伤危险

受伤与突眼造成眼角不能闭合、有潜在的角膜溃疡、感染而致失明的可能有关。

(三)潜在并发症

1.窒息与呼吸困难

窒息与呼吸困难与全麻未醒、手术刺激分泌物增多误入气管,术后出血压迫气管有关。

2.甲状腺危象

甲状腺危象与术前准备不充分、甲亢症状未能很好控制及手术应激有关。

3.手足抽搐

手足抽搐与术中误切甲状旁腺,术后出现低血钙有关。

4.神经损伤

神经损伤与手术操作误伤神经有关。

九、主要护理措施

(一)术前护理

1.完善各项术前检查

对甲亢或甲状腺巨大肿块患者应行颈部透视或摄片、心脏检查、喉镜检查和基础代谢率测定等,了解气管受压或移位情况及心血管、声带功能和甲亢的程度。

2.提供安静舒适的环境

保持环境安静、舒适,减少活动,避免体力消耗,尽可能限制会客,避免过多外来刺激,对精神紧张或失眠者遵医嘱给予镇静剂,保证患者充足的睡眠。

3.加强营养,满足机体代谢需要

给予高热量、高蛋白、富含维生素的食物;鼓励多饮水以补充出汗等丢失的水分。忌用对中枢神经有兴奋作用的咖啡、浓茶等刺激性饮料。每周测体重1次。

4.术前药物准备的护理

通过药物降低基础代谢率,以满足手术的必备条件,是甲亢患者术前准备的重要环节。常用的方法如下。

(1)碘剂:术前准备开始即可服用,碘剂能抑制甲状腺素的释放,使腺体充血减少而缩小变硬,有利于手术。常用复方碘化钾溶液,每天3次,口服,第1天每次3滴,第2天每次4滴,以后每天逐次增加1滴至每次16滴,然后维持此剂量至手术。

(2)抗甲状腺药物:先用硫脲类药物,通过抑制甲状腺素的合成,以控制甲亢症状;待甲亢症状基本控制后,再改服碘剂1～2周,然后行手术治疗。少数患者服用碘剂2周后症状改善不明显,可同时服用硫脲类药物,待甲亢症状基本控制后,再继续单独服用碘剂1～2周后手术。

(3)普萘洛尔:为缩短术前准备时间,可单独使用或与碘剂合用,每6小时口服1次,每次20～60 mg,连服4～7天脉率降至正常水平时,即可施行手术。最后一次服用应在术前1～2小时,术后继续口服4～7天。此外,术前禁用阿托品,以免引起心动过速。

术前准备成功的标准:患者情绪稳定,睡眠好转,体重增加,脉率稳定在每分钟 90 次以下,脉压恢复正常,基础代谢率在 20% 以下,腺体缩小变硬。

5.突眼护理

对于原发性甲亢突眼患者要注意保护眼睛,卧床时头部垫高,减轻眼部肿胀;眼睑闭合不全者,可戴眼罩,睡眠前用抗生素眼膏涂眼,防止角膜干燥、溃疡。

6.颈部术前常规准备

术前戒烟,教会患者深呼吸、有效咳嗽及咳痰方法;对患者进行颈过伸体位训练,以适应手术时体位改变;术前 12 小时禁食,4 小时禁水。床旁备引流装置、无菌手套、拆线包及气管切开包等急救物品。

(二)术后护理

1.体位

取平卧位,血压平稳后给予半卧位。

2.饮食

麻醉清醒病情平稳后,协助患者主动饮少量温水,若无不适,鼓励其进食流质,但不可过热,逐步过渡为半流质及软食。

3.病情观察

(1)术后密切监测患者的生命体征,尤其是呼吸、脉搏变化。

(2)观察患者有无声音嘶哑、误吸、呛咳等症状。

(3)妥善固定颈部引流管,保持引流通畅,观察并记录引流液的量、颜色及性状。

(4)保持创面敷料清洁干燥,注意渗液流向肩背部,及时通知医师并配合处理。

4.用药护理

继续服用碘剂,每天 3 次,每次 10 滴,共 1 周左右;或由每天 3 次,每次 16 滴开始,逐天每次减少 1 滴,至每次 3～5 滴为止。年轻患者术后常规口服甲状腺素,每天 30～60 mg,连服 6～12 个月,预防复发。

5.颈部活动指导

术后床上变换体位时注意保护颈部;术后第 2 天床上坐起,或弯曲颈部时,将手放于颈后支撑头部重量,并保持头颈部于舒适位置,减少因震动而引起的疼痛;手术 2～4 天后,进行点头、仰头、伸展和左右旋转等颈部活动,防止切口挛缩。逐渐增加活动范围和活动量。

(三)术后并发症的观察及护理

(1)呼吸困难和窒息:同甲状腺肿瘤护理方法。

(2)喉返神经损伤:同甲状腺肿瘤护理方法。

(3)喉上神经损伤:同甲状腺肿瘤护理方法。

(4)手足抽搐:同甲状腺肿瘤护理方法。

(5)甲状腺危象:甲状腺危象是甲亢的严重并发症,死亡率为 20%～30%。其发生可能与术前准备不充分、甲亢症状未能很好控制及手术应激有关。主要表现为术后 12～36 小时内高热(>39 ℃)、脉搏细速(>120 次/分)、大汗、烦躁不安、谵妄甚至昏迷,常伴有呕吐、腹泻。若处理不及时或不当可迅速发展为昏迷、虚脱、休克甚至死亡。甲亢患者基础代谢率降至正常范围再实施手术,是预防甲状腺危象的关键。

护理措施如下。①碘剂:口服复方碘化钾溶液 3～5 mL,紧急时将 10% 碘化钠 5～10 mL 加入 10％葡萄糖溶液 500 mL 中静脉滴注,以降低血液中甲状腺素水平。②激素治疗:给予氢化可的松每天 200～400 mg,分次静脉滴注,以拮抗过量甲状腺素的反应。③镇静剂:常用苯巴比妥钠 100 mg 或冬眠Ⅱ号半量,6～8 小时肌内注射一次。④肾上腺素能阻滞剂:可用利血平 1～2 mg肌内注射或胍乙啶 10～20 mg 口服,还可用普萘洛尔 5 mg 加入 5％～10％葡萄糖溶液 100 mL中静脉滴注,以降低周围组织对肾上腺素的反应。⑤降温:物理或药物降温,使患者体温维持在 37 ℃左右。⑥静脉滴注大量葡萄糖溶液补充能量。⑦吸氧:以减轻组织缺氧。⑧心力衰竭者,遵医嘱应用洋地黄类制剂。⑨保持病室安静,避免刺激。

(四)心理护理

有针对性与患者沟通,了解其心理状态,满足患者需要,消除其顾虑和恐惧心理,避免情绪激动。

(五)健康教育

(1)鼓励患者早期下床活动,但注意保护头颈部。拆线后教会患者做颈部活动,促进功能恢复,防止瘢痕挛缩;声音嘶哑者,指导患者做发音训练。讲解有关甲状腺术后并发症的临床表现和预防措施。

(2)用药指导:讲解甲亢术后继续服药的重要性并督促执行。如将碘剂滴在饼干、面包等固体食物上同服,既能保证剂量准确,又能避免口腔黏膜损伤。

(3)出院康复指导:注意休息,保持心情愉快;加强颈部活动,防止瘢痕粘连;定期门诊复查,术后第 3、6、12 个月复诊,以后每年 1 次,共 3 年;若出现心悸、手足震颤、抽搐等情况及时就诊。

十、护理效果评估

(1)患者是否出现甲状腺危象,或已发生的危象能否得到及时发现和处理。

(2)患者营养需要是否得到满足。

(3)患者术后能否有效咳嗽,保持呼吸道通畅。

(4)患者术后生命体征是否平稳,是否出现各种并发症;一旦发生,能否及时发现和处理。

(杜小凤)

第四节　原发性甲状旁腺功能亢进症

原发性甲状旁腺功能亢进症(原发性甲旁亢)是指由甲状旁腺激素过度分泌引起的钙、磷和骨代谢紊乱的一种全身性疾病,表现为骨吸收增加的骨骼病变、泌尿系统结石、高钙血症和低磷血症等。原发性甲状旁腺功能亢进症在欧美多见,仅次于糖尿病和甲亢,占内分泌疾病的第三位,我国较少见。近 20 年来,随着临床医学中开展多种甲状旁腺功能亢进的筛选检查,特别是血清离子钙浓度和甲状旁腺激素测定的推广应用,其发生率明显提高。采用血钙筛查后本病的发病率较前增加 4 倍。女性多于男性,为(2～4):1。本病发病率为就诊人数的 0.1％～0.25％。最常见于成年人,发病高峰在 30～50 岁,但也可见于幼儿和老年人,以 60 岁以上的女性较多见。目前我国报道的主要是症状型原发性甲状旁腺功能亢进症,而无症状型原发性甲状旁腺功能亢进症并不多见。

一、病理

在经手术证实的原发性甲状旁腺功能亢进症患者中,绝大多数是由甲状旁腺腺瘤引起,其次是甲状旁腺增生。4个腺体都增生的甲状旁腺功能亢进常伴发有家族性发病的多发性内分泌肿瘤。

(一)甲状旁腺增生

原发性甲状旁腺增生约占原发性甲状旁腺功能亢进症的15%,病变常累及多个腺体。分为主细胞增生和透明细胞增生两类,前者最为常见。另外还有一种少见类型,为增生性慢性甲状旁腺炎,病变除主细胞增生外,还伴有淋巴细胞性甲状旁腺炎,无甲状旁腺功能亢进的表现,酷似桥本氏甲状腺炎的改变。可能是一种自身免疫反应,刺激实质细胞增生,导致甲状旁腺的增生。

由于维生素D缺乏、肾脏疾病等所致的继发性甲状旁腺功能亢进症患者的甲状旁腺增生均呈均匀性,增生细胞以主细胞为主,但亦可见过渡型及成熟型嗜酸性粒细胞增生。

(二)甲状旁腺腺瘤

甲状旁腺腺瘤为甲状旁腺亢进的主要病因,可单发或多发。腺瘤有三种类型,即主细胞腺瘤、嗜酸性粒细胞腺瘤和混合性腺瘤。甲状旁腺腺瘤多为有功能性,占30%～90%,也可为非功能性的。肿瘤可发生于任何一个腺体,但以下一对甲状旁腺多发,为上一对的2～4倍。甲状旁腺瘤的部位随胚胎时正常甲状旁腺的位置而异,可从颈动脉分叉处到心包,从甲状腺的前面到胸骨后或食管后,有时可位于甲状腺包膜内,甚至被结节性甲状腺肿的结节所包裹。异位腺瘤占10%～20%,其中70%见于纵隔,20%见于甲状腺(表9-1)。

表 9-1　甲状旁腺增生与甲状旁腺瘤的鉴别

病变	增生	腺瘤
累及腺体	累及4个腺体	累及1个,偶尔2个腺体
病变部位	常为双侧腺体病变	多见于下部腺体
包膜	被膜薄,不完整	包膜完整,无粘连
镜下改变	常为多种成分混合性增生	主要为主细胞
	脂肪间质存在	脂肪间质缺乏
	被膜旁无挤压的甲状旁腺	膜旁见挤压的甲状旁腺
锇酸染色	大量细胞内脂质	部分含少量细胞内脂质
功能亢进症状	有	有,少数无症状

(三)甲状旁腺癌

甲状旁腺癌很少见,占原发性甲状旁腺功能亢进症病例的2%～4%。临床诊断甲状旁腺癌的可靠依据是周围组织浸润、局部淋巴结和远处脏器如肺、胸膜、心包、肝脏、骨等转移。病理上有人认为最有价值的诊断指标是核分裂。甲状旁腺癌的诊断标准如下:①甲状旁腺功能亢进表现显著;②血甲状旁腺激素值高于正常2～4倍,血钙大于3.2 mmol/L;③颈部触诊或B超检查发现肿块;④术中发现肿块与周围粘连;⑤病理见核分裂象,或侵犯包膜、血管,或证明有颈部淋巴结转移(表9-2)。

(四)骨骼病理

早期仅有骨量减少,以后骨吸收日渐加重,可出现畸形、骨囊性变和多发性病理性骨折,易累及颅骨、四肢长骨和锁骨等部位。镜下见骨内膜和骨外膜的骨吸收部位增多,破骨细胞数量增加,骨皮质明显变薄。

表 9-2　甲状旁腺腺瘤与甲状旁腺癌的鉴别

病变	腺瘤	腺癌
累及范围	1 个,偶尔 2 个腺体	1 个腺体
生长速度	缓慢	较快
肿瘤大小	大多小于 3 cm	多数大于 3 cm
包膜	完整,无粘连	厚,有粘连
浸润	无	邻近组织和/或脏器浸润
转移	无	局部淋巴结和/或远处转移
血管瘤栓	无	有
细胞异型性	不明显	明显
核分裂象	很少	较多

骨形成部位也增多,矿化骨体积减小,但矿化沉积速率仅轻度下降。病程长和/或病情重者,在破坏的旧骨和膨大的新骨处形成囊肿状改变,囊腔内充满纤维细胞,钙化不良的新骨及大量的毛细血管,巨大多核的破骨细胞衬于囊壁,形成纤维囊性骨炎,较大的囊肿常有陈旧性出血而呈棕黄色(棕色瘤)。

二、临床表现

临床症状可分为高钙血症、骨骼病变和泌尿系统三组,可单独出现或合并存在。进展缓慢,常数月或数年才引起患者的注意,往往不能叙述正确的发病时间。少数情况下,可突然发病,表现为明显的脱水和昏迷(高钙血症性甲状旁腺危象)。

(一)高钙血症

原发性甲状旁腺功能亢进症时甲状旁腺激素升高,但血钙也高。血钙增高所引起的症状可影响多个系统。中枢神经系统有淡漠、烦躁、消沉、性格改变、反应迟钝、记忆力减退、失眠、情绪不稳定及衰老加速等。高血钙可导致神经肌肉激惹性降低,胃肠道平滑肌张力降低,蠕动缓慢,引起食欲缺乏、腹胀、便秘、恶心呕吐、反酸、上腹痛。高血钙可刺激胃泌素分泌,使胃酸增多,导致消化性溃疡。钙离子易沉着于有碱性胰液的胰管和胰腺内,激活胰蛋白酶原和胰蛋白酶,5%～10%的患者有急性或慢性胰腺炎。高血钙还可引起心血管症状,如心悸、气促、心律失常、心力衰竭及眼部病变等。

(二)骨骼系统

骨密度呈进行性降低,可伴广泛脱钙、纤维囊性骨炎、囊肿形成、病理性骨折和骨畸形。青少年患者可引起骨骺变形、脱位或碎裂。纤维囊性骨炎是骨受累较特有的表现,其病理特点为骨小梁数目减少,骨表面扇形区中巨大的多核破骨细胞增多,正常的细胞和骨髓成分被纤维组织所替代。

骨骼受累的主要表现为广泛的骨关节疼痛,伴明显压痛。绝大多数有脱钙,骨密度低。起初症状为腰腿痛,逐渐发展为全身骨及关节,活动受限,严重时不能起床,不能触碰,表现为难以忍受的全身性疼痛。易发生病理性骨折。囊样改变的骨骼常呈局限性膨隆并有压痛,好发于颌骨、肋骨、锁骨外 1/3 端及长骨。80％以骨骼病变表现为主或与泌尿系统结石同时存在,但亦可以骨量减少和骨质疏松为主要表现。可通过骨密度的测定发现是否存在进行性骨质减少。

(三)泌尿系统

长期高钙血症可影响肾小管的浓缩功能,同时尿钙和磷排量增多,因此患者常有烦渴、多饮和多尿。可反复发生肾脏或输尿管结石,表现为肾绞痛或输尿管痉挛的症状,血尿或砂石尿等,也可有肾钙盐沉积症。结石反复发生或大结石形成可引起尿路梗阻和感染,一般手术后可恢复正常,少数可发展为肾功能不全和尿毒症。

多数患者无特殊体征,10％～30％在颈部可触及肿块者骨骼有压痛、畸形、局部隆起和身材缩短等。体检可见身高变矮、头颅变形、鸡胸、驼背、四肢骨弯曲,呈 O 型或 X 型腿,髋内翻,骨囊肿部位膨大变形。

按症状可将甲状旁腺功能亢进分为三型:Ⅰ型以骨病为主,血清钙平均 3.3 mmol/L,肿瘤平均 5.9 g,平均症状期 3.6 年;Ⅱ型以肾结石为主,血清钙平均 2.88 mmol/L,肿瘤平均 1.05 g,平均症状期 6.8 年;Ⅲ型为两者兼有。

三、诊断及鉴别诊断

甲状旁腺功能亢进的诊断主要依靠临床和实验室资料。出现以下情况时应怀疑本病:①经常复发的、活动性泌尿系统结石或肾钙盐沉积者;②原因未明的骨质疏松,尤其伴有骨膜下骨皮质吸收和/或牙槽骨板吸收及骨囊肿形成者;③长骨骨干、肋骨、颌骨或锁骨巨细胞瘤,特别是多发者;④原因不明的恶心、呕吐,久治不愈的消化性溃疡,顽固性便秘和复发性胰腺炎者;⑤无法解释的精神神经症状,尤其伴有口渴、多尿和骨痛者;⑥阳性家族史者以及新生儿手足抽搐症者的母亲;⑦长期应用抗惊厥药或噻嗪类利尿剂而发生较明显的高血钙症者;⑧高尿钙伴或不伴高钙血症者。

原发性甲状旁腺功能亢进症的诊断要点:①高血钙(正常值为 2.1～2.6 mmol/L),低血磷,尿钙增高。血清甲状旁腺素增高(正常值为 9～55 pg/mL)。②肾石病、钙化性肾功能不全、多尿、烦渴、高血压、尿毒症、难治性胃十二指肠溃疡、便秘。③骨痛、囊肿性病变和较少见的病理性骨折。④血清和尿钙增高,尿磷酸盐增高伴血清磷酸盐降低或正常,碱性磷酸酶正常至增高。⑤眼裂隙灯检查显示"带状角膜病变"。⑥X 线检查示骨膜下吸收、牙齿硬板损耗、肾实质钙化或结石、骨囊肿。

(一)定位诊断

原发性甲状旁腺功能亢进症的治疗主要是手术治疗,而手术治疗的术前定位是非常重要的。定位诊断的主要方法包括 B 超、CT、MRI、数字减影血管造影和核素扫描等。

1.颈部 B 超

B 超(10 Hz)可显示较大的病变腺体。B 超定位的敏感性达 89％,阳性正确率达 94％。假阴性的原因是位置太高或太低,或藏在超声暗区,腺体太小、异位甲状旁腺等。B 超检查作为术前的常规检查,对鉴别腺瘤和增生有一定的价值。

2.放射性核素甲状旁腺显像

放射性核素甲状旁腺显像是诊断甲状旁腺疾病的重要方法和途径,近年来应用广泛。正常甲状旁腺组织和功能亢进的甲状旁腺组织均可摄取放射性核素 ^{201}Tl 和 ^{99m}Tc-MIBI(^{99m}锝-异丁基异氰)。但前者的摄取量较低,且清除较快。利用计算机减影,即可得到功能亢进的甲状旁腺影像。常用的显像方法有三种：①^{201}Tl/^{99m}Tc 双核素减影法；②^{99m}Tc-MIBI/^{99m}Tc 双核素减影法；③^{99m}Tc-MIBI 双时相法。前面两种检查，患者必须在两次注药显像时完全保持体位不动，才能保证减影后甲状旁腺影像的正确性，否则可出现明显误差。根据^{99m}Tc-MIBI 在正常甲状腺组织内清除快，在功能亢进的甲状旁腺组织内清除慢的原理建立双时相法。

甲状旁腺功能正常时不显影，对于功能亢进的甲状旁腺组织术前定位及术后追踪。^{201}Tl/^{99m}Tc 双核素减影法灵敏度为 80％～90％，^{99m}Tc-MIBI/^{99m}Tc 双核素减影法更高。异位甲状旁腺腺瘤的灵敏度最高。甲状旁腺瘤重量超过 1 500 mg 时阳性率达 100％。^{99m}Tc-MIBI 显像对原发性甲状旁腺功能亢进症定位的诊断敏感性（91％）高于继发性甲状旁腺功能亢进（83％）。

3.颈部和纵隔 CT

颈部和纵隔 CT 可发现纵隔内病变，对位于前上纵隔腺瘤的诊断符合率达 67％，可检出直径＞1 cm 的病变。

通过上述三种检查至少有 3/4 以上的旁腺瘤可以通过这些常规检查而发现。

4.血清甲状旁腺素

血清甲状旁腺素的峰值点反映病变甲状旁腺的位置，增生和位于纵隔的病变则可选用上腔、颈外和甲状腺静脉分段抽血，测定甲状旁腺激素，在甲状旁腺激素偏高的静脉旁探查，寻找甲状旁腺有一定的意义。

5.选择性甲状腺动脉造影

其肿瘤染色的定位诊断率为 50％～70％。其主要目的是显示异位的甲状旁腺腺瘤。选择性动脉造影至少需要包括甲状颈干、颈总动脉及内乳动脉造影。导管插入上述血管后，经导管注入少量稀释的造影剂，确认导管的位置，注入造影剂。若以上造影均为阴性，则需行其他动脉造影，如支气管动脉、主动脉弓或无名动脉造影，以显示异位的甲状旁腺腺瘤。甲状旁腺腺瘤具有特征性的血管造影表现，表现为丰富血管的、圆形或卵圆形的肿块影，边缘光滑锐利，呈均匀血管染色。数字减影血管造影较常规血管造影能更好地显示甲状旁腺腺瘤。

（二）鉴别诊断

1.高钙血症的鉴别

多发性骨髓瘤可有局部和全身性骨痛、骨质破坏及高钙血症。通常球蛋白、特异性免疫球蛋白增高、血沉增快、尿中本-周蛋白阳性，骨髓可见瘤细胞。血碱性磷酸酶正常或轻度增高，血甲状旁腺激素正常或降低。

恶性肿瘤性高钙血症常见于：①肺、肝、甲状腺、肾、肾上腺、前列腺、乳腺和卵巢肿瘤的溶骨性转移。骨骼受损部位很少在肘和膝关节以下，血磷正常，血甲状旁腺激素正常或降低。临床上有原发性肿瘤的特征性表现。②假性甲状旁腺功能亢进患者不存在溶骨性的骨转移癌，但肿瘤（非甲状旁腺）能分泌体液因素引起高血钙。假性甲状旁腺功能亢进的病情进展快、症状严重、常有贫血。体液因素包括甲状旁腺激素类物质、前列腺和破骨性细胞因子等。

2.代谢性骨病的鉴别

主要与骨质疏松症、骨质软化症、肾性骨营养不良及骨纤维异常增殖症等鉴别。

四、治疗

手术是治疗原发性甲状旁腺功能亢进症的有效措施。

(一)术前准备

对已确诊者,可按一般术前处理。血钙明显升高者,应将血钙降至正常范围内,因高血钙症易导致严重的心律失常。

(二)术前定位

采用B超及同位素扫描相结合的方法,术前可以确定甲状旁腺腺瘤的位置。必要时,可以行有创性的定位检查如动脉造影、颈静脉插管分段取样检测血清甲状旁腺素浓度,主要用于初次探查因肿瘤异位等特殊困难而失败的再次探查术。

(三)手术方法

术前明确定位的腺瘤可直接切除,但应行术中冰冻切片予以证实。若无明确定位者探查时,必须详细寻找四枚腺体,以免手术失败。如属腺瘤,应予以切除,但需保留1枚正常腺体。如属增生,则应切除3枚,第4枚腺体切除50%左右。也可将全部增生的甲状旁腺切下,将其中一个做成小薄片行自体移植,移植于前臂内侧,术后若仍有高血钙症则切开植入的部位取出其中一部分的薄片。异位的腺体,多数位于纵隔,可顺沿甲状腺下动脉分支寻找,不必常规打开胸骨。若仍未能探查到则加胸骨正中纵行切口,暴露纵隔,探察胸腺周围及纵隔的脂肪组织。有时异位甲状旁腺包埋在甲状腺中,应避免遗漏。

手术成功时,血清甲状旁腺素常迅速恢复正常,血钙和血磷多在术后1周内降至正常。伴有明显骨病者,由于术后钙、磷大量沉积于脱钙的骨组织,故术后数天内可发生手足抽搐症。有时血钙迅速下降,可造成意外,必须定期检查血生化指标,并适当静脉补充钙剂。

如术后症状无缓解,血钙于1周后仍未能纠正,提示手术失败。常见原因:①腺瘤为多发性,探查中遗漏了能自主分泌甲状旁腺激素的腺瘤,被遗漏的腺瘤可能在甲状腺、食管旁、颈动脉附近甚至纵隔。②甲状旁腺有5枚以上,腺体切除相对不足。③甲状旁腺腺癌复发或已有远处转移。④非甲状旁腺来源的异位甲状旁腺激素综合征。

对于无症状型甲状旁腺功能亢进是否需要手术目前还有分歧,赞成者认为30%无症状型甲状旁腺功能亢进会发生一种或多种代谢性疾病。1992年,美国国立卫生研究院研究讨论会提出,无症状患者具有客观的原发性甲状旁腺功能亢进症表现者,宜于手术治疗。无症状而仅有轻度高钙血症的甲状旁腺功能亢进病例需随访观察,如有以下情况需手术治疗:①骨吸收病变的X线表现;②肾功能减退;③活动性尿路结石;④血钙水平大于3 mmol/L;⑤血清甲状旁腺素较正常增高2倍以上;⑥严重精神病、溃疡病、胰腺炎和高血压等。

近几年来开展的新技术射线引导下的微创性甲状旁腺切除术,可在局麻下进行。其优点是切口小、手术时间短、治愈率高、甲旁减的机会低。但适应证只是扫描证实为单个腺瘤的原发性甲状旁腺功能亢进症患者。

五、临床护理

(一)术前护理

(1)给低钙高磷饮食,多饮水,以利于尿钙排出,降低血钙。

(2)根据病情不同程度地限制患者活动,以防发生病理性骨折。已有骨折的患者,应卧床并做外固定,注意患肢末梢血运。

(3)卧床患者应定时翻身,防止发生压疮,翻身时动作要轻,以防发生骨折。

(4)正确留取血、尿标本,及时送检,了解检查结果。若血钙等于或大于3.75 mmol/L,即为甲旁亢危象,需遵医嘱立即静脉输液,静脉推注呋塞米 20～40 mg,肌内或皮下注射降钙素,依据病情重复使用,降低血钙水平。

(5)颈部常规备皮及术前准备,按时进手术室。

(二)术后护理

(1)进行生命体征监测,通常每 30 分钟 1 次,血压平稳后取半卧位,观察伤口有无渗血及渗液等。

(2)术后 6 小时可进流质饮食,如无呛咳应改半流质,与营养室联系给高钙、低磷饮食。

(3)术后 24～48 小时拔除橡皮引流条。

(4)密切观察病情,注意有无感觉异常、四肢麻木、手足搐搦等低血钙临床表现,一旦出现应立即报告医师进行处理。

(5)隔天复查 1 次血清钙和磷,如出现低钙血症,应及时补充钙剂。症状轻者可口服葡萄糖酸钙 1～2 g,每天 3 次,症状重者宜静脉补钙。

(三)术后并发症的观察与护理

甲旁亢术后的主要并发症是低钙血症,一般在术后 24～48 小时出现,1 周内最明显,表现为四肢麻木、感觉异常、手足抽搐,严重者可发生喉、膈肌和肠平滑肌痉挛。血清钙常在 2.0 mmol/L以下,由于患者神经肌肉兴奋性增高,即使轻微刺激,如寒冷、心情不好即可诱发其发作,必须注意加强护理。

首先应善于发现患者的心理问题,进行心理疏导,使其心情愉快,避免各种不良刺激。控制因低钙血症所致的症状,若出现手足抽搐,应立即静脉缓推 10% 葡萄糖酸钙或氯化钙 10～20 mL,每天 1～3 次,必要时可加用镇静剂。如 2～3 天仍不能控制症状,可加用钙化醇 0.5～1.0 μg/d。伴有低血镁的患者可给 10% 硫酸镁 10 mL 肌内注射,每天 2～4 次,有利于纠正低钙血症。术后永久性甲状旁腺功能不足的患者,应长期口服钙剂和维生素 D 治疗,有条件者可做甲状旁腺移植术。

(韩　瑜)

第五节　急性乳腺炎

一、疾病概述

(一)概念

急性乳腺炎是乳腺的急性化脓性感染。多发生于产后 3～4 周的哺乳期妇女,以初产妇最常见。主要致病菌为金黄色葡萄球菌,少数为链球菌。

(二)相关病理生理

急性乳腺炎开始时局部出现炎性肿块,数天后可形成单房或多房性的脓肿。表浅脓肿可向外破溃或破入乳管自乳头流出;深部脓肿不仅可向外破溃,也可向深部穿至乳房与胸肌间的疏松组织中,形成乳房后脓肿。感染严重者,还可并发脓毒血症。

(三)病因与诱因

1.乳汁淤积

乳汁是细菌繁殖的理想培养基,引起乳汁淤积的主要原因如下:①乳头发育不良(过小或凹陷)妨碍哺乳;②乳汁过多或婴儿吸乳过少导致乳汁不能完全排空;③乳管不通(脱落上皮或衣服纤维堵塞),影响乳汁排出。

2.细菌入侵

当乳头破损时,细菌沿淋巴管入侵是感染的主要途径。细菌也可直接侵入乳管,上行至腺小叶而致感染。细菌主要来自婴儿口腔、母亲乳头或周围皮肤。多数发生于初产妇,因其缺乏哺乳经验;也可发生于断奶时,6个月以后的婴儿已经长牙,易致乳头损伤。

(四)临床表现

1.局部表现

初期患侧乳房红、肿、胀、痛,可有压痛性肿块,随病情发展症状进行性加重,数天后可形成单房或多房性的脓肿。脓肿表浅时局部皮肤可有波动感和疼痛,脓肿向深部发展可穿至乳房与胸肌间的疏松组织中,形成乳房后脓肿和腋窝脓肿,并出现患侧腋窝淋巴结肿大、压痛。局部表现可有个体差异,应用抗生素治疗的患者,局部症状可被掩盖。

2.全身表现

感染严重者,可并发败血症,出现寒战、高热、脉快、食欲减退、全身不适、白细胞计数上升等症状。

(五)辅助检查

1.实验室检查

白细胞计数及中性粒细胞比例增多。

2.B超检查

确定有无脓肿及脓肿的大小和位置。

3.诊断性穿刺

在乳房肿块波动最明显处或压痛最明显的区域穿刺,抽出脓液可确诊脓肿已经形成。脓液应做细菌培养和药敏试验。

(六)治疗原则

主要治疗原则为控制感染,排空乳汁。脓肿形成以前以抗菌药治疗为主,脓肿形成后,需及时切开引流。

1.非手术治疗

(1)一般处理:①患乳停止哺乳,定时排空乳汁,消除乳汁淤积。②局部外敷,用25%硫酸镁湿敷,或采用中药蒲公英外敷,也可用物理疗法促进炎症吸收。

(2)全身抗菌治疗:原则为早期、足量应用抗生素。针对革兰氏阳性球菌有效的药物,如青霉素、头孢菌素等。由于抗生素可被分泌至乳汁,故避免使用对婴儿有不良影响的抗菌药,如四环素、氨基苷类、磺胺类和甲硝唑。如治疗后病情无明显改善,则应重复穿刺以了解有无脓肿形成,或根据脓液的细菌培养和药敏试验结果选用抗生素。

(3)中止乳汁分泌:患者治疗期间一般不停止哺乳,因停止哺乳不仅影响婴儿的喂养,且提供了乳汁淤积的机会。但患侧乳房应停止哺乳,并以吸乳器或手法按摩排出乳汁,局部热敷。若感染严重或脓肿引流后并发乳瘘(切口常出现乳汁)需回乳。

常用方法：①口服溴隐亭 1.25 mg，每天 2 次，服用 7～14 天；或口服己烯雌酚 1～2 mg，每天 3 次，2～3 天。②肌内注射苯甲酸雌二醇，每次 2 mg，每天 1 次，至乳汁分泌停止。③中药炒麦芽，每天 60 mg，分 2 次煎服或芒硝外敷。

2.手术治疗

脓肿形成后切开引流。于压痛、波动最明显处先穿刺抽吸取得脓液后，于该处切开放置引流，脓液做细菌培养及药物敏感试验。脓肿切开引流时注意：①切口一般呈放射状，避免损伤乳管引起乳瘘；乳晕部脓肿沿乳晕边缘做弧形切口；乳房深部较大脓肿或乳房后脓肿，沿乳房下缘做弧形切口，经乳房后间隙引流。②分离多房脓肿的房间隔以利引流。③为保证引流通畅，引流条应放在脓腔最低部位，必要时另加切口做对口引流。

二、护理评估

（一）一般评估

1.生命体征

评估是否有体温升高，脉搏加快。急性乳腺炎患者通常有发热，可有低热或高热；发热时呼吸、脉搏加快。

2.患者主诉

询问患者是否为初产妇，有无乳腺炎、乳房肿块、乳头异常溢液等病史；询问有无乳头内陷；评估有无不良哺乳习惯，如婴儿含乳睡觉、乳头未每天清洁等；询问有无乳房胀痛，浑身发热、无力、寒战等症状。

3.相关记录

体温、脉搏、皮肤异常等记录结果。

（二）身体评估

1.视诊

乳房皮肤有无红、肿、破溃、流脓等异常情况；乳房皮肤红肿的开始时间、位置、范围、进展情况。

2.触诊

评估乳房乳汁淤积的位置、范围、程度及进展情况；乳房有无肿块，乳房皮下有无波动感，脓肿是否形成，脓肿形成的位置、大小。

（三）心理、社会评估

评估患者心理状况，是否担心婴儿喂养与发育、乳房功能及形态改变。

（四）辅助检查阳性结果评估

患者血常规检查示血白细胞计数及中性粒细胞比例升高提示有炎症的存在；根据 B 超检查的结果判断脓肿的大小及位置，诊断性穿刺后方可确诊脓肿形成；根据脓液的药物敏感试验选择抗生素。

（五）治疗效果的评估

1.非手术治疗评估要点

应用抗生素是否有效，乳腺炎症是否得到控制，患者体温是否恢复正常；回乳措施是否起效，乳汁淤积情况有无改善，患者乳房肿胀疼痛有无减轻或加重；患者是否了解哺乳卫生和预防乳腺炎的知识，情绪是否稳定。

2.手术治疗评估要点

手术切开排脓是否彻底；伤口愈合情况是否良好。

三、主要护理诊断(问题)

(一)疼痛

疼痛与乳汁淤积、乳房急性炎症使乳房压力显著增加有关。

(二)体温过高

体温过高与乳腺急性化脓性感染有关。

(三)知识缺乏

知识缺乏与不了解乳房保健和正确哺乳知识有关。

(四)潜在并发症

乳瘘。

四、主要护理措施

(一)对症处理

定时测患者体温、脉搏、呼吸、血压,监测白细胞计数及分类变化,必要时做血培养及药物敏感试验。密切观察患者伤口敷料引流、渗液情况。

1.高热者

给予冰袋、酒精擦浴等物理降温措施,必要时遵医嘱应用解热镇痛药;脓肿切开引流后,保持引流通畅,定时更换切口敷料。

2.缓解疼痛

(1)患乳暂停哺乳,定时用吸乳器吸空乳汁。若乳房肿胀过大,不能使用吸乳器,应每天坚持用手揉挤乳房以排空乳汁,防止乳汁淤积。

(2)用乳罩托起肿大的乳房以减轻疼痛。

(3)疼痛严重时遵医嘱给予止痛药。

3.炎症已经发生

(1)消除乳汁淤积用吸乳器吸出乳汁或用手顺乳管方向加压按摩,使乳管通畅。

(2)局部热敷:每次20~30分钟,促进血液循环,利于炎症消散。

(二)饮食与运动

给予高蛋白、高维生素、低脂肪食物,保证足量水分摄入。注意休息,适当运动,劳逸结合。

(三)用药护理

遵医嘱早期使用抗菌药,根据药物敏感试验选择合适的抗菌药,注意评估患者有无药物不良反应。

(四)心理护理

观察了解患者心理状况,给予必要的疾病有关的知识宣教,抚慰其紧张急躁情绪。

(五)健康教育

1.保持乳头和乳晕清洁

每次哺乳前后清洁乳头,保持局部干燥清洁。

2.纠正乳头内陷

妊娠期每天挤捏、提拉乳头。

3.养成良好的哺乳习惯

定时哺乳,每次哺乳时让婴儿吸净乳汁,如有淤积及时用吸乳器或手法按摩排出乳汁;培养婴儿不含乳头睡眠的习惯;注意婴儿口腔卫生,及时治疗婴儿口腔炎症。

4.及时处理乳头破损

乳晕破损或皲裂时暂停哺乳,用吸乳器吸出乳汁哺乳婴儿;局部用温水清洁后涂以抗菌药软膏,待愈合后再行哺乳;症状严重时及时诊治。

五、护理效果评估

(1)患者的乳汁淤积情况有无改善,是否学会正确排出淤积乳汁的方法,是否坚持每天挤出已经淤积的乳汁,回乳措施是否产生效果,乳房胀痛有无逐渐减轻。

(2)患者乳房皮肤的红肿情况有无好转,乳房皮肤有无溃烂,乳房肿块有无消失或增大。

(3)患者应用抗生素后体温有无恢复正常,炎症有无消退,炎症有无进一步发展为脓肿。

(4)患者脓肿有无及时切开引流,伤口愈合情况是否良好。

(5)患者是否了解哺乳卫生和预防乳腺炎的知识,焦虑情绪是否改善。

(胡玉美)

第六节　乳腺纤维腺瘤

乳腺纤维腺瘤是由纤维组织和上皮组织异常增生所致的良性肿瘤,是青年女性中最常见的乳腺良性肿瘤,约占乳腺良性肿瘤的3/4,多发生在卵巢处于功能活跃时期的20～35岁青年女性,绝经后女性少见。

一、病因及病理

乳腺纤维腺瘤的发生与机体雌激素水平过高及局部乳腺组织对内分泌激素(雌激素)反应过于敏感有关,故常伴有乳腺小叶的其他增生性变化。大体观察:肿瘤多呈圆形或椭圆形,有完整包膜。直径1～3 cm,也可大于10 cm。表面光滑、结节状、中等硬度、质韧、与周围乳腺组织分界清楚。切面质地均匀,灰白或淡粉色,稍外突。当其上皮成分丰富时,切面呈淡粉红色,质地偏软;镜下观察,根据肿瘤中纤维组织和腺管结构之间的关系,一般将乳腺纤维腺瘤病理类型分为以下5型。

(1)向管型(管内型):主要为腺管上皮下结缔组织增生形成的肿瘤,上皮下平滑肌组织也参与肿瘤的形成,但无弹性纤维成分。

(2)围管型(管周型):病变主要为腺管周围弹力纤维层外的管周结缔组织增生,弹力纤维参与肿瘤形成,但无平滑肌成分。

(3)混合型:同时存在向管型及围管型两种病变者。

(4)囊性增生型:腺管上皮和上皮下或弹力层外结缔组织增生而形成。

（5）分叶型：基本结构似向管型纤维腺瘤，上皮下纤维组织从多点突入高度扩张的管腔，但不完全充满，因此无论用肉眼观察及镜下检查均呈明显分叶状。

二、临床表现

患者常无意中发现乳房肿块，无疼痛、压痛及乳头异常分泌物。肿块好发于乳腺外上象限。常为单发，亦有多发者。肿块多成圆形、卵圆形或扁形，表面光滑，质地坚韧，边界清楚，与表皮或胸肌无粘连，活动度大，触之有滑动感。腋下淋巴结无肿大。肿瘤增长速度很慢，数年或数十余年无变化。如果静止多年后肿瘤突然迅速增大，出现疼痛及腋窝淋巴结肿大，要高度怀疑恶变。根据肿瘤临床表现又可分为以下几种。

（一）普通型纤维腺瘤

此型最多见，瘤体小，生长缓慢，一般在 3 cm 以下。可发生于乳腺各个部位，以外上象限为主。大多为单发，也可多发。

（二）巨纤维腺瘤

此型多见于青春期和 40 岁以上女性。特点是生长迅速，短时间可占据整个乳房。肿块直径一般超过 5 cm，最大可达 20 cm，边界清，表面光滑，活动度良好，与表皮无粘连。乳房皮肤紧张，发红。

（三）青春型纤维腺瘤

此型临床上较少见。发病于月经初潮前，在初潮后数月及 1～2 年瘤体迅速增大，病程约 1 年瘤体即可占满全乳房，肿块最大径为 1～13 cm。

由于瘤体快速膨胀生长，使乳房皮肤高度紧张，致使乳房表浅静脉曲张，此体征易被误诊为恶性肿瘤。

三、诊断

本病有典型的临床表现，并结合辅助检查即可作出诊断。辅助检查如下。

（一）乳腺彩超

瘤体多为圆形或卵圆形暗区，边界清晰，形态规则，包膜回声完整，呈均匀的中低回升。彩色多普勒表现为以周边性为主的血流信号，体积较大者，血流信号较丰富。频谱多普勒表现为 RI≤0.7 作为纤维腺瘤的诊断标准。

（二）乳腺钼靶 X 线摄影

X 线下肿块表现为等密度，边缘光滑，边界清楚的肿块，有时伴有良性钙化灶，但比较少见。

（三）针吸细胞学检测

针感介于韧与脆之间，针吸细胞量较多。涂片常见 3 种成分：导管上皮细胞片段、裸核细胞和间质细胞片段，诊断符合率达 90% 以上。

四、鉴别诊断

（一）乳腺囊性增生病

乳腺囊性增生病好发于 30～50 岁。表现为单侧或双侧乳腺腺体增厚，肿块以双侧多发者较为常见，可呈结节状、片块状或颗粒状。肿块常有明显压痛，双侧或单侧乳房疼痛，且与月经有明显关系。经前整个乳房常有胀感，经后可缓解。必要时可行有关辅助检查予以鉴别，如钼靶X线摄片等。病理检查可确诊。

(二)乳腺癌

乳癌肿块可呈圆形、卵圆形或不规则形,质地较硬,表面欠光滑,活动度差,易与皮肤及周围组织发生粘连,肿块生长迅速,同侧腋窝淋巴结常有肿大。乳癌肿块介于 0.5～1.0 cm 时,临床酷似纤维腺瘤。如发现肿瘤与表皮或深部组织有部分粘连者,应首先考虑乳腺癌。必要时行针吸细胞学检查及病理检查可提供组织学证据进行鉴别。

(三)乳腺囊肿

乳腺囊肿多见于绝经前后的中老年女性。乳腺囊肿的肿块较纤维腺瘤有囊性感,活动度不似纤维腺瘤那样大。此外,可行肿块穿刺予以鉴别,腺瘤为实性肿块,无液体,而囊肿则可抽出乳汁样或浆液性的液体。

五、治疗

(一)药物治疗

药物治疗纤维腺瘤效果不好。因此临床主张:"一旦确诊,均应手术"的治疗原则。未婚女性一旦发现此病,应在婚前,至少妊娠前切除肿瘤。孕后发现肿瘤,可在妊娠 3～4 月时切除肿瘤。乳腺纤维腺瘤虽属良性肿瘤,但少数也有恶变可能,因此术后均应将切除的组织标本送病理检查,以明确肿块性质。

(二)开放手术

开放手术多采用以乳头为中心的放射状切口,不致损伤乳管;切口应尽量小而美观,使愈合后的瘢痕能缩小到最小程度。当肿瘤位于乳晕旁时,可在乳晕边缘做一弧形切口。当肿瘤位置较深、较大或多发时,可在乳腺下方作弧形切口,经乳腺后间隙切除肿瘤。由于该病有时包膜不完整,应做包括肿瘤及其周围至少 0.5 cm 正常组织在内的局部切除术。

(三)超声引导下 Mammotome 微创旋切术

超声引导下 Mammotome 微创旋切术适用于小于 2.5 cm 的乳腺良性肿物,以及病理性质不明、需要进行切除活检的乳房肿物。对可疑乳腺癌患者可进行活检,但应避免行肿块旋切手术。有出血倾向、血管瘤及糖尿病患者为手术的禁忌证。对于肿块较大且血流丰富以及肿块位于乳晕且直径＞2.5 cm 者,仍然选择外科手术传统切除。与传统手术相比,超声引导下的 Mammotome 微创旋切技术的优点如下:精确定位,准确切除病灶。传统手术方式为凭手感盲切,Mammotome 微创旋切术在高频 B 超精确定位下完整切除病灶,其过程为实时监控,因此其精确度较高。切口微小,美容效果好。传统开放手术,切口较多、术后瘢痕明显。Mammotome 微创旋切术手术切口只有 3～5 mm,无需缝合、不留瘢痕。而且同一侧乳房多个病灶,可以通过一个切口切除,避免了切开皮肤、皮下组织和正常腺体。组织损伤小,恢复快。

六、临床护理

(一)术前护理

常规术前准备,如疑有恶变的可能时,按乳癌手术范围备皮,同时与病理科联系术中做冰冻切片,以便根据病理性质决定手术方式。

(二)术后护理

良性病变在局麻下将肿块切除,创伤较小,不影响术后患者的饮食和活动。术后 3 天换药,观察切口,如正常术后 7～8 天可拆线。如有恶变,按乳癌术后护理。

（三）康复护理

乳房纤维瘤术后患者能很快康复出院,进行正常的工作和生活。因乳房肿瘤早期无任何不适,易被忽视。故患者出院时要向其宣传卫生知识,教会患者经常进行乳房的自我检查。其方法是四指并拢,用手指的掌面上下、左右轻轻按摩,以左手检查右侧乳房,以右手检查左侧乳房,发现异常及时去医院诊治。

（韩　瑜）

第七节　胃　癌

一、概念

胃癌是消化道最常见的恶性肿瘤,占我国消化道肿瘤的第一位。发病年龄以 40～60 岁为多见,但 40 岁以下仍占 15％～20％。男多于女,男女比例约为 3∶1。早期胃癌因症状不明显,易被忽视,若有胃不适症状出现而经诊断为胃癌者,往往多为进展期胃癌。胃癌多见于胃窦,其次为胃体小弯、贲门。胃癌分为早期胃癌和进展期胃癌:①早期胃癌,指所有局限于黏膜或黏膜下层的胃癌,胃镜检查直径在 6～10 mm 的癌灶为小胃癌,直径小于等于 5 mm 的癌灶为微小胃癌;②进展期胃癌在临床上又分为块状型、溃疡型和弥漫型癌三种。从组织学上看,胃癌分为腺癌、腺鳞癌、鳞状细胞癌、未分化癌和未分化类癌。其转移途径有直接蔓延、淋巴转移、血行转移及腹腔种植转移。

胃癌的发生原因目前尚未明确,但与以下因素有关。

（一）饮食形态

（1）从全球来看,胃癌的发病率差距大,中国、日本等发病率高,而美国、马来西亚发病率低,有人学习这些发病率低的国家的饮食形态后,胃癌发生率显著下降。

（2）食物或添加物内含有致癌物质。

（3）烹煮过程不当,如烟熏及腌制鱼肉,烤过的食物等。

（二）遗传因素

（1）胃癌常见于近亲中。双胞胎中,若有一人患胃癌,则另一人患病的概率也较高。

（2）调查发现,A 型血人的胃癌发病率较其他血型高 20％。

（三）其他

环境、土壤等;体质、种族、职业;恶性贫血、胃溃疡、萎缩性胃炎、胃酸缺乏症等患者的胃癌发病率比一般人高。近年发现胃幽门螺杆菌是胃癌发生的重要因素之一。某些疾病,如胃息肉、萎缩性胃炎、恶性贫血等胃癌发病率高。

二、临床表现

（1）胃癌早期临床症状多不明显,也不典型,表现为模糊的上腹不适、隐痛,食欲减退、嗳气、反酸、轻度贫血等。

（2）随着病情发展，上述症状加重，出现体重减轻症状。胃窦部癌可致幽门部分性或完全性梗阻，出现幽门梗阻症状。

（3）癌肿破溃或侵袭血管可导致出血，通常为隐血和黑便，也可突发上消化道大出血。

（4）胃癌也可能发生急性穿孔，尤其是溃疡型胃癌发生穿孔者较多见。

（5）晚期患者消瘦，贫血更明显或呈恶病质，查体可有上腹部肿块、肝大、腹水、锁骨上淋巴结肿大。直肠指检在直肠前壁可摸到肿块。

三、辅助检查

（一）胃液分析

患者胃酸减低或缺乏。

（二）血常规检查

血常规显示血红蛋白、红细胞计数均下降，部分患者可有缺铁性贫血。

（三）粪便隐血试验

粪便隐血试验为阳性。

（四）X线钡餐检查

X线钡餐检查以观察胃的形态和黏膜变化、胃蠕动功能和排空时间，可发现不规则充盈缺损或腔内壁龛影，气钡双重造影更有助于发现早期胃癌，早期确诊率可达90％。

（五）纤维胃镜检查

胃镜检查对胃癌诊断有重要价值，可直接观察病变部位，并可做活检确定诊断，是一种安全、有效、痛苦少的检查方法。

（六）细胞学检查

可采用一般冲洗法或采用纤维胃镜直接冲洗法，通过收集冲洗液查找癌细胞。

四、护理措施

到目前为止，胃癌治疗仍采取以手术治疗为主的综合治疗。早期胃癌的有效治疗方法是胃癌根治术，根治手术的原则是按癌肿位置整块地切除胃的全部或大部，以及大、小网膜和区域淋巴结，并重建消化道。如癌肿已有远处转移，无根治之可能，而原发肿瘤可切除者，可行包括原发肿瘤在内的胃部分切除术，又称姑息性切除。对于癌肿不能切除而又有幽门梗阻者，可行胃空肠吻合术，以解除梗阻。化学疗法是胃癌治疗的重要手段之一，根据不同的患者选择不同的治疗方案。护理措施如下。

（1）热情接待患者，耐心解答患者的问题，讲解有关疾病知识，消除患者不良心理，增强患者对手术的信心，使患者及家属能积极配合治疗。

（2）给予高蛋白、高热量、富含维生素、易消化饮食，注意少量多餐。术前一天进流质饮食。

（3）营养状况较差的患者，术前应予以纠正，必要时静脉补充血浆或全血，以提高患者手术耐受力。

（4）术前12小时禁食，4小时禁饮，术晨安置胃管，必要时放置尿管。

（5）术后护理：对于全胃切除者，除行胃大部切除术后护理措施外，还应注意肺部并发症的预防及营养支持。如经胸全胃切除者，要注意胸腔闭式引流的护理。

（6）观察术后化疗期间出现的不良反应，如恶心、呕吐等消化道症状，也可出现脱发、口腔溃疡等,应给予对症处理;同时注意患者血常规变化,若白细胞总数低于 $3×10^9/L$,血小板计数低于 $100×10^9/L$,此时应酌情停药,给予相应的处理;有时可出现腹泻、便血,如患者出现持续腹泻等应引起高度重视,及时处理。

（韩　瑜）

第八节　胆囊结石

一、概述

胆囊结石是指原发于胆囊的结石,是胆石症中最多的一种疾病。近年来随着卫生条件的改善及饮食结构的变化,胆囊结石的发病率呈升高趋势,已高于胆管结石。胆囊结石以女性多见,男女之比为 1:3~1:4;其以胆固醇结石或以胆固醇为主要成分的混合性结石为主。少数结石可经胆囊管排入胆总管,大多数存留于胆囊内,且结石越聚越大,可呈多颗小米粒状,在胆囊内可存在数百粒小结石,也可呈单个巨大结石;有些终身无症状而在尸检中发现（静止性胆囊结石）,大多数反复发作腹痛症状,一般小结石容易嵌入胆囊管发生阻塞引起胆绞痛症状,发生急性胆囊炎。

二、诊断

(一)症状

1.胆绞痛

胆绞痛是胆囊结石并发急性胆囊炎时的典型表现,多在进油腻食物后胆囊收缩,结合移位并嵌顿于胆囊颈部,胆囊压力升高后强力收缩而发生绞痛。小结石通过胆囊管或胆总管时可发生典型的胆绞痛,疼痛位于右上腹,呈阵发性,可向右肩背部放射,伴恶心、呕吐,呕吐物为胃内容物,吐后症状并不减轻。存留在胆囊内的大结石堵塞胆囊腔时并不引起典型的胆绞痛,故胆绞痛常反映结石在胆管内的移动。急性发作特别是坏疽性胆囊炎时还可出现高热、畏寒等显著的感染症状,严重病例由于炎性渗出或胆囊穿孔可引起局限性腹膜炎,从而出现腹膜刺激症状。胆囊结石一般无黄疸,但 30% 的患者因伴有胆管炎或肿大的胆囊压迫胆管,肝细胞损害时也可有一过性黄疸。

2.胃肠道症状

大多数慢性胆囊炎患者有不同程度的胃肠道功能紊乱,表现为右上腹隐痛不适、厌油、进食后上腹饱胀感,常被误认为"胃病"。有近半数的患者早期无症状,称为静止性胆囊结石,此类患者在长期随访中仍有部分出现腹痛等症状。

(二)体征

1.一般情况

无症状期间患者大多一般情况良好,少数急性胆囊炎患者在发作期可有黄疸,症状重时可有感染中毒症状。

2.腹部情况

如无急性发作,患者腹部常无明显异常体征,部分患者右上腹可有深压痛;急性胆囊炎患者可有右上腹饱满、呼吸运动受限、右上腹触痛及肌紧张等局限性腹膜炎体征,Murphy 征阳性。有1/3～1/2的急性胆囊炎患者,在右上腹可扪及肿大的胆囊或由胆囊与大网膜粘连形成的炎性肿块。

(三)检查

1.化验检查

胆囊结石合并急性胆囊炎有血液白细胞升高,少数患者谷丙转氨酶也升高。

2.B 超检查

B 超检查简单易行,价格低廉,且不受胆囊大小、功能、胆管梗阻或结石含钙多少的影响,诊断正确率可达 96％以上,是首选的检查手段。典型声像特征是胆囊腔内有强回声光团并伴声影,改变体位时光团可移动。

3.胆囊造影

能显示胆囊的大小及形态并了解胆囊收缩功能,但易受胃肠道功能、肝功能及胆囊管梗阻的影响,应用很少。

4.X 线检查

腹部 X 线平片对胆囊结石的显示率为 10％～15％。

5.十二指肠引流

通过十二指肠引流有无胆汁可确定是否有胆囊管梗阻,胆汁中出现胆固醇结晶提示结石存在,但此项检查目前已很少用。

6.CT、MRI、ERCP、PTC 检查

在 B 超不能确诊或者怀疑有肝内胆管、肝外胆管结石或胆囊结石术后多年复发又疑有胆管结石者,可酌情选用其中某一项或几项诊断方法。

(四)诊断要点

1.症状

20％～40％的胆囊结石可终生无症状,称"静止性胆囊结石"。有症状的胆囊结石的主要临床表现:进食后,特别是进油腻食物后,出现上腹部或右上腹部隐痛不适、饱胀,伴嗳气、呃逆等。

2.胆绞痛

胆囊结石的典型表现,疼痛位于上腹部或右上腹部,呈阵发性,可向肩胛部和背部放射,多伴恶心、呕吐。

3.Mirizzi 综合征

持续嵌顿和压迫胆囊壶腹部和颈部的较大结石,可引起肝总管狭窄或胆囊管瘘,及反复发作的胆囊炎、胆管炎及梗阻性黄疸,称"Mirizzi 综合征"。

4.Murphy 征

右上腹部局限性压痛、肌紧张,阳性。

5.B 超检查

胆囊暗区有一个或多个强回声光团,并伴声影。

(五)鉴别诊断

1.肾绞痛

胆绞痛需与肾绞痛相鉴别,后者疼痛部位在腰部,疼痛向外生殖器放射,伴有血尿,可有尿路刺激症状。

2.胆囊非结石性疾病

胆囊良、恶性肿瘤、胆囊息肉样病变等,B超、CT等影像学检查可提供鉴别线索。

3.胆总管结石

患者可表现为高热、黄疸、腹痛,超声等影像学检查可以鉴别,但有时胆囊结石可与胆总管结石并存。

4.消化性溃疡性穿孔

患者多有溃疡病史,腹痛发作突然并很快波及全腹,腹壁呈板状强直,腹部X线平片可见膈下游离气体。较小的十二指肠穿孔,或穿孔后很快被网膜包裹,形成一个局限性炎性病灶时,易与急性胆囊炎混淆。

5.内科疾病

一些内科疾病如肾盂肾炎、右侧胸膜炎、肺炎等,亦可发生右上腹疼痛症状,若注意分析不难获得正确的诊断。

三、治疗

(一)一般治疗

饮食宜清淡,防止急性发作,对无症状的胆囊结石应定期B超随诊;伴急性炎症者宜进食,注意维持水、电解质平衡,并静脉应用抗生素。

(二)药物治疗

溶石疗法服用鹅去氧胆酸或熊去氧胆酸对胆固醇结石有一定溶解效果,主要用于胆固醇结石。但此种药物有肝毒性,服药时间长,反应大,价格贵,停药后结石易复发。其适应证:胆囊结石直径在2 cm以下;结石为含钙少的X线能够透过的结石;胆囊管通畅;患者的肝脏功能正常,无明显的慢性腹泻史。目前多主张采取熊去氧胆酸单用或与鹅去氧胆酸合用,不主张单用鹅去氧胆酸。鹅去氧胆酸总量为15 mg/(kg·d),分次口服。熊去氧胆酸为8~10 mg/(kg·d),分餐后或晚餐后2次口服。疗程1~2年。

(三)手术治疗

对于无症状的静止胆囊结石,一般认为无需施行手术切除胆囊。但有下列情况时,应进行手术治疗:①胆囊造影胆囊不显影;②结石直径超过2~3 cm;③并发糖尿病且在糖尿病已控制时;④老年人或有心肺功能障碍者。

腹腔镜胆囊切除术适于无上腹创伤及手术史者,无急性胆管炎、胰腺炎和腹膜炎及腹腔脓肿的患者。对并发胆总管结石的患者应同时行胆总管探查术。

1.术前准备

择期胆囊切除术后引起死亡的最常见原因是心血管疾病。这强调了详细询问病史发现心绞痛和仔细进行心电图检查注意有无心肌缺血或以往心肌梗死证据的重要性。此外还应寻找脑血管疾病特别是一过性缺血发作的症状。若病史阳性或有问题时应做非侵入性颈动脉血流检查。此时对择期胆囊切除术应当延期,按照指征在冠状动脉架桥或颈动脉重新恢复血管流通后施行。

除心血管病外,引起择期胆囊切除术后第2位的死亡原因是肝胆疾病,主要是肝硬化。除术中出血外,还可发生肝功能衰竭和败血症。自从在特别挑选的患者中应用预防性措施以来,择期胆囊切除术后感染中毒性并发症的发生率已有显著下降。慢性胆囊炎患者胆汁内的细菌滋生率占10%～15%;而在急性胆囊炎消退期患者中则高达50%。细菌菌种为肠道菌如大肠埃希菌、产气克雷伯菌和粪链球菌,其次也可见到产气荚膜杆菌、类杆菌和变形杆菌等。胆管内细菌的发生率随年龄而增长,故主张年龄在60岁以上、曾有过急性胆囊炎发作刚恢复的患者,术前应预防性使用抗生素。

2.手术治疗

对有症状胆石症已成定论的治疗是腹腔镜胆囊切除术。虽然此技术的常规应用时间尚短,但是其结果十分突出,以致仅在不能施行腹腔镜手术或手术不安全时,才选用开腹胆囊切除术,包括无法安全地进入腹腔完成气腹,或者由于腹内粘连,或者解剖异常不能安全地暴露胆囊等。外科医师在遇到胆囊和胆管解剖不清及遇到止血或胆汁渗漏而不能满意地控制时,应当及时中转开腹。目前,中转开腹率在5%以下。

(四)其他治疗

体外震波碎石适用于胆囊内胆固醇结石,直径不超过3 cm,且胆囊具收缩功能。治疗后部分患者可发生急性胆囊炎或结石碎片进入胆总管而引起胆绞痛和急性胆管炎,此外碎石后仍不能防止结石的复发。因并发症多,疗效差,现已基本不用。

四、护理

(一)术前护理

1.饮食

指导患者选用低脂肪、高蛋白质、高糖饮食。因为脂肪饮食可促进胆囊收缩排出胆汁,加剧疼痛。

2.术前用药

严重的胆石症发作性疼痛可使用镇痛剂和解痉剂,但应避免使用吗啡,因吗啡有收缩胆总管的作用,可加重病情。

3.病情观察

应注意观察胆石症急性发作患者的体温、脉搏、呼吸、血压、尿量及腹痛情况,及时发现有无感染性休克征兆。注意患者皮肤有无黄染及粪便颜色变化,以确定有无胆管梗阻。

(二)术后护理

1.症状观察及护理

定时监测患者生命体征的变化,注意有无血压下降、体温升高及尿量减少等全身中毒症状,及时补充液体,保持出入量平衡。

2."T"形管护理

胆总管切开放置"T"形管的目的是为了引流胆汁,使胆管减压:①"T"形管应妥善固定,防止扭曲、脱落;②保持"T"形管无菌,每天更换引流袋,下地活动时引流袋应低于胆囊水平,避免胆汁回流;③观察并记录每天胆汁引流量、颜色及性质,防止胆汁淤积引起感染;④拔管:如果"T"形管引流通畅,胆汁色淡黄、清澄、无沉渣且无腹痛无发热等症状,术后10～14天可夹闭管道。开始每天夹闭2～3小时,无不适可逐渐延长时间,直至全日夹管。在此过程中要观察患者有无体温增高、腹痛、恶心、呕吐及黄疸等。经"T"形管造影显示胆管通畅后,再引流 2～3 天,及时排出造影剂。经观察无特殊反应,可拔除"T"形管。

(三)健康指导

(1)给予少油腻、高维生素、低脂饮食。烹调方式以蒸煮为宜,少吃油炸类的食物。

(2)适当体育锻炼,提高机体抵抗力。

(韩 瑜)

第九节 肝 脓 肿

一、细菌性肝脓肿患者的护理

当全身性细菌感染,特别是腹腔内感染时,细菌侵入肝脏,如果患者抵抗力弱,可发生细菌性肝脓肿。细菌可以从下列途径进入肝脏。①胆道:细菌沿着胆管上行,是引起细菌性肝脓肿的主要原因。包括胆石、胆囊炎、胆道蛔虫、其他原因所致胆管狭窄与阻塞等。②肝动脉:体内任何部位的化脓性病变,细菌可经肝动脉进入肝脏。如败血症、化脓性骨髓炎、痈、疖等。③门静脉:已较少见,如坏疽性阑尾炎、细菌性痢疾等,细菌可经门静脉入肝。④肝开放性损伤:细菌可直接经伤口进入肝,引起感染而形成脓肿。细菌性肝脓肿的致病菌多为大肠埃希菌、金葡菌、厌氧链球菌等。肝脓肿可以是单个脓肿,也可以是多个小脓肿,数个小脓肿可以融合成为一个大脓肿。

(一)护理评估

1.健康史

注意询问有无胆道感染和胆道疾病、全身其他部位的化脓性感染特别是肠道的化脓性感染、肝脏外伤病史。是否有肝脓肿病史,是否进行过系统治疗。

2.身体状况

通常继发于某种感染性先驱疾病,起病急,主要症状为骤起寒战、高热、肝区疼痛和肝大。体温可高达 39～40 ℃,多表现为弛张热,伴有大汗、恶心、呕吐、食欲缺乏。肝区疼痛多为持续性钝痛或胀痛,有时可伴有右肩牵涉痛,右下胸及肝区叩击痛,增大的肝有压痛。肝前下缘比较表浅的脓肿,可有右上腹肌紧张和局部明显触痛。巨大的肝脓肿可使右季肋区呈饱满状态,甚至可见局限性隆起,局部皮肤可出现凹陷性水肿。严重时或并发胆道梗阻者,可出现黄疸。

3.心理、社会状况

细菌性肝脓肿起病急剧,症状重,如果治疗不彻底容易反复发作转为慢性,并且细菌性肝脓肿极易引起严重的全身性感染,导致感染性休克,患者产生焦虑。

4.辅助检查

(1)血液检查:化验检查白细胞计数及中性粒细胞增多,有时出现贫血。肝功能检查可出现不同程度的损害和低蛋白血症。

(2)X 线胸腹部检查:右叶脓肿可见右膈肌升高,运动受限;肝影增大或局限性隆起;有时伴有反应性胸膜炎或胸腔积液。

(3)B 超:在肝内可显示液平段,可明确其部位和大小,阳性诊断率在 96% 以上,为首选的检查方法。必要时可进行 CT 检查。

(4)诊断性穿刺:抽出脓液即可证实本病。

(5)细菌培养:脓液细菌培养有助于明确致病菌,选择敏感的抗生素,并与阿米巴性肝脓肿相鉴别。

5.治疗要点

(1)全身支持疗法:给予充分营养,纠正水、电解质及酸碱平衡失调,必要时少量多次输血和血浆以纠正低蛋白血症,增强机体抵抗力。

(2)抗生素治疗:应使用大剂量抗生素。由于肝脓肿的致病菌以大肠埃希菌、金葡菌和厌氧性细菌最为常见,在未确定病原菌之前,可首选对此类细菌有效的抗生素,然后根据细菌培养和抗生素敏感试验结果选用有效的抗生素。

(3)经皮肝穿刺脓肿置管引流术:适用于单个较大的脓肿。在 B 超引导下进行穿刺。

(4)手术治疗:对于较大的单个脓肿,估计有穿破可能,或已经穿破胸腹腔;胆源性肝脓肿;位于肝左外叶脓肿,穿刺易污染腹腔;慢性肝脓肿,应施行经腹切开引流。病程长的慢性局限性厚壁脓肿,也可行肝叶切除或部分肝切除术。多发性小脓肿不宜行手术治疗,但对其中较大的脓肿,也可行切开引流。

(二)护理诊断及合作性问题

1.营养失调

低于机体需要量,与高代谢消耗或慢性消耗病程有关。

2.体温过高

其与感染有关。

3.急性疼痛

其与感染及脓肿内压力过高有关。

4.潜在并发症

急性腹膜炎、上消化道出血、感染性休克。

(三)护理目标

患者能维持适当营养,维持体温正常,疼痛减轻;无急性腹膜炎休克等并发症发生。

(四)护理措施

1.术前护理

(1)病情观察,配合抢救中毒性休克。

(2)高热护理:保持病室空气新鲜、通风、温湿度合适,物理降温。衣着适量,及时更换汗湿衣。

(3)维持适当营养:对于非手术治疗和术前的患者,给予高蛋白、高热量饮食,纠正水、电解质平衡失调和低蛋白血症。

(4)遵医嘱正确应用抗生素。

2.术后护理

(1)经皮肝穿刺脓肿置管引流术术后护理:术前做术区皮肤准备,协助医师进行穿刺部位的准确定位。术后向医师询问术中情况及术后有无特殊观察和护理要求。患者返回病房后,观察引流管固定是否牢固,引流液性状,引流管道是否密闭。术后第 2 天或数天开始进行脓腔冲洗,冲洗液选用等渗盐水(或遵医嘱加用抗生素)。冲洗时速度缓慢,压力不宜过高,估算注入液与引出液的量。每次冲洗结束后,可遵医嘱向脓腔内注入抗生素。待到引流出或冲洗出的液体变清澈,B超检查脓腔直径小于2 cm即可拔管。

(2)切开引流术术后护理:切开引流术术后护理遵循腹部手术术后护理的一般要求。除此之外,每天用生理盐水冲洗脓腔,记录引流液量,少于10 mL或脓腔容积小于15 mL,即考虑拔除引流管,改凡士林纱布引流,致脓腔闭合。

3.健康指导

为了预防肝脓肿疾病的发生,应教育人们积极预防和治疗胆道疾病,及时处理身体其他部位的化脓性感染。告知患者应用抗生素和放置引流管的目的和注意事项,取得患者的信任和配合。术后患者应加强营养和提高抵抗力,定期复查。

(五)护理评价

患者是否能维持适当营养,体温是否正常;疼痛是否减轻,有无急性腹膜炎、上消化道出血、感染性休克等并发症发生。

二、阿米巴性肝脓肿患者的护理

阿米巴性肝脓肿是阿米巴肠病的并发症,阿米巴原虫从结肠溃疡处经门静脉血液或淋巴管侵入肝内并发脓肿。常见于肝右叶顶部,多数为单发性。原虫产生溶组织酶,导致肝细胞坏死、液化组织和血液、渗液组成脓肿。

(一)护理评估

1.健康史

注意询问有无阿米巴痢疾病史。

2.身体状况

阿米巴性肝脓肿有着跟细菌性肝脓肿相似的表现,两者的区别详见表9-3。

表9-3　细菌性肝脓肿与阿米巴性肝脓肿的鉴别

鉴别要点	细菌性肝脓肿	阿米巴性肝脓肿
病史	继发于胆道感染或其他化脓性疾病	继发于阿米巴痢疾后
症状	病情急骤严重,全身中毒症状明显,有寒战、高热	起病较缓慢,病程较长,可有高热,或不规则发热、盗汗
血液化验	白细胞计数及中性粒细胞可明显增加。血液细菌培养可阳性	白细胞计数可增加,如无继发细菌感染液细菌培养阴性。血清学阿米巴抗体检查阳性
粪便检查	无特殊表现	部分患者可找到阿米巴滋养体或结肠溃面(乙状结肠镜检)黏液或刮取涂片可找阿米巴滋养体或包囊
脓液	多为黄白色脓液,涂片和培养可发现细菌	大多为棕褐色脓液,无臭味,镜检有时可到阿米巴滋养体。若无混合感染,涂片和培养无细菌
诊断性治疗	抗阿米巴药物治疗无效	抗阿米巴药物治疗有好转
脓肿	较小,常为多发性	较大,多为单发,多见于肝右叶

3.心理、社会状况

由于病程长,忍受较重的痛苦,担忧预后或经济拮据等原因,患者常有焦虑、悲伤或恐惧心理。

4.辅助检查

基本同细菌性肝脓肿。

5.治疗要点

阿米巴性肝脓肿以非手术治疗为主。应用抗阿米巴药物,加强支持疗法纠正低蛋白、贫血等,无效者穿刺置管闭式引流或手术切开引流,多可获得良好的疗效。

(二)护理诊断及合作性问题

1.营养失调

低于机体需要量与高代谢消耗或慢性消耗病程有关。

2.急性疼痛

急性疼痛与脓肿内压力过高有关。

3.潜在并发症

合并细菌感染。

(三)护理措施

1.非手术疗法和术前护理

(1)加强支持疗法:给予高蛋白、高热量和高维生素饮食必要时少量多次输新鲜血、补充丙种球蛋白,增强抵抗力。

(2)正确使用抗阿米巴药物,注意观察药物的不良反应。

2.术后护理

除继续做好非手术疗法护理外,重点做好引流的护理。宜用无菌水封瓶闭式引流,每天更换消毒瓶,接口处保持无菌,防止继发细菌感染。如继发细菌感染需使用抗生素。

（韩　瑜）

第十章

泌尿外科护理

第一节 泌尿系统结石

一、肾结石

结石病是现代社会最常见的疾病之一,并在古代已有所描述。男性肾结石的发病率是女性的 3 倍。肾结石发病高峰年龄为 20～30 岁,手术虽可以去除结石,但结石形成的趋势往往是终生的。

(一)病因

肾结石形成原因非常复杂,人们对尿石症发病机制的认识仍未完全明了,可能包括的危险因素有外界环境、职业因素和泌尿系统因素等。

1.外界环境

外界环境包括自然环境和社会环境、气候和地理位置等,而社会环境包括社会经济水平和饮食文化等。相关研究表明结石病的季节性变化很可能与温度有关,通过出汗导致体液丧失,进而促进结石形成。

2.个体因素

种族遗传因素、饮食习惯、职业因素、代谢性疾病等。其中职业环境中暴露于热源和脱水同样是结石病的危险因素。水分摄入不足可导致尿液浓缩,结石形成的概率增加。大量饮水导致尿量增多,可显著降低易患结石患者的结石发病率。

3.泌尿系统因素

包括肾损伤、感染、泌尿系统梗阻、异物等。梗阻可以导致感染和结石形成,而结石本身也是尿中异物,会加重梗阻与感染程度,所以两者会相互促进疾病发展程度。

上述因素最终都导致人类尿液中各种成分过饱和、滞留因素和促进因素的增加等机制,进而导致肾结石形成。

(二)分类

泌尿系统结石最常见的成分是钙,以草酸钙为主,多在肾脏和膀胱处形成。肾结石按照结石晶体的成分,主要分为 4 类,即钙结石、感染性结石、尿酸结石和胱氨酸结石(表 10-1)。

表 10-1　肾结石的组成与成分

结石成分	比例	外观和性质
含钙结石	80%	
草酸钙	60%	一水草酸钙呈褐色,铸型或桑葚状,质地坚硬;二水草酸钙呈白色,表面结晶,质地松脆
磷酸钙、磷酸氢钙	20%	浅灰色,坚硬,可有同心层
感染性结石	10%	
碳酸磷灰石		深灰色或灰白色,鹿角形,松散易碎
磷酸镁铵		
磷酸氢镁		
尿酸结石	10%	
尿酸、尿酸盐结石		黄色或砖红色,圆形光滑,结构致密,稍硬
胱氨酸结石、黄嘌呤	1%	土黄色、蜡样外观,表面光滑,可呈鹿角形
其他结石		
药物结石	1%	

(三)临床表现

1.症状

(1)疼痛:肾结石最常见的症状是肾绞痛,经常突然起病,这通常是结石阻塞输尿管引起的。最常见的是从腰部开始,可辐射到腹股沟。肾盂内大结石和肾盏结石可无明显临床症状,患者活动后会出现上腹或腰部钝痛。40%～50%的肾结石患者有腰痛的症状,发生的原因是结石造成肾盂梗阻。通常可表现为腰部酸胀、钝痛。

(2)血尿:绝大多数尿路结石患者存在血尿,通常为镜下血尿,少数也可见肉眼血尿。常常在腰痛后发生。有时患者活动后出现镜下血尿是上尿路结石的唯一临床表现,但当结石完全阻塞尿路时也可以没有血尿。血尿产生的原因是结石移动或结石对集合系统的损伤。血尿的多少取决于结石对尿路黏膜损伤程度大小。

(3)发热:由于结石、梗阻和感染可互相促进,所以肾结石造成梗阻可继发或加重感染,出现腰痛伴高热、寒战。出现脓尿的患者很少见,若出现需要行尿培养,检测是否存在尿路感染。结石继发急性肾盂肾炎或肾积脓时可有畏寒、发热、寒战等全身症状出现。

(4)无尿和急性肾功能不全:双侧肾结石、功能性或解剖孤立肾结石阻塞导致尿路急性梗阻,可以出现无尿和急性肾后性肾功能不全的症状。

2.体征

肾结石典型体征是患侧肾区叩击痛。患者脊肋角和腹部压痛也可不明显,一般不伴有腹部肌紧张。肾结石慢性梗阻时引起巨大肾积水,这时可出现腹部包块。

(四)辅助检查

1.实验室检查

(1)血常规:肾绞痛时可伴血 WBC 短时轻度增高。结石合并感染或发热时,血中 WBC 可明显增高。结石导致肾功能不全时,可有贫血表现。

(2)尿液检查:常能见到肉眼或镜下血尿;脓尿很少见,伴感染时有脓尿、感染性尿路结石患者应行尿液细菌培养；尿液分析也可测定尿液 pH、钙、磷、尿酸、草酸等。

2.影像学检查

(1)超声：肾钙化和尿路结石都可通过超声诊断，可显示结石梗阻引起的肾积水及肾实质萎缩等。可发现尿路平片不能显示的小结石和 X 线透光结石，当肾脏显示良好时，超声还可检测到 5 mm 的小结石。超声作为无创检查应作为首选影像学检查，适合于所有患者包括肾功能不全患者、孕妇、儿童以及对造影剂过敏者。

(2)X 线检查：由于大约 90％尿路结石不透 X 线，腹部 X 线片对于怀疑尿路结石的患者，是一种非常有用的检查。

(3)尿路系统平片：KUB 是《CUA 尿路结石诊疗指南》推荐的常规检查方法，KUB 平片上结合可显示出致密影。KUB 平片可初步判断肾结石是否存在，以及肾结石的位置、数目、形态和大小，并且可以初步地提示结石的化学性质。

(4)CT：螺旋 CT 平扫对肾结石的诊断准确、迅速。有助于鉴别不透光的结石、肿瘤、凝血块等以及了解有无肾畸形。

(5)内镜检查：包括经皮肾镜、软镜、输尿管和膀胱镜检查。通常在尿路平片未显示结石时，静脉尿路造影有充盈缺损不能确诊时，借助于内镜可以明确诊断和进行治疗。

(6)肾盂造影像：可以确定透 X 线结石的存在，可以确诊引起患者形成结石的解剖部位。

(四)诊断要点

任何评估之前都应先明确是否有与结石复发有关的代谢性疾病。至少应进行筛选性评估，包括远端肾小管性酸中毒、原发性甲状旁腺功能亢进症、痛风体质等疾病。只有明确了相关疾病才可以从根本上纠正治疗。

尿路结石与腹膜后和腹腔内病理状态引起的症状相似，所以应与急腹症进行全面的鉴别诊断，其中包括急性阑尾炎异位或未被认识的妊娠，卵巢囊肿蒂扭转等，体检时应注意检查有无腹膜刺激征。

(五)治疗原则

肾结石治疗的总体原则：解除疼痛和梗阻、保护肾功能、有效祛石、治疗病因、预防复发。由于约 80％的尿路结石可自发排出，因此可能没必要进行干预，有时多饮水就能自行排出结石。其他结石的性质、形态、大小部位不同，患者个体差异等因素，治疗方法的选择和疗效也大不相同。因此，对尿石症的治疗应该实施患者个体化治疗，通常需要各种方法综合治疗，来保证治疗效果。

1.病因治疗

少数患者能找到结石成因如甲状腺旁腺功能亢进(主要是甲状旁腺瘤)，只有积极治疗原发病防止尿路结石复发；尿路梗阻的患者，需要解除梗阻，这样可以避免结石复发，因此此类患者积极治疗病因即可。

2.非手术治疗

(1)药物治疗：结石小于 0.6 cm 且表面光滑、结石以下尿路无梗阻时可采用药物排石治疗。多选择口服 α 受体拮抗剂(如坦索罗辛)或钙通道阻滞剂。尿酸结石选用枸橼酸氢钾钠，碳酸氢钠碱化尿液。口服别嘌醇及饮食调节等方法治疗也可取得良好的效果。

(2)增加液体摄入量：机械性多尿可以预防有症状结石的形成和滞留，每天饮水 2 000～3 000 mL，尽量保持昼夜均匀。限制蛋白、钠摄入，避免草酸饮食摄入和控制肥胖都可防止结石的发病概率。

3.微创碎石

（1）体外冲击波碎石（extracorporeal shock wave lithotripsy，ESWL）：通过 X 线或超声对结石进行定位，利用高能冲击波聚焦后作用于结石，将结石粉碎成细沙，然后通过尿液排出体外。实践证明它是一种创伤小、并发症少、安全有效的非侵入性治疗，大多数上尿路结石可采用此方法治疗。ESWL 碎石术后可能形成"石街"。引起患者的腰痛不适，也可能合并继发感染，患者病程也将相应延长。

（2）经皮肾镜碎石取石术（percutaneous nephrolithotomy，PCNL）：它是通过建立经皮肾操作通道，击碎结石并同时通过工作通道冲出结石及取出肾结石。本手术通常在超声或 X 线定位下操作，在肾镜下取石或碎石。较小的结石通过肾镜用抓石钳取出，较大的结石将结石粉碎后用水冲出。

（3）输尿管肾镜取石术（ureteroscope lithotripsy，URL）：适用于中、下段输尿管结石，泌尿系统平片不显影结石，因结石硬、停留时间长、患者自身因素（肥胖）而使用 ESWL 困难者，也可用于 ESWL 治疗所致的"石街"。下尿路梗阻、输尿管狭窄或严重扭曲等不宜采用此法。

4.开放手术

由于 ESWL 及内镜技术的普遍开展，现在上尿路结石大多数已不再开放手术。

（六）护理评估

1.术前评估

（1）健康史：了解患者基本情况，包括年龄、职业、生活环境、饮食饮水习惯等。

（2）相关因素：了解患者的既往史和家族史；有无可能引起结石的相关疾病如泌尿系统梗阻、感染和异物史，有无甲状旁腺功能亢进、肾小管酸中毒等。了解用药史如止痛药物、钙剂等药物的应用情况。

（3）心理和社会支持状况：结石复发率较高，患者可能产生焦躁心理，故应了解患者及家属对相关知识的掌握程度和多治疗的期望，及时了解患者及家属心理状况。

2.术后评估

（1）术后恢复：结石排出、尿液引流和切口愈合情况，有无尿路感染。

（2）肾功能状态：梗阻解除程度，肾功能恢复情况，残余结石对泌尿系统功能的影响。

（七）护理诊断/问题

（1）疼痛：与疾病、排石过程、损伤及平滑肌痉挛有关。

（2）尿型态异常：与结石或血块引起梗阻及术后留置尿管有关。

（3）潜在并发症：血尿、感染、结石导致阻塞、肾积水。

（4）部分生活自理缺陷：与疾病及术后管道限制有关。

（5）焦虑：与患者担心疾病预后有关。

（6）知识缺乏：缺乏疾病预防及治疗相关知识。

（八）护理目标

（1）患者自述疼痛减轻，舒适感增强。

（2）患者恢复正常的排尿功能。

（3）患者无相关并发症发生，若发生能够得到及时发现和处理。

（4）患者了解相关疾病知识及预防知识。

（5）患者能满足相关活动需求。

（九）护理措施

1.缓解疼痛

（1）观察：密切观察患者疼痛的部位及相关生命体征变化。

（2）休息：发作期患者应卧床休息。

（3）镇痛：指导患者采用分散注意力、安排适当卧位、深呼吸、肌肉放松等非药物性方法缓解疼痛。肾绞痛是泌尿系统结石的常见急症，一般非药物治疗不能够缓解，应用药物前注意与其他急腹症鉴别。肾绞痛的用药以解痉止痛为主，常用的止痛药物包括非甾体类镇痛抗炎药物如双氯芬酸钠、吲哚美辛及阿片类镇痛药如哌替啶、曲马多等，解痉药如 M 型胆碱受体阻断剂、钙通道阻滞剂、黄体酮等。

2.促进排石

鼓励非手术治疗的患者大量饮水，每天保持饮水量在 2 000 mL 以上，在病情允许的情况下，下床运动，适当做些跳跃、改变体位的活动以促进结石排出。手术治疗后患者均可出现血尿，嘱患者多饮水，以免出现血块进而堵塞尿路。

3.管道护理

（1）若患者有肾造瘘管，遵医嘱夹闭数小时开放，应保持通畅并妥善固定，密切观察引流性质及量。

（2）留置尿管应保持管路通畅，观察排石情况。

（3）留置针妥善固定，保持补液的顺利进行。

4.体外冲击波碎石的护理

采用体外冲击波碎石（ESWL）的患者，在碎石准备前告知接受治疗前三天忌食产气性食物，治疗前一天服用缓泻剂，手术当日早晨禁饮食。碎石后应注意观察结石排出效果，协助患者采取相应体位（一般采取侧卧位，肾下盏取头低位），饮水量在 3 000 mL 以上，适当活动促进结石排出。

5.并发症观察、预防和护理

（1）血尿：观察血尿变化情况。遵医嘱应用止血药物。肾实质切开者，应绝对卧床 2 周，减少出血机会。

（2）感染：①加强护理观察：监测患者生命体征，注意观察尿液颜色和性状。②鼓励患者多饮水，也有利于感染的控制。③做好创腔引流管护理：患者留置肾盂造瘘管时应注意观察记录并妥善固定，保持通畅。开放性手术术后除注意相应管路护理外还应注意伤口护理，避免感染。④有感染者：遵医嘱应用抗菌药控制感染。

（十）健康教育

根据结石成分、代谢状态及流行病学因素，坚持长期预防，对减少或延迟结石复发十分重要。

（1）饮食：大量饮水以增加尿量，稀释尿液，减少晶体沉积。成人保持每天尿量在 2 000 mL 以上，尤其是睡前及半夜饮水，效果更好。饮食以清淡易消化饮食为主，可根据结石成分调整饮食种类如含钙结石者宜食用含纤维丰富的食物；含草酸量高，避免大量摄入动物蛋白、精制糖和动物脂肪等；尿酸结石者不宜食用动物内脏、豆制品等。

（2）活动与休息：病情允许的情况下适当活动，注意劳逸结合。

（3）解除局部因素：尽早解除尿路梗阻、感染、异物等因素，可从根本上避免结石形成。

（4）药物成分：根据结石成分，应用药物降低有害成分、碱化或酸化尿液，预防结石复发。鼓励长期卧床者适当进行功能锻炼，防止骨脱钙，减少尿钙含量。

（5）定期复查：术后1个月门诊随访。以后3个月至半年复查排泄性尿路造影。

二、输尿管结石

输尿管结石是泌尿系统结石中的常见疾病，发病年龄多为20～40岁，男性略高于女性。其发病率高，约占上尿路结石的65％。其中90％以上为继发性结石，即结石在肾内形成后降入输尿管。原发于输尿管的结石较少见。通常会合并输尿管梗阻、憩室等其他病变。所以输尿管结石的病因与肾结石基本相同。从形态上看，由于输尿管的塑形作用，结石进入输尿管后常形成圆柱形或枣核形，亦可由于较多结石排入，形成结石串俗称"石街"。

（一）解剖

输尿管位于腹膜后间隙，上接肾脏下连膀胱，是一根细长的管道结构。输尿管全长在男性为27～30 cm，女性为25～28 cm。解剖学上输尿管的三个狭窄部将其分为上、中、下三段：①肾盂输尿管连接部；②输尿管与髂血管交叉处；③输尿管的膀胱壁内段，此三处狭窄部常为结石停留的部位。除此之外，输尿管与男性输精管或女性子宫阔韧带底部交叉处以及输尿管与膀胱外侧缘交界处管径较狭窄，也容易造成结石停留或嵌顿。结石最易停留或嵌顿的部位是输尿管的上段，约占全部输尿管结石的58％，其中又以第3腰椎水平最多见；而下段输尿管结石仅占33％。在结石下端无梗阻的情况下，直径≤0.4 cm的结石约有90％可自行降至膀胱随尿流排出，其他情况则多需要进行医疗干预。

（二）临床表现

1.症状

（1）疼痛：上中段结石引起的输尿管疼痛为一侧腰痛，疼痛性质为绞痛，输尿管结石可引起肾绞痛或输尿管绞痛，典型表现为阵发性腰部疼痛并向下腹部睾丸或阴唇部放射。

（2）血尿：90％的患者可出现镜下血尿也可有肉眼血尿，前者多见。血尿多发生在疼痛之后，有时是唯一的临床表现。输尿管结石急性绞痛发作时，可出现肉眼血尿。血尿的多少与结石对尿路黏膜的损伤程度有关。输尿管完全梗阻时也可无血尿。

（3）恶心、呕吐：输尿管结石引起尿路梗阻时，使输尿管管腔内压力增高管壁局部扩张痉挛或缺血，由于输尿管与肠有共同的神经支配而导致恶心、呕吐常等胃肠道症状。

2.体征

结石可表现为肾区和胁腹部压痛和叩击痛，输尿管走行区可有深压痛；若伴有尿外渗时，可有腹膜刺激征。输管结石梗阻引起不同程度的肾积水，可触到腹部包块。

（三）辅助检查

1.实验室检查

（1）尿液检查：尿常规检查可见尿中红细胞，伴感染时有脓细胞。感染性尿路结石患者应行尿液细菌培养。肾绞痛有时可发现晶体尿，通过观察结晶的形态可以推测结石成分。

（2）血液检查：当输尿管绞痛可导致交感神经高度兴奋，机体出现血白细胞升高；当其升到$13×10^9$/L以上则提示存在尿路感染。血电解质、尿素和肌酐水平是评价总肾功能的重要指标。

（3）24小时尿分析：主要用于评估结石复发危险性较高的患者，是目前常用的一种代谢评估技术。

（4）结石分析：结石成分分析可以确定结石的性质，是诊断结石病的核心技术，也是选择溶石和预防疗法的重要依据。

2.影像学检查

(1)超声:是一种简便无创的检查方法,是目前最常用的输尿管结石的筛查手段。能同时观察膀胱和前列腺,寻找结石形成诱因及并发症。

(2)螺旋CT:螺旋CT对结石的诊断能力最高,能分辨出0.5 mm以上任何成分的结石,准确测定结石大小。

(3)尿路平片(KUB平片):尿路平片可以发现90%非X线透光结石,能够大致地确定结石的位置、形态、大小和数目,并且通过结石影的明暗初步提示结石的化学性质。因此作为结石检查的常规方法。

(4)静脉尿路造影(intravenous urography,IVU):IVU应该在尿路平片的基础上进行,有助于确认结石在尿路上的位置、了解尿路解剖、发现有无尿路异常等。可以显示平片上不能显示的X线阴性结石,同时可以显示尿路的解剖结构,对发现尿路异常有重要作用。

(5)逆行尿路造影:逆行尿路造影很少用于上尿路结石的初始诊断,属于有创性的检查方法,不作为常规检查手段。

(6)放射性核素肾显效像:放射性核素检查不能直接显示泌尿系统结石,主要用于确定分侧肾功能。提供肾血流灌注、肾功能及尿路梗阻情况等,因此对手术方案的选择以及手术疗效的评价具有一定价值。

(四)诊断要点

尿路结石应该与急腹症进行全面鉴别诊断。输尿管结石的诊断应包括:①结石部位数目、大小、形态、成分等;②并发症的诊断;③病因学的评估。通过对病史症状的和体检后发现,具有泌尿系统结石或排石病史,出现右眼或镜下血尿或运动后输尿管绞痛的患者应进一步检查确诊。

(五)治疗原则

目前治疗输尿管结石的主要方法有保守治疗(药物治疗和溶石治疗)、体外冲击波碎石(ESWL)、输尿管镜(URSL)、经皮肾镜碎石术(PCNL)开放及腔镜手术。

1.保守治疗

(1)药物治疗:临床上多数尿路结石需要通过微创的治疗方法将结石粉碎并排出体外,少数比较小的尿路结石,可以选择药物排石。使用的排石药物为 α_1 受体拮抗剂如坦索罗辛等,排石治疗期间应保证有足够的尿量,每天需饮水 2 000~3 000 mL。双氯芬酸钠可以缓解症状并减轻输尿管水肿,有利于排石治疗。钙通道阻滞剂及一些中医中药对排石也有一定的效果。

(2)溶石治疗:我国在溶石治疗方面处于领先地位。如胱氨酸结石:口服枸橼酸氢钾钠或碳酸氢钠片,以碱化尿液,维持尿液 pH 在 7.0 以上,帮助结石治疗。

(3)微创手术:主要有体外冲击波碎石、经皮肾镜碎石取石术、输尿管肾镜取石术等。①体外冲击波碎石:详见本节肾结石内容。②经皮肾镜碎石取石术:详见本节肾结石内容。③输尿管肾镜取石术(ureteroscope lithotripsy,URL):和肾结石基本相同但在治疗输尿管上段结石的过程中发现,碎石后石块容易回流至肾盂,导致术后需要再行经皮取石术,所以现在临床通常会采取输尿管镜拦截网固定下采用钬激光碎石技术治疗输尿管上段结石。

2.开放手术治疗

随着ESWL及腔内治疗技术的发展,目前上尿路结石行开放手术治疗的比例已显著减少,逐渐被腹腔镜手术取代。

（六）临床护理

详见本节肾结石患者的临床护理内容。

三、膀胱结石

膀胱结石是较常见的泌尿系统结石,好发于男性,男女比例约为10:1,膀胱结石的发病率有明显的地区和年龄差异。总的来说,在经济不发达地区,膀胱结石以婴幼儿为常见,主要由营养不良所致。

（一）病因

膀胱结石分为原发性和继发性两种。原发性膀胱结石多发于男性,与营养不良有关。继发性膀胱结石主要继发于下尿路梗阻、膀胱异物等。

1.营养不良

婴幼儿原发性膀胱结石主要发生于贫困饥荒年代,营养缺乏,尤其是动物蛋白摄入不足是其主要原因。

2.下尿路梗阻

下尿路梗阻时,如良性前列腺增生、膀胱颈部梗阻、尿道狭窄、先天畸形、膀胱膨出、憩室、肿瘤等,均可使小结石和尿盐结晶沉积于膀胱而形成结石。

3.膀胱异物

医源性的膀胱异物主要有长期留置的导尿管、被遗忘取出的输尿管支架管、不被机体吸收的残留缝线、膀胱悬吊物等,非医源性异物如子弹头、发卡、电线、圆珠笔芯等。均可作为结石的核心而使尿盐晶体物质沉积于其周围而形成结石。

4.尿路感染

继发于尿液潴留及膀胱异物的感染,尤其是分泌尿素酶的细菌感染,由于能分解尿素产生氯,使尿 pH 升高,使尿磷酸钙、铵和镁盐的沉淀而形成膀胱结石。

5.其他

临床手术后也可能导致膀胱结石发生如肠道膀胱扩大术、膀胱外翻-尿道上裂等。

（二）病理生理

膀胱结石的继发性病理改变主要表现为局部损害、梗阻和感染。膀胱结石如表面光滑且无感染者,在膀胱内存在相当长时间,也不至造成膀胱壁明显的病理改变。由于结石的机械性刺激,膀胱黏膜往往呈慢性炎症改变。光滑且无感染者,继发感染时,可出现滤泡样炎性病变、出血和溃疡,膀胱底部和结石表面均可见脓苔。晚期可发生膀胱周围炎,使膀胱和周围组织粘连,甚至发生穿孔。膀胱结石易堵塞于膀胱出口、膀胱颈及后尿道,导致排尿困难。

（三）临床表现

1.症状

（1）疼痛:疼痛可为下腹部和会阴部钝痛,亦可为明显或剧烈疼痛,常因活动和剧烈运动而诱发或加剧。膀胱结石的典型症状为排尿突然中断,疼痛放射至远端尿道及阴茎头部,伴排尿困难和膀胱刺激症状。由结石刺激膀胱底部黏膜而引起,常伴有尿频和尿急,排尿终末时疼痛加剧。

（2）血尿:膀胱壁由于结石的机械性刺激,可出现血尿,并往往表现为终末血尿。尿流中断后再继续排尿亦常伴血尿。

（3）其他:因排尿费劲,腹压增加,可并发脱肛。若结石位于膀胱憩室内,可仅有尿路感染的表现。少数患者,重时发生急性尿潴留。

2.体征

体检时下腹部有压痛。结石较大和腹壁较薄弱时,在膀胱区可触及结石。较大结石也可经直肠腹壁双合诊被触及。

(四)辅助检查

1.实验室检查

实验室检查可发现尿中有红细胞或脓细胞,伴有肾功能损害时可见血肌酐、尿素氮升高。如并发感染可见白细胞,尿培养可有细菌生长。

2.影像学检查

(1)超声:检查能发现膀胱及后尿道,强光团及声影,还可同时发现膀胱憩室良性前列腺增生等。

(2)X线检查:X线平片亦是诊断膀胱结石的重要手段,结合B超检查可了解结石大小、位置、形态和数目,怀疑有尿路结石可能还需做泌尿系统平片及排泄性尿路系平片及排泄性尿路造影。

(3)CT检查:所有膀胱中结石在CT中都为高密度,且CT可明确鉴别肿瘤钙化和结石。

(4)膀胱镜检查:膀胱镜检查是最确切的诊断方法,可直接观察膀胱结石的大小、数目和形状,同时还可了解有无前列腺增生、膀胱颈纤维化、尿道狭窄等病变。但膀胱镜检查属于有创操作,一般不作为常规使用。

(五)诊断原则

膀胱结石的诊断,主要是根据病史、体检、B超、X线检查,必要时做膀胱镜检查。但需要注意引起结石的病因如良性前列腺增生、尿道狭窄等前尿道结石可沿尿道扪及,后尿道结石经直肠指检可触及,较大的膀胱结石可经直肠-腹壁双合诊被扪及。虽然不少病例可根据典型症状,如疼痛的特征,排尿时突然尿流中断和终末血尿,做出初步诊断。但这些症状绝非膀胱结石所独有。

(六)治疗

膀胱结石的治疗应遵循两个原则,一是取出结石,二是去除结石形成的病因。

1.经尿道膀胱镜取石或碎石

大多数结石可应用碎石钳机械碎石,然后将碎石取出,此方法适用于结石小于2 cm者。较大的结石需采用超声、激光或气压弹道碎石。结石过大、过硬或膀胱憩室病变时,应施行耻骨上膀胱切开取石。

2.耻骨上膀胱切开取石术

耻骨上膀胱切开取石术是传统的开放手术方式,当患者合并严重尿路感染时,应在感染控制后再行取石手术。

应根据结石体积大小选择合适的治疗方法:小的结石可经尿道自行排出,较大结石不能自行排出者可行膀胱内碎石术。较大结石且无碎石设备者可行耻骨上膀胱切开取石术,对合并有膀胱感染者,应同时积极治疗炎症。

(七)临床护理

详见本章上尿路结石中肾结石患者的临床护理内容。

四、尿道结石

尿道结石是泌尿外科常见急症之一,但临床比较少见,且多以男性为主。大多数来自肾和膀胱。有尿管狭窄、尿道憩室及异物存在亦可致尿道结石,多数尿道结石位于前尿道。女性只有在有尿道憩室、尿道异物和尿道阴道瘘等特殊情况下才出现。男性尿道结石中,结石多见于前列腺部尿道,球部尿道,会阴尿道的阴茎阴囊交界处后方和舟状窝。女性尿道结石分原发性和继发性两种,传统认为尿道结石常继发于膀胱结石,多见于儿童与老年人。

(一)临床表现

1.症状

(1)疼痛:疼痛一般是钝性的,但也可能是锐利的,并常放射至阴茎龟头。原发性尿道结石常是逐渐长大,或位于尿道憩室内,早期可无疼痛症状。继发性结石多系上尿路排石排入尿道时,突然嵌入尿道内,常常突然感到局部剧烈疼痛及排尿痛。

(2)排尿紊乱:尿道结石的典型症状为排尿困难,点滴状排尿,尿线变细或分叉,射出无力,有时骤然出现尿流中断,并有强烈尿意,阻塞严重时出现残余尿和尿潴留,出现充盈性尿失禁。有时可出现急迫性尿失禁。也可伴尿痛,重者可发生急性尿潴留及会阴部剧痛。

(3)血尿及尿道分泌物:急症病例常有终末血尿或初始血尿,或排尿终末有少许鲜血滴出,伴有剧烈疼痛。慢性病例或伴有尿道憩室者,尿道口可有分泌物溢出,结石对尿道的刺激及尿道壁炎症溃疡,亦可出现脓尿。

2.体征

前尿道结石可在结石部位扪及硬结,并有压痛,后尿道结石应通过直肠指诊扪及后尿道部位的硬结。

(二)辅助检查

1.金属尿道探杆检查

金属尿道探杆检查在结石部位能探知尿道梗阻和结石的粗糙摩擦感。

2.尿道镜检查

尿道镜检查能直接观察到结石,肯定尿道结石的诊断,并可发现尿道并发症。

3.X线检查

X线检查是尿道结石的主要诊断依据,因为绝大部分尿道结石是X线阳性结石,平片检查即可显示结石阴影和结石的部位、大小、形状。应行全尿路平片检查以明确有无上尿路结石。

4.尿道造影

目前由于内镜的发展及普及,尿道造影已很少应用。大多数辅助检查尿路有无他病变。

(三)诊断要点

详细询问病史,尿道结石患者过去多有肾绞痛史及尿道排石史,当患者突然感到排尿困难、尿流中断、排尿时尿道刺痛时应考虑尿道结石的可能。与尿道狭窄、尿道息肉、异物等鉴别。尿道狭窄虽有排尿困难,但其排尿时无疼痛及尿中断现象,X线平片无阳性结石影像。但尿道息肉无肾绞痛及排石史,尿道镜及尿道造影可以区别。尿道异物一般有外伤史及异物塞入史,临床上不难诊断。

(四)治疗原则

治疗原则为尽快取出结石,解除痛苦,改善急性情况后再考虑纠正形成结石的原因。

(五)临床护理

详见上尿路结石中肾结石患者的临床护理内容。

(李　瑶)

第二节 泌尿系统梗阻

尿路上任何部位发生梗阻都可导致肾积水、肾功能损害，重则肾衰竭。泌尿系统梗阻最基本的病理变化是尿路扩张，从代偿到失代偿，诱发肾积水、尿潴留、肾脏滤过率和浓缩能力受损，最终导致肾功能障碍。

一、前列腺增生症

良性前列腺增生症主要是前列腺组织及上皮增生，简称前列腺增生。是老年男性常见病，50 岁以后发病，随着年龄增长发病率不断升高。

(一)病因

目前病因不十分清楚，研究认为前列腺增生与体内雄激素及雌激素的平衡失调关系密切，睾酮对细胞的分化、生长产生作用，雌激素对前列腺增生亦有一定影响。

(二)病理

前列腺分两组，外为前列腺组，内为尿道腺组。前列腺增生有两类结节，包括由增生的纤维和平滑肌细胞组成的基质型和由增生的腺组织组成的腺泡型。增生的最初部位多在尿道腺组，增生的结节挤压腺体形成外科包膜，是前列腺摘除术的标志。前列腺增生使尿道弯曲、受压、伸长、狭窄，出现尿道梗阻。

(三)临床表现

1.尿频

尿频是最常见的症状，夜间明显，逐渐加重。早期是由膀胱颈部充血引起。晚期是由增生前列腺引起尿道梗阻，膀胱内残余尿增多，膀胱有效容量减少所致。

2.进行性排尿困难

进行性排尿困难是最重要症状，表现为起尿缓慢，排尿费力，射尿无力，尿线细小，尿流滴沥，分段排尿及排尿不尽等。

3.尿潴留、尿失禁

前列腺增生晚期，膀胱残余尿增加，收缩无力，发生尿潴留，当膀胱内压力增高超过尿道阻力后，发生充盈性尿失禁。前列腺增生常因受凉、劳累、饮酒等诱发急性尿潴留。

4.其他表现

常因局部充血、出血发生血尿。合并感染或结石，可有膀胱刺激症状。

(四)辅助检查

1.尿流动力学检查

尿道梗阻时，最大尿流率小于每秒 15 mL；当尿流率小于每秒 10 mL 时，表示梗阻严重。

2.残余尿测定

膀胱残余尿量反映膀胱代偿衰竭的严重程度，不仅是重要的诊断步骤之一，也是决定手术治疗的因素。

3.膀胱镜检查

膀胱镜检查直接观察前列腺各叶增生情况。

4.B超

B超测定前列腺的大小和结构,测量残余尿量。

(五)诊断要点

1.临床表现

老年男性出现夜尿频、进行性排尿困难表现应考虑前列腺增生,排尿后直肠指检,可触及增大的腺体,光滑、质韧、中央沟变浅或消失。

2.辅助检查

尿动力学、膀胱镜、B超等检查有助于确定前列腺增生程度及膀胱功能。

(六)诊疗要点

1.急性尿潴留的治疗

急性尿潴留是前列腺增生常见急症,需紧急治疗。选用肾上腺素受体阻滞剂、留置导尿管或耻骨上膀胱穿刺造瘘术等,解除潴留。

2.药物治疗

药物治疗适用于尿道梗阻较轻,或年老体弱、心肺功能不全等而不能耐受手术的患者。常用药物有特拉唑嗪、哌唑嗪等。

3.手术治疗

前列腺摘除术是理想的根治方法,手术方式有经尿道、经耻骨上、经耻骨后及经会阴四种,目前临床常用前两种。

4.其他治疗

尿道梗阻严重而不宜手术者,冷冻治疗、微波和射频治疗、激光治疗、体外超声、金属耐压气囊扩张术等都能产生一定疗效。

(七)护理评估

1.健康史

评估患者的年龄、诱因,既往病史。

2.目前的身体状况

(1)症状体征:是否有夜尿频、进行性排尿困难的表现,是否合并尿潴留、尿失禁。

(2)辅助检查:尿流动力学、膀胱镜、B超检查结果。

3.心理、社会状况

评估患者对疾病和手术的心理反应及对并发症的认知程度,患者及家属对术后护理配合及有关康复知识的掌握程度。

(八)常见的护理诊断/问题

(1)恐惧/焦虑:与认识不足、角色改变、对手术和预后的担忧有关。

(2)排尿型态异常:与尿道梗阻、残余尿量增多、留置导管等有关。

(3)有感染的危险:与尿路梗阻、导尿、免疫力低下、伤口引流有关。

(4)潜在并发症:出血。

(九)护理目标

(1)患者的恐惧/焦虑减轻。

(2)患者能够正常排尿。

(3)患者感染危险性下降或未感染。

(4)患者术后未发生出血。

(十)护理措施

1.非手术治疗的护理

(1)饮食护理:为防止尿潴留,不可在短期内大量饮水,忌饮酒、辛辣食物,有尿意勤排尿,适当运动,预防便秘。

(2)观察疗效:药物治疗3个月之后前列腺缩小、排尿功能改善。

(3)适应环境:前列腺增生患者多为老年人,行动不便,对医院环境不熟悉,加之夜尿频,入院后帮助患者适应环境,确保舒适和安全。

2.术前护理

(1)观察生命体征,测量各项生理指标。

(2)做好重要脏器功能检查,了解患者能否耐受手术。

(3)术前已有造瘘管或留置导尿管的患者,保证引流通畅。

3.术后护理

(1)病情观察:观察记录24小时出入量,判断血容量有无不足。观察意识状态和生命体征。

(2)体位:平卧2天后改为半卧位,固定各种导管的肢体不得随意移动。

(3)饮食与输液:术后6小时无不适即可进流质饮食,鼓励多饮水,1～2天后无腹胀即可恢复饮食,以易消化、营养丰富、富含纤维素的食物为主,必要时静脉补液,但要注意输液速度。

(4)预防感染:早期预防性应用抗生素。保持切口敷料的清洁与干燥。置管引流者常规护理尿道外口。

(5)膀胱冲洗:术后用生理盐水持续冲洗膀胱3～7天。保持引流通畅,必要时高压冲洗抽吸血块。根据尿液颜色控制冲洗速度,色深则快、色浅则慢。

(6)不同手术方式的护理:①经尿道切除术(TUR):观察有无TUR综合征的发生,即术后几小时内出现恶心、呕吐、烦躁、抽搐、昏迷或严重的脑水肿、肺水肿、心力衰竭等。可能是冲洗液被吸收,血容量剧增,稀释性低钠血症所致,护理时应减慢输液速度,遵医嘱应用利尿剂、脱水剂,对症处理。②开放手术:固定各种引流管,观察记录引流液量、颜色,保持引流通畅。及时拔除引流管,如耻骨后引流管,术后3～4天拔除;耻骨上引流管,术后5～7天拔除;膀胱造瘘管多在术后10～14天排尿通畅后拔除,瘘口无菌堵塞或压迫,防止漏尿,一般2～3天愈合。③预防并发症:出血是常见并发症。术后1周,患者可逐渐离床活动,禁止灌肠、肛管排气,同时避免腹压增高的诱因。

(十一)护理评价

(1)患者的恐惧/焦虑是否减轻。

(2)患者能否正常排尿。

(3)患者感染未发生或得到及时治疗。

(4)患者术后是否出血,或出血后是否得到有效处理。

(十二)健康指导

(1)讲解手术、术式及手术前后护理的注意事项。

(2)术后1～2个月避免剧烈活动,忌烟酒,防感冒。

（3）指导患者学会提肛肌锻炼,以尽快恢复尿道括约肌的功能。

（4）指导患者定期复查尿流率及残余尿量。

二、肾积水

结石、肿瘤、结核等原因导致尿液排出受阻、肾内压力增高、肾盂肾盏扩张、肾实质萎缩、肾功能减退,称为肾积水。成人积水超过 1 000 mL,小儿超过 24 小时的正常尿量,为巨大肾积水。

（一）临床表现

1.腰痛

腰痛是重要症状。慢性梗阻仅为钝痛;急性梗阻出现明显腰痛或肾绞痛。

2.腰部肿块

慢性梗阻形成肾脏肿大,长期梗阻者在腹部可扪及囊性肿块。

3.多尿和无尿

慢性梗阻致肾功损害表现为多尿,而双侧完全梗阻、孤立肾完全梗阻可发生无尿。

4.其他表现

因结石、肿瘤、结核等继发肾积水时,原发病表现掩盖了肾积水征象。肾积水并发感染或肾积脓时,出现全身中毒症状。

（二）辅助检查

1.实验室检查

血尿常规,必要时做尿细菌检查,化验血生化、电解质等了解肾功能情况。

2.影像学检查

（1）B 超:是鉴别肾积水和腹部肿块的首选方法。

（2）X 线造影:排泄性尿路造影可了解肾积水程度和对侧肾功能。

（3）CT、MRI 检查:明确腰部肿块的性质,对确诊肾积水有重要价值。

（三）诊断要点

根据原发病史、典型症状、腰腹部肿块以及 B 超等辅助检查结果可明确诊断,确定原发病对诊断有重要意义。

（四）诊疗要点

1.病因治疗

最理想的治疗是根除肾积水的病因,保留患肾。

2.肾造瘘术

原发病严重或肾积水病因暂不能去除者,先行肾引流术,病情好转或稳定后行去除病因的手术。

3.肾切除术

肾积水后功能丧失或并发肾积脓,对侧肾功能良好者,可切除患肾。

（五）护理评估

1.健康史

评估患者是否有肾结石、肿瘤、结核等原发病史。

2.目前的身体状况

（1）症状体征:原发病基础上是否出现腰痛、腰腹部肿块,是否有肾功能减退表现。

（2）辅助检查:血、尿常规化验,B超、X线等影像学检查结果。

3.心理、社会状况

评估患者对肾积水及治疗的认知程度,对术后康复知识的掌握程度。家人及社会的心理和经济支持程度。

(六)常见的护理诊断/问题

1.排尿型态异常

排尿型态异常与尿路急慢性梗阻有关。

2.有感染的危险

感染与尿路梗阻、免疫低下、肾造瘘引流有关。

3.潜在并发症

潜在并发症为尿漏。

(七)护理目标

（1）患者排尿型态正常。

（2）患者感染危险性下降或未感染。

（3）患者未发生尿漏。

(八)护理措施

1.饮食

多食含纤维较高的食物,多饮水。

2.活动

鼓励患者加强床上活动,定时按序协助患者变换体位。

3.感染的护理

遵医嘱使用抗生素;用0.1%新苯扎氯铵清洗尿道口,每天2次;每天更换引流袋;及时更换浸湿的切口敷料。

4.引流管的护理

妥善固定,引流通畅,观察记录引流量与颜色,冲洗肾盂引流管,每天2次。若无尿漏,肾周围引流物一般术后3～4天拔除;肾盂输尿管支架引流管一般于术后3周拔除;肾造瘘管在吻合口通畅后拔除。

(九)护理评价

（1）患者排尿型态是否正常。

（2）患者感染是否得到治疗或术后有无感染发生。

（3）患者有无发生尿漏。

(十)健康指导

（1）向患者讲解手术及术后引流的重要性。

（2）指导患者养成良好的排便习惯。

（3）指导患者正确进行摄水、饮食搭配。

三、尿道狭窄

尿道因损伤、炎症使尿道壁形成瘢痕,瘢痕萎缩导致尿道扭曲、狭窄。

（一）病因及分类

1.先天性尿道狭窄

先天性尿道狭窄如尿道外口狭窄,尿道瓣膜狭窄等。

2.炎症性尿道狭窄

炎症性尿道狭窄如淋病性尿道狭窄,留置导尿管引起的尿道狭窄。

3.外伤性尿道狭窄

外伤性尿道狭窄最常见,尿道损伤严重,初期处理不当或不及时所致。

（二）病理生理

其与狭窄的程度、深度及长度有关。淋病性狭窄为多处狭窄,狭窄易继发感染,形成尿道憩室、周围炎、前列腺炎、附睾睾丸炎。尿道梗阻如长期不能解除,导致肾积水。肾功能损害,出现尿毒症。

（三）临床表现

1.排尿异常

最常见的是排尿困难,重者出现尿潴留。

2.继发疾病表现

尿道长期狭窄继发膀胱炎、睾丸附睾炎等,出现膀胱刺激症、血尿症状。

3.并发症表现

由于排尿困难而使腹内压长期增高,并发疝、痔、直肠脱垂等,并出现相应症状。

（四）辅助检查

1.尿道探子检查

尿道探子检查可确定狭窄部位,程度。

2.B超

B超明确尿道狭窄长度、程度及周围瘢痕组织的厚度。

3.膀胱尿道造影

膀胱尿道造影确定尿道狭窄的部位、程度、长度。

（五）诊断要点

根据尿道外伤史、感染史及典型的排尿困难,尿潴留表现,结合尿道探子检查、B超、膀胱尿道造影结果,诊断尿道狭窄一般不难。

（六）诊疗要点

1.尿道扩张术

尿道扩张术是防止和治疗尿道狭窄的有效措施。尿道狭窄的原因不同,扩张时间不同。

2.耻骨上膀胱造瘘术

耻骨上膀胱造瘘术适用于慢性尿潴留或已有肾功能损害的患者。

3.尿道内切开术

尿道内切开术是目前临床治疗的主要术式,术后放置网状合金支架管于狭窄部位扩张,一般放置4~8周,术后不需尿道扩张。

4.开放手术

切除尿道狭窄部及周围瘢痕后,行尿道端端吻合术。

(七)护理评价

1.健康史

儿童尿道狭窄多为先天性,成人有外伤、感染病史者,多为继发性狭窄。

2.目前的身体状况

(1)症状体征:原发病基础上是否出现排尿困难,尿潴留,是否继发感染、结石。

(2)辅助检查:尿道探子检查、B超、膀胱尿道造影的检查结果。

3.心理、社会状况

评估患者对尿道狭窄的严重性及手术治疗的认知程度,对术后康复知识的掌握程度。

(八)常见的护理诊断/问题

1.排尿型态异常

排尿型态异常与尿道狭窄、梗阻有关。

2.有感染的危险

感染与尿道梗阻、免疫力低下、膀胱造瘘引流、手术等有关。

3.潜在并发症

潜在并发症为尿失禁。

(九)护理目标

(1)患者排尿型态正常。

(2)患者感染危险性下降或未感染。

(3)患者未发生尿失禁。

(十)护理措施

1.尿道扩张术的护理

尿道扩张术的护理指导患者定时进行尿道扩张。术后观察尿量及颜色,有无尿道出血。患者疼痛明显者给予止痛处理。

2.尿道内切开术的护理

严密观察血尿转清情况。留置导尿管1个月左右,保持通畅,遵医嘱尿道冲洗,及时拔出尿管,防止狭窄复发。

3.开放手术的护理

遵医嘱应用抗生素。及时更换切口浸湿的敷料,确保各种引流导管通畅。

4.并发症护理

术后尿失禁常为暂时性,用较细导尿管引流数日后可恢复。如不能恢复,指导患者进行肛门括约肌收缩练习。

(十一)护理评价

(1)患者排尿型态是否正常。

(2)患者是否感染或感染后是否得到控制。

(3)患者是否发生尿失禁。

(十二)健康指导

(1)指导患者定时进行尿道扩张。

(2)讲解尿道扩张的意义及护理配合注意事项。

(3)鼓励患者多饮水。适当运动,进食纤维素高的食物,防止便秘。　　　　　　**(李　瑶)**

第三节　泌尿系统感染

泌尿系统感染主要是由病原微生物侵入泌尿系统内繁殖而引起的炎症。尿路感染是最常见的感染性疾病之一,目前已是仅次于呼吸道感染的第二大感染性疾病。病原微生物大多为革兰氏阴性杆菌。由于解剖学上的特点,泌尿道与生殖道关系密切,且尿道外口与外界相通,两者易同时引起感染或相互传播。

一、病因

尿路感染的病原微生物主要是细菌,极少数为厌氧菌、真菌、支原体、病毒和滴虫等。诱发感染的因素主要有以下四个方面。

(一)机体防御下降

局部抗感染能力及免疫功能下降都易诱发泌尿系统感染。如糖尿病、营养不良、肿瘤、妊娠及先天性免疫缺陷或长期应用免疫抑制剂治疗等。

(二)尿路结石及梗阻因素

结石、梗阻、感染三者常相互促发,互为因果。如先天性泌尿生殖系异常、结石导致尿液引流不畅,引起尿液滞留,降低尿路及生殖道上皮防御细菌的能力。

(三)医源性因素

如留置导尿管、造瘘管、尿道扩张、前列腺穿刺活检、膀胱镜检查等操作,都可能不同程度损害尿路上皮的完整性,易引入致病菌而诱发或扩散感染。

(四)女性易感因素

由于女性尿道较短,容易招致上行感染,特别是经期、更年期、性交时更易发生。

二、发病机制

正常人的尿道口皮肤和黏膜有一些正常菌群停留。在致病菌未达到一定数量及毒力时,正常菌群对于致病菌起到抑制平衡的作用,而膀胱的排尿活动又可以将细菌冲刷出去,所以正常人对感染具有防御功能。尿路感染主要是尿路病原体和宿主之间相互作用的结果,尿路感染在一定程度上是由细菌的毒力、接种量和宿主的防御机制不完全造成的,这些因素在最终决定细菌定植水平以及尿路损伤的程度也会起到一定作用。

三、感染途径

感染途径主要有四种,最常见为上行感染和血行感染。

(一)上行感染

致病菌经尿道进入膀胱,还可沿输尿管腔内播散至肾。占尿路感染的95%,大约50%下尿路感染病例会导致上尿路感染。病原菌也可沿男性生殖管道逆行感染引起细菌性前列腺炎、附睾睾丸炎。

（二）血行感染

较为少见,在机体免疫功能低下或某些因素促发下,某些感染病灶如皮肤疖、痈、扁桃体炎、龋齿等细菌直接由血行传播至泌尿生殖系统器官,常见为肾皮质感染。病原菌多为金黄色葡萄球菌、溶血性链球菌等革兰氏阳性菌。

（三）淋巴感染

致病菌从邻近器官的血行感染,较少见,致病菌多为金黄色葡萄球菌。

（四）直接感染

由于邻近器官的感染直接蔓延所致或外来的感染,致病菌经肾区瘘管和异物的感染等。

四、临床表现

临床表现以尿路及受累的器官为基础,重者出现全身感染表现。膀胱刺激症状是最常见的表现。

（一）症状

细菌性膀胱炎。

（二）急性肾盂肾炎

患者可有高热、寒战等全身症状。甚至双侧腰痛,多呈胀痛。有尿频、尿急、尿痛等膀胱刺激症状,多伴有急性期患侧肾区压痛、疼痛往往较为明显,可出现肌紧张。为病原菌入侵膀胱后引起,常伴尿道炎症。

（三）慢性肾盂肾炎

临床表现复杂,易反复发作。与急性肾盂肾炎相似,症状相对较轻,有时可表现为无症状性菌尿和脓尿。

五、辅助检查

（一）实验室检查

1.尿常规

包括尿生化检查和尿沉渣检查。尿中白细胞计数显著增加,出现白细胞管型提示肾盂肾炎。

2.尿培养

临床根据标本采集方式不同而应用不同的"有意义的细菌"计数来表示尿路感染。同时治疗前的中段尿标本培养是诊断尿路感染最可靠的指标。

3.血液检查

上尿路感染多出现白细胞计数和中性粒细胞比值升高。

（二）影像学检查

包括超声、尿路平片、静脉尿路造影、膀胱或尿道造影、CT、放射性核素和磁共振水成像（MRU）等。其中超声检查无创、简单可作为首选,CT有助于确定感染诱因、尿路平片有助于发现结石。影像学检查在慢性泌尿系统感染和久治不愈的患者中有重要意义。

六、诊断要点

泌尿系统非特异性感染需与泌尿系统结核相鉴别,尤其是反复出现尿路感染症状者。另外关于有尿路感染症状时应考虑妇科疾病等。

七、治疗原则

(一)一般治疗

急性治疗期间注意休息、加强营养,避免性生活。给予饮食指导,多饮水,保持每天尿量在2 000 mL以上,有助于细菌的排出。

(二)抗感染治疗

选用适当抗生素。单纯性尿路感染者应持续使用敏感抗生素至症状消失,尿常规检查恢复正常,尿细菌培养转阴。

(三)对症治疗

使用解热镇痛药缓解高热、疼痛,使用碱性药物如碳酸氢钠降低尿液酸性,缓解膀胱刺激症状。

(四)纠正基础疾病

需积极纠正引起局部和全身免疫功能下降的疾病,如糖尿病、营养不良等。

(五)去除诱发因素

非单纯性尿路感染需针对合并的危险因素采取相应治疗措施。

八、临床护理

(一)评估要点

1.健康史

了解患者基本情况包括年龄、职业、生活环境、饮食饮水习惯等。

2.相关因素

了解患者的既往史和家族史,包括每天排尿的次数、尿量,询问尿频、尿急、尿痛的起始时间,有无发热、腰痛等伴随症状,有无导尿、尿路器械检查等明显诱因,有无泌尿系统畸形、前列腺增生、妇科炎症等相关疾病病史;询问患病以来的治疗经过,药物使用情况,包括的名称、剂量、用法、疗程及其疗效。有无发生不良反应。

3.心理和社会支持状况

本病起病急,易反复发作,伴有尿路刺激征、血尿、乏力等不适的症状,应评估患者有无紧张、焦虑等不良心理反应。

(二)护理诊断/问题

1.排尿异常

排尿异常与尿频、尿急、尿痛有关。

2.体温过高

体温过高与疾病炎症有关。

3.焦虑/恐惧

焦虑/恐惧与患者疾病迁延不愈,担心预后有关。

4.舒适的改变

舒适的改变与疼痛有关。

5.睡眠型态紊乱

睡眠型态紊乱与焦虑/恐惧、疼痛不适、排尿异常等有关。

6.潜在并发症

精索静脉曲张、精索炎、前列腺炎、肾炎等肾脏疾病。

（三）护理目标

（1）患者自述减轻尿频、尿急、尿痛。

（2）患者恢复正常的体温。

（3）患者了解相关疾病知识及预防知识。

（4）患者减轻痛苦、舒适度增加。

（5）患者睡眠情况得到改善。

（6）积极预防潜在并发症发生。

（四）护理措施

1.疼痛护理

向患者解释疼痛的原因、机制，讲解有关疾病发展及预后的相关知识，缓解负面情绪及疼痛压力。遵医嘱使用止痛药物，或进行封闭治疗。合理运用冷、热疗法减轻局部疼痛。分散患者注意力。尽可能满足患者对舒适的需求，如变换体位，减少压迫等。用物放于患者易取用处。

2.发热护理

遵医嘱应用药物进行降温，可用温水擦浴、冰袋降温及乙醇擦浴等。维持水、电解质平衡，必要时静脉补充液体、电解质等。增进舒适，预防并发症，高热时绝对卧床休息，做好基础护理。

3.用药护理

联合用药时，注意药物配伍禁忌。遵医嘱正确选择抗生素，同时指导患者擅自停药。

4.心理护理

关心了解患者感受，给予患者心理上的安慰和支持，针对患者个体情况进行针对性心理护理。鼓励患者积极参与感兴趣的活动，学会自我放松法，保持乐观情绪。同时做好家属的工作，争取家属的支持和配合，鼓励家属及朋友给予患者心理上的支持。

（五）健康教育

1.疾病预防指导

多饮水、勤排尿是预防尿路感染最简便而有效的措施。另外保持规律生活，避免劳累，注意个人卫生，尤其女性在月经期、妊娠期、产褥期。学会正确清洁外阴部的方法。与性生活有关的反复发作者，应注意性生活后立即排尿。

2.疾病知识指导

告知患者疾病的病因、疾病特点和治愈标准，使其理解多饮水、保持个人卫生的重要性，确保其出院后仍能严格遵从。教会患者识别尿路感染的临床表现，一旦发生尽快到医院诊治。

3.用药指导

嘱患者按时、按量、按疗程服药，勿擅自停药并遵医嘱定期随访。

（李　瑶）

第十一章

肛肠外科护理

第一节　结直肠息肉

凡从黏膜表面突出到肠腔的息肉状病变,在未确定病理性质前均称为息肉。分为腺瘤性息肉和非腺瘤性息肉两类,腺瘤性息肉上皮增生活跃,多伴有上皮内瘤变,可以恶变成腺癌;非腺瘤性息肉一般不恶变,但如伴有上皮内瘤变也可恶变。结直肠息肉是一种癌前病变,近年来随着生活条件和饮食结构的改变,结直肠息肉发展为癌性病变的发病率也呈增高趋势。其发生率随年龄增加而上升,男性多见。临床上以结肠和直肠息肉为最多,小肠息肉较少,可分为单个或多个。小息肉一般无症状,大的息肉可有出血、黏液便及直肠刺激症状。息肉可采用经肠镜下切除,经腹或经肛门切除等多种方法进行治疗。

一、病因与发病机制

(一)感染

炎性息肉与肠道慢性炎症有关,腺瘤性息肉的发生可能与病毒感染有关。

(二)年龄

结直肠息肉的发病率随年龄增大而增高。

(三)胚胎异常

幼年性息肉病多为错构瘤,可能与胚胎发育异常有关。

(四)生活习惯

低食物纤维饮食与结直肠息肉有关,吸烟与腺瘤性息肉有密切关系。

(五)遗传

某些息肉病的发生与遗传有关,如家族性腺瘤性息肉病(FAP)。

二、临床表现

根据息肉生长的部位、大小、数量多少,临床表现不同。

(1)多数结直肠息肉患者无明显症状,部分患者可有间断性便血或大便表面带血,多为鲜红色;继发炎症感染可伴多量黏液或黏液血便;可有里急后重;便秘或便次增多。长蒂息肉较大时可引致肠套叠；息肉巨大或多发者可发生肠梗阻；长蒂且位置近肛门者息肉可脱出肛门。

(2)少数患者可有腹部闷胀不适、隐痛或腹痛症状。

(3)伴发出血者可出现贫血，出血量较大时可出现休克状态。

三、辅助检查

(1)直肠指诊可触及低位息肉。

(2)肛镜、直肠镜或纤维结肠镜可直视到息肉。

(3)钡灌肠可显示充盈缺损。

(4)病理检查明确息肉性质，排除癌变。

四、治疗要点

结直肠息肉是临床常见的、多发的一种疾病，因为其极易引起癌变，在临床诊疗过程中，一旦确诊就应及时切除。结直肠息肉完整的治疗方案应该包括正确选择首次治疗方法，确定是否需要追加肠切除，以及术后随访等三部分连续的过程。

(一)微创治疗(内镜摘除)

随着现代医疗技术的不断发展和进步，结肠镜检查和治疗结直肠息肉已经成为一种常见的诊疗手段，由于其方便、安全、有效，被越来越多的医护工作者和患者所接受。但内镜下治疗结直肠息肉依然存在着术后病情复发及穿孔、出血等手术并发症。符合内镜下治疗指征的息肉可行内镜下切除，并将切除标本送病理检查。直径<2 cm 的结直肠息肉，外观无恶性表现者，一律予以切除；<0.3 cm 息肉，以电凝器凝除；对于>0.3 cm 且<2 cm 的结直肠息肉，或息肉体积较大，但蒂部<2 cm 者可行圈套器高频电凝电切除术。

(二)手术治疗

息肉有恶变倾向或不符合内镜下治疗指征，或内镜切除后病理发现有残留病变或癌变，则需手术治疗。距肛门缘 8 cm 以下且直径≥2 cm 的单发直肠息肉可以经肛门摘除；距肛缘 8 cm 以上盆腹膜反折以下的直径≥2 cm 单发直肠息肉者可以经切断肛门括约肌入路或经骶尾入路直肠切开行息肉局部切除术；息肉直径≥2 cm 的长蒂、亚蒂或广基息肉，经结肠镜切除风险大，需行经腹息肉切除，术前钛夹定位或术中结肠镜定位。

(三)药物治疗

如有出血，给予止血，并根据出血量多少进行相应处置。

五、护理诊断

(一)焦虑、恐惧

焦虑、恐惧与担忧预后有关。

(二)急性疼痛

急性疼痛与血栓形成、术后创伤等有关。

(三)便秘

便秘与不良饮食、排便习惯等有关。

(四)潜在并发症

贫血、创面出血、感染等。

六、护理措施

(1)电子结肠镜检查及经电子结肠镜息肉电切前1天进半流质、少渣饮食,检查及治疗前4～5小时口服复方聚乙二醇电解质散行肠道准备,术前禁食。如患者检查前所排稀便为稀薄水样,说明肠道准备合格;如所排稀便为粪水,或混有大量粪渣,说明肠道准备差,可追加清洁灌肠或重新预约检查,待肠道准备合格后再行检查或治疗。

(2)肠镜下摘除息肉后应卧床休息,以减少出血并发症,息肉<1 cm 的患者手术后卧床休息6小时,1周内避免紧张、情绪激动和过度活动,息肉>1 cm 的患者应卧床休息4天,2周内避免过度体力活动和情绪激动。注意观察有无活动性出血、呕血、便血,有无腹胀、腹痛及腹膜刺激症状,有无血压、心率等生命体征的改变。

(3)结直肠息肉内镜下摘除术后即可进流质或半流质饮食,1周内忌食粗糙食物。禁烟酒及干硬刺激性食物,防止肠胀气和疼痛的发生。避免便秘摩擦使结痂过早脱落引起出血。

七、护理评价

通过治疗与护理,患者是否情绪稳定,能配合各项诊疗和护理;疼痛得到缓解;术后并发症得到预防,或被及时发现和处理。

八、健康教育

(一)饮食指导
多食新鲜蔬菜、水果等含膳食纤维高的食物,少吃油炸、烟熏和腌制的食物。

(二)生活指导
保持健康的生活方式;增加体育锻炼,增强免疫力,戒烟酒。

(三)随访
单个腺瘤性息肉切除,术后第1年随访复查,如检查阴性者则每3年随访复查一次。多个腺瘤切除或腺瘤>20 mm 伴不典型增生,则术后6个月随访复查一次,阴性则以后每年随访复查一次,连续两次阴性者则改为3年随访复查一次,随访复查时间不少于15年。

(王　宁)

第二节　直肠脱垂

直肠脱垂可分为直肠外脱垂和直肠内脱垂。脱垂的直肠如果超出了肛缘即直肠外脱垂直肠内脱垂指直肠黏膜层或全层套入远端直肠腔或肛管内而未脱出肛门的一种疾病。直肠内脱垂又称不完全直肠脱垂、隐性直肠脱垂。由于直肠黏膜松弛脱垂,特别是全层脱垂,可导致直肠容量适应性下降,排便困难、大便失禁和直肠孤立性溃疡等。直肠内脱垂是出口梗阻型便秘的最常见临床类型,31%～40%的排便异常患者排便造影检查可发现直肠内脱垂。

一、病因与发病机制

解剖因素,腹压增高,其他内痔或直肠息肉经常脱出,向下牵拉直肠黏膜,造成直肠黏膜脱垂。影像学及临床观察结果等均表明直肠内脱垂和直肠外脱垂的变化相似,手术所见盆腔组织器官变化基本相似;因此,多数学者认为两者是同一疾病的不同阶段,直肠外脱垂是直肠内脱垂进一步发展的结果。

二、临床表现

排便梗阻感、肛门坠胀、排便次数增多、排便不尽感,排便时直肠由肛门脱出,严重时不仅排便时脱出,在腹压增高时均可脱出,大便失禁、肛门瘙痒。黏液血便、腹痛、腹泻及相应的排尿障碍症状等。

三、辅助检查

(一)肛门直肠指检

指检时可触及直肠壶腹部黏膜折叠堆积、柔软光滑、上下移动,内脱垂的部分与肠壁之间可有环状沟。典型病例在直肠指检时让患者做排便动作,可触及套叠环。

(二)肛门镜检查

了解直肠黏膜是否存在炎症或孤立性溃疡及痔疮。

(三)结肠镜及钡餐

排除大肠肿瘤、炎症等其他器质性疾病。

(四)排粪造影

排粪造影是诊断直肠内脱垂的主要手段,可以明确内脱垂的类型是直肠黏膜脱垂还是全层脱垂;明确内脱垂的部位是高位、中位、低位;并可显示黏膜脱垂的深度。排粪造影的典型表现是直肠壁向远侧肠腔脱垂,肠腔变窄,近侧直肠进入远端的直肠和肛管,而鞘部呈杯口状。并常伴有盆底下降、直肠前突和耻骨直肠肌痉挛等。典型的影像学改变:直肠前壁脱垂、直肠全环内脱垂、肛管内直肠脱垂。

(五)盆腔多重造影

能准确全面了解是否伴有复杂性盆底功能障碍及伴随盆底疝的直肠内脱垂。

(六)肌电图检查

肌电图是通过记录神经肌肉的生物电活动,从电生理角度来判断神经肌肉的功能变化,对判断括约肌、肛提肌的神经电活动情况有重要参考价值。

(七)直肠肛门测压

了解肛管的功能状态。

四、治疗要点

(一)非手术治疗

1.建立良好的排便习惯

让患者了解直肠脱垂发生、发展的原因,认识到过度用力排便会加重直肠脱垂和盆底肌肉神经的损伤。在排便困难时,应避免过度用力,避免排便时间过久。

2.提肛锻炼

直肠内脱垂多伴有盆底肌肉松弛,盆底下降,甚至阴部神经的牵拉损伤。坚持定期进行膝胸位下进行提肛锻炼,可增强盆底肌肉及肛门括约肌的力量。

3.饮食调节

多食富含纤维素的水果、蔬菜,多饮水,每天 2 000 mL 以上;必要时可口服润滑油或缓泻剂,使粪便软化易于排出。

(二)手术治疗

1.直肠黏膜下注射术

治疗部分脱垂的患者,按前后左右四点注射至直肠黏膜下,每点注药1～2 mL。注射到直肠周围可治疗完全性脱垂,造成无菌炎症,使直肠固定。

2.脱垂黏膜切除术

对部分性黏膜脱垂患者,将脱出黏膜作切除缝合。

3.肛门环缩术

在肛门前后各切一小口,用血管钳在皮下绕肛门潜行分离,使两切口相通,置入金属线(或涤纶带)结成环状,使肛门容一指通过,以制止直肠脱垂。

4.直肠悬吊固定术

对重度的直肠完全性脱垂患者,经腹手术,游离直肠,用两条阔筋膜将直肠悬吊固定在骶骨岬筋膜上,抬高盆底,切除过长的乙状结肠。

5.脱垂肠管切除术

经会阴部切除直肠乙状结肠或经腹部游离直肠后,提高直肠,将直肠侧壁与骶骨骨膜固定,同时切除冗长的乙状结肠。

五、护理评估

(一)术前护理评估

(1)询问患者是否有慢性咳嗽、便秘、排便困难等腹压增高情况,既往是否有内痔或直肠息肉病史。

(2)了解排便情况,有无排便不尽感,排便时是否有肿物脱出,便后能否回纳。

(3)了解辅助检查结果及主要治疗方式。

(4)评估患者对疾病的病因、治疗和预防的认识水平,是否因疾病引起焦虑、不安等情绪。

(二)术后护理评估

(1)了解术中情况,包括手术、麻醉方式、术中用药、输血、出血等情况。

(2)了解患者的生命体征,伤口的渗血、出血情况,及早发现出血;了解术后排尿情况,及时处理尿潴留。

(3)了解血生化、血常规的检验结果。了解患者的饮食及排尿、排便情况。

(4)评估患者对术后饮食、活动、疾病预防的认知程度。

(5)对术后的肛门收缩训练是否配合,对术后的康复是否有信心,对出院后的继续肛门收缩训练是否清楚。

六、护理诊断

(一)急性疼痛

急性疼痛与直肠脱垂、排便梗阻有关。

（二）皮肤完整性受损

皮肤完整性受损与肛周炎症、皮肤瘙痒等有关。

（三）潜在并发症

潜在并发症与出血、直肠脱垂有关。

（四）焦虑

焦虑与担心治疗效果有关。

七、护理措施

（一）术前护理措施

（1）观察患者排便情况，有无排便困难、排便不尽感，排便时是否有肿物脱出、便后能否回纳。

（2）是否有出血、肛门周围肿胀、疼痛、黏液、瘙痒，症状明显时，嘱其卧床休息，肛门局部给予热水坐浴，以减轻疼痛。

（3）鼓励患者进食高纤维的蔬菜、水果，如番薯叶、芹菜、韭菜、茼蒿及苹果、香蕉，主食以燕麦、麦皮、番薯等，以软化大便，缓解患者的排便困难。

（4）术前1天半流质饮食，术前晚进食流质，配合灌肠，以减少术后早期粪便排出。术前视手术和麻醉方式给予禁食禁饮。

（5）准备手术区域皮肤，保持肛门皮肤清洁。

（二）术后护理措施

（1）腰麻、硬膜外麻醉，术后需去枕平卧6小时，避免脑脊液从蛛网膜下腔针眼处漏出，致脑脊液压力降低引起头痛。监测脉搏、呼吸、血压至生命体征平稳。

（2）做好排便管理：术后给予轻泻软便药乳果糖或麻仁丸及纤维增加剂，使粪便松软，易于排出。排便后及时坐浴和换药，以保持肛门周围皮肤清洁。

（3）术后3～5天，指导患者肛门收缩训练。

八、护理评价

（1）能配合术前的饮食，灌肠，保证粪便的排出。

（2）能配合坐浴、换药，肛周皮肤清洁。

（3）能配合术后的饮食、盆底肌锻炼及肛门收缩训练技巧。

（4）掌握复诊指征。

九、健康教育

（1）饮食指导：术后1～2天少渣半流质饮食，之后正常饮食，忌辛辣刺激性食物如辣椒及烈性酒等，进食高纤维的蔬菜、水果，如番薯叶、芹菜、韭菜、茼蒿及苹果、香蕉，主食以燕麦、麦皮、番薯等为主，以软化大便，利于粪便排出。

（2）肛门伤口的清洁：每天排便后用1∶5 000高锰酸钾溶液或温水坐浴，坐浴时应将局部创面全部浸入药液中，药液温度适中。

（3）改变如厕的不良习惯：如长时间蹲厕或阅读，减少排便努挣和腹压。

（4）肛门收缩训练：具体做法包括以下内容。戴手套，示指涂石蜡油，轻轻插入患者肛内，嘱患者收缩会阴、肛门肌肉，感觉肛门收缩强劲有力为正确有效的收缩，嘱患者每次持续30秒以上。患者掌握正确方法后,嘱每天上午、中午、下午、睡前各锻炼 1 次,每次连续缩肛 100 下,每下 30 秒以上,术后早期锻炼次数依据患者耐受情况而定,要坚持,不可间断,至术后 3 个月。

(5)如发现排便困难、排便有肿物脱出,应及时就诊。

(王　宁)

第三节　直肠肛管周围脓肿

直肠肛管周围脓肿是指直肠肛管周围间隙内或其周围软组织内的急性化脓性感染,并发展成为脓肿。

一、病因

大多数直肠肛管周围脓肿源于肛腺感染,少数可继发于损伤、内痔、肛裂或痔疮药物注射治疗等,溃疡性结肠炎、Crohn 病及血液病患者易并发直肠肛管周围脓肿。

二、临床表现

(一)肛门周围脓肿

以肛门周围皮下脓肿最为常见,占 40%～48%,位置多表浅,以局部症状为主,全身感染症状不明显。疼痛、肿胀和局部压痛为主要表现。疼痛为持续跳动性,可因排便、局部受压、按摩或咳嗽而疼痛加剧,坐立不安,行动不便;早期局部红肿、发硬,压痛明显,脓肿形成后则波动明显,若自行穿破皮肤,则脓液排出。

(二)坐骨肛管间隙脓肿(坐骨直肠窝脓肿)

较多见,占 20%～25%,该间隙较大,因此形成的脓肿较大且深,全身感染症状明显,患者在发病初期就可出现寒战、发热、乏力、恶心等全身表现。早期局部症状不明显,之后出现持续性胀痛并逐渐发展为明显持续性跳痛,排便或行走时疼痛加剧;有的患者可出现排尿困难,里急后重,感染初期无明显局部体征,以后出现患处红肿,双臀不对称。

(三)骨盆直肠间隙脓肿(骨盆直肠窝脓肿)

较前两者少见,此处位置深、空隙大,因此全身感染症状严重而无明显局部表现,早期即出现持续高热、寒战、头痛、疲倦等全身中毒症状;局部症状为直肠坠胀感、便意不尽等,常伴排尿困难。会阴部多无异常体征,直肠指诊可在直肠壁上触及肿块隆起,有压痛及波动感。

(四)其他

肛管括约肌间隙脓肿、直肠后间隙脓肿、高位肌间脓肿、直肠壁内脓肿(黏膜下脓肿)。由于位置较深,局部症状多不明显,主要表现为会阴、直肠坠胀感,排便时疼痛加重,患者同时有不同程度的全身感染症状。直肠触诊可扪及疼痛性肿块。

三、治疗原则及要点

(一)非手术治疗

可应用抗生素治疗,控制感染;温水坐浴;局部理疗;为缓解患者排便时疼痛,可口服缓泻剂或液状石蜡促进排便。

(二)手术治疗

主要方法是脓肿切开引流。

(1)肛门周围脓肿:在局麻下,于波动最明显处作与肛门呈放射状切口,不必填塞以保证引流通畅。

(2)坐骨肛管间隙脓肿:在腰麻或骶管麻醉下,于压痛明显处,用粗针头先做穿刺,抽出脓液后,作一平行于肛缘的弧形切口,置管或放油纱条引流,切口距离肛缘要 3~5 cm,避免损伤括约肌。

(3)骨盆直肠间隙脓肿:在腰麻或全麻下,根据脓肿位置选择切开部位,脓肿向肠腔突出,手指于直肠内可触及波动,在肛镜下行相应部位直肠壁切开引流。

四、护理评估

(一)健康史

了解患者有无肛周软组织感染、内痔、损伤、肛裂、药物注射等病史,有无血液病、溃疡性结肠炎等。

(二)身体状况

1.局部

评估脓肿位置,局部有无肿胀和压痛,评估疼痛的性质,是否因排便、局部受压、按摩或咳嗽疼痛加剧,是否有肛周瘙痒、分泌物等肛窦炎或肛腺感染的临床表现;有无排尿困难。

2.全身

患者是否出现寒战、高热、头痛、乏力、食欲缺乏、恶心等表现。

(三)辅助检查

评估实验室检查结果,有无白细胞计数及中性粒细胞比例增高,MRI 检查明确脓肿与括约肌的关系,有无多发脓肿。

(四)心理、社会状况

由于疾病迁延不愈,甚至形成肛瘘,为患者的生活和工作带来不便,注意评估患者心理状态变化,有无因疾病产生的情绪变化,了解其家属对患者疾病的认识程度及支持情况。

五、护理措施

(一)休息与活动

术后 24 小时内,卧床休息,协助并指导患者在床上翻身、活动四肢。但不宜过早下床,以免伤口疼痛、出血,24 小时后可适当下床活动。

(二)饮食护理

术后 1~2 天以无渣或少渣流质、半流质为主,如稀粥、面条等,以减少肠蠕动,促进切口愈合。鼓励患者多饮水,摄入有助于促进排便的食物。

(三)控制感染

(1)遵医嘱应用抗生素,脓肿切开引流者,密切观察引流液的色、量、性状并记录。

(2)定时冲洗脓腔,保持引流通畅。

(3)当脓液变稀且引流量小于 50 mL/d 时,可考虑拔管。

（4）高热患者嘱其多饮水并给予物理降温。

（5）其他护理措施参见痔围术期护理

六、健康教育

（1）疾病相关知识：向患者讲解疾病的发病原因及相应的治疗及护理配合要点，鼓励患者养成良好的饮食及排便习惯，预防便秘；避免长时间久站或久坐；术后告知患者进行肛门括约肌舒缩运动，防止肛门括约肌松弛。

（2）直肠肛管周围脓肿主要是因肛窦腺感染引起，注意个人肛门卫生和生活习惯避免肛窦炎的发生。

（3）对未行一次性切开治疗的患者术后存在较高的肛瘘风险，一旦发生肛瘘应行二次肛瘘手术治疗。

（王　宁）

第四节　肛管直肠狭窄

肛管直肠狭窄是指由于先天缺陷或后天炎症反复刺激、肛门直肠损伤、肿瘤等因素，正常的肠道黏膜被瘢痕组织取代或者肠管被瘢痕组织包绕，直肠、肛管、肛门进而出现管径缩小变窄，患者出现排便困难或排便时间延长，常伴有便时肛门疼痛、便形细窄等症状。

一、病因与发病机制

（一）直肠肛门损伤

直肠肛门在受到外伤、烧伤、烫伤、药物腐蚀、分娩时会阴的裂伤、直肠及肛门部手术后出现瘢痕生长，形成的直肠与肛门狭窄。

（二）慢性炎症或溃疡粘连

如克罗恩病，结肠与肛门瘢痕会形成挛缩，进而造成结肠、肛门狭窄。

（三）直肠肛门肿瘤等因素

因直肠恶性肿瘤、肛门部肿瘤、性病、淋巴肉芽肿、平滑肌瘤、畸胎瘤等，也可引起肛门和肛管狭窄。

二、临床表现

（一）排便困难或排便时间延长

排便困难是肛门狭窄最常见的临床表现之一。肛门直肠腔瘢痕导致肛门直肠腔径变小，瘢痕缺乏弹性使较硬或较粗的粪便较难通过，排便的时间延长。

（二）粪便形状改变

由于肛门狭窄、排便困难，服用泻药后，粪便可成扁形或细条状，且自觉排便不净。即使排便次数增加，也多为少量稀便排出。

(三)疼痛

由于粪便通过困难,排粪便时经常导致肛管裂伤,造成持续性钝痛。也可在排粪便后出现持续性剧痛,甚至长达数小时。

(四)出血

肛门弹性差,粪便通过肛门时,使肛管皮肤破裂而导致出血。

(五)肛门瘙痒

肛门狭窄常合并肛门炎症,肛门狭窄也会导致直肠肛管黏膜或肛门皮肤的裂伤,使分泌物明显增加,导致肛门瘙痒和皮炎。

(六)肛门失禁

括约肌损伤导致的纤维化瘢痕形成会使肛门失去良好弹性,一方面表现为肛门狭窄,另一方面表现为肛门收缩功能差,出现肛门失禁,难于控制气体、液体甚至固体的排出。

(七)全身表现

肛门狭窄会造成不同程度的肠道机械性梗阻,故部分患者出现腹痛、腹胀的症状;而且部分患者由于出现肛门狭窄、排便困难、排便疼痛等问题,会伴有不同程度的精神症状,如焦虑、紧张。

三、辅助检查

(一)直肠指检

直肠指检可判断肛门狭窄及较低位的直肠狭窄或肛管直肠狭窄。狭窄处不能通过指尖,并可扪及程度不同的坚硬瘢痕组织。

(二)气钡双重造影和排粪造影

气钡双重造影和排粪造影可明确狭窄位置及诊断直肠狭窄。

四、治疗要点

(一)非手术治疗

通过高纤维膳食、灌肠等疗法缓解患者的排便困难及便时疼痛的症状;渐进式扩肛法,如手指扩张法或扩张器扩张法,使狭窄处扩张来缓解症状;内镜下置入球囊扩张器的方法进行扩肛,可获得较好的疗效。

(二)直肠狭窄治疗

对于较低位的直肠狭窄,可应用超声刀、激光、尿道切开器在狭窄环后方切开狭窄,完成纵切横缝的手术;或者经肛门直肠狭窄环切除术也可达到比较好的疗效。

(三)肛门狭窄的手术治疗

瘢痕松解同时行内括约肌切开手术。中至重度的肛门狭窄,可考虑应用皮瓣转移的肛门成形术。

五、护理评估

(1)既往是否有肠道炎症、结直肠肛门部手术、痔注射治疗及臀部外伤或使用腐蚀性药物史。

(2)排便困难的严重程度,是否可以通过高纤维膳食、灌肠等疗法缓解患者的排便困难及便时疼痛的情况。

(3)了解辅助检查结果及主要治疗方式。

（4）心理状态和认知程度：患者是否存在紧张、焦虑的心理状态，对术后的扩肛是否配合，对术后的康复是否有信心，对出院后的继续扩肛是否清楚。

六、护理诊断

(一)急性疼痛

急性疼痛与肛门狭窄、排便困难有关。

(二)皮肤完整性受损

皮肤完整性受损与肛周炎症、皮肤瘙痒等有关。

(三)潜在并发症

潜在并发症与出血、肛门狭窄有关。

(四)焦虑

焦虑与担心治疗效果有关。

七、护理措施

(一)术前护理措施

(1)观察患者排便情况，有无腹胀、腹痛、排便出血。

(2)有无肛门周围皮肤红、肿、疼痛、流脓、瘙痒，症状明显时，嘱其卧床休息，肛门局部给予热水坐浴，以减轻疼痛。

(3)鼓励患者进食高纤维的蔬菜、水果，如番薯叶、芹菜、韭菜、竹笋、茼蒿及苹果、香蕉，主食以燕麦、麦皮、番薯等为主，以软化大便，缓解患者的排便困难。

(4)术前1天半流质饮食，术前晚进食流质，配合灌肠，以减少术后早期粪便排出。术前视手术和麻醉方式给予禁食禁饮。

(5)准备手术区域皮肤，保持肛门皮肤清洁。

(二)术后护理措施

(1)腰麻、硬膜外麻醉，术后需去枕平卧6小时，避免脑脊液从蛛网膜下腔针眼处漏出，致脑脊液压力降低引起头痛。监测脉搏、呼吸、血压6～8小时，至生命体征平稳。

(2)做好排便管理。术后给予轻泻软便药乳果糖或麻仁丸及纤维增加剂，使粪便松软，易于排出。排便后及时坐浴和换药，以保持肛门周围皮肤清洁。

(3)术后7～10天，指导患者扩肛。术后扩肛治疗必须长期坚持，半年以上的扩肛会减少肛门部手术再次导致肛门狭窄的可能性，可以巩固手术的治疗效果。

八、护理评价

(1)能配合术前的饮食、灌肠，保证粪便的排出。

(2)能配合坐浴、换药，肛周皮肤清洁。

(3)能配合术后的饮食、活动及扩肛训练技巧。

(4)掌握复诊指征。

九、健康教育

(1)饮食指导：术后1～2天少渣半流饮食，之后正常饮食，忌辛辣刺激性食物如辣椒及烈性酒等,进食高纤维的蔬菜、水果,如番薯叶、芹菜、韭菜、竹笋、茼蒿及苹果、香蕉,主食以燕麦、麦皮、番薯等,以软化大便,利于粪便排出。

(2)肛门伤口的清洁:每天排便后用1:5 000高锰酸钾溶液或温水坐浴,坐浴时应将局部创面全部浸入药液中,药液温度适中。

(3)术后扩肛指导:渐进式扩肛法,用手指扩张或扩张器扩张,通过逐步增加手指数目或扩张器的大小使狭窄处扩张以达到缓解症状的目的。

(4)如发现排便困难或大便变细、变硬,应及时就诊。

（王　宁）

第五节　肛 门 失 禁

肛门失禁又称大便失禁,是指因各种原因引起的肛门自制功能紊乱,以致不能随意控制排气和排便,不能辨认直肠内容物的物理性质,不能保持排便能力。它是多种复杂因素参与而引起的一种临床症状。据过外文献报道,大便失禁在老年人中的发生率高达1.5%,女性多于男性。

一、病因及发病机制

(一)先天异常
肛门闭锁、直肠发育不全、脊椎裂、脊髓膜突出等先天性疾病均可造成肛门失禁。

(二)解剖异常
医源性损伤、产科损伤(阴道分娩)、直肠肛管手术、骨盆骨折、肠道切除手术后、肛门撕裂、直肠脱垂、内痔脱出等。

(三)神经源性
各种精神及中枢、外周神经病变和直肠感觉功能改变如痴呆、脑动脉硬化、运动性共济失调、脑萎缩、精神发育迟缓;中风、脑肿瘤、脊柱损伤、多发性硬化、脊髓瘤;马尾损伤,多发性神经炎,肛门、直肠、盆腔及会阴部神经损伤、"延迟感知"综合征等疾病均能导致肛门失禁。

(四)平滑肌功能异常
放射性肠炎、炎症性肠病、直肠缺血、粪便嵌顿、糖尿病、儿童肛门失禁。

(五)骨骼肌疾病
重症肌无力、肌营养不良、硬皮病、多发性硬化等。

(六)其他
精神疾病、全身营养不良、躯体残疾、肠套叠、肠易激综合征、特发性甲状腺功能减退等。

二、临床表现

(一)症状特点
患者不能随意控制排便和排气。完全失禁时,粪便自然流出,污染内裤,睡眠时粪便排出污染被褥;肛门、会阴部经常潮湿,粪性皮炎、疼痛瘙痒、湿疹样改变。不完全失禁时,粪便干时无失禁,粪便稀时和腹泻时则不能控制。

(二)专科体征

1.视诊

(1)完全性失禁:视诊常见肛门张开呈圆形,或有畸形、缺损、瘢痕、肛门部排出粪便、肠液,肛门部皮肤可有湿疹样改变或粪性皮炎的发生。

(2)不完全失禁:肛门闭合不紧,腹泻时可在肛门部有粪便污染。

2.直肠指诊

肛门松弛,收缩肛管时括约肌及肛管直肠环收缩不明显和完全消失,如由损伤引起,则肛门部可扪及瘢痕组织,不完全失禁时指诊可扪及括约肌收缩力减弱。

3.肛门镜检查

肛门镜检查可观察肛管部有无畸形,肛管皮肤黏膜状态,肛门闭合情况。

三、辅助检查

(一)肛管直肠测压

肛管直肠测压可测定内、外括约肌及耻骨直肠肌有无异常。肛门直肠抑制反射,了解其他基础压、收缩压和直肠膨胀耐受容量。失禁患者肛管基础、收缩压降低,内括约肌反射松弛消失,直肠感觉膨胀耐受容量减少。

(二)肌电图测定

肌电图可测定括约肌功能范围,确定随意肌、不随意肌及其神经损伤恢复程度。

(三)肛管超声检查

应用肛管超声检查,能清晰显示出肛管直肠黏膜下层、内外括约肌及其周围组织结构,可协助诊断肛门失禁,观察有无括约肌受损。

四、治疗要点

(一)非手术治疗

1.提肛训练

通过提肛训练以改进外括约肌、耻骨直肠肌、肛提肌随意收缩能力,从而锻炼盆底功能。

2.电刺激治疗

电刺激治疗常用于神经性肛门失禁。将刺激电极置于内、外括约肌和盆底肌,使之有规律收缩和感觉反馈,提高患者对大便的感受,增加直肠顺应性,调节局部反射,均可改善肛门功能。

3.生物反馈治疗

生物反馈治疗是一种有效的治疗肛门失禁的方法。生物反馈仪监测到肛周肌肉群的生物信号,并将信号以声音传递给患者,患者通过声音和图片高低形式显示进行模拟排便的动作,达到锻炼盆底肌功能的作用。生物反馈的优点是安全无痛,但需要医患双方的耐心和恒心。

(二)手术治疗

由于手术损伤或产后、外力暴力损伤括约肌致局部缺陷。先天性疾病、直肠癌术后肛管括约肌切除等则需要进行手术治疗,手术方式较多,根据情况选用。包括肛管括约肌修补术、括约肌折叠术、肛管成形术等。

五、护理评估

(一)焦虑
焦虑与大便不受控制影响生活质量有关。

(二)自我形象紊乱
自我形象紊乱与大便失禁污染有关。

(三)粪性皮炎
粪性皮炎与大便腐蚀肛周皮肤有关。

(四)睡眠型态紊乱
睡眠型态紊乱与大便失禁影响睡眠质量有关。

(五)疼痛
疼痛与术后伤口有关。

(六)潜在并发症
尿潴留、出血、伤口感染。

六、护理措施

(一)焦虑护理
(1)术前患者心理护理：与患者及家属进行沟通,向患者及家属讲解所患疾病发生的原因、治疗方法、护理要点、影响手术效果的因素、可能出现的并发症和不适,使其对肛门失禁有正确的认识,积极配合手术治疗,对术后出现的并发症有心理准备。

(2)术后做好家属宣教使其亲人陪护在身边,使患者有安全感。向患者讲解手术的过程顺利使其放心,护士在护理过程中以耐心、细心的优质服务理念贯穿整个护理工作中让患者感到安心。

(二)自我形象紊乱的护理
护士做好患者基础护理,保持肛周及会阴清洁。及时协助患者更换衣裤及病床。护理操作过程中注意保护患者隐私。

(三)粪性皮炎护理
(1)一旦患者发生粪性皮炎护士应指导患者正确清洗肛周的方法。

(2)及时更换被粪便污染的衣裤。

(3)保持肛周、会阴局部清洁干燥。需要在护理粪性皮炎时同压疮做好鉴别。

(四)睡眠形态紊乱护理
病房保持安静,定时通风,鼓励患者养成良好的睡眠习惯。向患者及家属做好沟通,使其放松心情,评估影响患者睡眠的因素,帮助其排除,并讲解良好的睡眠质量对术后恢复的重要性。

(五)疼痛护理
术后建立疼痛评分表,根据评分值采取相应的护理措施,必要时常规使用镇痛泵。给予患者心理疗法,让其分散注意力,以缓解疼痛。

(六)并发症的护理
1.尿潴留
嘱患者小便时可听流水声、热敷小腹诱导排便。

2.出血

严密观察患者伤口敷料是否有渗血渗液；严密观察患者的生命体征、脉搏、心率、呼吸、神志、体温；观察患者排便时有无带血，嘱患者勿用力排便，以免引起伤口出血。如患者伤口敷料有鲜红色血液渗出，应立即通知医师并协助医师进行止血甚至抢救处理。

3.伤口感染

每天给予伤口换药，严密观察患伤口愈合情况及有无发热等症状。

七、护理评价

患者围术期细致的护理不仅是提高患者满意度，也是提高手术成功的重要保障，通过相应的护理措施可促进患者早日康复，在治疗护理过程中，心理护理尤为重要，可帮助患者及家属减轻心理负担，减少和消除患者术后不必要的并发症，提高患者的生活质量，使患者早日回归社会。

八、健康教育

(1)嘱患者清淡饮食避免刺激辛辣等食物。

(2)指导患者正确的提肛运动。

(3)向患者讲解扩肛的目的、方法、注意事项。

(4)以多种形式的健康教育指导患者包括口头讲解、书面法、操作示范等，使患者充分掌握自我观察和自我调护的方法。

(5)对出院患者进行出院指导，并讲解随访时间，定期随访。

(6)告知患者适当活动，不可进行剧烈运动，保持肛周局部清洁干燥。

（王　宁）

第六节　肛门瘙痒症

肛门瘙痒症是一种常见的局部瘙痒症。肛门部有时有轻微发痒，如瘙痒严重，经久不愈则成为瘙痒症。它是一种常见的局限性神经功能障碍性皮肤病。一般只限于肛门周围，有的可蔓延到会阴、外阴或阴囊后方。

一、病因及发病机制

肛门瘙痒症是局限于肛门局部的瘙痒症，多与肛门及直肠疾病有关，或继发于肛门直肠疾病。局部炎症充血使皮肤循环增加，温度上升，臀间又是不易散热的部位，促使汗液排泄增多，湿润浸渍，引起不适和瘙痒。初发病患者常以热水烫洗或较长时间外用含有类固醇皮质激素等药涂敷，虽可一时缓解瘙痒症，日久可形成瘙痒不良刺激，使局部症状更加严重。嗜食辛辣食品也可引起肛门瘙痒，卫生习惯不良，不及时清洗肛门会阴，隔裤搔抓摩擦，可使瘙痒加剧。着装不良，穿着窄小的衣裤，或穿质地不适的内裤如某些化纤织衣物或厚实而粗糙衣物，使臀围汗液不易散发及摩擦也可诱发肛门瘙痒。

二、临床表现

本病初期,仅限于肛门周围皮肤瘙痒,时轻时重,有时刺痛或灼痛,有时如虫行蚁走,有时如蚊咬火烤,有时剧痒难忍,入夜更甚,令人坐卧不安。由于瘙痒使皮肤溃烂、渗出、结痂,长期不愈,致肛周皮肤增厚,皱襞肥厚粗糙呈放射状褶纹,苔藓样变,色素沉着或色素脱失,蔓延至会阴、阴囊、阴唇或骶尾部。患病日久,易继发皲裂。久之可引起神经衰弱,精神萎靡,食不知味,夜不成眠。

三、辅助检查

根据典型的肛门瘙痒史,结合临床症状、体征,对本病不难诊断,但要明确病因则比较困难。一般肛门局部有原发病变为继发性瘙痒症,否则为原发性瘙痒症。此外,还应进行全身体检,有针对性地做必要的实验室检查,如血、尿、大便常规,肝、肾功能,尿糖、血糖、糖耐量试验及活组织和涂片等检查。

四、治疗要点

(1)治疗原发病或并发症,如痔、肛瘘、蛲虫病等。给予相应抗生素或抗菌药治疗合并感染。

(2)避免不适当的自疗,不少肛门瘙痒病患者不愿到医院就诊,采取不当的自我治疗,如用热水烫洗,外用高浓度类固醇皮质激素或含对抗刺激药物,自购某些粗制家用理疗器械自疗等,这些方法弊多利少,仅能有暂时抑制瘙痒,日久致使病变迁延增剧,应劝告患者停用。

(3)注意卫生,不食或少食刺激性食物,如辛辣食品、浓茶和咖啡、烈性酒等。衣裤应宽松合体,贴身内衣以棉织品为好。

(4)局限性肛门瘙痒病的药物治疗应以局部外用治疗为主,全身治疗所用的各类药剂,如类固醇皮质激素、抗炎介质类制剂、各种镇静剂等对肛瘙痒并无明显止痒作用,但都有不少不良反应或不利影响,在没有明确适应证情况下应避免应用。

(5)对仅有局部瘙痒而肛门皮肤正常者,以硼酸水清洗冷敷肛门,若加冰块使水温在4～5 ℃冷敷。患者蹲位以纱布或脱脂棉冷敷肛门,每天早、晚各1次,每次约5分钟,冷敷后以干毛巾拭干局部,保持干燥。此型肛门瘙痒不宜外敷软膏,软膏妨碍散热,增多汗液易诱发瘙痒。宜用清凉干燥洗剂,如白色洗剂、炉甘石洗剂等。

(6)肛门皮肤呈粗糙肥厚的苔藓化损害者多有合并感染,可用适当抗生素或抗菌药剂,感染控制后,施行局部包封治疗;在清洗局部后,以乙醇或新洁尔灭溶液局部消毒,注射用泼尼松注射液或地塞米松注射液以注射针将药液滴于皮损部位,需使皮损充分浸入药液,患者感瘙痒减轻,局部药液干燥,再按病灶大小贴敷普通橡皮膏或含有止痒剂的软膏,也可用含有药物的成膜剂或凝胶剂作膜状包封。此方法宜于睡前施行,6～8小时后去除硬膏或成膜包封物,清洗局部,涂以干燥洗剂或止痒气雾剂喷涂。此法对缓解瘙痒促使苔藓化损害消退效果佳。

(7)注射疗法:将药物注射到皮下或皮内,破坏感觉神经,使局部感觉减退,症状消失,局部损伤治愈,约50%的患者可永久治愈。

(8)手术疗法:瘙痒经过上述治疗后不见好转或多次复发的,可用手术治疗。手术方法有除去肛门部皮肤神经支配和切除肛门部皮肤两种。

五、护理评估

（一）发病状况

本病多发生在20~40岁中年,20岁以下的青年较少,很少发生于儿童。男性比女性多见,习惯安静和不常运动的人多发生这种瘙痒症。继发性瘙痒症有明显致病原因,容易治疗;自发性或原因不明的不易治愈,也常复发,约占全部患者的50%。部分为全身性皮肤瘙痒病的局部症状,则多见于老年人。

（二）过去健康状况

1.全身因素

（1）如糖尿病、风湿病、痛风等和一些腹泻、便秘、黄疸等临床症状,都可以伴发肛门瘙痒症。

（2）在惊吓、精神忧郁或过度激动等精神因素存在时,也发生肛门瘙痒。

（3）妇女绝经期、男性更年期也可以引起肛门瘙痒。部分患者与家族遗传因素有关系。

2.局部因素

（1）寄生虫病:最常见的是蛲虫病,其瘙痒多在晚间睡眠时加重,这时肛门括约肌松弛,雌性蛲虫爬到肛门外产卵,从而刺激肛周皮肤引起奇痒。此外,阴虱、滴虫等也容易引起肛门的瘙痒。

（2）各种肛肠疾病:如痔疮、肛裂、脱肛、直肠炎,及肛门手术后均会因肛门周围分泌物增多,刺激皮肤发炎而引起瘙痒。

（3）肛门皮肤病:如肛门周围湿疹、神经性皮炎、股癣等皮肤病均可引起肛门瘙痒症状。患有痔的患者,粪便附着在痔体间或肛门皮肤的皱褶里,产生刺激,引起瘙痒和刺激的症状。

（三）生活习惯和自理程度

肛门瘙痒症多发生在肛门周围不清洁,内裤过紧、过硬,不及时更换;搔抓肛门,用过硬的物品擦肛门;吃蔬菜、水果太少,或者吃刺激性食物,如辣椒、浓茶、咖啡、高度酒等;用带化工染料以及带有油墨字迹的纸张、植物叶等揩擦肛门;食用和接触对自己易产生过敏的食物、化学药品、花粉、辛辣等刺激性食物,以及某些药品;使病灶感染和致病的食物、药物或接触某些致敏物质;局部直接受到化学物质等刺激而诱发湿疹;过度劳累、精神紧张、忧郁、失眠等。儿童不洁生活习惯的肛门瘙痒以蛲虫病、形成机械刺激引起肛门瘙痒多见。

（四）心理-社会状况

疾病的敏感性导致患者的心理产生紧张、排斥等不良的状态,使其无法与医护人员进行有效的沟通,影响治疗的效果,使病情有发生反复的可能。或者患者因局部奇痒,多采用自疗,随意乱用药物,或者随意购买理疗器械等,要劝告患者及时就医。女性患者的心理比较脆弱和敏感,对于治疗也比较害羞,不对医护人员说明情况,延误治疗;此外,还有不注意饮食及卫生,食用辛辣的食物,咖啡、浓茶及烈酒等。

六、护理措施

（一）了解肛门瘙痒症的原因

肛门瘙痒症常表现为肛门周围皮肤有剧烈疼瘙痒感,肛门周围皮肤瘙痒多为长久不愈。局部炎症可以使皮肤充血水肿,循环增加,温度上升,会阴部本身散热较差,黏液汗液分泌较多,湿邪浸渍致不适瘙痒,部分肛门瘙痒症可以是全身性皮肤瘙痒病的局部症状。肛门直肠疾病:肛瘘、肛裂、痔、肛窦炎、肛乳头炎、肛门失禁等,使肛门口分泌物增多,潮湿刺激皮肤亦引起瘙痒。

寄生虫局部刺激,神经末梢病变均引起肛门瘙痒。

(二)解除患者各种顾虑

肛周瘙痒与心理因素息息相关,有压力或焦虑时瘙痒可明显加重。肛肠患者有各种顾虑,如年轻女性害羞,老年患者不方便,痒痛难忍,精神紧张、这些不利心理因素将影响治疗。护理要掌握自己的语言艺术,护士的言行对患者影响极大,要接近患者,善待患者如亲人,想患者所想,急患者所急,随时掌握患者的心理变化,疏导患者,使患者精神愉快,思想放松,情绪稳定。要为患者负责,消除患者的不安情绪,在检查、治疗、护理时,动作宜正确、轻柔,尽量减少患者痛苦,要积极沟通,调动患者及家属的积极性,请其配合治疗,促进疾病的康复。

(三)注意清洁卫生

习惯不良,习惯太差,不及时洗肛门会阴,有粪便残留,致局部污染细菌滋生刺激。加之瘙痒难忍,搔抓摩擦,皮肤因搔抓出现抓痕、血痂、苔藓样硬化或湿疹样变,甚者可继发感染均可使瘙痒加剧。全身性原因和寄生虫感染当标本兼顾,积极治疗原发病并予以杀虫止痒。内衣太紧、被褥太厚、衣物粗糙、化纤内衣,肥胖,天气炎热多汗。汗液不易散发,或者过多、频繁使用肥皂等,也可诱发肛门瘙痒,所以要避免使用劣质的护肤洗涤用品,内衣应宽大舒适,衣料棉质,利于减少汗液的分泌,增加汗液及排泄物的挥发及排除,易于局部保持卫生干燥,减轻避免瘙痒的发生。

(四)指导合理用药

有人习惯在清洗时加入一些消毒剂,其实大可不必,有时甚至适得其反。因为人体的每个部位都有正常的菌群,由于消毒剂的使用,会破坏了正常菌群,影响其正常功能,肛门皮肤的真菌感染和细菌感染易致瘙痒。针对真菌感染要指导患者全身及局部用药。临症用灭虫止痒洗剂熏洗,热时先熏患处约15分钟,待药温适宜时坐浴清洗,清洗后拭干或吹干患处。对水温的要求一般不能太烫,以免损伤皮肤。高温止痒是一误区,水温应保持在正常体温左右,适宜人手即可。老年人局部皮肤感觉功能障碍,对水温不敏感,常常会在清洗中烫坏皮肤,亦加重肛门瘙痒症。每个人都要保持良好习惯,注意不要与他人共用卫生用具,公共场合积极防护,在公共场所感染真菌等,甚至淋病导致瘙痒者皆有之。

(五)正确的饮食护理

肛门是食物消化吸收后排出粪便的器官,建议患者合理的膳食可以促进康复。肛门瘙痒症患者饮食宜清淡,在日常饮食中应适当增加蔬菜、水果,保持大便通畅。肛门瘙痒也可以因嗜食辛辣食品所引起,要忌食辛辣刺激食物,忌食过敏食物及药物,忌饮酒,不宜浓茶、咖啡等。不切实际地过食补品,会犯"气有余便是火"之戒。火锅、炖品老汤等均应忌食,可有效地避免瘙痒症的发生。

(六)麻醉术后伤口疼痛影响

由于麻醉术后伤口疼痛等因素的影响,患者可能出现下腹部胀痛,自行排尿困难的现象。此时护士应鼓励患者自行排尿,可给予腹部按摩热毛巾热敷或利用听流水声以反射性诱导患者排尿,效果不佳应遵医嘱给予留置导尿管。留置尿管期间,应每天进行会阴护理2次,防止尿路感染。

七、护理评价

疗效判定标准疗效判定:根据《中医病证诊断疗效标准》判定。①无效:临床症状无任何改善,瘙痒感及肛门周围皮肤受损无改善,病情无缓解,停药后即复发;②有效:肛门瘙痒感减轻,临床症状逐渐改善,肛门周围受损皮肤开始愈合,病情开始好转,停药一段时间后才复发;③显效:临床症状显著改善,肛门周围受损皮肤几乎全部愈合,病情显著好转,停药较长时间复发或不再复发,周围皮肤大部分恢复正常;④痊愈:临床症状完全消失,肛门周围皮肤恢复正常,病情消失,停药后不再复发。

八、健康教育

(1)多吃蔬菜、水果,不吃或少吃刺激性食物,如辣椒、浓茶、咖啡、高度酒等。过敏体质者应少食用易致过敏的食品,如鱼、虾等,避免接触引起过敏的化学物质。

(2)保持肛门清洁干燥,尽可能每晚清洗1次肛门。清洗肛周宜用温水,一般不用肥皂,尤其不能用碱性强的肥皂。清洗用的毛巾、脸盆等要专人专用,以免交叉感染。也不要一天洗好几次,这会将肛门附近的黏膜冲掉,导致肛门附近太干燥可能会导致肛门瘙痒。

(3)注意劳逸结合,保持心情愉快,防止过度紧张和焦虑不安,不搔抓肛门,不用过硬的物品擦肛门。痒的时候可涂止痒霜或激素膏;也可用冷水冲洗数分钟。如因瘙痒而影响睡眠,可在临睡前服氯苯那敏、赛庚啶和阿司咪唑等。

(4)内裤不要过紧、过硬,宜穿纯棉宽松合体的内裤,不要穿人造纤维内裤,并要勤洗勤换。便纸要用清洁柔软吸水的卫生纸,不要用带油墨字迹的纸张,或用植物叶、土块擦肛门,这容易使细菌、病毒感染造成肛门瘙痒。及时治疗引起肛门瘙痒症的局部和全身性疾病,如内痔、肛裂、肛瘘、腹泻、糖尿病、寄生虫病等。

(5)防止病毒感染、性传染病所造成的肛门瘙痒:除了治疗肛门瘙痒的症状外,也必须及早治疗病毒感染、性传染病等重大疾病,因此病患千万不要忽视肛门瘙痒的症状。如果发现了肛门瘙痒,最好采取相应的治疗措施,及时去医院就诊。

(王　宁)

第七节　痔

痔是肛垫的病理性肥大、移位及肛周皮下血管丛血流淤滞形成的团块。痔是一种常见病、多发病,其发病率占肛门直肠疾病的首位,约为80.6%。随着年龄的增长,发病率逐渐增高。任何年龄皆可发病,但以20~40岁为最多。主要表现为便血、肿物脱出及肛缘皮肤突起三大症状。

一、病因与发病机制

痔的确切病因尚不完全明了,可能与以下学说有关。

(一)肛垫下移学说

1975年Thomson提出肛垫病理性肥大和下移是内痔的原因,亦是目前临床上最为接受的痔的原因学说。肛垫具有协助肛管闭合、节制排便。若肛垫发生松弛,导致肛垫病理性肥大、移位,则会形成痔。

(二)静脉曲张学说

早在18世纪Huter在解剖时发现痔内静脉中呈连续扩张为依据,认为痔静脉扩张是内痔发生的原因。但现代解剖已证实痔静脉丛的扩张属生理性扩张,内痔的好发部位与动脉的分支类型无直接联系。

(三)血管增生学说

认为痔的发生是由于黏膜下层类似勃起的组织化生而成。

(四)慢性感染学说

直肠肛管区的感染易引起静脉炎,使周围的静脉壁和周围组织纤维化、失去弹性、扩张而形成痔。

此外,长期饮酒、嗜食刺激性食物、肛周感染、长期便秘、慢性腹泻、妊娠分娩及低膳食纤维饮食等因素都可诱发痔的发生。

二、临床表现

临床上,痔分为内痔、外痔、混合痔及环形痔 4 种(图 11-1)。

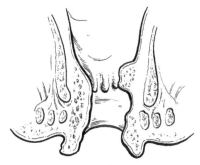

图 11-1　痔的分类

(一)内痔

临床上最多见,占 64.1%。主要临床表现是无痛性便血和肿物脱出。常见于右前、右后和左侧。根据内痔的脱出程度,将内痔分为 4 期。Ⅰ期:便时带血、滴血或喷射状出血,色鲜红,便后自行停止,无肛内肿物脱出。Ⅱ期:常有便血,色鲜红,排便时伴有肿物脱出肛外,便后可自行还纳。Ⅲ期:偶有便血,便后或久站、久行、咳嗽、劳动用力、负重远行增加腹压时肛内肿物脱出,不能自行还纳,需休息或手法还纳。Ⅳ期:痔体增大,肛内肿物脱出肛门外,不能还纳,或还纳后又脱出。

1.便血

其便血特点是无痛性、间歇性便后出鲜血,是内痔及混合痔的早期的常见症状。便血较轻时表现为大便表面附血或手纸上带血,继而滴血,严重时则可出现喷射状出血。长期出血可导致患者发生缺铁性贫血。

2.肿物脱出

肿物脱出常是晚期症状。轻者可自行回纳,重者需手法复位,严重时,因不能还纳,常可发生嵌顿、绞窄。

3.肛门疼痛

单纯性内痔无疼痛,当合并有外痔血栓形成内痔、感染或嵌顿时,可出现肛门剧烈疼痛。

4.肛门瘙痒

痔块外脱时常有黏液或分泌物流出,可刺激肛周皮肤引起肛门瘙痒。

(二)外痔

平时无感觉,仅见肛缘皮肤突起或肛门异物感。当排便用力过猛时,肛周皮下静脉破裂形成血栓或感染,出现剧烈疼痛。

(三)混合痔

兼有内痔和外痔的症状同时存在。

三、辅助检查

(一)直肠指诊

内痔早期无阳性体征,晚期可触到柔软的痔块。其意义在于除外肛管直肠肿瘤性疾病。

(二)肛门镜检查

肛门镜检查是确诊内痔的首选检查方法。不仅可见到痔的情况,还可观察到直肠黏膜有无充血、水肿、溃疡、肿块等,以及排除其他直肠疾病。

(三)直肠镜检查

直肠镜检查可准确诊断痔、直肠肿瘤等肛肠疾病。

(四)肠镜检查

对于年龄超过 45 岁便血者,应建议行电子结肠镜检查,除外结直肠肿瘤及炎症性肠病等。

四、治疗要点

痔的治疗遵循 3 个原则:①无症状的痔无需治疗,仅在合并出血、痔块脱出、血栓形成和嵌顿时才需治疗;②有症状的痔重在减轻或消除其主要症状,无需根治;③首选保守治疗,失败或不宜保守治疗时才考虑手术治疗。

(一)非手术治疗

1.一般治疗

一般治疗适用于痔初期及无症状静止期的痔。

(1)调整饮食:多饮水,多吃蔬菜、水果,如韭菜、菠菜、地瓜、香蕉、苹果等,忌食辣椒、芥末等辛辣刺激性食物。多进食膳食纤维性食物,改变不良的排便习惯。

(2)热水坐浴:改善局部血液循环,有利于消炎及减轻瘙痒症状。便后热水坐浴擦干、便纸宜柔软清洁、肛门要保温、坐垫要柔软。

(3)保持大便通畅:通过食物来调整排便,养成定时排便,每 1～2 天排出 1 次软便,防止便秘或腹泻。

(4)调整生活方式,改变不良的排便习惯,保持排便通畅,禁烟酒。

2.药物治疗

药物治疗是内痔首选的治疗方法,能润滑肛管,促进炎症吸收,减轻疼痛,解除或减轻症状。局部用痔疾洗液或硝矾洗剂(张有生方)熏洗坐浴,可改善局部血液循环,有消肿、止痛作用;肛内注入痔疮栓剂(膏)或奥布卡因凝胶,有止血、止痛和收敛作用。

3.注射疗法

较常用,适用于Ⅰ期、Ⅱ期内痔。年老体弱、严重高血压、有心、肝、肾等内痔患者均可适用。常用的硬化剂有聚桂醇注射液、芍倍注射液、消痔灵注射液等。

4.扩肛疗法

扩肛疗法适用于内痔、嵌顿或绞窄性内痔剧痛者。

5.胶圈套扎疗法

胶圈套扎疗法适用于单发或多发Ⅰ～Ⅲ期内痔的治疗。

6.物理治疗

物理治疗包括 HCPT 微创技术、激光治疗及铜离子电化学疗法等。

(二)手术治疗

当非手术治疗效果不满意,痔出血、脱出严重时,则有必要采用手术治疗。常用的方法主要有以下 6 种。

1.内痔结扎术

内痔结扎术常用于Ⅱ～Ⅲ期内痔。

2.血栓外痔剥离术

血栓外痔剥离术适用于血栓较大且与周围粘连者或多个血栓者。

3.外剥内扎术

目前临床上最常用的术式,是在 Milligan-Morgan 外切内扎术和中医内痔结扎术基础上发展演变而成,简称外剥内扎术。适用于混合痔和环状痔。

4.分段结扎术

分段结扎术适于环形内痔、环形外痔、环形混合痔。

5.吻合器痔上黏膜环切术

该方法微创、无痛,是目前国内外首选的治疗方法(图 11-2)。主要适用于Ⅱ～Ⅳ期环形内痔、多发混合痔、以内痔为主的环状混合痔,也适用于直肠前突和直肠内脱垂。由于此手术保留了肛垫,不损伤肛门括约肌,故与传统手术相比具有术后疼痛轻、住院时间短、恢复快、无肛门狭窄及大便失禁、肛门外形美观等优点,临床效果显著。

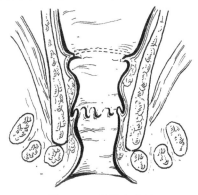

图 11-2　术后吻合口

6.选择性痔上黏膜切除术

选择性痔上黏膜切除术是一种利用开环式微创痔吻合器进行治疗的手术方式。适用于Ⅱ～Ⅳ期内痔、混合痔、环状痔、严重脱垂痔、直肠前突、直肠黏膜脱垂等。可准确定位目标组织,做到针对性切除,并保护非痔脱垂区黏膜组织,该术式更加符合肛管形态和生理,有效预防术后大出血、肛门狭窄等并发症,值得临床推广应用。

五、护理评估

(一)术前评估

1.健康史

(1)了解患者有无长期饮酒的习惯,有无喜食刺激性食物或低纤维素饮食的习惯。

(2)有无长期便秘、腹泻史,长期站立、坐位或腹压增高等因素。或有痔疮药物治疗、手术史;有无糖尿病、血液疾病史。

(3)了解患者有无肛隐窝炎、肛周感染、营养不良等情况促进痔的形成。

(4)家族中有无家族性息肉,家族中有无大肠癌或其他肿瘤患者。

(5)既往是否有溃疡性结肠炎、克罗恩病、腺瘤病史、手术治疗史及用药情况。

2.身体状况

(1)注意观察患者的生命体征、神志、尿量、皮肤弹性等。

(2)排便时有无疼痛及排便困难,大便是否带鲜血或便后滴血、喷血,有无黏液,有无脓血、便血量、发作次数等。

(3)注意患者的营养状况,有无消瘦、头晕、眼花、乏力等贫血的体征。

(4)肛门有无肿块脱出,能否自行回纳或用手推回,有无肿块嵌顿史。

(5)直肠指诊肛门有无疼痛、指套退出有无血迹、直肠内有无肿块等。

3.心理-社会状况

(1)疾病认知:了解患者及家属对疾病相关知识的认知程度,评估患者及家属对所患疾病及站立方法的认识,对手术的接受程度,对痔传统手术或微创手术知识及手术前配合知识的了解和掌握程度。

(2)心理承受程度:患者和家属对接受手术及手术可能导致的并发症带来的自我形象紊乱和生理功能改变的恐惧、焦虑程度和心理承受能力。

(3)经济情况:家庭对患者手术及并发症进一步治疗的经济承受能力。

(二)术后评估

1.手术情况

了解麻醉方式、手术方式,手术过程是否顺利,术中有无出血、出血部位、出血量,有无输血及输血量。

2.病情评估

观察患者神志和生命体征变化,生命体征是否平稳,切口敷料是否渗血,出血量多少,引流是否通畅,引流液的颜色、性质和引流量,切口愈合情况,大便是否通畅,有无便秘或腹泻等情况。

3.切口情况

切口渗出、愈合情况,有无肛缘水肿、切口感染,引流是否通畅,有无假性愈合情况。定期进行血常规、血生化等监测,及时发现出血、切口感染、吻合口出血、吻合口瘘等并发症的发生。

4.评估手术患者的肛门直肠功能

有无肛门狭窄、肛门失禁,包括排便次数、控便能力等。

5.心理-社会状况

患者对手术后康复知识的了解程度。评估患者有无焦虑、失眠,家庭支持系统等。

六、护理诊断

(一)恐惧

恐惧与出血量大或反复出血有关。

(二)便秘

便秘与不良饮食、排便习惯及惧怕排便有关。

(三)出血

出血与血小板减少、凝血因子缺乏、血管壁异常有关。

(四)潜在并发症

尿潴留、肛门狭窄、排便失禁等。

七、护理措施

(一)非手术治疗护理/术前护理

1.调整饮食

嘱患者多饮水,多进食新鲜蔬菜、水果,多食粗粮,少食辛辣刺激性食物,忌烟酒。养成良好生活习惯。适当增加运动量,促进肠蠕动,切忌久站、久坐、久蹲。

2.热水坐浴

便后及时清洗,保持局部清洁舒适。必要时用1∶5 000高锰酸钾溶液或复方荆芥熏洗剂熏洗坐浴,控制温度在43~46 ℃,每天2次,每次20~30分钟,可有效改善局部血液循环,减轻出血、疼痛症状。

3.痔块还纳

痔块脱出时应及时还纳,嵌顿性痔应尽早行手法复位,防止水肿、坏死;不能复位并有水肿及感染者用复方荆芥熏洗剂坐浴,局部涂痔疮膏,用手法再将其还纳,嘱其卧床休息。注意动作轻柔,避免损伤。

4.纠正贫血

缓解患者的紧张情绪,指导患者进少渣食物,术前排空大便,必要时灌肠,做好会阴部备皮及药敏试验,贫血患者应及时纠正。贫血体弱者,协助完成术前检查,防止排便或坐浴时晕倒受伤。

5.肠道准备

术前1天予以全流质饮食,手术当天禁食,术前晚口服舒泰清4盒,饮水2 500 mL或术晨2小数甘油灌肠剂110 mL灌肠,以清洁肠道。

(二)术后护理

1.饮食护理

术后当天应禁食或给无渣流食,次日半流食,以后逐渐恢复普食。术后6小时内尽量卧床休息,减少活动。6小时后可适当下床活动,如厕排尿、散步等,逐渐延长活动时间,并指导患者进行轻体力活动。

2.疼痛护理

因肛周末梢神经丰富,痛觉十分敏感,或因括约肌痉挛、排便时粪便对创面的刺激、敷料堵塞过多导致大多数肛肠术后患者创面剧烈疼痛。疼痛轻微者可不予处理,但疼痛剧烈者应给予处理。指导患者采取各种有效止痛措施,如分散注意力、听音乐等,必要时遵医嘱予止痛药物治疗。

3.局部坐浴

术后每次排便或换药前均用 1：5 000 高锰酸钾溶液或痔疾洗液熏洗坐浴,控制温度在 43～46 ℃,每天 2 次,每次 20～30 分钟,坐浴后用凡士林油纱覆盖,再用纱垫盖好并固定。

4.保持大便通畅

术后早期患者有肛门下坠感或便意,告知其是敷料压迫刺激所致;术后 3 天内尽量避免解大便,促进切口愈合,可于术后 48 小时内口服阿片酊以减少肠蠕动,控制排便。术后第 2 天应多吃新鲜蔬菜和水果,保持大便通畅。如有便秘,可口服液体石蜡或麻仁软胶囊等润肠通便药物,宜用缓泻剂,忌用峻下剂或灌肠。避免久站、久坐、久蹲。

5.避免剧烈活动

术后 7～15 天应避免剧烈活动,防止大便干燥,以防痔核或吻合钉脱落而造成继发性大出血。

6.并发症的观察与护理

(1)尿潴留:因手术、麻醉刺激、疼痛等原因造成术后尿潴留。若术后 8 小时仍未排尿且感下腹胀痛、隆起时,可行诱导、热敷或针刺帮助排尿。对膀胱平滑肌收缩无力者,肌内注射新斯的明 1 mg(1 支),增强膀胱平滑肌收缩,可以排尿。必要时导尿。

(2)创面出血:术后 7～15 天为痔核脱落期,因结扎痔核脱落、吻合钉脱落、切口感染、用力排便等导致创面出血。如患者出现恶心、呕吐、头昏、眼花、心慌、出冷汗、面色苍白等并伴肛门坠胀感和急迫排便感进行性加重,敷料渗血较多,应及时通知医师行相应消除处理。

(3)切口感染:直肠肛管部位由于易受粪便、尿液等的污染,术后易发生切口感染。应注意术前改善全身营养状况;术后 2 天内控制好排便;保持肛门周围皮肤清洁,便后用 1：5 000 高锰酸钾液坐浴;切口定时换药,充分引流。

(4)肛门狭窄:术后观察患者有无排便困难及大便变细,以排除肛门狭窄。术后 15 天左右应行直肠指诊如有肛门狭窄,定期扩肛。

八、护理评价

(1)患者便血、脱出明显减轻或消失。

(2)患者及家属知晓所患疾病名称、手术术式、优缺点及相关知识,能复述并遵从护士指导。

(3)患者是否能正确面对手术,积极参与手术的自我护理并了解手术并发症的预防和处理,如大出血、切口感染、肛门狭窄等。未发生并发症或并发症被及时发现和处理。

(4)患者排便正常、顺畅,无腹泻、便秘或排便困难。肛周皮肤完整清洁无损。

九、健康教育

(1)指导患者合理搭配饮食,多饮水,多食蔬菜,水果以及富含纤维素的食物,少食辛辣等刺激性食物,忌烟酒。

(2)指导患者养成良好的排便习惯,保持排便通畅,避免久蹲、久坐。

(3)便秘时,应增加粗纤维食物,必要时口服适量蜂蜜或润肠通便药物。

(4)出院后近期可坚持熏洗坐浴,保持会阴部卫生清洁,并有利于创面愈合。

(5)术后适当活动,切勿剧烈活动。若出现创面出血,随时与医师联系,及早处理。

(6)术后早期做提肛运动,每天 2 次,每次 30 分钟,促进局部血液循环。一旦出现排便困难或便条变细情况时,应及时就诊,定期进行肛门扩张。

(王　宁)

第十二章

风湿免疫科护理

第一节 系统性红斑狼疮

一、概述

系统性红斑狼疮(systemic lupus erythematosus,SLE)是自身免疫介导的,以免疫性炎症为突出表现的弥漫性结缔组织病。血清中出现以抗核抗体为代表的多种自身抗体和多系统受累是SLE的两个主要临床特征。多数为慢性起病,病程迁延反复。死亡原因主要是感染、肾衰竭和中枢神经系统病变。SLE好发于生育年龄的女性,多见于15~45岁的人群,女性与男性的比例为7/1~9/1,患病率为0.7‰。

二、病因与病理生理

遗传、感染、环境、性激素、药物等综合因素所致的免疫紊乱导致了SLE的发生。其基本病理改变是免疫复合物介导的血管炎。

三、临床表现

SLE的临床表现复杂多样。多数呈隐匿起病,开始时仅累及1~2个系统,表现为轻度的关节炎、皮疹、隐匿性肾小球肾炎、血小板减少性紫癜等,部分患者长期稳定在亚临床状态或轻型狼疮,部分患者可由轻型突然变为重症狼疮,更多的则由轻型逐渐转变为多系统损害,也有一些患者一起病就累及多个系统,甚至表现为狼疮危象。SLE的自然病程多表现为病情加重与缓解的交替。

(一)全身表现

患者常常出现发热,可能是SLE活动的表现,但应除外感染因素,尤其需要警惕在免疫抑制治疗中出现的发热。疲乏是SLE常见但容易被忽视的症状,常是狼疮活动的先兆。

(二)皮肤与黏膜

在鼻梁和双颧颊部呈蝶形分布的红斑是SLE特征性的改变,其他皮肤损害还有光敏感、脱发、手足掌面红斑、甲周红斑、盘状红斑、结节性红斑、脂膜炎、网状青斑、雷诺现象等。

(三)关节和肌肉

患者的关节和肌肉常出现对称性多关节疼痛、肿胀,通常不引起骨质破坏。SLE可出现肌痛和肌无力,少数可有肌酶谱的增高。激素治疗中的SLE患者出现髋关节区域隐痛不适,需排除无菌性股骨头坏死。

(四)肾脏损害

肾脏损害主要为狼疮性肾炎(lupus nephritis,LN),表现为蛋白尿、血尿、管型尿,乃至肾衰竭。50%~70%的SLE病程中会出现临床肾脏受累,肾活检显示,几乎所有SLE均有肾脏病理学改变。LN对SLE预后影响甚大,肾衰竭是SLE的主要死亡原因之一。病理分型对于评估预后和指导治疗有积极的意义,通常Ⅰ型和Ⅱ型的预后较好,Ⅳ型和Ⅵ型预后较差。

(五)神经系统损害

神经系统损害又称神经精神狼疮。轻者仅有偏头痛、性格改变、记忆力减退或轻度认知障碍;重者可表现为脑血管意外、昏迷、癫痫持续等。中枢神经系统表现包括无菌性脑膜炎、脑血管病、脱髓鞘综合征、头痛、运动障碍、脊髓病、癫痫发作、急性精神错乱、焦虑、认知障碍、情绪失调、精神障碍,周围神经系统表现包括吉兰-巴雷综合征、自主神经系统功能紊乱、单神经病变、重症肌无力、脑神经病变、神经丛病变、多发性神经病变等。存在一种或一种以上上述表现,并除外感染、药物等继发因素,结合影像学、脑脊液、脑电图等检查可诊断神经精神狼疮。

(六)血液系统表现

血液系统表现常见贫血、白细胞减少和/或血小板减少。贫血可能为慢性病贫血或肾性贫血。短期内出现的重度贫血常是自身免疫性溶血所致,多有网织红细胞升高,抗人球蛋白试验(Coomb's)试验阳性。本病所致的白细胞减少,一般发生在治疗前或疾病复发时,多数对激素治疗敏感;而细胞毒药物所致的白细胞减少,其发生与用药有关,恢复也有一定规律。血小板减少与血清中存在抗血小板抗体、抗磷脂抗体,以及骨髓巨核细胞成熟障碍有关。部分患者在起病初期或疾病活动期伴有淋巴结肿大和/或脾大。

(七)肺部表现

SLE常出现胸膜炎,如合并胸腔积液,其性质为渗出液。SLE所引起的肺脏间质性病变主要是急性和亚急性期的磨玻璃样改变和慢性期的纤维化,表现为活动后气促、干咳、低氧血症,肺功能检查常显示弥散功能下降。少数病情危重、伴有肺动脉高压或血管炎累及支气管黏膜者可出现咯血。SLE合并弥漫性出血性肺泡炎病死率极高。SLE还可出现肺动脉高压、肺梗死、肺萎缩综合征。后者表现为肺容积的缩小,横膈上抬,盘状肺不张,呼吸肌功能障碍,而无肺实质、肺血管的受累,也无全身性肌无力、肌炎、血管炎的表现。

(八)心脏表现

患者常出现心包炎,表现为心包积液,但少见心脏压塞。可有心肌炎、心律失常,多数情况下SLE的心肌损害不太严重,但重症者可伴有心功能不全,为预后不良指征。

(九)消化系统表现

消化系统症状表现为恶心、呕吐、腹痛、腹泻或便秘,其中以腹泻较常见,可伴有蛋白丢失性肠炎,并引起低蛋白血症。活动期SLE可出现肠系膜血管炎,其表现类似急腹症,甚至被误诊为胃穿孔、肠梗阻而行手术探查。当SLE有明显的全身病情活动,有胃肠道症状和腹部阳性体征(反跳痛、压痛),在排除感染、电解质紊乱、药物、合并其他急腹症等继发性因素后,应考虑本病。

(十)其他

眼部受累包括结膜炎、葡萄膜炎、眼底改变、视神经病变等。眼底改变包括出血、视盘水肿、视网膜渗出等，视神经病变可以导致突然失明。SLE 常伴有继发性干燥综合征，有外分泌腺受累，表现为口干、眼干，常有血清抗 SSB、抗 SSA 抗体阳性。

四、辅助检查

(一)免疫学异常

(1)抗核抗体谱(ANAs)免疫荧光抗核抗体(IFANA)是 SLE 的筛选检查。对 SLE 诊断的敏感性为 95%，特异性相对较低，为 65%。除 SLE 之外，其他结缔组织病的血清中也常存在 ANA，一些慢性感染也可出现低滴度的 ANA。ANAs 包括一系列针对细胞核中抗原成分的自身抗体。其中，抗双链脱氧核糖核酸(ds-DNA)抗体对 SLE 的特异性为 95%，敏感性为 70%，它与疾病活动性及预后有关。抗 Sm 抗体的特异性高达 99%，但敏感性仅为 25%，该抗体的存在与疾病活动性无明显关系。抗核糖体 P 蛋白抗体与 SLE 的精神症状有关；抗单链 DNA、抗组蛋白、抗 u1 核糖核蛋白(u1RNP)、抗 SSA 抗体和抗 SSB 抗体等也可出现于 SLE 的血清中，但其诊断特异性低，因为这些抗体也见于其他自身免疫性疾病。抗 SSB 与继发干燥综合征有关。

(2)与抗磷脂抗体综合征有关的抗磷脂抗体(包括抗心磷脂抗体和狼疮抗凝物)；与溶血性贫血有关的抗红细胞抗体；与血小板减少有关的抗血小板抗体；与神经精神性狼疮有关的抗神经元抗体。

(3)血清类风湿因子阳性，高 γ 球蛋白血症和低补体血症。

(二)肾活检

LN 的肾脏免疫荧光多呈现多种免疫球蛋白和补体成分沉积，被称为"满堂亮"。

(三)腰穿

中枢神经受累时常有脑脊液压力增高、蛋白和白细胞增多。

(四)X 线表现

(1)胸膜增厚或胸腔积液。

(2)斑点或片状浸润性阴影，阴影呈游走性。

(3)双中下肺网状结节状阴影，晚期出现蜂窝状。

(4)肺水肿。

(5)心影增大。

(五)CT 表现

肺纹理增粗，肺门周围的片状阴影，表现为间质性或肺泡性肺水肿、肺出血等。

(六)心脏超声

心脏超声用于诊断心脏瓣膜病变、心包积液、肺动脉高压等。

(七)SLE 的免疫病理学检查

皮肤狼疮带试验表现为皮肤的表真皮交界处有免疫球蛋白(IgG、IgM、IgA 等)和补体(C_{3c}、C_{1q} 等)沉积，对 SLE 具有一定的特异性。

五、治疗原则

SLE 是一种高度异质性的疾病，临床医师应根据病情的轻重程度，掌握好治疗的风险与效益之比。既要清楚药物的毒副反应，又要明白药物给患者带来的生机。SLE 活动性和病情轻重程度的评估是治疗方案拟订的先决条件。常需要有经验的专科医师参与和多学科的通力协作。

(一)轻型 SLE 的药物治疗

患者虽有疾病活动，但症状轻微，仅表现光过敏、皮疹、关节炎或轻度浆膜炎，而无明显内脏损害。药物治疗方法如下。

1.非甾体抗炎药（NSAIDs）

NSAIDs 可用于控制关节炎。用药过程中应注意消化道溃疡、出血、肾功能、肝功能等方面的不良反应。

2.抗疟药

抗疟药可控制皮疹和减轻光敏感，常用氯喹 0.25 g，每天一次，或羟氯喹 200 mg，每天 1～2 次。主要不良反应是眼底病变，用药超过 6 个月者，可停药一个月，有视力明显下降者，应检查眼底，明确原因。有心脏病史者，特别是心动过缓或有传导阻滞者禁用抗疟药。

3.激素治疗

可短期局部应用激素治疗皮疹，但脸部应尽量避免使用强效激素类外用药，一旦使用，不应超过 1 周。小剂量激素（泼尼松≤10 mg，每天一次）可减轻症状。

注意事项：权衡利弊，必要时可用硫唑嘌呤、甲氨蝶呤或环磷酰胺等免疫抑制剂，应注意轻型 SLE 可因过敏、感染、妊娠生育、环境变化等因素而加重，甚至发生狼疮危象。

(二)重型 SLE 的治疗

治疗主要分两个阶段，即诱导缓解和巩固治疗。诱导缓解的目的在于迅速控制病情，阻止或逆转内脏损害，力求疾病完全缓解（包括血清学指标、症状和受损器官的功能恢复），但应注意过分免疫抑制诱发的并发症，尤其是感染、性腺抑制等。目前，多数患者的诱导缓解期需要半年至 1 年以上才能达到缓解，不可急于求成。

1.糖皮质激素

糖皮质激素具有强大的抗炎作用和免疫抑制作用，是治疗 SLE 的基础药。糖皮质激素对免疫细胞的许多功能及免疫反应的多个环节均有抑制作用，尤以对细胞免疫的抑制作用为突出，在大剂量时还能够明显抑制体液免疫，使抗体生成减少，超大剂量则可有直接的淋巴细胞溶解作用。重型 SLE 的激素标准剂量是泼尼松 1 mg/(kg·d)，通常晨起服用 1 次，高热者可分次服用，病情稳定后 2 周或疗程 8 周内，开始以每 1～2 周减 10% 的速度缓慢减量，减至泼尼松 0.5 mg/(kg·d)后，减药速度按病情适当调慢。如果病情允许，维持治疗的激素剂量应尽量小于每天 10 mg。在减药过程中，如果病情不稳定，可暂时维持原剂量不变或酌情增加剂量，或是加用免疫抑制剂联合治疗。可选用的免疫抑制剂如环磷酰胺、硫唑嘌呤、甲氨蝶呤等，可联合应用以便更快地诱导病情缓解和巩固疗效，并避免长期使用较大剂量激素导致的严重不良反应。对有重要脏器受累，乃至出现狼疮危象的患者，可以使用较大剂量[泼尼松≥2 mg/(kg·d)]甚至甲泼尼龙（MP）冲击治疗，甲泼尼龙可用至 500～1 000 mg，每天 1 次，加入 5% 葡萄糖 250 mL，缓慢静脉滴注 1～2 小时，连续 3 天为 1 个疗程，疗程间隔期为 5～30 天，间隔期和冲击后需口服泼尼松 0.5～1.0 mg/(kg·d)，疗程和间隔期长短视具体病情而定。甲泼尼龙冲击疗法对狼疮危象常具有立竿见影的效果，疗程多少和间隔期长短应视病情而异。MP 冲击疗法只能解决急性期的症状，疗效不能持久，必须与环磷酰胺冲击疗法配合使用，否则病情容易反复。需强调的是，在大剂量冲击治疗前或治疗中，应密切观察有无感染发生，如有感染，应及时给予相应的抗感染治疗。

激素的不良反应除感染外,还包括高血压、高血糖、高血脂、低钾血症、骨质疏松、无菌性骨坏死、白内障、体重增加、水钠潴留等。治疗开始时,应记录血压、血糖、血钾、血脂、骨密度、胸片等作为评估基线,并定期随访。应指出对重症 SLE 患者,尤其是在危及生命的情况下,股骨头无菌性坏死并非是使用大剂量激素的绝对禁忌。大剂量 MP 冲击疗法常见的不良反应包括脸红、失眠、头痛、乏力、血压升高、短暂的血糖升高;严重不良反应包括感染、上消化道大出血、水钠潴留、诱发高血压危象、诱发癫痫大发作、精神症状、心律失常,有因注射速度过快导致突然死亡的报道,所以 MP 冲击治疗应强调缓慢静脉滴注 60 分钟以上,用药前需注意水-电解质和酸碱平衡。

2.环磷酰胺(CTX)

CTX 是主要作用于 S 期的细胞周期特异性烷化剂,通过影响 DNA 合成发挥细胞毒作用。其对体液免疫的抑制作用较强,能抑制 B 细胞增殖和抗体生成,且抑制作用较持久,是治疗重症 SLE 的有效的药物之一,尤其是在狼疮性肾炎和血管炎的患者中,环磷酰胺与激素联合治疗能有效地诱导疾病缓解,阻止和逆转病变的发展,改善远期预后。目前普遍采用的标准环磷酰胺冲击疗法是 $0.5 \sim 1.0 \ \text{g/m}^2$ 体表面积,加入生理盐水 250 mL,静脉滴注,每 $3 \sim 4$ 周一次,个别难治、危重患者可缩短冲击间期。白细胞计数对指导环磷酰胺治疗有重要意义,治疗中应注意避免白细胞过低,一般要求白细胞低谷不小于 $3.0 \times 10^9/\text{L}$。环磷酰胺冲击治疗对白细胞影响有一定规律,一次大剂量环磷酰胺进入体内,第 3 天左右白细胞开始下降,$7 \sim 14$ 天至低谷,之后白细胞逐渐上升,至 21 天左右恢复正常。对于间隔期少于 3 周者,应更密切注意血常规监测。大剂量冲击前需查血常规。

除白细胞减少和诱发感染外,环磷酰胺冲击治疗的不良反应还包括性腺抑制(尤其是女性的卵巢功能衰竭)、胃肠道反应、脱发、肝功能损害,少见远期致癌作用(主要是淋巴瘤等血液系统肿瘤)、出血性膀胱炎、膀胱纤维化和长期口服而导致的膀胱癌。

3.硫唑嘌呤

硫唑嘌呤为嘌呤类似物,可通过抑制 DNA 合成发挥淋巴细胞的细胞毒作用。疗效不及环磷酰胺冲击疗法,控制肾脏和神经系统病变效果较差,而对浆膜炎、血液系统、皮疹等的治疗效果较好。硫唑嘌呤的用法为 $1.0 \sim 2.5 \ \text{mg/(kg \cdot d)}$,常用剂量为 $50 \sim 100 \ \text{mg}$,每天一次。不良反应包括骨髓抑制、胃肠道反应、肝功能损害等。少数对硫唑嘌呤极敏感者,用药短期就可出现严重脱发和造血危象,引起严重粒细胞和血小板缺乏症,轻者血常规多在停药后 $2 \sim 3$ 周内恢复正常,重者则需按粒细胞缺乏或急性再障处理,以后不宜再用。

4.甲氨蝶呤(MTX)

MTX 为二氢叶酸还原酶拮抗剂,通过抑制核酸的合成发挥细胞毒作用。疗效不及环磷酰胺冲击疗法,但长期用药耐受性较佳。剂量为 $10 \sim 15 \ \text{mg}$,每周 1 次,或依据病情适当加大剂量。主要用于关节炎、肌炎、浆膜炎和皮肤损害为主的 SLE。其不良反应有胃肠道反应、口腔黏膜糜烂、肝功能损害、骨髓抑制,偶见甲氨蝶呤导致的肺炎和肺纤维化。

5.环孢素

环孢素可特异性抑制 T 淋巴细胞 IL-2 的产生,发挥选择性的细胞免疫抑制作用,是一种非细胞毒性的免疫抑制剂。对狼疮性肾炎(特别是Ⅴ型)有效,环孢素剂量为 $3 \sim 5 \ \text{mg/(kg \cdot d)}$,分两次口服。用药期间注意肝、肾功能及高血压、高尿酸血症、高血钾等,有条件者应测血药浓度,调整剂量,血肌酐较用药前升高 30% 时需要减药或停药。环孢素对 LN 的总体疗效不如环磷酰胺冲击疗法,且价格昂贵,毒副作用较大,停药后病情容易反跳。

6.霉酚酸酯

霉酚酸酯为次黄嘌呤单核苷酸脱氢酶抑制剂,可抑制嘌呤从头合成途径,从而抑制淋巴细胞活化。治疗狼疮性肾炎有效,能够有效地控制Ⅳ型 LN。剂量为 $10\sim30$ mg/(kg·d),分两次口服。

(三)狼疮危象的治疗

治疗目的在于挽救生命、保护受累脏器、防止后遗症。通常需要大剂量甲泼尼龙冲击治疗,针对受累脏器的对症治疗和支持治疗,以帮助患者度过危象。后继的治疗可按照重型 SLE 的治疗原则,继续诱导缓解和维持巩固治疗。

1.急进性肾小球肾炎

急进性肾小球肾炎表现为急性进行性少尿、浮肿、蛋白尿/血尿、低蛋白血症、贫血、肾功能进行性下降、血压增高、高血钾、代谢性酸中毒等。B 超常可见肾脏体积增大,肾脏病理往往呈新月体肾炎,多符合 WHO 的Ⅳ型 LN。治疗包括纠正水、电解质、酸碱平衡紊乱,纠正低蛋白血症,防治感染,纠正高血压,纠正心力衰竭等,为保护重要脏器,必要时需要行透析支持治疗。为判断肾损害的急慢性指标,明确肾损病理类型,制定治疗方案和判断预后,应抓住时机肾穿。对明显活动、非纤维化/硬化等不可逆病变为主的患者,应积极使用激素[泼尼松≥2 mg/(kg·d)],或使用大剂量 MP 冲击疗法,同时每 2 周用环磷酰胺 $0.4\sim0.8$ g 行静脉冲击治疗。

2.神经精神狼疮

神经精神狼疮必须排除化脓性脑膜炎、结核性脑膜炎、隐球菌性脑膜炎、病毒性脑膜脑炎等中枢神经系统感染。弥漫性神经精神狼疮在基础药物的选择上强调对症治疗,包括抗精神病药物(与精神科医师配合),癫痫大发作或癫痫持续状态时需积极行抗癫痫治疗,注意加强护理。抗心磷脂抗体(ACL)相关神经精神狼疮,应加用抗凝、抗血小板聚集药物。有全身血管炎表现的明显活动证据,应用大剂量 MP 冲击治疗。中枢狼疮,包括横贯性脊髓炎,在排除中枢神经系统感染的情况下,可试用地塞米松 10 mg,或地塞米松 10 mg 加 MTX 10 mg,鞘内注射,每周 1 次,共 $2\sim3$ 次。

3.重症血小板减少性紫癜

血小板低于 20×10^9/L,有自发出血倾向,常规激素治疗无效[1 mg/(kg·d)],应加大激素用量至 2 mg/(kg·d)以上。还可静脉滴注长春新碱(VCR),每周 1 次,每次 $1\sim2$ mg,共注射 $3\sim6$ 次。静脉输注大剂量静脉注射用人免疫球蛋白(IVIG)对重症血小板减少性紫癜有效,可按 0.4 g/(kg·d),静脉滴注,连续注射 $3\sim5$ 天为 1 个疗程。IVIG 一方面对 SLE 本身具有免疫治疗作用,另一方面具有非特异性的抗感染作用,可以对大剂量甲泼尼龙和环磷酰胺的联合冲击治疗所致的免疫力挫伤起到一定的保护作用,能够明显提高各种狼疮危象治疗的成功率。无骨髓增生低下的重症血小板减少性紫癜还可试用其他免疫抑制剂,如环磷酰胺、环孢素等。其他药物包括达那唑、三苯氧胺、维生素 C 等。内科保守治疗无效,可考虑脾切除。

4.弥漫性出血性肺泡炎和急性重症肺间质病变

部分弥漫性出血性肺泡炎的患者起病可无咯血,支气管镜有助于明确诊断。本病极易合并感染,常同时有大量蛋白尿,预后很差,迄今无治疗良策。SLE 累及肺脏时应提高警惕,结合 SLE 病情系统评估、影像学、血气分析和纤维支气管镜等手段,以求早期发现、及时诊断。治疗包括氧疗(必要时机械通气),控制感染和支持治疗。可试用大剂量 MP 冲击治疗,IVIG 和血浆置换。

5.严重的肠系膜血管炎

严重的肠系膜血管炎常需 2 mg/(kg·d)以上的激素剂量方能控制病情。应注意水、电解质、酸碱平衡,加强肠外营养支持,防治合并感染,避免不必要的手术探查。一旦并发肠坏死、穿孔、中毒性肠麻痹,应及时行手术治疗。

(四)特殊治疗

血浆置换等治疗不宜列入常规治疗,应视患者具体情况来选择应用。

六、护理问题

(一)体温过高

体温过高与原发病有关。

(二)皮肤黏膜受损

皮肤黏膜受损与狼疮导致的皮疹与血管炎有关。

(三)体液过多

体液过多与无菌性炎症引起的多浆膜腔积液有关。

(四)潜在并发症

(1)感染:与长期应用激素及白细胞减少有关。

(2)出血:与血小板低下有关。

(3)狼疮脑病:与原发病有关。

(4)排便异常:腹泻或肠梗阻。

(5)血栓:与原发病有关。

七、护理措施

(一)一般护理

保持病室温度、湿度适宜,急性期嘱患者卧床休息,嘱患者进食高热量、高维生素、低盐、低蛋白的食物,准确记录 24 小时液体出入量,如肾脏受损时要注意低盐饮食,同时注意补钙。活动时注意勿发生碰撞,以防发生骨折。

(二)专科护理

1.全面护理

监测体温,并及时通知医师,必要时遵医嘱给予物理或药物降温,使体温下降,勤换被服,增加舒适感,多饮水,必要时补液,保证出入量平衡,满足生理需求。

2.注意休息

活动期患者应卧床休息,卧床期间要注意保持关节功能位,慢性期或病情稳定的患者可以适当活动或工作,并注意劳逸结合。对关节疼痛者,遵医嘱给予镇痛药及外涂药,给予心理安慰,协助患者摆放关节功能位,指导患者进行关节、肌肉的功能锻炼,协助患者做好生活护理。

3.皮肤受累的护理

(1)嘱患者避免日光照射,指导患者避免将皮肤暴露于阳光的方法,如避免在上午 10 点至下午 3 点阳光较强的时间外出,禁止日光浴,夏日外出需穿长袖长裤,打伞、戴遮阳镜和遮阳帽等,以免引起光过敏,使皮疹加重。不烫发,不使用碱性或其他有刺激性的物品洗脸,禁用碱性强的肥皂清洁皮肤,宜用偏酸或中性的肥皂,最好用温水洗脸。勿用各类化妆品。

(2)剪指甲不要过短,防止损伤指甲周围皮肤。

(3)注意个人卫生,特别是口腔、女性会阴部的清洁。因服用大量激素及免疫抑制剂,造成全身抵抗力下降,应注意预防各种感染。预防感冒,一旦发现感染灶,如疖肿,应立即积极治疗。保证顽固腹泻患者肛周皮肤的干燥清洁。

4.狼疮脑病的护理

评估狼疮脑病的程度,观察病情变化,遵医嘱给予脱水降颅压治疗,观察用药效果,对于躁动、抽搐患者,应注意安全防护,必要时给予约束,防止自伤、伤人行为,稳定患者及家属情绪,配合治疗及护理。

5.血液系统受累的护理

(1)白细胞计数下降的护理。监测血常规变化,注意个人饮食卫生,保证六洁,防止感染,必要时行保护性隔离,限制探视,以减少感染来源。

(2)血小板下降的护理。评估血小板降低的程度,遵医嘱给予卧床/绝对卧床,指导患者进行口腔、牙齿护理,观察有无出血倾向,避免外伤,遵医嘱给予成分输血。血小板低的患者易发生出血,应避免外伤,刷牙时用软毛牙刷,勿用手挖鼻腔。

(3)贫血的护理。评估贫血的程度,必要时遵医嘱给予吸氧,指导患者活动,防止因头晕出现跌倒等不良情况。遵医嘱给予成分输血,同时指导患者饮食,协助患者纠正贫血。

6.肺受累的护理

倾听患者主诉,给予氧气吸入,协助患者排痰,必要时给予雾化吸入,加强翻身拍背咳痰,预防肺部感染。遵医嘱给予抗感染治疗,协助医师对有胸腔积液的患者进行胸腔穿刺,指导并协助肺栓塞/肺动脉高压患者活动,警惕猝死。注重抗凝治疗的护理及观察,观察用药疗效。

7.心脏受累的护理

评估心脏病变程度,倾听患者主诉,注意控制高血压,给予吸氧,指导患者活动与休息,控制出入量,预防心衰的发生。

8.消化系统受累的护理

饮食以高蛋白,富含维生素,营养丰富,易消化为原则,避免刺激性食物。伴发肾功能损害者,宜采用低盐饮食,适当限水;尿毒症患者应限制蛋白质的摄入;心脏明显受累者,应采用低盐饮食;吞咽困难者采用鼻饲;消化功能障碍者应选用无渣饮食。必要时给予肠内或肠外营养以满足机体需要量。

9.肾脏受累的护理

评估患者水肿程度、部位、范围,以及皮肤状况。每天测量患者体重、腹围、肢围。严格记录24小时出入量,尿量少时应及时通知医师。对于使用利尿剂的患者,护士应监测患者血清电解质浓度。有腹水、肺水肿、胸腔积液、心包积液的患者应行半坐位或半卧位,以保证呼吸通畅。对于有下肢水肿的患者,应抬高下肢,以利于静脉回流。因肾脏损害而致水肿时,应限制盐及水的摄入,对于尿毒症患者,应限制其蛋白的摄入。护士应协助卧床的水肿患者及时更换体位,防止发生压疮。

(三)心理护理

目前还没有根治的办法,但恰当的治疗可以使大多数患者实现病情的完全缓解。强调早期诊断和早期治疗,以避免或延缓组织脏器的病理损害。多与患者交流,使患者了解本病的治疗原则、告知患者此病为慢性病,可迁延多年,在治疗护理下可控制病情发展,使其趋于痊愈。通过交流,消除其焦虑心理,其配合治疗。

(四)健康教育

(1)向患者宣教,使其正确认识疾病,消除其恐惧心理。嘱患者保持心情舒畅及乐观情绪,对疾病的治疗树立信心,积极配合,避免情绪波动及各种精神刺激。

(2)学会自我认识疾病活动的征象,同时注意药物的不良反应。长期服用大量激素及免疫抑制剂可造成血压高、糖尿病、骨质疏松、骨坏死、结核复发、消化道出血、兴奋、失眠、库欣综合征等,必要时随诊治疗。定期监测血常规、肝肾功。

(3)避免过度疲劳,应劳逸结合,坚持身体锻炼。

(4)遵医嘱服药,不可擅自停药、减量、加量,明白规律用药的意义。

(5)避免过多的紫外线暴露,外出使用防紫外线用品(防晒霜等)。

(6)定期复查,随时了解自己的疾病情况。配合治疗、遵从医嘱、定期随诊,懂得长期随访的必要性。

(7)女性患者要在医师指导下妊娠。

(颜晓晨)

第二节 类风湿关节炎

一、概述

类风湿关节炎(RA)是以对称性、慢性、进行性多关节炎关为主要临床表现的自身免疫性疾病,多见于中年女性。

二、病因与发病机制

病因不清,可能与遗传因素、激素水平、环境因素(如潮湿及寒冷等)、EB病毒感染有关,因而发病机制各不相同,骨关节的滑膜在病程中异常增生形成血管翳,对骨关节造成侵蚀性破坏,导致关节强直、畸形、功能丧失,从而导致残疾。

三、临床表现

(一)全身症状

低热,全身不适,乏力,偶有全身肌肉酸痛。体重下降和食欲减退也是常见症状。伴有贫血情况。

(二)关节表现

RA以周围关节的对称性多关节炎为主要特征,双手近端指间关节、掌指关节、腕、膝、肘、踝、肩、趾等关节受累最为多见,颞颌关节亦可受累,张口、咀嚼食物时感觉疼痛。第一、二颈椎受累时可致颈前区疼痛,影响吞咽及呼吸。手腕屈肌腱鞘炎压迫手的正中神经时可造成患者拇、示、中指的一般感觉减退,患者感到麻木刺痛,临床上称之为"腕管综合征"。关节炎表现为对称性、持续性肿胀、压痛,可伴有晨僵,20%～30%的患者有类风湿结节。最常见的关节畸形是掌指关节的半脱位,手指向尺侧偏斜和呈"天鹅颈"样及"纽扣花"样表现。重症患者关节呈纤维性或骨性强直,关节活动受限、畸形甚至完全丧失功能,生活不能自理,影响生活质量。

(三)关节外表现

除关节症状外,还可出现多脏器受累的全身症状。

1.血液学改变

小细胞低色素性贫血、缺铁性贫血、溶血性贫血等。

2.类风湿结节

浅表结节的好发部位在肘部、关节鹰嘴突、骶部,可发生一个或多个。深部结节也称为内脏结节,易发生在胸膜和心包膜的表面,以及肺或心脏的实质组织。

3.心脏

20%的患者伴发有心包炎,还可有心肌炎、心内膜炎。患者可有胸闷、心悸的症状。

4.肺脏

本病多见肺间质病变,肺功能检查发现异常,晚期胸片提示肺间质纤维化,胸膜受累出现胸腔积液。

5.肾脏

多在使用 NSAIDs、金制剂后出现肾小球肾炎、肾病综合征的表现。

6.神经系统

神经系统受损可累及中枢神经、周围神经、自主神经和肌肉。神经受压迫引起神经痛,知觉异常。正中、尺、后胫骨,桡神经后骨间肌支常受累,可出现腕管综合征症状。四肢的触觉、温觉、痛觉等感觉,以及四肢各关节的活动度发生改变。

四、辅助检查

(一)实验室检查

行血尿常规、血清免疫球蛋白、正色素性正细胞性贫血检查,多数活动期患者有轻至中度正色素性正细胞性贫血。血沉增快,C 反应蛋白增高,类风湿因子阳性对诊断具有一定价值,但没有特异性。类风湿因子阴性也不能说明就不是类风湿关节炎。血清免疫球蛋白 IgG、IgM、IgA可升高,血清补体水平多数保持正常或轻度升高,其他如抗角蛋白抗体(AKA)、抗核周因子(APF)和抗环瓜氨酸多肽(CCP)等自身抗体对类风湿关节炎有较高的诊断特异性,敏感性在30%～40%。

(二)关节液检查

目的为检查关节腔内积液的性质或用于抽液后进行关节腔内给药。RA 滑液检查呈半透明或不透明的黄色或黄绿色液体。内含白细胞和中性粒细胞,细菌培养阴性。

(三)X 线检查

为明确本病的诊断、病期和发展情况,在病初应摄双腕关节、手和/或双足的 X 线片,以及其他受累关节的 X 线片。RA 的 X 线片早期表现为关节周围软组织肿胀,关节附近轻度骨质疏松,关节间隙狭窄,关节破坏,关节脱位或融合。根据 X 线的改变将关节破坏程度分为四期。

(四)关节镜检查

关节镜检查可直接观察到关节内部的结构,滑膜、软骨的变化,既可明确诊断,也可进行治疗。

(五)病理检查

通过活检组织病理检查进行诊断及检查。

(六)CT 检查和磁共振成像检查

以求早期诊断。

五、治疗原则

(一)药物治疗方案

1.非甾体抗炎药(NSAIDs)

缓解疼痛,减轻症状。

2.糖皮质激素

控制炎症。

3.抗风湿药(DMARDs)

改善和延缓病情。

(二)物理治疗

常用的理疗和康复治疗,如红外线治疗、热水疗、石蜡疗法、冷热敷及关节按摩等。

(三)外科治疗

1.滑膜切除术

剥离血管翳,减轻肿痛,防止软骨破坏。

2.人工关节成形术或人工关节置换

矫正畸形,改善关节功能。

(四)其他治疗

生物制剂,如肿瘤坏死因子 α(TNF-α)抑制剂的疗效肯定,可阻止骨侵蚀进展。

六、护理问题

(一)疼痛

疼痛与疾病引起的炎性反应有关。

(二)生活自理能力缺陷

生活自理能力缺陷与关节活动受限,僵直畸形有关。

(三)有废用综合征的危险

废用综合征与关节骨质破坏有关。

(四)有感染的危险

感染与肺间质病变有关。

(五)有受伤的危险

受伤与骨质疏松有关。

(六)焦虑

焦虑与疾病有关。

(七)知识缺乏

缺乏疾病及保健知识。

七、护理措施

(一)一般护理

(1)对于关节活动受限,生活不能完全自理者,护士应经常巡视,做好生活护理,增加其舒适感,满足其生理需要。急性期关节肿痛明显且全身症状较重的患者应卧床休息。不宜睡软床垫,枕头不宜过高,应避免突然的移动和负重,肢体勿突然或过度用力,防止发生骨折。

(2)RA患者关节及其周围血管、神经受侵犯,血管收缩缓慢且不充分,使皮温升降迟缓,应注意关节的保暖,避免潮湿寒冷加重关节症状。

(3)饮食上需注意营养丰富,以纠正贫血。以富含优质蛋白质(牛奶、鸡蛋、瘦肉等)、维生素和矿物质的食物为主,多吃蔬菜、水果等富含纤维素的食物,防止便秘,避免食用辛、辣、酸、硬、刺激性强的食物,以避免诱发或加重消化道症状。饮用药酒可起到活血化瘀、祛风散寒、疏通经络的作用。

(二)专科护理

(1)对于急性期关节肿痛明显的患者,嘱其卧床休息。不宜睡软床,卧硬板床,床垫薄厚适宜,加强翻身,预防压疮的发生。枕头不宜过高,急性期患者卧床可短期内(2~3周)使用夹板制动,保持关节功能位。手掌心向上,可用甲板或辅助物支持和固定关节,减轻疼痛,双手掌可握小卷轴,维持指关节伸展。肩关节不能处于外旋位,双肩置枕头维持肩关节外展位,维持功能位。髋关节两侧放置靠垫,预防髋关节外旋。不要长期在膝下放置枕头。防止膝关节固定于屈曲位。平躺者小腿处垫枕头,以防止足下垂。

(2)缓解期鼓励患者进行功能锻炼,加强活动,主动或被动地进行肢体活动,如伸展运动等,但已有关节强直的情况下应禁止剧烈运动。培养患者的自理意识,逐步锻炼其生活自理能力,嘱患者参加更多的日常活动。在病情许可的情况下应注意关节的活动,如手指的抓捏练习,还应注意活动关节的方法,如织毛衣、下棋、玩魔方、摸高、伸腰、踢腿等。作业疗法包括职业技能训练、工艺品制作、日常生活活动训练。

(3)为减轻疼痛的症状,可给予肿痛关节按摩、热水疗。向理疗科和康复科的医师咨询,进行针对性地选择,如红外治疗仪、频仪等。另外可以进行泉水浴、石蜡疗法。评估患者关节疼痛的时间、部位、程度。在指导患者服药的同时,可进行冷热敷,进行关节周围皮肤和肌肉的按摩,增进血液循环,防止肌肉萎缩。加强保暖,分散对疼痛的注意力等以减轻疼痛。

(4)肺部护理。预防肺部感染,房间定时通风,适时增减衣服,少去公共场所,避免感冒。适当运动,如扩胸运动,增加肺活量。扩胸运动,拍背咯痰,防止感冒。

(5)关节处皮损及溃疡护理。加强换药,预防感染。平时涂润肤霜保护皮肤。

(6)外科手术治疗时,护士应做好术前和术后的护理,滑膜切除术剥离血管翳,可减轻疼痛、肿胀、防止软骨破坏,晚期病例行关节成形术或人工关节置换术,以减少疼痛,矫正畸形,改善关节功能。但术后仍需内科正规治疗。

(7)注意药物的不良反应,如胃肠道反应、肝肾功能的异常、白细胞及血小板的减少、药物变态反应。非甾体抗炎药可缓解关节症状,要控制病情发展应尽早应用改变病情的药物。中医中药也有效果,如服用雷公藤苷片。必要时可联合应用。

(8)可用外用药控制局部症状,涂扶他林乳剂和优迈霜。

(9)个体化方案治疗:糖皮质激素及免疫抑制剂,对于长时间使用激素的患者,应注意补钙。

（10）应用生物制剂可改善关节症状，注意有无变态反应发生，如皮肤瘙痒、皮疹、寒战、发冷甚至呼吸困难等严重变态反应。

（三）心理护理

关节疼痛、害怕残废或已经面对残废、生活不能自理、经济损失、社会关系改变、社交娱乐活动的停止等诸多因素不可避免地给类风湿关节炎患者带来了精神压力，他们渴望治疗，却又担心药物不良反应或对药物实际作用效果信心不足，这又加重了患者的心理负担。抑郁是类风湿关节炎患者中最常见的精神症状，严重的抑郁有碍疾病的恢复。因此，早诊断、早治疗对疗效及转归有重要影响。在积极合理的药物治疗的同时，还应注重类风湿关节炎患者的心理护理，使患者树立信心，积极配合治疗。对于急性期关节剧烈疼痛和伴有全身症状者，应嘱其卧床休息，并注意休息时的体位，尽量避免关节受压，保持关节处于功能位，防止关节畸形。在病情允许的情况下，进行被动和主动的关节活动度训练，防止肌萎缩。对缓解期患者，在不使患者感到疲劳的前提下，多进行肢体的运动锻炼，恢复体力，培养患者自理意识，并在物理康复科医师指导下进行治疗。通过护理活动与患者建立良好的护患关系，直到患者认同进行功能锻炼具有重要意义。总之，医患的相互配合、宣教、休息及物理治疗都很重要。加强功能锻炼，预防畸形发生，提高患者的工作能力和生活质量。

（四）健康教育

类风湿关节炎是一种慢性、对称性、多发性的自身免疫性疾病。早期关节肿痛，晚期强直、畸形和功能障碍。目前此病病因不清，尚不能完全治愈，有缓解与发作的特点。现在已有一些有效的治疗方法，约50％的患者可以自我照顾及从事工作。

（1）在护士指导下了解本疾病的内容、治疗、服药的注意事项、预防保健知识等。避免关于奇迹疗法的想法，坚定信心，坚持治疗。

（2）此病病程长，反复发作，加之关节疼痛、畸形、功能障碍，会给患者身心带来极大痛苦。此时患者更要有信心，与家人、医师护士、社会配合治疗，达到最佳疗效。

（3）鼓励自强，消除自卑依赖感，在允许的体能范围内，可以继续工作。

（4）要积极预防和治疗感染。

（5）避免各种诱因，如寒冷、潮湿、过度劳累及精神刺激。要适度做到"饮食有节，起居有常"。选择衣服的标准应该是舒适、轻巧和容易穿脱，用拉链和尼龙带，冬季衣服要暖、轻，鞋要轻便、柔软、硬底、软帮，鞋带宜用松紧带代替。关节疼痛时除服药外，可行热敷，局部按摩。但在热敷时避免与皮肤直接接触而造成损伤。

（6）坚持服药，不可擅自停药、改药、加减药。同时应了解药物不良反应。

（7）定期复查。

（8）活动与休息。运动和锻炼的目的在于掌握姿势，减轻疼痛，减少畸形的发生。原则为活动后2小时体力可以恢复。要循序渐进，计划可行。在急性期，炎症比较明显的时候卧床休息，轻度、适当的关节活动可以防止关节僵硬。炎症消退后，应进行积极的锻炼，以不产生疲劳为度，可以避免关节强直和肌肉的萎缩，对大多数患者而言，游泳、散步、拳操等是比较适合的运动方式。鼓励患者生活自理，适当做家务和锻炼身体，劳逸结合。睡硬板床。对少数患者应鼓励其挂棍行走，需要轮椅时鼓励患者自己推动轮椅。若患者工作和居住的地方潮湿，应积极创造条件加以改善，夏季用电扇和空调要适度适时。在工作中，应嘱患者向领导和同事讲清疾病，以求理解，鼓励患者自立自理。

(9)饮食与食疗,以富含优质蛋白质(牛奶、鸡蛋、瘦肉等)、维生素和矿物质的食物为主,常出现便秘的患者应多吃蔬菜、水果等富含纤维素的食物。避免食用辛、辣、酸、硬等刺激性强的食物,以避免诱发或加重消化道症状。饮用药酒可起到活血化瘀、祛风散寒、疏通经络的作用。

（颜晓晨）

第三节 大 动 脉 炎

一、概述

大动脉炎(TA)是指主动脉及其主要分支的慢性进行性、非特异性闭塞性动脉炎。病变多见于主动脉弓及其分支,其次为降主动脉、腹主动脉和肾动脉。主动脉的二级分支,如肺动脉、冠状动脉也可受累。受累的血管可为全层动脉炎。由于血管内膜增厚,导致管腔狭窄或闭塞,少数患者因炎症破坏动脉壁中层,弹力纤维及平滑肌纤维坏死,而致动脉扩张、假性动脉瘤或夹层动脉瘤。导致临床表现各异。

二、病因与发病机制

病因迄今尚不明确,一般认为可能由感染引起的免疫损伤所致。本病多发于年轻女性,30 岁以前发病者约占 90%,40 岁以后较少发病。可急性发作,也可隐匿起病。

三、临床表现

(一)全身症状

在局部症状或体征出现前数周,少数患者可有全身不适、易疲劳、发热、食欲缺乏、恶心、出汗、体重下降、肌痛、关节炎和结节红斑等症状,当局部症状或体征出现后,全身症状可逐渐减轻或消失,部分患者则无上述症状。

(二)局部症状体征

按受累血管不同,有不同器官缺血的症状与体征,如头痛、头晕、晕厥、卒中、视力减退、四肢间歇性活动疲劳,肱动脉或股动脉搏动减弱或消失,颈部、锁骨上下区、上腹部、肾区出现血管杂音,两上肢收缩压差大于 1.3 kPa(10 mmHg)。

(三)临床分型

根据病变部位可分为头臂动脉型(主动脉弓综合征)、胸腹主动脉型、广泛型和肺动脉型四种类型。

四、辅助检查

(一)实验室检查

无特异性血化验项目,主要包括以下几个方面。

1.红细胞沉降率

红细胞沉降率是反映本病病变活动的一项重要指标。疾病活动时血沉增快,病情稳定时血沉恢复正常。

2.C 反应蛋白

其临床意义与血沉相同,为本病病变活动的指标之一。

3.抗链球菌溶血素"O"抗体

抗链球菌溶血素"O"抗体的增加仅说明患者近期曾有溶血性链球菌感染,本病仅少数患者出现阳性反应。

4.抗结核菌素试验

我国现有的资料提示,约 40% 的患者有活动性结核,如发现活动性结核灶应行抗结核治疗。

5.其他

少数患者在疾病活动期白细胞增高或血小板增高,慢性轻度贫血。

（二）影像学检查

1.彩色多普勒超声检查

彩色多普勒超声检查可探查主动脉及其主要分支(颈动脉、锁骨下动脉、肾动脉等)狭窄或闭塞,但对其远端分支探查较困难。

2.血管造影检查

(1)数字减影血管造影(DSA):对头颅部动脉、颈动脉、胸腹主动脉、肾动脉、四肢动脉、肺动脉及心腔等均可进行此项检查。

(2)动脉造影:可直接显示受累血管管腔变化、管径的大小、管壁是否光滑、受累血管的范围和长度。

3.计算机断层扫描(CT)与磁共振成像(MRI)

增强 CT 可显示部分受累血管的病变,特别是磁共振成像能显示出受累血管壁的水肿情况,以助判断疾病是否活动。

五、治疗原则

（一）糖皮质激素

激素仍是本病的主要治疗药物,及时用药可有效改善症状,缓解病情。

（二）免疫抑制剂

免疫抑制剂与糖皮质激素合用,能增强疗效。最常用的免疫抑制剂为环磷酰胺、硫唑嘌呤和甲氨蝶呤等。

（三）扩血管抗凝改善血循环

使用扩血管、抗凝药物治疗,能改善部分因血管狭窄较明显所致的一些临床症状,如地巴唑、妥拉唑林、阿司匹林、双嘧达莫(潘生丁)。

（四）经皮腔内血管成形术

经皮腔内血管成形术为大动脉炎的治疗开辟了一条新的途径,目前已被应用于治疗肾动脉狭窄及腹主动脉、锁骨下动脉狭窄等,获得了较好的疗效。

（五）外科手术治疗

手术目的主要是解决肾血管性高血压及脑缺血。

六、护理问题

（一）发热

发热与原发病有关。

（二）受伤的危险

受伤与脑缺血有关。

（三）高血压

高血压与血管狭窄和闭塞有关。

（四）意识障碍

意识障碍与脑缺血有关。

（五）自理能力缺陷

自理能力缺陷与脑缺血有关。

（六）猝死

猝死与动脉瘤破裂有关。

七、护理措施

（一）一般护理

保持病室内温度、湿度适宜，环境舒适安静，提供合理饮食，保证患者休息与睡眠，减少活动，避免直立性低血压。嘱患者保持大便通畅。监测其各项生命体征，特别是血压变化，倾听患者主诉，及时给予对症处理。注意患者的安全防护。

（二）专科护理

（1）密切监测血压，做到四定，即定时、定部位、定体位、定血压计。应积极控制高血压患者的血压。

（2）视力明显障碍者注意安全防护，嘱家属陪伴，远离危险物品，满足其基本生活需要。

（3）嘱患者注意体位突然变化，预防直立性低血压。

（4）间歇性跛行患者注意安全防护，嘱家属陪伴，远离危险物品，满足基本生活需要。

（5）密切观察生命体征变化，特别是神志变化，如晕厥、抽搐或昏迷。及时采取抢救措施。

（6）做好造影术前后护理。

（三）心理护理

本病约 20％ 是自限性的，在发现时疾病已稳定，对这类患者，如无并发症可随访观察。若发病早期有上呼吸道、肺部或其他脏器感染因素存在，应有效地控制感染，告知患者对防止病情的发展可能有一定的意义。高度怀疑有结核菌感染者，应同时行抗结核治疗。在使用积极合理的药物治疗患者的同时，还应注重患者的心理护理，使患者树立信心，积极配合治疗。

（四）健康教育

（1）本病为慢性进行性血管病变，由于受累后的动脉侧支循环形成丰富，大多数患者预后好，可参加轻工作。预后主要取决于高血压的程度及脑供血情况，糖皮质激素联合免疫抑制剂积极治疗可改善预后。

（2）其并发症有脑出血、脑血栓、心力衰竭、肾衰竭、心肌梗死、主动脉瓣关闭不全、失明等。死因主要为脑出血、肾衰竭。使患者了解发生并发症的症状，及时就诊。嘱患者定期复查。

（3）了解药物的作用和不良反应，长期服用激素应注意补钙，在使用免疫抑制剂的过程中应注意复查血常规及肝功能。

（颜晓晨）

第十三章

妇产科手术室护理

第一节 催产、引产的护理

一、概述

(一)定义

1.催产

催产是指正式临产后因宫缩乏力需用人工及药物等方法,加强宫缩促进产程进展,以减少由于产程延长而导致母儿并发症。催产常用方法包括人工破膜、缩宫素应用、刺激乳头、自然催产法(如活动、变换体位、进食饮水、放松等)。

2.引产

引产是指在自然临产之前通过药物等手段使产程发动,达到分娩的目的,是产科处理高危妊娠常用的手段之一。引产是否成功主要取决于宫颈成熟程度。但如果应用不得当,将危害母儿健康,因此,应严格掌握引产的指征、规范操作,以减少并发症的发生。促宫颈成熟的目的是促进宫颈变软、变薄并扩张,降低引产失败率、缩短从引产到分娩的时间。若引产指征明确但宫颈条件不成熟,应采取促宫颈成熟的方法。

(二)主要作用机制

1.催产

通过输入人工合成缩宫素和/或刺激内源性缩宫素的分泌,增加缩宫素与体内缩宫素受体的结合,达到诱发和增强子宫收缩的目的。

2.引产

通过在宫颈口放置前列腺素制剂,改变宫颈状态,使宫颈变软、变薄并扩张;或通过人工破膜、机械性扩张等,刺激内源性前列腺素释放,诱发宫缩,从而促使产程发动,达到分娩的目的。

(三)原则

严格掌握催产引产的指征、规范操作,以减少并发症的发生。

二、护理评估

(一)健康史

既往病史、孕产史、分娩史、月经周期及末次月经、本次妊娠经过,查看历次产前检查记录,核对孕周。

(二)生理状况

1.评价宫颈成熟度

目前公认的评估成熟度常用的方法是 Bishop 评分法,包括宫口开大、宫颈管消退、先露位置、宫颈硬度、宫口位置五项指标,满分 13 分,评分≥6 分提示宫颈成熟。评分越高,引产成功率越高。评分<6 分提示宫颈不成熟,需要促宫颈成熟。

2.产科检查

判断是否临产及产程进展(有规律宫缩及每小时 1 cm 的宫口开大)、母儿头盆关系。

3.辅助检查

行胎心监护,了解胎儿宫内状况;行超声检查,了解胎盘功能及胎儿成熟度。

(三)适应证和禁忌证

1.引产的主要指征

(1)延期妊娠(妊娠已达 41 周仍未临产者)或过期妊娠。

(2)妊娠期高血压疾病:达到一定孕周并具有阴道分娩条件者。

(3)母体合并严重疾病需提前终止妊娠,如严重的糖尿病、高血压、肾病等。

(4)足月妊娠胎膜早破,2 小时以上未临产者。

(5)胎儿及其附属物因素,如严重胎儿生长受限、死胎及胎儿严重畸形;附属物因素如羊水过少、生化或生物物理监测指标提示胎盘功能不良,但胎儿尚能耐受宫缩者。

2.引产绝对禁忌证

(1)孕妇严重合并症及并发症,不能耐受阴道分娩者或不能阴道分娩者(如心力衰竭、重型肝肾疾病、重度子痫前期并发器官功能损害者等)。

(2)子宫手术史,主要是指古典式剖宫产术,未知子宫切口的剖宫产术,穿透子宫内膜的肌瘤剔除术,子宫破裂史等。

(3)完全性及部分性前置胎盘和前置血管。

(4)明显头盆不称,不能经阴道分娩者。

(5)胎位异常,如横位,初产臀位估计经阴道分娩困难者。

(6)宫颈浸润癌。

(7)某些生殖道感染性疾病,如疱疹感染活动期。

(8)未经治疗的 HIV 感染者。

(9)对引产药物过敏者。

(10)其他,包括生殖道畸形或有手术史,软产道异常,产道阻塞,估计经阴道分娩困难者;严重胎盘功能不良,胎儿不能耐受阴道分娩;脐带先露或脐带隐性脱垂。

3.引产相对禁忌证

(1)臀位(符合阴道分娩条件者)。

(2)羊水过多。

（3）双胎或多胎妊娠。

（4）分娩次数≥5次者。

4.催产主要适应证

宫颈成熟的引产；协调性子宫收缩乏力；死胎，无明显头盆不称者。

5.缩宫素应用禁忌证

（1）胎位异常或子宫张力过大如羊水过多、巨大儿或多胎时避免使用。

（2）多次分娩史（6次以上）避免使用。

（3）瘢痕子宫（既往有古典式剖宫产术史）且胎儿存活者禁用。

6.前列腺素制剂应用禁忌证

（1）孕妇有下列疾病，包括哮喘、青光眼、严重肝肾功能不全；急性盆腔炎；前置胎盘或不明原因阴道流血等。

（2）有急产史或有3次以上足月产史的经产妇。

（3）瘢痕子宫妊娠。

（4）有宫颈手术史或宫颈裂伤史。

（5）已临产。

（6）Bishop评分≥6分。

（7）胎先露异常。

（8）可疑胎儿窘迫。

（9）正在使用缩宫素。

（10）对地诺前列酮或任何赋形剂成分过敏者。

（四）心理、社会因素

（1）渴望完成分娩，难以忍受缓慢的产程进展，管理"不确定"有困难。

（2）担心孩子在子宫内的情况，又担心催产、引产方法及药物对孩子不好。

（3）害怕疼痛，自感无力应对，担心强烈的子宫收缩会导致子宫破裂。

（4）担心引产不成功，要做剖宫产。

三、护理措施

（一）引产的护理

（1）核对预产期，确定孕周。

（2）查看医师查房记录和辅助检查结果，了解宫颈成熟度、胎儿成熟度、头盆关系、妊娠合并症及并发症的防治方案。

（3）协助完成胎心监护和超声检查，了解胎儿宫内状况。

（4）若胎肺未成熟，遵医嘱，先完成促胎肺成熟治疗后引产。

（5）根据医嘱准备药物。①可控释地诺前列酮栓：一种可控制释放的前列腺素 E_2 栓剂，含有10 mg地诺前列酮，以0.3 mg/h的速度缓慢释放，需低温保存。②米索前列醇：一种人工合成的前列腺素 E_1 制剂，有100 μg 和200 μg 两种片剂。

（6）做好预防并发症的准备，包括阴道助产及剖宫产的人员和设备准备。

（二）用药护理

协助医师完成药物置入，并记录上药时间。

1.可控释地诺前列酮栓促宫颈成熟

(1)方法:外阴消毒后将可控释地诺前列酮栓置于阴道后穹隆深处,并旋转 90°角,使栓剂横置于阴道后穹隆,在阴道口外保留 2～3 cm 终止带以便于取出。

(2)护理:置入地诺前列酮栓后,嘱孕妇平卧 20～30 分钟以利栓剂吸水膨胀;2 小时后经复查,栓剂仍在原位,孕妇可下地活动。

2.米索前列醇促宫颈成熟

(1)方法:外阴消毒后将置米索前列醇于阴道后穹隆深处,每次阴道内放药剂量为 25 μg,放药时不要将药物压成碎片。

(2)护理:用药后,密切监测宫缩、胎心率及母儿状况。

3.药物取出指征

出现下列情况,应通知医师评估后取出药物。①规律宫缩,Bishop 评分≥6 分。②自然破膜或行人工破膜术。③子宫收缩过频(每 10 分钟 5 次及以上的宫缩)。④置药 24 小时。⑤有胎儿出现不良状况的证据:胎动减少或消失、胎动过频、电子胎心监护结果分级为Ⅱ类或Ⅲ类。⑥出现不能用其他原因解释的母体不良反应,如恶心、呕吐、腹泻、发热、低血压、心动过速或者阴道流血增多。

(三)催产护理

根据产程评估情况,选择催产方法,并准备相应设备、用具和药品。

(1)选择人工破膜者,按人工破膜操作准备。

(2)选择自然催产法者,提供活动放松、变换体位、进食饮水的支持和指导。

(3)选择应用缩宫素者,则遵医嘱准备药物及溶酶、胎心监护仪,安排专人守护。

(四)用药护理

缩宫素应用。

(1)开放静脉通道。先接入乳酸钠林格液 500 mL(不加缩宫素),行静脉穿刺,按 8 滴/分钟调节好滴速。

(2)遵医嘱,配置缩宫素。将 2.5 U 缩宫素加入 500 mL 林格液或生理盐水中,充分摇匀,配成 0.5% 浓度的缩宫素溶液,相当于每毫升液体含 5 mU 缩宫素,以每毫升 15 滴计算相当于每滴含缩宫素 0.33 mU。从每分钟 8 滴开始。若使用输液泵,起始剂量为 0.5 mL/min。

(3)根据宫缩、胎心情况调整滴速,一般每隔 20 分钟调整 1 次。应用等差法,即从每分钟 8 滴(2.7 mU/min)调整至 16 滴(5.4 mU/min),再增至 24 滴(8.4 mU/min);为安全起见也可从每分钟 8 滴开始,每次增加 4 滴,直至出现有效宫缩(10 分钟内出现 3 次宫缩,每次宫缩持续 30～60 秒)。最大滴速不得超过 40 滴/分钟即 13.2 mU/min,如达到最大滴速仍不出现有效宫缩,可增加缩宫素的浓度,但缩宫素的应用量不变。增加浓度的方法是以乳酸钠林格注射液 500 mL 中加 5 U 缩宫素变成 1% 缩宫素浓度,先将滴速减半,再根据宫缩情况进行调整,增加浓度后,最大增至每分钟 40 滴(26.4 mU),原则上不再增加滴数和缩宫素浓度。

(4)专人守护,密切监测宫缩情况、产程进展及胎心率变化,有条件者建议使用胎儿电子监护仪连续监护。

(五)心理护理

(1)关注孕妇焦虑、紧张程度并分析原因;营造安全舒适的环境,缓解紧张情绪,降低焦虑水平。

（2）向孕产妇及家人讲解催产引产相关知识，做到知情选择。

（3）专人守护，增加信任度和安全感，降低发生风险的可能。

（4）允许家人陪伴，可降低孕产妇焦虑水平。

（六）危急状况处理

若出现宫缩过强/过频（连续两个 10 分钟内都有 6 次或以上宫缩，或者宫缩持续时间超过 120 秒）、胎心率变化（>160 次/分或<110 次/分，宫缩过后不恢复）、子宫病理性缩复环、孕产妇呼吸困难等，应进行下述处理。

（1）立即停止使用催产引产药物。

（2）立即改变体位呈左侧或右侧卧位；面罩吸氧 10 L/min；静脉输液（不含缩宫素）。

（3）报告责任医师，遵医嘱静脉给予子宫松弛剂，如利托君或 25% 硫酸镁等。

（4）立即行阴道检查，了解产程进展，未破膜者给予人工破膜术，观察羊水有无胎粪污染及其程度。

（5）如果胎心率不能恢复正常，进行可能剖宫产的准备。

（6）如母儿情况、时间及条件允许，可考虑转诊。

四、健康指导

（1）向孕妇及家人讲解催产引产的目的、药物和方法选择，达到充分知情，理性选择。

（2）讲解催产、引产的注意事项。①不得自行调整缩宫素滴注速度。②未征得守护医护人员的允许，不得自行改变体位及下床活动。

（3）随时告知临产、产程及母儿状况的信息，增强缩宫引产成功的信心。

（4）孕产妇在催产、引产期间须经守护的医护人员判断，符合如下条件：①缩宫素剂量稳定。②孕产妇情况稳定，没有并发症。③胎儿情况稳定，没有窘迫的征象时，才被允许活动、改变体位。

（5）指导孕产妇利用呼吸的方法来放松及减轻宫缩痛。

五、注意事项

（1）严格掌握适应证及禁忌证，杜绝无指征的引产。

（2）催产、引产前，一定要认真阅读病历资料，仔细核对预产期，尽量避免被动、单纯执行医嘱，防止人为的早产和不必要的引产。

（3）严格遵循操作规范，正确选择催产方法，尽量应用自然催产法。

（4）遵医嘱准备和使用药物时，认真核对药物名称、用量、给药途径及方法，确保操作准确无误，不能随意更改和追加药物剂量、浓度及速度。

（5）密切观察母儿情况，包括宫缩强度、频率、持续时间、产程进展及胎心率变化，有条件的医院，应常规进行胎心监护并随时分析监护结果，及时记录。

（6）对于促宫颈成熟引产者，如需加用缩宫素，应该在米索前列醇最后一次放置后 4 小时以上，并阴道检查证实药物已经吸收；地诺前列酮栓取出至少 30 分钟后方可。

（7）应用米索前列醇者应在产房观察，监测宫缩和胎心率，如放置后 6 小时仍无宫缩，在重复使用米索前列醇前应行阴道检查，重新评估宫颈成熟度，了解原放置的药物是否溶化、吸收，如未溶化和吸收者则不宜再放。每天总量不得超过 50 μg，以免药物吸收过多。一旦出现宫缩过频，应立即进行阴道检查,并取出残留药物。

(8)因缩宫素个体敏感度差异极大,应用时应特别注意:①要有专人观察宫缩强度、频率、持续时间及胎心率变化并及时记录,调好宫缩后行胎心监护。破膜后要观察羊水量及有无胎粪污染及其程度。②应从小剂量开始循序增量。③禁止肌内、皮下、穴位注射及鼻黏膜用药。④输液量不宜过大,以防止发生水中毒。⑤警惕变态反应。⑥宫缩过强应及时停用缩宫素,必要时使用宫缩抑制剂。

(9)因缩宫素的应用可能会影响体内激素的平衡和产后子宫收缩,而愉悦的心情会增加内源性缩宫素的分泌,故应创造条件,改变分娩环境,允许产妇家人陪伴,让产妇愉快、舒适、充满自信,保持内源性缩宫素的分泌,尽量少用或不用缩宫素。

(李　洁)

第二节　硬膜外麻醉分娩镇痛的护理

一、概述

(一)定义

硬膜外麻醉分娩镇痛是指通过向硬膜外腔隙置管后,选择注入局麻药、阿片类药和/或肾上腺素及一些新药,以达到阻滞分娩过程中痛觉神经的传导,解除由于子宫收缩引起的疼痛,用于阴道分娩及剖宫产分娩。常用方法:①连续硬膜外麻醉镇痛。②产妇自控硬膜外麻醉镇痛。③腰麻-硬膜外联合阻滞等。

(二)主要机制

1.分娩致痛机制

造成疼痛的原因尚不明确。一般认为,分娩痛有如下几种可能的原因:①收缩致子宫肌缺氧。②交锁的肌束压迫宫颈和下段神经节。③宫颈扩张中的牵拉。④宫底覆盖腹膜的牵拉。

2.分娩痛的神经传导机制

分娩痛的主要感觉神经传导至 $T_{11} \sim S_4$ 脊神经后,经脊髓上传至大脑痛觉中枢,因此,阴道分娩麻醉镇痛需将神经阻滞范围控制在 $T_{11} \sim S_4$。

3.分娩镇痛机制

通过药物的应用,阻断特定神经纤维的传导作用,抑制痛觉向中枢的传递,达到解除疼痛的作用。

(三)原则

理想的分娩镇痛技术的应用,应对维护母婴健康有意义。基本原则是简便、安全、对胎循环无影响。

二、护理评估

(一)健康史

既往病史、孕产史、分娩史、月经周期及末次月经、本次妊娠经过,查看历次产前检查记录,核对孕周。

(二)生理状况

1.临床表现

疼痛评估与分级;宫缩情况、宫口开大、产程阶段及进展情况;胎儿大小、胎方位、胎心率及胎儿宫内状况。

2.适应证和禁忌证

(1)适应证:①无剖宫产适应证。②无硬膜外麻醉禁忌证。③产妇自愿。

(2)禁忌证:①产妇拒绝。②凝血功能障碍、接受抗凝治疗期间。③局部皮肤感染和全身感染未控制。④产妇难治性低血压及低血容量、显性或隐性大出血。⑤原发性或继发性宫缩乏力和产程进展缓慢。⑥对所使用的药物过敏。⑦已经过度镇静。⑧合并严重的基础疾病,包括神经系统严重病变引起的颅内压增高、严重主动脉瓣狭窄和肺动脉高压、上呼吸道水肿等。

3.辅助检查

行胎心监护,了解胎儿宫内状况;行超声检查,了解胎盘功能及胎儿成熟度;实验室检查,血尿常规及出凝血时间。

(三)高危因素

(1)孕产妇基础疾病、妊娠分娩合并症及并发症。

(2)麻醉的问题:包括直立性低血压、胃食管反流、药物过敏、麻醉意外。

(3)知情不够充分。

(四)心理、社会因素

(1)孕产妇的身心状态、对产痛的恐惧程度及对镇痛技术的渴求。

(2)孕产妇及家人对分娩镇痛观念的认同、技术的了解及接受程度。

(3)家人的支持以及孕产妇配合程度。

三、护理措施

(一)一般护理

同分娩期妇女的护理。

(二)硬膜外麻醉镇痛的护理

(1)评估孕产妇疼痛的程度、耐受性、镇痛愿望及身心状态等,做好记录。

(2)详细介绍硬膜外麻醉镇痛的适应证、禁忌证、镇痛效果及利弊,同时介绍可以提供的其他分娩镇痛的方法(包括药物镇痛和非药物镇痛),让孕产妇知情选择。

(3)备麻醉穿刺间,配齐麻醉穿刺及急救所有物品和设备,包括多普勒听诊仪、胎心监护仪、正压通气复苏囊、给氧面罩、喉镜(母儿各1套)、气管导管(多种型号)、吸氧装置及氧源、吸痰装置、自控式给药泵、分娩支持工具、紧急呼叫系统。

(4)若孕产妇选择硬膜外麻醉分娩镇痛,则由专业麻醉师完成术前谈话,签署知情同意书。做好下列准备:①常规建立输液通道。②留取血标本,进行血常规及出凝血时间检查,并进行交叉配血备用。③监护孕产妇生命体征及胎儿情况。④协助孕产妇摆好麻醉体位。

(5)麻醉术后配合麻醉师,严密监测生命体征,防止并发症发生。

(6)密切观察产程进展及母儿情况变化,完善各项记录。

(7)做好接产、可能剖宫产及新生儿复苏的准备。

（三）心理护理

（1）鼓励产妇表达自己的感受、意愿与需求，加强与医护人员的沟通，消除紧张、恐惧情绪。

（2）提供陪伴支持，增加分娩信心。

（四）危急状况处理

主要是麻醉相关并发症的处理与预防。

1.麻醉相关并发症

低血压（心血管虚脱）；局麻药毒性反应；高位阻滞；麻醉意外。

2.处理

（1）配合麻醉医师进行相应急救处理（麻醉医师应在产妇身边守护）。

（2）团队协作，包括助产士、产科医师、麻醉师、新生儿医师。

3.预防

（1）要避免与麻醉相关的并发症和产妇死亡，需要对麻醉医师进行良好的培训、选择恰当的麻醉药物、仔细谨慎地用药。

（2）倡导非药物镇痛。

四、健康指导

（1）讲解分娩的生理过程。

（2）告诉孕产妇及其家属一般情况下，分娩痛属生理性的，可以承受且不构成伤害，然而，分娩时剧烈的疼痛也可以导致体内一系列神经内分泌反应，对产妇及胎儿产生相应的影响。

（3）逐项介绍分娩镇痛的方法、效果、适用性和局限性、对母儿健康的影响、相关要求及注意事项，包括非药物镇痛、药物镇痛和麻醉镇痛等镇痛技术的利与弊，达到充分知情，理性选择。

五、注意事项

（1）客观评价孕产妇疼痛的程度及耐受水平，做好记录。

（2）掌握疼痛评估技术，并能正确评价、解读分娩痛。

（3）客观解读硬膜外麻醉分娩镇痛技术的效果及注意事项，不可夸大宣传和刻意引导，孕妇及家属在知情基础上理性选择。

（4）熟悉理想的分娩镇痛的标准，能合理选择分娩镇痛技术并有效实施。理想的分娩镇痛的标准：①对产妇及胎儿不良反应小。②药物起效快，作用可靠，便于给药。③避免运动阻滞，不影响子宫收缩和产妇活动。④产妇清醒，能配合分娩过程。⑤能满足整个产程镇痛要求。

（5）严格执行操作规程，不可小视风险的存在，做好充分应对风险的准备。

（6）尽量让产妇避免持续仰卧位。

（7）实施麻醉分娩镇痛时，麻醉医师必须坚守在产妇身边，不时地检查并与产妇交谈，对药物滴注速度或局麻药的浓度进行必要的调整，及时识别任何导管进入血管或蛛网膜下腔的迹象，并与产科医师、助产士密切合作，共同监测，注意药物的不良反应。

（8）注意产程进展，不严格控制第 2 产程，经产妇分娩镇痛者允许达 3 小时，初产妇分娩镇痛者允许达 4 小时。

（9）做好可能剖宫产、新生儿复苏及产妇抢救的准备。

（李　洁）

第三节 剖宫产术的护理

剖宫产术是指妊娠≥28周,经切开腹壁及子宫取出胎儿及其附属物的手术,是处理高危妊娠和异常分娩的重要手段。主要术式有3种。

一、子宫下段剖宫产术

妊娠晚期(≥34周)或临产后,经腹切开子宫下段取出胎儿及附属物的手术。该术式切口愈合良好,术后并发症少,临床广泛使用。

(一)适应证

1.绝对指征

头盆不称、骨产道或软产道异常、横位、胎盘早期剥离、脐带脱垂。

2.相对指征

(1)胎儿因素:胎儿窘迫、臀位、多胎妊娠等。

(2)母体因素:妊娠合并心脏病、前置胎盘、过期妊娠、重度妊高征、其他妊娠合并症(如糖尿病、肾病、重症肝炎等)、巨大儿、有剖宫产史、引产失败等。

(二)麻醉方式

硬膜外麻醉或腰-硬联合麻醉。

(三)手术切口

下腹正中纵切口或下腹耻骨上横切口。

(四)手术体位

仰卧位或左侧倾斜10°～15°。

(五)手术步骤及护理配合

1.常规下腹部手术野消毒、铺单

递擦皮钳夹小纱布蘸碘酒、乙醇消毒皮肤,铺无菌单。

2.切开腹壁

(1)纵切口切开腹壁:切口两旁各置一干纱布,递22号刀切开皮肤及皮下组织,递有齿镊、弯剪进入腹直肌前鞘,递刀柄背部将腹直肌内侧缘与腹白线游离,递2块干纱垫保护皮肤,巾钳固定。递2把中弯血管钳提夹腹膜,10号刀切开,弯剪扩大切口。

(2)横切口切开腹壁:于耻骨联合上方2～3 cm沿下腹部皮肤皱褶处做一弧形切口。切口两旁各置一干纱布,递22号刀切开皮肤及皮下组织,弯剪横行剪开筋膜2～3 cm,并插入肌鞘分别向两侧游离并切开,切口正中提起筋膜,弯剪游离腹直肌与筋膜及下方锥状肌,递2块干纱垫保护皮肤,巾钳固定,递2把中弯血管钳提夹腹膜,10号刀切开,弯剪扩大切口。

3.洗手探查腹腔

递生理盐水,洗手探查子宫大小、下段扩张情况、胎头方位等。

4.显露子宫下段

递马蹄拉钩置于耻骨联合处,显露膀胱腹膜反折,递弯剪横行剪开,下推膀胱。

5.切开子宫下段

递 10 号手术刀与子宫下段腹膜反折切缘下 2 cm 中线处,横行切开子宫肌层 2～3 cm,但不切开羊膜囊。术者用手指将子宫切口钝性横向撕开 10～12 cm。

6.娩出胎儿

备好吸引器,递中弯血管钳刺破羊膜囊,吸尽羊水;术者右手伸入宫腔于胎头后下方向上抬起胎头;术者左手或助手下压宫底以助胎头娩出;胎头娩出后,挤出胎儿口、鼻腔中的黏液,双手扶持头部娩出胎体,递 2 把血管钳钳夹闭脐带,弯剪剪断新生儿交台下接生者处理。

7.娩出胎盘并清理子宫腔

递有齿卵圆钳分别钳夹子宫切口上、下缘及两角,递缩宫素 20 U 注入宫体,按摩宫底,牵拉脐带娩出胎盘和胎膜,递无齿印圆钳钳夹干纱布擦拭宫腔 2～3 次,确认无残留的胎膜及胎盘组织。胎盘交台下接生者检查其完整性。

8.缝合子宫切口

清点器械、敷料、缝针,递拉钩显露子宫切口,递 1 号可吸收线连续全层缝合。

9.缝合子宫膀胱反折腹膜

递 1 号可吸收线连续缝合反折腹膜切缘。

10.清洗腹腔,探查并逐层关腹

递温盐水冲洗腹腔,探查子宫、双侧附件有无异常;清点器械、敷料、缝针,递 0 号可吸收线连续缝合腹膜,腹直肌前鞘;递温盐水冲洗切口。13×34 圆针、1 号丝线缝合皮下组织;清点器械、敷料、缝针,递乙醇棉球消毒皮肤,4-0 号线行皮内缝合,纱布敷料覆盖,包扎切口。

11.压迫宫底

术毕,术者压迫宫底,挤出宫腔内积血块。如宫口未开者,递碘伏小纱布消毒产妇外阴,术者将手伸入阴道,以利引流。

二、子宫体部剖宫产术

子宫体部剖宫产术适用于剖宫产同时需行子宫切除术;前置胎盘附着于子宫下段及遮盖宫口者;前次剖宫产,子宫切口与膀胱和腹膜粘连,致使此次妊娠子宫下段形成不好者。该术式出血多,切口容易和周围组织粘连,再次妊娠易发生子宫破裂。

(一)适应证、麻醉方式、手术切口、手术体位

适应证、麻醉方式、手术切口、手术体位同子宫下段剖宫产术。

(二)手术步骤及护理配合

(1)检查无菌物品外观、名称、有效期,核对患者姓名、腕带、住院号、手术名称、手术时间,麻醉置管后予以留置导尿管。

(2)外科手术刷手,穿手术衣、戴手套,手术部位消毒,配合手术医师铺巾上台。

(3)碘伏方纱再次消毒切口部位后,递进腹常规用物(干方纱、大手术刀、组织剪、有齿短镊、皮肤拉勾、巾钳),弃碘伏方纱。

(4)递大方纱、协助医师铺巾,弃干方纱、换湿方纱,收大手术刀及有齿短镊。

(5)进腹后弃小方纱,递大方纱及大 S 拉钩于助手,协助医师暴露子宫下段;递组织剪及无齿长镊于主刀医师分离并剪开下段腹膜,推开膀胱,放置膀胱拉钩。

(6)组织剪换小手术刀,切开子宫后配合医师吸羊水,收手术区域内所有器械,协助医师胎儿娩出。

(7)胎儿娩出后完成断脐,递鼠齿钳于医师并完成催产素的注射。

(8)递直止血钳于助手,小弯血管钳于主刀协助胎盘娩出,并递纱棒于主刀清除宫腔遗留物。

(9)递1-0肠线及有齿长镊于主刀,递大S拉钩于助手,完成子宫切口第一层的缝合。

(10)收有齿长镊换无齿长镊,配合医师完成子宫切口第二层的缝合。

(11)配合医师清理腹腔,检查子宫切口缝合情况及双附件。

(12)递小弯血管钳、2-0肠线、无齿镊配合医师关腹,同时与巡回护士清点手术用物、记录。

(13)术后巡回护士擦净患者身体上的血渍和污渍,更换干净的衣裤,使之保持干燥、无血渍和污渍。

三、腹膜外剖宫产术

国外已摒弃此术式,国内仍在进行,主要适用于宫内感染或潜在感染的、多次腹腔手术造成严重粘连者。该术式可明显减少剖宫产术后腹腔感染的危险,因不进腹腔,术后肠蠕动恢复快,产妇术前不需禁食。

(一)适应证

1.绝对指征

头盆不称、骨产道或软产道异常、横位、胎盘早期剥离、脐带脱垂者。

2.相对指征

(1)胎儿因素:胎儿窘迫、臀位、多胎妊娠等。

(2)母体因素:妊娠合并心脏病、前置胎盘、过期妊娠、重度妊高征、其他妊娠合并症(如糖尿病、肾病、重症肝炎等)、巨大儿、有剖宫产史、引产失败等。

3.其他

(1)有感染的可能性或已感染者,如胎膜早破,产程已超过24小时等。

(2)对多种抗生素过敏并具有潜在感染者。

(二)麻醉方式

硬膜外麻醉或腰-硬联合麻醉。

(三)手术切口

下腹正中切口或耻骨上横切口。

(四)手术体位

垂头仰卧位。仰卧位或左侧倾斜10°～15°。

(五)手术步骤及护理配合

1.常规消毒,铺单

递擦皮钳夹小纱布蘸碘酒,乙醇消毒皮肤,铺无菌单。切口两旁各置一干纱布。

2.切开膀胱前筋膜,显露膀胱三角区

常规开腹,切至腹横筋膜,但不打开腹膜;递中弯血管钳,弯剪横向分离膀胱前筋膜;递中弯血管钳沿膀胱侧缘钝性分离,找到膀胱三角区并游离膀胱宫颈间隙,递弯剪横向剪开宫颈前筋膜。

3.显露子宫下段

递中弯血管钳钝性分离膀胱前筋膜与膀胱子宫反折腹膜,下推膀胱。

4.切开子宫下段

递10号手术刀于子宫下段腹膜反折切缘下2 cm中线处,横行切开子宫肌层2～3 cm,但不切开羊膜囊。术者用手指将子宫切口钝性横向撕拉至10～12 cm。

5.娩出胎儿

备好吸引器,递中弯血管钳刺破羊膜囊,吸尽羊水;术者右手伸入宫腔于胎头后下方向上抬起胎头;术者左手或助手下压宫底以助胎头娩出;胎头娩出后,挤出胎儿口、鼻腔中的黏液,双手扶持头部娩出胎体,递2把血管钳钳夹闭脐带,弯剪剪断;新生儿交台下接生者处理。

6.娩出胎盘并清理子宫腔

递有齿卵圆钳分别钳夹子宫切口上、下缘及两角,递缩宫素20 U注入宫体,按摩宫底,牵拉脐带娩出胎盘和胎膜,递无齿卵圆钳钳夹干纱布擦拭宫腔2～3次,确认无残留的胎膜及胎盘组织。胎盘交台下接生者检查其完整性。

7.缝合子宫切口

清点器械、敷料、缝针,递拉钩显露子宫切口,递1号可吸收线连续全层缝合。

8.缝合反折腹膜

递1号可吸收线连续缝合反折腹膜。

9.清洗腹腔逐层关腹

递温盐水冲洗腹腔,探查子宫、双侧附件有无异常。将子宫恢复前倾功能位;清点器械、敷料、缝针,递0号可吸收线连续缝合腹膜、腹直肌前鞘,递温盐水冲洗切口,13×34圆针、1号丝线缝合皮下组织;递乙醇棉球消毒皮肤,4-0号线行皮内缝合,纱布敷料覆盖,包扎切口。

10.压迫宫底

术毕,术者压迫宫底,挤出宫腔内积血块,如宫口未开者,递碘伏小纱布消毒产妇外阴,术者将手伸入阴道,以利引流。

四、护理要点

(1)做好新生儿保暖和抢救工作,及时提升复苏台的温度,打开吸引器和氧气。当切开子宫、刺破胎膜进入宫腔时,注意观察产妇面部表情有无变化、有无咳嗽、呼吸困难等症状,监测羊水栓塞的发生。

(2)密切观察并记录产妇的生命体征及尿管留置的情况。如因胎头入盆太深取胎头困难,助手应在台下戴消毒手套自阴道向上推胎头,以利胎头顺利娩出。

(3)取出胎盘后,测量脐带的长度,检查胎盘、胎膜是否完整、胎盘大小、有无梗死灶等,并告知医师。

(4)器械护士注意力集中,根据手术的进程和解剖层次传递手术器械。在娩出胎儿前,清理手术部分区域的器械,防止损伤新生儿。

(5)严格执行核对制度:①术前与麻醉医师、手术医师一起认真核对孕妇姓名、住院号、手术名称和部位;手术器械护士与巡回护士认真清点手术台上所有的器械、纱布和物品。②术中缝合腹膜前,清点手术台上及用后置于台下的所有器械、纱布和物品,确认无误后告知手术医师。③关闭腹膜后、手术结束后,分别再次双人核对所有器械、纱布和物品,确认无误后,记录并签名。

(曹　玉)

第四节　全子宫切除术的护理

　　子宫是女性生殖器中的一个重要器官,其产生月经和孕育胎儿。子宫位于骨盆腔中央,在膀胱与直肠之间,宫腔呈倒置三角形,深约 6 cm,上方两角为"子宫角",通向输卵管和卵巢(图 13-1)。全子宫切除术多用于子宫肌瘤、子宫恶性肿瘤及某些子宫出血和附件病变等(图 13-2)。

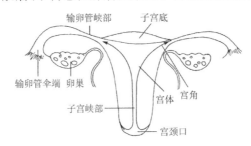

图 13-1　子宫及附件

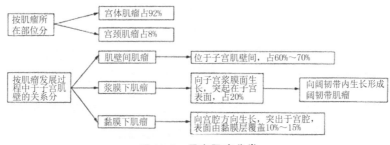

图 13-2　子宫肌瘤分类

一、腹式全子宫切除术的护理

(一)手术
(1)子宫肌瘤或伴有子宫出血,经药物治疗无效者。

(2)子宫恶性肿瘤:如子宫原位癌、绒毛膜癌、子宫内膜癌等。

(3)卵巢恶性肿瘤。

(4)严重的功能失调性子宫出血,经药物治疗无效者。

(5)两侧附件病变需要子宫全切除者。

(6)因计划生育手术造成严重子宫穿孔者。

(7)子宫破裂无法修复者。

(8)子宫胎盘卒中。

(9)药物治疗无效的子宫腺肌病。

(10)其他情况:如子宫脱垂、子宫腔积脓、无法复位的子宫内翻等。

(二)麻醉
连续硬膜外麻醉。

（三）手术步骤及护理配合

1.手术前准备

患者行全身麻醉,取膀胱截石位。切口周围皮肤消毒范围为:上至剑突、下至大腿上 1/3,两侧至腋中线。手术铺巾,建立无菌区。

2.主要手术步骤

（1）切口:传递 22 号大圆刀,取下腹正中切口,从脐下至耻骨联合上缘。

（2）暴露子宫:传递两把中弯血管钳夹持宫角,上提子宫(图 13-3)。

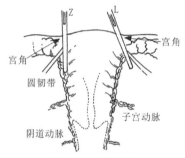

图 13-3　暴露子宫

（3）切断子宫韧带及子宫动静脉:传递中弯血管钳 2 把钳夹,组织剪剪断,常规传递 7 号慕丝线缝扎或结扎子宫阔韧带及圆韧带(图 13-4、图 13-5)。

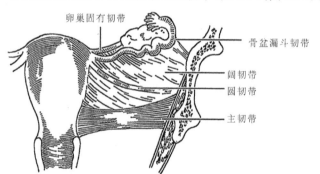

图 13-4　子宫韧带

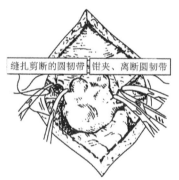

图 13-5　钳夹、剪断并缝扎圆韧带

（4）游离子宫体:传递解剖剪,剪开子宫膀胱腹膜反折,传递中弯血管钳 2 把钳夹,主韧带组织剪剪断,7 号慕丝线缝扎(图 13-6)。

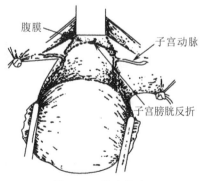

图 13-6　游离子宫

（5）环切阴道，移除子宫：传递条形纱布围绕子宫颈切口下方，传递 22 号大圆刀片切开阴道前壁（图 13-7），传递组织剪将阴道穹隆剪开，切除子宫。

（6）消毒阴道残端并缝合：递碘伏棉球消毒阴道残端，传递组织钳钳夹阴道边缘，传递可吸收缝线连续缝合阴道残端（图 13-8）。

（7）关腹：递生理盐水冲洗盆腔，止血，关腹。

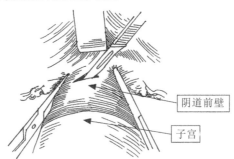

阴道前壁

子宫

图 13-7　切开阴道前壁

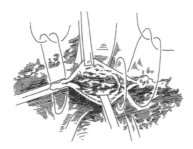

图 13-8　缝合阴道残端

3.术后处置

手术结束巡回护士检查手术患者皮肤，待患者情况稳定后，送入病房，进行交接；处理术后器械及物品。

（四）围手术期特殊情况及处理

为了术中手术野暴露更清楚，手术医师可能会要求放置截石位，巡回护士需配合手术团队成员一同放置截石位。

护士在术前协助医师，麻醉医师摆放患者体位时，不仅需注意摆放的体位要利于手术区域的充分暴露，同时，也应注意保护患者的隐私及舒适度。具体操作步骤如下。

1.术前手术患者准备

手术患者平卧于手术床，巡回护士协助脱去长裤，穿上腿套。向手术患者说明由于手术需要需放置截石位，为了保护皮肤及神经、关节，要脱去长裤，穿上腿套。同时护士应注意保护患者的隐私，及时为其盖好被子。

2.放置搁脚架

在近髋关节平面放置搁脚架，支架高低角度调节关节和腿托倾斜角度调节关节要确保固定。

3.放置体位

待手术患者麻醉后将其双手交叉放于胸前，注意不要压迫或牵拉输液皮条，麻醉医师保护好患者的头、颈部,固定好气管导管,防止移动时气管插管与氧气管脱离,手术医师站手术患者臀部位置,护士站床尾,一起将手术患者抬起并下移,使骶尾部平于背板下缘;将患者两腿曲髋、膝放在搁脚架上;要求腿托应托在小腿处,大腿与小腿纵轴应呈 90°~100°,两腿外展呈 60°~90°。

4.固定

约束带固定两侧膝关节,保持约束带平整,松紧适宜。

5.铺巾

手术切口在腹部,切口铺巾的方法同腹部手术铺巾,洗手护士依次递 3 块无菌巾,折边朝向手术医师,分别铺盖切口的下方、对方、上方;第四块无菌巾折边朝向自己,铺盖切口同侧,4 把巾钳固定;患者会阴部不进行手术,铺巾时遮盖会阴;然后递中单垫臀下,双脚套无菌脚套,从脚遮盖到腹股沟;再铺整块大孔巾遮盖全身;巡回护士协助套托盘套,将托盘置于患者右膝上方。

手术患者子宫切除后,子宫残端与外界相通,必须将残端缝合,此时洗手护士需管理好无菌台上的器械及物品,防止术中感染。

子宫残端与外界相通,视为污染区域。因此,洗手护士应配合手术医师做好管理工作,防止污染播散:①在切开阴道前壁前,先递条形纱布给手术医师,将其围绕子宫颈切口下方,以防止阴道分泌物污染创面。②备碘伏(含 0.02%~0.05%聚维酮碘)棉球,待子宫移除后,递给医师消毒宫颈残端。③接触宫颈残端的器械均视为污染器械,包括切开阴道前壁的 22 号大圆刀、剪开阴道穹隆组织剪、钳夹阴道边缘的组织钳及缝合残端的持针器,都必须与无菌器械分开放置、不再使用,但必须妥善放置以备清点。④宫颈残端缝合后,温生理盐水冲洗盆腔,手术医师、洗手护士更换手套,再行关腹。

(五)护理要点

(1)术后应去枕平卧 6 小时,8 小时后根据情况再决定取何种体位。之后应鼓励患者翻身,以防肠粘连。

(2)定时测量血压和脉搏,观察呼吸。

(3)贫血的患者根据术前矫正情况及术中失血、输血情况,决定术后是否补充血液,并注意低钙现象。

二、腹式广泛全子宫切除术的护理

(一)适应证

(1)宫颈癌 I_b~II_a 期患者。

(2)宫颈癌 I_a 期中有脉管浸润、病灶融合者。

(3)子宫内膜癌 I 期及 II 期患者。

(二)麻醉方式

全身麻醉。

(三)手术切口

下腹部纵切口。

(四)手术体位

仰卧位。

(五)手术步骤及护理配合

(1)下腹正中切口,绕过脐左旁向上延长 3~5 cm。

（2）充分显露子宫。递 2 把长弯血管钳夹持圆韧带、卵巢子宫韧带及输卵管，上提子宫，递三叶拉钩牵开。

（3）剪开骨盆漏斗韧带、后腹膜，避免伤及输尿管。递长平镊协助，电刀切开，遇出血电凝止血或递中弯钳血管钳，0 号丝线结扎。

（4）近骨盆处切断卵巢动、静脉。递长弯血管钳钳夹、组织剪剪断，小号粗圆针 7 号、4 号丝线依次缝扎。

（5）于圆韧带中、外 1/3 处钳夹、切断之。递 2 把长弯血管钳钳夹，组织剪剪断，中号粗圆针 7 号丝线缝扎，远端线暂不剪断以作牵引。

（6）剪开阔韧带前叶、膀胱腹膜反折；下推膀胱至宫颈外口。递长平镊夹持，组织剪沿骨盆漏斗韧带外侧、右侧圆韧带断端剪开；术者示指包裹纱垫钝性推离膀胱。

（7）清除后腹膜淋巴结。①充分显露髂血管、输尿管、生殖股神经，清除髂总动脉前方、内侧淋巴结。递小号圆针 1 号丝线间断缝合后腹膜边缘，蚊式钳夹持线尾并提起；递分离钳钳夹血管前脂肪组织，组织剪剪断，0 号丝线结扎。②于髂总动脉分叉处切断、结扎髂总静脉小分支，清除髂内、外淋巴结及腹股沟深淋巴结；结扎髂外静脉小分支，显露、清除闭孔淋巴结。递分离钳钳夹静脉分支，组织剪剪断，0 号丝线结扎；递血管拉钩牵开静脉，递长平镊夹持淋巴结，组织剪剪除，遇出血递血管钳夹，0 号丝线结扎或电凝止血。

（8）距髂内动脉约 1 cm 处钳夹、切断子宫动、静脉。递分离钳 2 把钳夹，组织剪剪断，7 号、4 号丝线依次结扎。

（9）游离输尿管：自子宫动脉横跨输尿管处向上 2～3 cm，范围不宜太大。递长平镊夹持后腹膜，距输尿管 1 cm 处钝性或锐性分离疏松结缔组织，遇出血递长弯血管钳钳夹，0 号丝线结扎或电凝止血。

（10）下推膀胱；分离、切断膀胱宫颈韧带前、后叶（输尿管隧道前、后叶）。术者用纱垫包裹示指钝性分离膀胱；递长弯血管钳 2 把钳夹，大号刀片切断，4 号丝线结扎。

（11）剪开阔韧带后叶及子宫、直肠腹膜反折。术者将子宫向耻骨联合方向牵拉，递组织剪剪开腹膜反折并延伸至阔韧带后叶。

（12）切断骶骨韧带、主韧带。①推离直肠至阴道下 2/3 处，显露直肠侧窝，游离韧带。术者手指包裹纱垫钝性或组织剪锐性分离，遇出血递长弯血管钳钳夹，0 号丝线结扎或电凝止血。②切断、结扎子宫骶骨韧带；于近盆壁处切断主韧带。递血管拉钩牵开髂血管及输尿管，直有齿血管钳 1 把、长弯血管钳 2 把钳夹韧带，大号刀片切断，中号粗圆针 7 号丝线缝扎。

（13）分离、切断阴道旁组织至预定切除阴道的平面稍下方、子宫骶骨韧带的断端。递 S 拉钩牵开输尿管及膀胱，长弯血管钳 2 把依次钳夹，组织剪剪断，中号粗圆针 10 号丝线依次贯穿缝扎。

（14）充分显露阴道，于宫颈口下方 3～4 cm 处钳夹、环切阴道壁，移除标本。递 S 拉钩牵开子宫，大纱布围绕于阴道切口处，直角钳 2 把对合钳夹阴道，大号刀片于钳间切开。

（15）提拉阴道边缘，消毒、缝合残面。递组织钳钳夹阴道切口下缘，长弯血管钳夹持大纱布填塞阴道，消毒液纱布擦拭，递大号圆针 1 号可吸收编织缝线连续缝合阴道壁。

（16）大量冲洗后腹膜腔，放置负压引流管。递温注射用水冲洗，负压引流管置于闭孔窝内，于髂前上棘内侧约 4 cm 处戳口引出，大号角针 4 号丝线固定。

（17）检查手术区有无出血，缝合盆腔腹膜。递中号圆针 4 号丝线间断缝合；将圆韧带残端固定于盆腔腹膜。

(18)关腹。

(19)取出填塞于阴道内纱布。递消毒液纱球消毒外阴,术者取出之。

三、腹腔镜下广泛全子宫切除术的护理

(一)手术适应证与禁忌证

1.手术适应证

手术适应证包括所患疾病是否有手术指征、患者是否具备适合于该手术的生理状态,以及术者有没有腹腔镜下子宫广泛切除术的能力。

(1)I_{a2}期:子宫颈鳞状上皮癌伴脉管浸润、癌灶融合、多发或细胞分化不良者。年轻患者可保留单侧或双侧卵巢功能。

(2)I_b～II_a期:年轻患者可保留单侧或双侧卵巢功能。

(3)II_b期:自愿要求手术者,宜在术前行辅助化疗或放疗后手术。假如放疗有利于患者,应说服患者选择放疗。

(4)患者无严重的内、外科合并症,需根据全身情况能否耐受手术而定,肥胖患者根据术者经验及麻醉条件而定。

(5)术者具有腹腔镜下子宫广泛切除的技巧经验。

2.手术禁忌证

手术禁忌证是指所患疾病已失去手术时机或手术指征,以及患者不具备适合于该种手术的生理状态。因此并非所有的I_b～II_a子宫颈癌患者都适宜做腹腔镜下广泛全子宫切除术。

(1)手术主要禁忌证:①子宫颈癌II_b期以上。②严重的心、肺系统疾病及其他内科疾病。③不能胜任麻醉者。④年龄>75岁伴有体质虚弱者。⑤合并急性弥漫性腹膜炎。⑥术者无腹腔镜下广泛全子宫切除的经验。

(2)手术相对禁忌证:①既往腹部反复手术史或感染性肠道疾病或腹壁穿刺点部位有肠曲粘连,术时肠损伤的危险性增加。②过度肥胖或消瘦者,易发生穿刺性脏器损伤。③合并腹腔内巨大肿块。④器官移位或扩大。如肾脏、脾脏增大及胃下垂者,易发生穿刺性脏器损伤。

(二)术前准备

腹腔镜下子宫广泛切除是比较大的手术,其切除范围广、涉及的器官多、手术时间长、并发症风险高。因此,无论患者、家属,或手术组,都必须做好术前的充分准备,保证手术成功、安全。

1.备皮

常规对腹部、外阴皮肤备皮,特别注意脐部的消毒。由于需要阴道内操作,因此术前要对阴道3天消毒。术前一天禁饮食并常规清洁灌肠。

2.手术人员的准备

腹腔镜下子宫广泛切除术一般由主刀、第一、第二助手及子宫操纵者组成。术者必须熟悉盆腔脏器的解剖、特别是宫颈周围的相关解剖,以及各种腹腔镜下操作器械的工作原理及操作方法。同时必须具有Ⅳ类腹腔镜手术的操作技巧及经验,最好具备腹式子宫广泛切除的经验。主刀、助手术前都必须重温手术的各个步骤。术组人员(包括器械护士、麻醉医师)相对固定更好,因为配合默契,才能保证手术成功。

3.手术室的准备

(1)手术室基本配套:腹腔镜下子宫广泛切除手术对设备要求相对比较高,最好配有电动调节的臀高、头低位及具有膀胱截石位功能的手术台,由于手术相对比较长,应该配有呼吸末 CO_2 监测的麻醉装置。

(2)特殊器械准备:腹腔镜下子宫广泛切除手术由于切除范围大、手术时间长,最好配备高清摄像头、自动气腹机、特别需要配备超声刀、双极钳。同时备用直角钳和举宫杯两种器械。直角钳用于打开输尿管隧道,举宫杯用于摆动宫体。直角钳有 5 mm 和 10 mm 两种,临床上主张使用 5 mm 直角钳,因为在子宫颈癌根治性手术时进境孔采用 10 mm,其余的操作孔都是 5 mm,如果采用 10 mm 直角钳,其中的一个操作孔将变为 10 mm,尽管也是很少,但毕竟增加了患者的创伤。

(三)腹腔镜下子宫广泛切除手术范围

根治性(广泛)子宫切除是子宫颈癌手术治疗的主要步骤之一,所谓的子宫广泛切除其实就是切除≥30 mm 的子宫主韧带、子宫骶骨韧带及阴道上段,关键是分离宫颈管周围组织。正常情况下,宫颈管长约 40 mm、宽 25～30 mm,在这狭小的组织里,埋藏了人体内最重要的器官,前面附有膀胱,后面粘有直肠,都与腹膜反折相连;宫颈管通过横韧带(子宫主韧带)将子宫固定于盆腔中央;宫颈管外 20 mm、横韧带的上方有输尿管穿过,输尿管上方有子宫血管经过,宫颈管外下方有阴道静脉。要想手术达到广泛切除范围,又不损伤上述脏器,就必须按步分离膀胱宫颈间隙及直肠阴道间隙、处理子宫血管、游离壁段输尿管;就必须显露膀胱侧窝、膀胱旁窝、直肠侧窝及直肠旁窝,才能使子宫主韧带、子宫骶骨韧带及阴道上段充分游离,并根据病变范围切除≥30 mm的子宫主韧带、子宫骶骨韧带,阴道必须切除上 1/3～1/2(癌灶外 30 mm)。腹腔镜下子宫广泛切除的手术范围已经定型,但操作顺序和技巧每位手术者都有自己的体会和感受。

(四)手术步骤及护理配合

1.麻醉与体位

(1)麻醉选择:由于手术范围广、时间长,建议气管插管全身麻醉。由于需要 CO_2 做气腹,建议采用具有呼吸末 CO_2 检测功能的自动麻醉机,利于术中监测呼吸末 CO_2,保证手术顺利。

(2)体位选择:腹腔镜下子宫广泛切除术需要通过阴道上举宫器,用于摆动子宫,原则上采用头低臀高的膀胱截石位,臀部离开手术床沿 10～15 mm,头低位一般在 15°～30°,上肩托,防止体位变动。

2.填塞阴道及上举子宫体

目的是扩张阴道穹隆。子宫广泛切除时,因为要切除阴道上段,所以必须要分离膀胱阴道间隙及直肠阴道间隙,只有充分上推子宫体及扩张阴道穹隆,才能顺利分离膀胱宫颈间隙、膀胱阴道间隙及直肠阴道间隙,才能推开膀胱与直肠,暴露阴道上段。可以选择填塞纱布或安放举宫杯两种方法。

(1).纱布填塞法:消毒手术野、铺无菌巾、留置导尿管后,窥开阴道,再次消毒阴道,用宫颈钳夹宫颈前唇,探查宫腔深度,根据探查结果上简易举宫器,以摆动子宫。同时,用消毒的绷带纱布卷从后穹隆部开始顺时针方向逐层填塞阴道,使阴道各穹隆充填、饱满,镜下切开阴道前壁时,不会使 CO_2 气体外泄。

(2).安放举宫杯技巧:举宫杯的种类繁多,有进口的、国产的、复杂的、简易的。有学者设计了一种双桶状的举宫杯,由直径不同的两个杯子、一条导引杆、一条操纵杆组成。小举宫杯主要作用是固定并摆动子宫体,大举宫杯主要作用是填塞阴道穹隆,使阴道前、后穹隆充填、饱满,切开阴道前壁时,也不至于 CO_2 气体外泄。举宫棒上有一些小槽,小举宫杯套在导引杆的时候会自动滑入小槽内起到固定作用。由于双桶举宫杯的特殊结构,其摆动幅度大、上举宫体力度强,而且阴道密封性能好,更适用于子宫广泛切除术。操作时,扩开阴道,先探查宫腔的深度,将小举宫杯套在导引杆上宫腔深度的位置并将其插入宫腔内,小举宫杯紧贴宫颈,然后套上大举宫杯并将其送进阴道穹隆顶端,套住小举宫杯,再连接操纵杆并上紧螺旋予以固定。

3.建立气腹

(1)切口选择:腹腔镜下子宫广泛切除术一般多选用五个穿刺孔,多选择脐孔为主穿刺孔(进境孔),用 10 mm 套管穿刺,用于插入腹腔境,其余四个孔分别位于左、右下腹相当于麦氏点及耻骨联合上 20 mm 旁开 20 mm(相当于脐侧韧带的外侧)的位置直视下各穿刺 5 mm 套管。

(2)人工气腹:重新消毒脐孔后,用皮钳钳起脐缘两侧的皮肤,然后用尖刀在脐孔正中切 10 mm 的小切口,去除皮钳,改用巾钳钳夹脐孔两侧皮肤,提起巾钳,增加腹内空间,使腹壁远离网膜及肠管。术者用右手持 Veress 针放入切口内,右手腕关节最好接触上腹部皮肤作为支撑点,然后缓慢将 Veress 针穿刺入腹腔,当有一种落空感时,将针尾连接含生理盐水的小针筒,由于腹腔内负压,则针筒内的生理盐水自动徐徐进入腹腔,然后在 Veress 针末端接上 CO_2 导管接头。充气前,应设定气腹机内的各种参数,一般设定腹内压 1.6~1.7 kPa(12~13 mmHg)。开始充气时,气流量设定 0.5~1.0 L/mm,使 CO_2 缓慢进入腹腔,防止腹压急骤升高,影响心肺功能。当腹内压力达到 0.4 kPa(3 mmHg)时,可以改用 3~5 L/mm 的流速,直至维持 1.7 kPa(13 mmHg)。

4.腹腔镜下探查

穿刺成功后,分别插入操作钳。通过摆动子宫体,腹腔镜下详细检查盆、腹腔,明确子宫、双侧附件的情况,子宫骶骨韧带有无缩短、盆腔有无充血、粘连,再探查横膈、肝、胃、肠管、大网膜等,如有粘连应先分离,如有可疑转移之处,镜下活检送冷冻切片检查。

5.处理附件

(1)保留附件:子宫颈鳞状上皮癌患者年龄<45 岁、Ⅰ期和高分化的 I_{b1} 期可以保留单侧或双侧卵巢。过去保留附件时,基本都把输卵管切除,只留卵巢。其实,子宫动脉分出的输卵管支和卵巢支,与卵巢动脉分支相互吻合。卵巢的血供可分为两部分,一部分来源于卵巢动脉,另一部分来源于子宫动脉的分支-卵巢支,两部分动脉在输卵管下方的阔韧带两层间构成吻合弓,从血管弓发出许多小支分布于卵巢、输卵管及子宫壁。因此,如果保留卵巢,最好同时保留输卵管,利于卵巢血液供应。子宫颈癌都需要进行盆腔淋巴结清除,为了保证术后卵巢的正常功能,不要同时剪开阔韧带前、后叶,避免术中对卵巢血管的损伤,减少术后由于组织粘连影响卵巢血液供应。最好采用只剪开阔韧带前叶,保留阔韧带后叶完整的方法。

操作时,通过举宫杯将子宫摆向盆腔左前方,左手钳夹右侧卵巢门组织并向左上方牵拉,伸展右侧骨盆漏斗韧带,助手钳夹并提起右侧腰大肌前腹膜,用超声刀剪开右侧阔韧带前叶,延长腹膜切口至腹主动脉前,显露右侧输尿管。剪开侧腹膜至右侧圆韧带下方,暴露右侧腹股沟下方脂肪组织。靠近骨盆钳夹、提起右侧圆韧带,沿着右侧圆韧带的下方剪开输卵管系膜层,直到靠近宫角。切断输卵管峡部及卵巢固有韧带可以在盆腔淋巴结清扫结束前,也可以在盆腔淋巴结清扫后。

(2)切除附件:年龄≥45 岁、低分化或子宫颈腺癌,建议同时双侧附件切除(术前必须要患者及家属同时签名"要求切除附件")。一般都是高位切断骨盆漏斗韧带。按前述方法剪开阔韧带前、后叶,内则至子宫骶骨韧带外侧缘,剪开后腹膜至髂总动脉水平上 30 mm,充分游离卵巢血管。过去,切断漏斗韧带采用镜下结扎血管、或用钛夹钳夹血管后再用超声刀、PK 刀或剪刀切断,采用镜下结扎血管费时,钛夹钳夹后留下遗物反应,这两种方法都不太理想,建议采用双极钳电凝后切断。操作时,把卵巢血管完全游离,看清输尿管解剖位置,把输尿管从血管旁分离,用无损伤钳(或弯分离钳)靠近髂总血管水平钳夹卵巢血管(防止电凝时热传导损伤输尿管),在钳的上方双极钳电凝后切断,也可以用闭合器直接离断卵巢血管。

6.剪开膀胱腹膜反折

剪开膀胱腹膜反折可以在盆腔淋巴结清除结束前或结束后进行。如果术者站在患者左侧,则先从切断左侧圆韧带开始。助手通过举宫杯将子宫体往前上推并摆向右侧,显露左侧圆韧带,靠近左侧盆壁用超声刀或血管闭合器将其切断,并沿着左侧圆韧带断端边缘,向前逐步剪开膀胱腹膜反折。而助手则通过举宫杯将子宫体慢慢摆向左侧,术者用分离钳钳夹并提起腹膜反折,靠近膀胱剪开腹膜反折直至对侧圆韧带边缘,同时靠近右侧盆壁切断右侧圆韧带。如果患者年轻,需要同时进行阴道延长者,最好靠近腹膜与子宫体连接处剪开腹膜反折,圆韧带也不能切除过多,利于施行阴道延长术。

7.分离膀胱宫颈间隙

分离膀胱宫颈间隙目的是推开膀胱,暴露膀胱宫颈韧带。正常情况下,膀胱宫颈间隙比较疏松,容易分离。助手用分离钳钳夹并提起已分离的膀胱腹膜反折,术者一手握双极电凝钳、一手握超声刀或吸管,钝、锐性分离膀胱与宫颈间的疏松组织,直达子宫颈外口水平下 40 mm,完全显露膀胱宫颈间隙及膀胱阴道间隙。再向两侧阴道旁分离时就进入阴道旁间隙,此处分布着阴道旁静脉丛,但必须分离阴道旁间隙,才能切除阴道旁组织。分离阴道旁间隙时极容易损伤该处静脉丛引起出血,而静脉丛的下方就是输尿管,止血时如果操作不当,就会导致输尿管热损伤。操作时,当遇到阴道旁静脉丛损伤出血时,切不可用止血钳盲目用力压迫出血点电凝止血,因为这种止血方法极容易引起输尿管热损伤。如果是左侧阴道旁间隙出血,建议助手向上推子宫体并摆向右侧,术者可以用左手握吸引管吸出血液,看清出血点,右手用双极钳定点、快速电凝止血。同样,如果是右侧阴道旁间隙出血,建议助手向上推子宫体并摆向左侧,再按上述方法止血。此种操作方法,当可避免输尿管热损伤。

8.离断子宫血管

离断子宫血管的目的是游离宫旁段输尿管。这是子宫广泛切除术重要的步骤之一,也是最容易损伤输尿管的部位。子宫动脉由髂内动脉发出,有不同的类型,大多数子宫动脉发出后与髂内动脉伴行 20~30 mm,然后沿盆底侧壁向内下方行走,进入阔韧带,跨过输尿管的前方,接近子宫颈处发出阴道支至阴道,其本干沿子宫侧缘上行至子宫底,与卵巢动脉吻合。子宫静脉是髂内静脉的脏支,其位置稍低于子宫动脉,变异较多,大多并非与子宫动脉伴行,有时与子宫动脉紧贴在一起,有时跨过输尿管,有时穿过输尿管并分成三条属支与阴道静脉相吻合,组成子宫阴道静脉丛,与直肠丛、阴道丛、膀胱丛等互相联络,是比较容易出血的地方。腹腔镜下离断子宫动脉时,如果静脉伴行,离断时一并结扎,几乎无出血,如相距较远,极易损伤静脉,引起出血。当子宫静脉穿行于输尿管下方而又不能游离结扎时,容易损伤该静脉,在利用电凝止血时就容易导致输尿管热损伤。腹腔镜下处理子宫血管时可以从子宫动脉的起始部用超声刀剥离其周围的结缔组织,游离子宫动脉,用电凝、切断的方法离断子宫动脉,再分离宫旁的结缔组织,暴露并结扎子宫静脉,如此,出血极少,视野清晰,就可以避免损伤输尿管。以往,我们都把"桥下流水"称为隧道,分离子宫血管称为打隧道。其实,在腹腔镜下子宫广泛切除时,没有必要进行打血管隧道,而是直接从子宫动脉的起始部离断,子宫动脉离断后,钳起断端,分离输尿管上方结缔组织,暴露膀胱宫颈韧带输尿管入口(输尿管韧带隧道),这种处理方法快捷、简单,对减少出血、预防输尿管损伤更为安全。

(1)处理左侧子宫血管:提起左侧髂内动脉末端,寻找左侧输尿管与子宫动脉的解剖关系,清除血管周围的组织,拨开子宫动脉下方输尿管,显露并提起左侧子宫动脉,双极钳电凝后切断。提起左侧子宫动脉断端,分离左侧输尿管旁组织,切断左侧输尿管上方及旁侧的组织,将左侧输尿管从子宫动脉上分离,显露左侧输尿管"隧道"入口。

(2)处理右侧子宫血管:提起右侧髂内动脉末端,分离、清除右侧宫旁组织,显露右侧子宫血管,钳夹、提起右侧子宫动脉,靠近髂内动脉电凝后切断。提起血管断端并拉向宫体方向,显露并游离右侧子宫动脉旁、输尿管上方的分支,电凝后切断,并将右侧输尿管从子宫动脉上分离,显露右侧输尿管"隧道"入口。

9.分离膀胱宫颈韧带前叶

分离膀胱宫颈韧带前叶目的是游离壁段输尿管。这是腹腔镜下子宫广泛切除术的关键步骤,也是最容易损伤输尿管部位。壁段输尿管长 15～20 mm,是输尿管进入膀胱前的最末一段,周围有一层比较厚的纤维组织包绕,是从盆筋膜腱弓前伸向膀胱后外侧壁的结缔组织束,有固定膀胱基底部的作用,其实就是膀胱宫颈韧带,该段输尿管就包埋于宫颈膀胱韧带浅(前)层和深(后)层组织内的间隙,其前、后壁均有阴道静脉丛穿行。输尿管在越过髂血管后贴附盆侧壁下行,经子宫骶骨韧带外、后侧缘,距子宫颈 15～20 mm 进入几乎全由大部分静脉丛围成的血管"隧道"内。其上方有子宫动脉和静脉掩盖,前方紧贴膀胱,形成隧道,下方有子宫深静脉和阴道静脉,外侧是子宫浅静脉的吻合支,内侧为子宫阴道静脉丛,内侧构成膀胱阴道间隙的侧界,韧带、血管与输尿管外鞘面也隔以疏松结缔组织,输尿管穿过静脉隧道后,随即进入膀胱宫颈韧带,即韧带"隧道",是输尿管进入膀胱前的最后一段。

输尿管的血供来自肾动脉、卵巢血管、腹主动脉、髂总动脉、髂内动脉、子宫动脉、膀胱上动脉与膀胱下动脉等动脉的多条分支。进入输尿管的分支主要是从其内侧与外侧进入,前、后方进入少。这些小分支血管到达输尿管后有长支与短支两种,分支再分为上行支与下行支,并与近端、远端输尿管动脉分支相吻合呈数条管状纵行或蔓状、丛状分布于输尿管鞘膜中。手术损伤其任何部位的鞘膜,都有可能破坏纵行血供,而发生局部缺血、坏死致输尿管瘘。故分离输尿管时,应特别注意保护输尿管鞘膜上的血管。腹腔镜下子宫广泛切除游离壁段输尿管时,首先要分离输尿管进入膀胱宫颈韧带前的结缔组织,暴露输尿管"隧道"入口,先用两把弯分离钳分别钳夹输尿管两侧的结缔组织,直角钳在输尿管鞘膜前逐一分离膀胱宫颈韧带前的结缔组织,贯通分离膀胱宫颈韧带,用双极电凝膀胱宫颈韧带前叶后再切断,游离壁段输尿管,将膀胱游离于宫颈外口≥40 mm,才能暴露膀胱旁窝,显露膀胱侧韧带。尽管该部位操作技术比较高,也是最容易损伤输尿管的部位,但只要注重操作细节、尽量减少血管损伤、保护输尿管鞘膜的完整性,就完全可以避免损伤输尿管。

(1)打开左侧膀胱宫颈韧带前叶:助手通过举宫杯将子宫体举向右上侧,利用腹腔镜的放大作用,看清输尿管穿过膀胱子宫颈韧带入口的解剖位置,用吸管清除入口周围的脂肪组织,完全显露左侧膀胱宫颈韧带输尿管入口,术者左手用分离钳钳夹、提起"隧道"入口靠近膀胱的组织,助手则钳夹、提起"隧道"入口靠近宫颈管的组织,术者右手用直角钳尖插入"隧道"入口,通过一张一合向内上方向逐步贯穿分离膀胱宫颈韧带前叶,再用分离钳钳夹已贯穿分离的、输尿管上方两侧的膀胱宫颈韧带前叶,退出直角钳,插入5 mm的血管快速闭合器,电凝后切断。离断膀胱宫颈韧带前叶后,偶尔看见其下方有一条没破损的小静脉,这大概是打"隧道"时没有出血的原因。还是用吸管逐一清除小静脉下方、输尿管前方的组织,游离小静脉后用血管闭合器切断。分离膀胱宫颈韧带前叶后,完全游离左侧壁段输尿管。

(2)打开右侧膀胱宫颈韧带前叶:将子宫举向左上侧,暴露左侧膀胱宫颈韧带输尿管入口,按上述方法分离右侧膀胱宫颈韧带前叶,完全游离右侧壁段输尿管。

目的是进一步游离膀胱、显露主韧带。膀胱侧韧带位于膀胱外侧腹膜下、膀胱侧窝内侧、膀胱旁窝外侧、输尿管下方,起源于膀胱侧顶部,由一束增厚的结缔组织组成,延伸到主韧带,称膀胱侧韧带,有固定膀胱正常解剖位置的作用,左、右各一。只有切断膀胱侧韧带,才能彻底推离膀胱,才能完全显露子宫主韧带。处理膀胱侧韧带都是在分离膀胱宫颈韧带后进行,将膀胱从阴道上段推开,于膀胱侧顶部、阴道旁有一疏松组织,用分离钳将该疏松组织分离,就能找到膀胱旁窝。处理膀胱侧韧带的过程中,只要解剖清晰,损伤输尿管及膀胱的概率非常少。

切断左侧膀胱侧韧带:将子宫摆向右侧,术者左手用弯分离钳钳夹脐侧韧带,助手钳夹圆韧带下方的浆肌层,最好用吸管钝性分离脐侧韧带外侧、膀胱内侧的疏松组织,充分显露左侧膀胱侧窝。分离膀胱左侧顶部、输尿管下方的疏松组织,把输尿管拨向内上方,暴露膀胱旁窝,在左侧膀胱侧窝内侧、膀胱旁窝外侧切断左侧膀胱侧韧带。由于膀胱侧韧带内含有血管,最好用双极钳电凝后再用超声刀切断,也可以直接用血管闭合器切断。

切断右侧膀胱侧韧带:将子宫摆向左侧,按上述方法分离右侧膀胱侧窝及膀胱旁窝,直接用血管闭合器在右侧膀胱侧窝内上方、膀胱旁窝外侧切断右侧膀胱侧韧带。

10.分离直肠阴道反折

分离直肠阴道反折目的是把直肠推离阴道上段,利于切除30 mm的阴道上段。助手通过举宫杯把子宫体推向前上方,充分暴露子宫直肠反折腹膜。用5 mm弯头超声刀从左侧子宫骶骨韧带内则、直肠旁剪开腹膜,一直延伸到宫颈后下方,并沿着直肠阴道反折剪开腹膜,直到右侧子宫骶骨韧带内则、直肠旁腹膜。助手钳夹、提起剪开的直肠反折腹膜,术者最好用吸管钝性分离直肠阴道间隙,把直肠从阴道后壁推开,游离阴道后壁上段约40 mm,同时显露双侧直肠侧韧带的内侧缘。由于直肠阴道反折内有阴道直肠静脉丛,分离时容易出血,术者应该一手握吸引管、另一手握双极电凝钳,吸净创面出血,看清出血点,定点电凝止血,保持术野清晰。

11.切断直肠侧韧带

切断直肠侧韧带目的是进一步把直肠从盆侧壁分离。直肠侧韧带位于直肠阴道间隙外侧、直肠旁窝内上方,在直肠外则由一束增厚的结缔组织组成,延伸到子宫骶骨韧带上方,有固定直肠作用,左、右各一。只有切断直肠侧韧带,才能推开直肠,完全显露子宫骶骨韧带内侧面。

(1)切断左侧直肠侧韧带:分离直肠阴道间隙、推开直肠后,剪开左侧直肠外侧腹膜,分离子宫骶骨韧带内则、直肠外侧旁的疏松组织,打开左侧直肠旁间隙,在直肠阴道间隙左下方侧与左侧直肠旁窝上方之间显露左侧直肠侧韧带,用超声刀靠近阴道左后侧壁切断左侧直肠侧韧带。

(2)切断右侧直肠侧韧带:按上述方法打开右侧直肠旁窝,显露右侧直肠侧韧带,用超声刀在直肠阴道间隙右下方与右侧直肠旁窝上方之间,靠近子宫骶骨韧带内下方切断右侧直肠侧韧带。

12.切断子宫骶骨韧带

子宫骶骨韧带起自子宫颈的后上方,经过直肠外侧到达第2、3骶椎前面的筋膜,固定于骶骨前面,长40～50 mm,位于直肠侧窝与直肠旁窝之间,由一束致密的结缔组织组成,被后腹膜覆盖,左、右各一。子宫骶骨韧带的内上侧有输尿管穿过,内下侧是直肠旁窝,外侧是直肠侧窝,两侧子宫骶骨韧带的后下方是直肠腹膜反折。腹腔镜下切除≥30 mm的子宫骶骨韧带时,必须先剪开阴道直肠腹膜反折,推开直肠,用弯分离钳插入直肠外侧,向内、外分离就直肠旁窝,同时分离直肠侧窝,靠近骶骨就可以切除≥30 mm的子宫骶骨韧带。

(1)切断左侧子宫骶骨韧带:将子宫体上推并摆向右侧,用无损伤钳将直肠向内侧拨开,助手可将输尿管向外侧推开,充分显露左侧子宫骶骨韧带,用超声刀在骶骨前方切断左侧子宫骶骨韧带。

(2)切断右侧子宫骶骨韧带:将子宫体上推并摆向左侧,用无损伤钳拨开直肠及将输尿管,充分显露右侧子宫骶骨韧带,用超声刀在骶骨前方切断右侧子宫骶骨韧带。

13.处理子宫主韧带

子宫主韧带又称宫颈横韧带,位于膀胱侧窝与直肠侧窝之间,左、右各一,位于阔韧带深部,横行于子宫颈两侧和骨盆侧壁之间,止于骨盆侧壁,由连接于盆筋膜腱弓、子宫颈与阴道上端之间的结缔组织构成,是防止子宫下垂的主要结构。子宫主韧带内有子宫动脉、阴道动脉、阴道静脉丛及其神经等组织,输尿管在其前方20 mm通过。处理子宫主韧带,关键是分离膀胱侧窝及直肠侧窝。腹腔镜下分离膀胱侧窝时,从闭锁的髂内动脉(脐侧韧带)内侧,用弯分离钳向主韧带方向插入,即可进入膀胱侧窝。同时用弯分离钳插入子宫骶骨韧带外侧,向内、外分离就可以暴露直肠侧窝,把输尿管拨向内侧,靠近盆壁就可以切断≥30 mm的子宫主韧带。

(1)切断左侧子宫主韧带:左侧子宫主韧带位于左侧膀胱侧窝内侧、直肠侧窝外侧。助手将子宫体上推并摆向右前方,拨开左侧输尿管,显露左侧主韧带,用超声刀贴近盆壁切断左侧主韧带。

(2)切断右侧子宫主韧带:右侧子宫主韧带位于右侧膀胱侧窝内侧、直肠侧窝外侧。助手将子宫体上推并摆向左前方,拨开右侧输尿管,显露右侧主韧带,用超声刀贴近盆壁切断右侧主韧带。

14.处理阴道旁组织

离断子宫主韧带、子宫骶骨韧带后,阴道上1/3已完全游离,但阴道两旁仍有增厚的组织,必须离断这些增厚组织后再切断阴道上段,就能减少术中出血。

(1)切断左侧阴道旁组织:助手将子宫体上推并摆向右前方,用无损伤钳拨开左侧输尿管,完全显露左侧阴道旁组织,用超声刀紧靠阴道将子宫颈外口以下约35 mm之左侧阴道旁组织切断。

(2)切断右侧阴道旁组织:助手将子宫体上推并摆向左前方,用无损伤钳拨开右侧输尿管,完全显露右侧阴道旁组织,用超声刀紧靠阴道将子宫颈外口以下约35 mm之右侧阴道旁组织切断。

15.切除阴道上段及取出子宫

离断子宫骶骨韧带、子宫主韧带及阴道旁等组织后,阴道上段及子宫体已完全游离。腹腔镜下离断阴道上段非常容易,但我们不主张在腹腔镜下操作,因为子宫颈癌的手术指征大部分都是 I_b～II_a,而且以外生型为主,如果在腹腔镜下离断阴道上段后再取出子宫体及附属物,有可能会将癌瘤组织遗留盆腔,建议从阴式离断阴道上段。操作时,排空腹腔内气体,退出举宫杯,扩开阴道,钳夹宫颈并将其拉出阴道外口,冲洗宫颈外口组织,用消毒的量尺测量阴道长度,以保证切除足够的阴道上段。离断前可以考虑用纱布包裹宫颈病灶,避免切除时污染创面。距离宫颈外口 30 mm 用柳叶刀环形切开阴道黏膜层,切断阴道,取出宫体及阴道上段。如果清除盆腔淋巴结后再广泛切除子宫,则用卵圆钳伸入盆腔,同时钳夹已清除的淋巴结并轻轻拉出。生理盐水彻底冲洗阴道创面后,残端用 1 号可吸收线连续锁扣式缝合,中间留 10 mm 的小孔,放入直径 5 mm 引流胶管,外接负压引流管。腹腔内再充气,用大量生理盐水冲洗盆腔,将引流胶管分别置于盆腔两侧的闭孔窝,确信无渗、出血后,退镜并拔出套管针。剖开切除的子宫,肉眼判断病灶的范围及浸润的深度,并做好记录。

(曹　玉)

第五节　卵巢癌细胞减灭术的护理

一、适应证

晚期卵巢癌盆腔有大而不规则的肿块并腹腔内组织器官有广泛种植转移,包括大网膜、腹膜有种植转移癌灶或脏器有实质性浸润而能耐受手术者。

二、麻醉方式

硬膜外麻醉、全麻。

三、手术体位

仰卧位(头低 20°)。

四、特殊器械准备

深部手术器械 1 套。

五、手术步骤及护理配合

(一)消毒皮肤

递擦皮钳夹小纱布蘸碘酒、乙醇消毒皮肤。

(二)铺无菌单

铺无菌治疗巾,显露手术切口,巾钳固定。

(三)切开皮肤,皮下组织

递 22 号刀切开,干纱布拭血,血管钳钳夹,1 号丝线结扎或电凝止血,递甲状腺拉钩牵开术野。

(四)纵向切开腹白线,分离筋膜及肌肉

递电刀切开,递血管钳分离并钳夹出血点,4 号丝线结扎或电凝止血。

(五)切开腹膜,显露腹腔

递无齿镊,中弯血管钳钳夹腹膜,10 号刀切开,电刀或剪刀扩大切口。

(六)依次探查盆腹腔

递生理盐水洗手探查,如有腹水,递注射器抽吸腹水做细胞学检查,放置腹腔自动牵开器,充分显露腹腔;探查包括子宫、卵巢、输卵管、膀胱、胃、直肠、输尿管等有无转移灶及粘连,准备深部手术器械。

(七)切除卵巢肿物做快速冷冻检查

递湿盐水纱垫2块保护切口;递长弯血管钳钳夹牵引患侧骨盆漏斗韧带,10号刀或弯剪切除卵巢肿物,9×28圆针、7号丝线缝扎。

(八)切除全子宫及双侧附件

按全子宫及双附件切除术常规配合。

(九)切除大网膜

递中弯血管钳分离、钳夹,组织剪剪断,4号丝线结扎。

(十)清扫淋巴结

1.于髂血管处分离输尿管,防止其误伤

递湿纱垫保护肠管,递长镊,直角钳,长组织剪显露双侧髂血管区,输尿管拉钩拉开输尿管。

2.分离显露髂动脉

递长无齿镊,长组织剪分离。

3.清扫腹腔

依次清扫双侧髂内外、闭孔窝、腹股沟深、髂总淋巴结组,腹主动脉旁淋巴结及骶前淋巴结。

递中弯血管钳夹取淋巴结,必要时递卵圆钳夹取淋巴结,中弯血管钳钳带1号丝线结扎,若遇大血管,先递静脉拉钩牵开。

(十一)切除阑尾

递长无齿镊、2把艾力斯钳分别夹住阑尾根部及末端,递血管钳,弯剪处理阑尾系膜,递4号丝线结扎;递6×17圆针、4号丝线在阑尾根部缝一荷包,10号刀切除阑尾根部,收紧荷包,包埋残端。接触过阑尾的器械敷料视为污染。

(十二)如累及直肠,应切除病变直肠

递血管钳,弯剪分离、结扎欲切除肠段的系膜组织,递长弯剪分离阴道后壁与直肠间隙,钝性分离骶前与直肠后壁间隙。切除病变段肠管,端-端吻合。

(十三)冲洗腹腔,放置引流管

递温盐水冲洗腹腔,递11号刀,中弯血管钳将引流管放置于盆底。9×28角针、4号丝线固定。

(十四)清点物品,逐层关腹

清点器械、纱布、纱垫、缝针,递9×28圆针、7号丝线或0号可吸收线,间断缝合腹膜和筋膜,9×28圆针、1号丝线间断缝合皮下组织,清点器械、纱布、纱垫、缝针。

(十五)缝合皮肤,覆盖切口

递乙醇棉球消毒皮肤,9×28角针、1号丝线间断缝合皮肤或4-0号线连续皮内缝合,再次消毒皮肤,纱布敷料覆盖,包扎伤口。取出填塞的阴道纱布。

六、护理要点及注意事项

(1)保持导尿管通畅,根据需要随时导尿。

（2）注意血压、脉搏变化，出血多时应予输血。

（3）缝合前清点器械敷料，避免遗留腹腔内。

（曹 玉）

第六节 阴道无张力尿道中段悬吊术的护理

一、概述

不同吊带材料、经不同途径有不同的手术名称：耻骨后路径阴道无张力尿道中段悬吊术（TVT）、湿必克悬吊术（SPARC）、经闭孔路径阴道无张力尿道中段悬吊术（TVT-O）、（TVT-S）、微小吊带术。

二、适应证

（1）解剖型压力性尿失禁。

（2）尿道内括约肌障碍型压力性尿失禁。

（3）合并有急迫性尿失禁的混合性尿失禁。

（4）多次尿失禁手术失败。

三、禁忌证

（1）未完成发育的患者。

（2）妊娠患者。

（3）计划要怀孕的患者。

四、麻醉方法

静脉全麻加局麻。

五、手术体位

膀胱截石位。

六、特殊用物

引导杆，推针器，膀胱镜器械，TVT-O 吊带 1 根，2-0、17-0 可吸收缝线。

七、手术步骤及护理配合

（1）按阴式手术方法消毒会阴、铺单。

（2）消毒尿道口，用金属导尿管及一弯盘给患者导尿。

（3）设计尿道口上方 2 cm 水平，在大腿皱褶内 2 cm 处为经闭孔膀胱颈悬吊术（TOT）出点。尿道下方 1 cm 处黏膜下打生理盐水形成"水垫"。

（4）行 2 cm 的纵切口切开阴道黏膜层,向上 45°分离左右阴道黏膜与其下方的组织间隙至双耻骨降支。

（5）TOT 针从阴道的切口处穿入,向上 45°紧贴闭孔内缘穿出,皮下潜行至设计出点穿出。同法操作对侧。

（6）按常规调整吊带,拔除吊带的塑料外套。调整吊带的松紧度并剪除多余的 TOT 带。修剪前壁黏膜后 1-0 可吸收线连续缝合阴道黏膜。肛查（一）。

（7）保留尿管一根,尿清。油纱卷一个置阴道。

八、护理要点及注意事项

（1）确定尿道长度:如何将吊带准确放置于尿道中段是手术能否达到预期效果的一个关键因素。任何数字都不能替代每一位患者个体的实际差异。因此,我们的做法是术中测量尿道长度。方法很简单,置入导尿管,向尿管球囊注入生理盐水,血管钳紧贴尿道外口钳夹导尿管,抽出生理盐水,拔除导尿管后重新将生理盐水注入球囊,测量球囊底端距离血管钳钳夹部位的长度,即尿道的长度。

（2）尽量减少对尿道下方组织的破坏:分离阴道前壁黏膜时,应从尿道旁分离,尽量减少对尿道下方组织的损伤,保障尿道正常的血供,对于手术效果及患者排尿症状有一定影响。

（3）术中穿刺时应注意排空膀胱,减少膀胱损伤。

（4）有条件的医院可以在穿刺完毕后,行膀胱镜检查,除外膀胱及尿道穿刺损伤。

（曹　玉）

第七节　腹腔镜下卵巢肿瘤剥除术的护理

一、概述

卵巢肿瘤是最常见的妇科肿瘤,可以发生于任何阶段的女性。腹腔镜对诊断和治疗卵巢肿瘤有一定的优势,目前腹腔镜下卵巢肿瘤剥除术是腹腔镜最常见的手术,其风险相对较小。随着操作经验的不断积累和器械及设备的不断完善,在我国已经成为较为普通和最常见的妇科腔镜手术。在现阶段此手术时间相对较短,手术方法也不断地简化,但其治疗效果的确显著提高。在快速病理诊断下,如为早期恶性肿瘤,也可以在腹腔镜下完成卵巢癌减灭术。

二、适应证

（1）卵巢瘤样病变。

（2）卵巢良性肿瘤。

（3）卵巢囊肿（5 cm≤卵巢囊肿直径≤12 cm）。

（4）巧克力囊肿。

（5）浆液性卵巢囊肿≥12 cm 者。

（6）卵巢畸胎瘤。

(7)肿块直径<5 cm。

(8)经过 2 个月以上期待治疗仍未消失者。

三、麻醉

采用连续硬膜外加强化或全麻。

四、体位

截石位头低 15°～30°或平卧位头低 15°～30°。

五、用物准备

(一)基础用物准备

基础器械、敷料包、11 号手术刀片、吸引器管、腔镜套 2 个、丝线(1 号、4 号)、11×17"○"针、8×24"△"针、10×34"△"针、腹腔引流管、引流袋。基本器械 1 套,内镜器械 1 套。

(二)腹腔镜设备的准备。

摄像系统,冷光源气腹机、二氧化碳瓶、电刀电凝系统。

六、手术步骤及配合

(1)手术前连接腹腔镜设备、接好电源、检查备好各种内镜手术器械是否完好。

(2)常规腹部及会阴部消毒、铺单,放置举宫器及阴道拉钩。

(3)建立穿刺点:①脐下 5 mm 作一长约 1 cm 的横切口。②左右下腹部约麦氏点处各做 0.5～1.0 cm 的切口。

(4)建立二氧化碳气腹:术者徒手(或用布巾钳)尽量提高腹壁,术者将气腹针垂直穿刺入腹腔,拔除针芯,验证气腹针是否进入腹腔中,连接气腹机。正常腹腔内压力小于 1.3 kPa (10 mmHg),将设备腹压力调节在 1.6 kPa(12 mmHg),气流流速为 1 L/min。二氧化碳气体进入过程中,应在腹壁上进行叩诊,证实气腹为全腹均匀,肝浊音界消失,以除气腹针未进入腹腔或过深。

(5)腹腔镜手术的操作点及穿刺:卵巢肿瘤剥除术一般作 3 个穿刺点,其中脐轮下为 10 mm 套管针刺入。术者向上提起腹壁将 12 mm 套管针放入腹腔,有"突破"或"落空"感,将针芯向外退出 1.5 cm 然后继续送入 2～3 cm。拔出针芯,若有气体排出,表明已进入腹腔,放入窥镜,接通光源及摄像系统,助手举宫,进行观察,然后在内镜监视下行左右麦氏点 5 mm 操作孔穿刺。然后再递 11 号尖刀、5 mm 套管针。

(6)暴露解剖剥出肿瘤:①通过一侧操作孔用抓持钳显露肿物,充分暴露。②通过对侧穿刺孔用剪刀,剪开瘤壁,做剥离。③剥瘤子用电凝止血或缝扎止血。④做腹腔冲洗,观察剥离面出血情况。⑤从脐下孔放入一个小袋,将肿瘤放入小袋,通过一侧操作穿刺孔取出。⑥排尽二氧化碳气体,用 4 号线皮针闭合切口。

七、护理要点

(1)囊肿剥除后可在腹腔装入无菌指套内取出,以免破囊污染腹腔及切口。

（2）进入腹腔蘸血的纱条,需清理易脱落的棉纱丝后递用,以免异物残留。

（3）摄像、光源一体的镜头,收整时尽可能以原包装架盒塑形缠绕,防止折、压造成光纤折断。

（曹　玉）

第八节　腹腔镜下输卵管切除术的护理

一、概述

腹腔镜下输卵管切除术多是无需保留输卵管者或是有输卵管妊娠要求绝育者,手术方式和步骤与输卵管异位妊娠切除有所不同。

二、适应证

（1）输卵管妊娠。

（2）输卵管间质部妊娠。

（3）除间质部以外的输卵管妊娠。

（4）要求绝育者。

（5）无生育要求的输卵管积水积脓。

（6）慢性炎症可能再次妊娠。

（7）绝育手术后的输卵管妊娠者。

三、用物准备

(一)基础用物准备

基础器械、敷料包、11 号手术刀片、吸引器管、腔镜套 2 个、丝线（1 号、4 号）、11×17"○"针、8×24"△"针、10×34"△"针。

(二)腔镜仪器准备

腹腔镜仪器 1 套（显示器、视频机、光源机、气腹机、分屏显示器、能量平台、高频电刀）。

(三)腔镜器械准备

10 mm 30°镜头 1 个、气腹针、10 mm Frocar 2 个、5 mm Trocar 2 个、摄像头、光源线、气腹管、冲洗器头、分离钳（直、弯各 1 把）、腔镜剪刀（直、弯各 1 把）、直角分离钳 1 把、无创抓钳 2 把、针持 2 把（直、弯各 1 把）、超声刀手柄、双极电凝钳。

(四)一次性耗材

一次性电钩、LigaSure、一次性标本袋（可以自制）。

四、麻醉方式与体位

(一)麻醉方式

全身麻醉（静-吸复合）。

(二)体位

改良截石位。

五、入路

(1)脐旁(脐下缘)穿刺,置入 10 mm Trocar。

(2)左下腹麦氏点处穿刺,置入 5 mm Trocar。

(3)第一、二穿刺点中间穿刺,置入 10 mm Trocar。

六、手术步骤及护理配合

(一)清点用物

器械护士清点器械、敷料、缝针和特殊用物。巡回护士与器械护士共同清点,并详细记录。

(二)消毒、铺单

按截石位部手术消毒范围消毒铺单;器械护士递消毒纱布、铺单;巡回护士倒消毒液、监督无菌操作。

(三)固定连接

固定视频线、光源线、气腹机、摄像机、超声刀、电刀、连接吸引器;器械护士递各种连线、纱布(倒少许碘伏备用,擦拭镜头);巡回护士连接各种导线,遵医嘱将各仪器调至备用状态。

(四)建立气腹

在脐旁用布巾钳提起腹壁 0.5 cm 处做长约 1 cm 切口,切开皮下组织,置入气腹针,用"滴水试验"确认进入腹腔,连接气腹管,再置入 10 mm Trocar。器械护士递纱布、11 号手术刀、巾钳2 把、6 寸弯钳、5 mL 注射器(注水)、10 mm Trocar;巡回护士打开气腹机,根据手术需要调节进气流速,报告气腹压力和工作状态。

(五)探查盆腔

置入观察镜探查盆腔情况;器械护士递腹腔镜镜头。

(六)建立通路

左下腹麦氏点处穿刺,置入 5 mm Trocar;器械护士递 11 号手术刀、纱布、5 mm Trocar。

第一、二穿刺点中间穿刺,置入 10 mm Trocar;器械护士递 11 号手术刀、10 mm Trocar。

(七)显露输卵管

在探查盆腔后,显露子宫和输卵管;器械护士递分离钳,无损伤钳。

(八)检查妊娠粘连情况

检查输卵管病变部位与其他组织的粘连情况,如有出血检查,在吸净血后,再检查;器械护士递分离钳、无损伤钳和冲吸器管;巡回护士连接冲洗水和冲洗机。

(九)游离输卵管伞部

用分离钳提起输卵管伞部,用 LigaSure 离断伞端系膜和漏斗韧带;器械护士递分离钳和LigaSure;巡回护士遵医嘱调节功率。

(十)剪断输卵管

在输卵管妊娠部上端用 LigaSure 离断;器械护士递分离钳和 LigaSure。

(十一)游离输卵管系膜

用 LigaSure 离断输卵管与卵巢系膜;器械护士递 LigaSure。

（十二）检查创面，止血

检查创面，LigaSure 止血；器械护士递 LigaSure。

（十三）标本取出

放入标本袋后，从 10 mm Trocar 取出；器械护士递标本袋（自制或一次性），分离钳和剪刀；巡回护士备一次性标本袋。

（十四）腹腔冲洗

生理盐水冲洗，冲洗后，再次检查有无出血；器械护士递冲吸管；巡回护士提前准备好 2～3 瓶冲洗液。

（十五）放尽余气

挤压或者负压吸引；巡回护士关闭仪器设备。

（十六）清点用物

器械护士清点器械、敷料、缝针和特殊用物；巡回护士与器械护士共同清点，并详细记录在《手术物品清点记录单》上。

（十七）缝合包扎

缝合伤口，包扎；器械护士递酒精纱布、持 11×17"○"针。穿4 号线缝合肌肉和皮下组织，递 8×24"△"针，穿 1 号丝线缝合皮肤，贴好敷料；巡回护士撤收仪器设备。

（十八）器械处理

擦去表面血迹；器械护士器械交由供应室统一回收清洗、消毒、灭菌；巡回护士归置仪器设备。

七、护理要点和注意事项

(1)中转开腹的概率较小，但出血较凶猛时或无法判断活动性出血的位置时。不可盲目止血，必要时中转开腹，巡回护士须备好中转开腹的器械和敷料。

(2)分离输卵管时一定要注意输尿管行径，注意"桥下流水"，切忌误伤输尿管，器械护士必要时提醒医师。

(3)使用自制标本袋，要保护标本和标本袋的完整性，医师助手、器械护士、巡回护士共同查对确认。

（曹　玉）

第九节　腹腔镜下子宫肌瘤剔除术的护理

一、概述

既往有症状子宫肌瘤的主流治疗方法是全子宫切除术，近年来更倾向于单纯切除肿瘤本身，如腹腔镜下子宫肌瘤剔除术。这主要是考虑到手术合并症的发生率、手术后的妊娠要求，以及患者的愿望，也就是更多的妇女愿意选择相对保守的子宫肌瘤剔除术以保留子宫。保留子宫手术除子宫肌瘤剔除术外，还包括肌瘤溶解术、冷冻术、栓塞术，以及腹腔镜下子宫动脉结扎术。

现在有症状子宫肌瘤的治疗方法不断更新,同样的子宫肌瘤剔除术的操作技术也取得了巨大进展。借助微创的内窥镜技术,子宫肌瘤剔除术可以在腹腔镜下进行,也可以经宫腔镜剔除。

二、适应证

单发或肌瘤个数较少的子宫肌瘤患者。

三、麻醉方式

全麻。

四、Trocar 位置

(1)脐轮下缘。

(2)右下腹麦氏点。

(3)脐轮下缘左侧 10~12 cm 处。

(4)耻骨联合上缘 2 cm,左侧旁开 6~8 cm 处(10 mm Trocar)。

五、物品准备

腹腔镜子宫常规及特殊器械,肌瘤钻。

六、手术步骤及护理配合

(1)常规消毒、铺巾:递消毒钳夹碘酒、乙醇小纱布消毒皮肤,递无菌巾依次铺单。

(2)建立人工气腹:气腹针穿刺,连接 CO_2 气体输入管,注入 CO_2 气体,腹压达 1.6~1.9 kPa(12~14 mmHg)。递擦皮钳夹持乙醇棉球消毒皮肤,递巾钳 2 把提起腹壁后,递 11 号刀切开,中弯血管钳 1 把,纱布 1 块拭血;递气腹针插入,10 mL 注射器抽取生理盐水证实气腹针进入腹腔。连接 CO_2 气体输入管,注入 CO_2 气体。手术床调整为头低臀高位。

(3)建立手术器械操作通道:腹部做 4 点穿刺,第 1 穿刺孔为脐轮下缘(10 mm);第 2 穿刺孔为右下腹麦氏点(5 mm);第 3 穿刺孔脐轮下缘左侧 10~12 cm 处(5 mm);第 4 穿刺孔为耻骨联合上缘 2 cm,左侧旁开 6~8 cm 处(10 mm)。取回气腹针,递 10 mm Trocar 插入,取回巾钳,递腹腔镜镜头,连接光源进行观察。体位调整为头低臀高 15°~30°,递 11 号刀置入其余相应 Trocar。

(4)经阴道置入阴道拉钩撑开阴道,显露宫颈,夹持宫颈前唇,消毒宫颈后置入宫颈探条探测子宫大小,深度,置入举宫器。递阴道拉钩牵开显露,递宫颈钳提夹,递碘伏棉球消毒,递宫颈探条,递举宫器。

(5)于正常子宫体与瘤体交界处注射缩宫素盐水(缩宫素10 U＋生理盐水 100 mL)。遵医嘱递吸有缩宫素盐水的 20 mL 注射器,连接长针头排尽空气。

(6)切开肌瘤表面浆肌层,分离肌瘤周围包膜,抓钳钳夹子宫肌瘤双极电凝止血并钝性分离,完整分离剥除出瘤体。递腔镜抓钳提夹肌瘤,递单极电钩,腔镜弯钳和吸引器钝性分离至剥除瘤体。

(7)修复子宫创面,缝合创缘。递腔镜针持,0 号或 1 号可吸收线间断或连续交锁缝合子宫创面。

(8)取出瘤体。若子宫肌瘤较大则扩大切口,置入组织旋切器将瘤体粉碎后取出。递 11 号刀将左下腹穿刺孔切口扩大,置入15～20mm Trocar,递旋切器,准备弯盘收集病理。

(9)在内镜下检查盆腔内有无脏器损伤或出血。冲洗并吸净腹腔血块和冲洗液。递腹腔镜,腔镜抓钳检查腹腔,递生理盐水冲洗,吸引器头吸净液体。

(10)退出腹腔镜及手术器械,放出腹腔内 CO_2 气体,退出Trocar。清点器械、纱布、棉球、缝针,取出腹腔镜、手术器械及Trocar。

(11)缝合切口,覆盖切口。0 号 Dexon 线及 17-0 号角针带线缝合皮肤,术后膜覆盖切口。

（曹　玉）

第十四章

介 入 护 理

第一节　介入护理概述

一、介入病房的环境管理

病房的环境管理体现科室的文化,代表科室全体工作人员的工作风貌。好的病房环境应该是布局合理,安全有序,整洁、整齐、安静的。病区环境的总体规划和具体细节要以患者为中心,考虑患者的舒适与方便,防范风险,保证患者安全。以整理、整顿、清扫、清洁、素养为总的管理模式,创造高效、整洁的环境,不但可以保证医疗、护理质量,更重要的是为保证患者的安全奠定了基础。

(一)舒适清洁

生活区要干净清洁,温馨舒适,使医务人员有家的感觉。工作区包括医师办公室、护士站、治疗室和处置室,应定期进行彻底清洁、清扫、整顿、整理,保证办公环境的整洁有序,处置室和换药室要保证无过期、失效的物品和药品。其空间布局可根据各医院开展介入治疗范围的大小进行调整。治疗室和处置室每天空气消毒 2 次,每次 2 小时。病室温、湿度适宜,每天通风 2~3 次。床间距>1 m,地面无障碍物,方便患者离床活动。卫生间光线明亮,有安全扶手、应急呼叫器,地面干净无水迹,有防滑标识,床头挂有预防跌倒的标识。病区内有禁烟标识,护士加强巡回,对烟龄长、瘾性大的患者需特殊看护和告诫,对探视家属也要做好宣传。

(二)安静、和谐

医护人员、保洁人员、配膳人员、患者、家属与探视人员在病区内需保持安静,不可大声喧哗。医护人员和探视人员应做到四轻,即说话轻、走路轻、操作轻、关门轻。监护设备报警声音、呼叫器声音、处置车、保洁车的车轮声等,都可能是噪音的来源,均可能给患者增加不必要的烦躁情绪,从而影响患者休息。护理人员应多关心患者,建立良好的护患关系,促进病友间良好的友谊与团结,营造和谐温暖的人际关系,减轻患者对医院的陌生感与恐惧感,为患者创造和维持一个良好的休息环境。

(三)安全

做好安全管理,保护患者的生命安全,是护士的重要职责和工作内容之一。介入病房收治的病种多,病情复杂,安全管理存在着高风险。除了要进一步做好心理护理,还要设立安全管理制度,病区重要点位安装监控摄像头,设置门禁系统。门禁系统对维护良好的病区秩序起到了非常重要的作用。病房内不可使用非医院配置的电器(电磁炉、电饭煲等),确保用电安全;窗户要安装防坠楼锁或设定开窗范围小于 30°角的安全窗,防止患者坠楼事件发生。

(四)利于护理

病室门要设有观察窗,便于护士巡视患者;病室内不能锁门,以防紧急情况医务人员不能进入房间;严格执行探视制度,限制各种广告及推销人员进入病房,减轻护士管理闲杂人员的非护理时数,将更多时间还予患者。在护士站附近或病区一端设立重危病房,以便加强护理,也可减少对其他患者的不良刺激。

二、医院感染预防措施

按照《医院感染管理条例》,医院感染管理科应定期对医护人员进行医院感染知识和法律法规培训,制定并落实相关措施,定期考核、监测,切实提高医护人员、陪护人员及探视人员的防控意识。

(1)手消毒:手是医院感染传播的主要媒介。在介入病房,肝癌患者多患有乙型肝炎病史多年,因此需要加强医务人员洗手的依从性,接触患者前后必须洗手、换药时须戴灭菌手套,每个病房门口需悬挂手消液,医护查房时需要特别注意手卫生,防止交叉感染。

(2)保持病室空气流通,地面用含有效氯 500 mg/L 浸泡的拖布行湿式清扫,每天两次,必要时空气消毒。床单位保持清洁,每天晨行湿式清扫,定期更换床单、被套,原则上每周更换一次,遇有污染随时更换,被褥、枕芯应定期日光暴晒,每年拆洗或使用一次性被服。晨间护理做到一床一巾、一桌一巾,患者出院后地面、墙壁、门窗、床单位等物体表面用消毒液彻底擦拭后,密闭门窗用紫外线灯消毒 1 小时。

(3)介入病房患有肝炎后肝癌者较多,消毒液浓度为普通病房的两倍,也可参照特殊感染病房的消毒液配制浓度。

(4)对保洁人员进行有关清洁、消毒知识的考核和消毒效果监测,使其掌握消毒液的浓度和单位面积的用量、特殊病室的处理要求及病区垃圾的分类和处理方法,清洁用具分室使用,标记明确。每月对病房空气、物体表面、使用中的消毒液、医护人员的手进行细菌学监测,确保患者的安全。

三、建立病员识别系统保证患者安全

建立"腕带识别系统",作为识别患者身份的有效标志。在医务人员实施操作、治疗、用药、输血等诊疗活动时,作为核对患者身份的另一种有效手段,应被临床广泛使用。患者从门诊到病房的所有诊疗信息均在信息系统中,处置时以个人数字助理(PDA),即 PDA 扫描核查患者身份,同时记录所进行的执行者,执行时间,执行医嘱的内容,信息有误时操作无法继续进行。操作过程更加安全准确,避免差错事故发生,确保患者的安全。

"电子腕带识别系统"为规范化医疗管理提供了先进可靠的辅助工具,有效地防止因错误识别患者引发的医疗事故,最大限度地提高管理效率,是医院现代化、正规化医疗管理的发展方向。

四、重症患者的护理

（1）配备足够的护士，重症患者相对集中看护，可保证重症患者的护理质量和效果。

（2）强调护士的责任心，加强对重症患者的细心观察，及早发现病情变化。很多时候病情的发现是基于护士的认真观察。护士长要营造一种氛围，努力让护士尊重生命、爱护生命，珍惜自己的工作岗位，在抢救生命中体会自己的职业价值。救死扶伤是无上光荣的，延误救治的护士应感到自责和内疚。对重症患者的负责也是对自己和社会负责。

（3）护士长每天巡查病房，同时对科室重症患者情况应该非常熟悉，了解诊疗计划，根据医师查房内容调整护理计划，指导护士进行有效的护理。

（4）提高护理重症患者的能力。重症患者护理能力的提高，基于平日对护理基础理论和基本技能的培训与考核。对于急救技能进行专项模拟训练，如急救药品的应用、监护仪器使用、抢救配合等。在抢救过程中，通过老带新的方式让年轻人尽快成长。抢救过后，及时补齐抢救记录，加强重症患者或死亡病例讨论，对于病情观察、疾病变化过程、抢救过程进行详细分析，积累经验。

（5）在救治过程中，与医师积极有效地沟通。很多大型综合医院都是教学医院，病房有很多研究生协助主治医师管理患者。而在看护重症患者的问题上，护士不能依赖进修医师或研究生。护士要在第一时间亲自掌握病情，与护士长和主管医师沟通，保证患者的治疗准确无误。

（6）介入病房的重症患者多集中在以下几个病种：各种脑血管病（颅内动脉瘤、脑动脉狭窄）、大血管疾病（胸、腹主动脉瘤、夹层动脉瘤）、支扩咯血、肝脓肿（感染性休克）、梗阻性黄疸（胆道出血）、下肢动脉硬化闭塞症、下肢深静脉血栓形成、肺栓塞、食管癌（食管气管瘘出血）、肿瘤晚期全身多脏器衰竭等。往往单一疾病的治疗并不复杂，一旦合并一或两种疾病，如心肺功能异常，糖尿病，肝肾功能障碍等，再加上患者体质差异较大，非常容易使病情加重。其实，重患的变化或多或少有一些规律，只要护士用心观察，经常总结，再加上平日的积累，就会及时有效地配合医师处理患者的病情变化。

（7）加强与患者及其家属的沟通。将患者的病情用通俗易懂的语言告诉家属，虽然对于病情转归与今后的预测宜先由医师交代，但对患者及其家属的心理护理方面，护士应做到人性化的安抚。

五、病员请假制度

患者住院后，为了保证患者安全，原则上不能离开病房。护士在接待患者入院时予以告知，并让患者签字。但在一些特殊的情况下，病情允许，经医师同意，患者可以离开医院，但需要履行相关手续，书面请假签字，患者应承担离开医院可能带来的风险和一切后果。

患者请假，护士无权准假。医师根据患者病情，权衡患者请假的具体情况，判断风险大小，决定是否准假。签字后的请假条存放在病志中，直至患者返回病房。

六、介入病房的设施管理

（一）坐便椅

患者术后行走多为不便。尽管很多医院病区条件很好，每个病室带有独立卫生间，但对于很多老年人或行走不便的患者仍需要一个可在床边如厕的坐便椅，病房应按病区大小为患者准备，方便患者使用。

(二)助行架

术后恢复期患者离床活动时,因卧床时间较长,行走时会有跌倒的危险,因此,为患者提供助行架会对患者的安全多一份保障。

(三)移动式输液架

使患者输液时不必总是躺在床上或坐在椅子上,扩大输液患者的活动范围,增加离床活动的安全系数,既有效预防了跌倒,也避免了患者去卫生间途中高举输液瓶带来的不便。

(四)气垫床

介入病房有很多绝对卧床配合治疗的患者,还有肿瘤晚期恶病质的患者、高龄患者、肥胖患者等,需要气垫床保护受压皮肤,预防压疮发生。同时增加患者的舒适度,体现人性化的优质护理服务。

(五)其他

床旁围帘,为患者提供私人空间,保护患者隐私。还可以准备一个便民箱,内有针线、花镜、吸管、指甲刀、剃须刀等方便患者使用。

(高颜颜)

第二节　介入患者的人性化护理

一、人性化护理的意义

人性化护理就是以尊重患者的生命价值、人格及尊重个人隐私为核心,是一种创造性的、个性化的、整体的、有效的护理模式,其目的是为患者营造一个舒适的就医环境,让患者在护理的全过程感受到安全、尊重、舒适和方便,对护理服务满意。人性化护理,要考虑到患者的多种可能和多样需求,在护理实践过程中应当尽可能地满足患者的合理、正当的要求,细心地替患者设想,让患者内心感到舒适,保护患者的隐私,维护患者的尊严。对于不同年龄、性别、种族、宗教信仰、国别、家庭出身、个人成分、社会地位的患者,护士都应施以大爱、仁术,治病救人,通过充满人性的、周到的服务,使每一位患者不会觉得自尊受伤,能正常接受护理,积极配合治疗。

人性化护理提倡"以患者为中心",将患者视为一个生物、心理、社会的完整的人,并以此作为设计护理工作程序、制定护理管理制度的出发点。

一般来说,一个意识清楚、思维正常的人在进入患者角色后,由于疾病的折磨、医院诊疗环境的陌生、新的人际关系的出现等,会产生一系列的心理活动。这些心理活动往往会使患者心情黯淡,情绪低落,消极对待未来。心理与生理是有着密切联系的。当患者处在应激和焦虑状态时,体内会分泌大量去甲肾上腺素,从而引起精神恐惧不安、躯体障碍、心悸、心跳加快、呼吸增强、头晕、出汗、胃部不适、下肢发软、皮肤发凉等症状。经过情绪的控制与调整,体内可产生大量的让人快乐的脑啡肽和内啡肽,患者的上述症状便可以快速消除。根据心理学的"正强化"原则,护士可以不断地强化患者的积极情绪、良好状态和正确观念,使其在意识和潜意识中印记、贮存、浓缩,并在大脑中占据优势,通过心理-生理作用机制对心身状态和行为进行调节,从而达到利于康复的目的。

因此,在护理过程中,护士需要了解患者的一般心理状态和特殊心理表现,恰当地应用心理学技术,干预其对问题的认识和理解,改变其原有消极的感受和行为,帮助患者获得最适宜身心状态。

二、人性化护理对护士的基本要求

(一)语言亲切,有礼貌

如主动问"您有什么心事吗?""有什么可以帮到您的?"让患者感到护士的亲切,可以托付。不讲粗话,多用敬语,让患者感到护士是有修养,很严谨,能够信赖。微笑服务,微笑可以传递爱与呵护,让患者感受世间美好,对治疗有信心。

(二)尊重人性,保护隐私

护理操作时,使用拉帘或屏风。保管好患者的病历,不泄露患者病情。不攻击患者,语不伤人。

(三)态度积极,坦诚相待

主动接待患者、询问了解患者病情。认真对待患者和家属的诉求,不重视患者的诉求往往是造成患者不信任,产生医疗纠纷的导火索。患者的要求只要是合理的就努力去做,做不到的要给予解释。对不合理的要求要耐心解释,真诚地说明缘由,这时微笑着对话的作用就显得非常重要了,冷板着脸加上生硬的语气必然会产生不良后果。

三、护士如何调控情绪

一个心理素养很好的护士,会对个体(自己)和群体(周围人包括患者)的情绪具有很强的感知、控制和调节能力。这样的护士,对于自己和患者的情绪有强的洞察力、很好的调控和转化能力,既能让自己很快乐,也会让患者的内心倍感舒适。

(一)感知患者的负性情绪

情绪是人正常心理活动的反应,所以,它没有好坏。有些情绪比如焦虑、愤怒、抱怨、恐惧、厌恶等,我们可以称之为负性情绪。负性情绪如果长期存在,不及时处理,就会对患者的身心带来较大的伤害。归纳介入病房患者和家属的常见情绪有如下几种。

1.抑郁情绪

抑郁的躯体反应主要有乏力、食欲减退、体重下降、便秘、身体任何部位的疼痛等。抑郁也会影响睡眠,体现在难以入睡,睡眠不深。一些恶性肿瘤疾病会导致慢性疼痛,从而加剧情绪抑郁。这一切不仅不利于康复,而且有部分患者长期处于抑郁,会有自杀的风险。

2.焦虑恐惧情绪

这种情绪会使血液流向四肢肌肉,脸部因缺血而变得惨白,身体会有颤抖,还会伴有过度换气,心跳加快等生理反应。焦虑会加大患者对疼痛的感受,手术前过度焦虑的患者,术后普遍感觉比普通患者更疼痛。

3.愤怒情绪

患者经常想到"为什么是我得了这个病?"愤怒时血液流向手部,心跳加速,肾上腺素激增。同时,愤怒也具有攻击性,会影响患者的人际关系,也会影响患者的康复。

患者和家属出现情绪波动通常来自生物、心理、社会三个层面,如疾病带来的心烦,突然知道病重带来的打击,即将面临死亡的悲伤,携带疾病面临未来生活的心理压力,看病花很多钱的压力,治疗效果不理想,变换环境出现的不适应,和家人关系不好,缺少家人关心,与医护人员相处不好……

对于一般人来讲,生病住院也是生活中鲜有的经历,所以住院对于患者和家属来说,是一次重大的事件。患者及家属对介入医疗知识的缺乏;对医疗机构的不够信任;对手术和住院有各种疑虑;对费用的担心;怕被忽视;怕被欺骗等心态都会对患者产生不良情绪和刺激,也影响护患关系。

(二)理解患者的负性情绪

据国外报道,长期的高压力,持续的应激和疲劳会引发个体诸如焦虑和愤怒的情绪,所以,护士要知道患者和家属的情绪很多时候不完全是针对自己,而是来自方方面面,进而对其要更宽容和理解,并做好心理护理,这有助于患者恢复健康。

一般来说,心理学把理解别人情绪的能力叫作共情,或者叫作同理心,就是在人际场合设身处地地为他人着想的能力。培养这种能力,我们的护士应该尽量做到以下两点。

1.避免想当然

在感受患者情绪的时候,不要去猜,去想当然,应该放空自己,让自己站在对方的角度去体验那个负性情绪是什么样,而不是"应该"什么样的。

2.理解情绪的"正常性"

情绪都不是无缘无故的,都是正常的心理活动的反应。比如手术前有些担心和焦虑,这是人的一种正常的本能反应;对于一些慢性病或是恶性肿瘤疾病的患者在某些阶段会出现愤怒的情绪,这种情绪是一种对外的攻击的模式,也是一种正常的情绪,要让患者有表达负性情绪的方式,首先就是去理解这种情绪的"正常性"。

(三)调整自己心态

护士的日常护理工作已经比较繁重,保持良好的心态确实是件不太容易的事。可从这几个方面尝试进行调整。

1.保持好奇心

保持对每个患者的关注,关心和好奇心,就能更好地倾听患者,去体会患者的情绪。

2.放空自己

不要让自己的情绪去影响判断,要客观地去感受患者的情绪,客观地对待他们的需求。

3.自我觉察

要经常发现自己的情绪是怎么样的,是自己独有的,还是其他人都会有的,是针对此类患者的,还是面前患者的反应激活了自己的一些情结,觉察到这些,就会开始调整自己的情绪和心态。

(四)做出良性反应

要能憋住话,不轻易打断患者,有时候患者的抱怨或是负性情绪可能是一种宣泄,不要轻易打断患者的诉说,这样有助于其情绪的宣泄,也能让患者完整的表达,这是对患者必要的尊重。

尽量不要去评价,我们的积极反馈不是去评价对错、好坏,而是表达对患者的理解,和感同身受的情感体验。

(五)避免情绪引发的医疗纠纷

情绪引发的医疗纠纷既是社会问题,也是心理问题。至少在人性化护理中我们可以做一些努力,防止其出现,或是避免纠纷升级。

1.耐心地和患者和家属表达

有的时候,"纠纷"是一种怕自己遭到不公平待遇的过度防御行为,所以,多倾听、多解释、多沟通,会减少一些误会,也会让患者和家属信赖医疗和护理工作。

2.尽量让患者和家属完整的表达

很多"纠纷"的诉求是一种抱怨,护士可以给予一定的理解,鼓励他们多表达,有助于他们情绪的宣泄。要知道,人在情绪中时,很难做出理性的判断,所以,不要和带着情绪的人去讲道理。这时候,我们需要讲情,需要站在患者的角度去理解。患者情绪表达完整后,护士再表达,效果会很好。

3.不评价的表达

不评价对方的对错,表达自己对其诉求的体谅和理解。适当的时候还要进行客观反应,表达超出自己工作能力的为难、对于一些规章制度需要遵守等的为难,争取对方的理解,找到双方都能接受的目标,不让矛盾升级。

四、常见的心理护理技术

良好的沟通与心理干预技术的应用能让患者和家属尽快地释放不良情绪,使他们拥有积极、愉快的心情。使患者和家属的注意力放在处理好现状,走出焦灼的状态,激发他们自身的潜能,正确对待疾病与治疗。

在做心理护理时,护士应学会以下几种方法。

(一)共情

共情是指护士一边倾听患者的叙述,一边进入患者的精神世界,并能设身处地、感同身受地体验患者的精神世界,准确理解患者内心的感受。

共情有助于在交流时建立良好的护患关系,修正护士对患者的理解,协助患者自我表达、自我探索,从而了解其内在深层的想法和感受。

若要做到很好的共情,首先护士可复述患者已表达的感受和想法,说出自己对患者的理解。随着与患者交流的深入,可再叙述患者语言中隐含的感觉与想法,对患者含糊、模棱两可的语句给予详细叙述并予以释义,通过释义加深患者被理解感,取得患者信任。使患者有勇气表达出更多的(积极的和消极的)情感,才能协助患者了解自己并接受护士的心理护理。

(二)观察

在护患沟通过程中,护士既要注意患者的谈话内容,又要细心观察其谈讲话的态度、姿势和表情动作。即要用第三只耳朵去听,用第三只眼去看。在谈话中所要取得的信息,不仅来源于谈话的言语内容,更重要的是来源于非语言的表情动作。

一般人正常的非言语行为包括以下内容。

1.躯体行为

双手和双脚的姿势很能反映一个人的情绪状态。例如,双臂抱在胸前可能象征着回避人际交流或者不愿意表露自己。一个情绪抑郁的人除了目光暗淡、双眉紧锁之外,可能双肩下垂,双手持续地做着某个单调的动作。一个焦虑或愤怒的人,双手可能颤抖不安或者紧握拳头。

2.面部表情

表情是情绪最主要的表达者。很多时候,面部表达着多种情绪。如果面部表情所表达的基本情绪与患者所说不一致时,如患者说"我挺好的",而同时脸上没有一点儿放松的表情,反而还有些苦相,我们就要去探究对方是不是有什么隐忧。

3.声音特征

声音特征是指语言内容以外的因素,诸如音量、音调、节奏、停顿、沉默等。人们的言语表达借助于音量、音调以及言语速度的改变,能够表达多种复杂细微的感情。这些声音成分所传达的信息可高达38%,在咨询会谈中起着很重要的作用。

4.生理反应

面对一些刺激,我们都会本能地产生一些反应,这些反应有的是条件反射引起的,有的是出于保护自己,比如紧张的时候,我们就算极力掩饰,说话也会颤抖,身体也会呈现紧张的状态。

(三)提问

通过发问的形式,来激发患者对某一问题进行澄清、具体化及积极思考。

1.开放性提问

开放性提问是对不知道的事直接发问,让患者就有关问题、思想、情景、情感等给予详细地说明。一般来说,谈话开始或转换话题的时候大多采用开放式提问。他能促使患者主动地、自由地敞开心扉,自然而然地讲出更多的有关情况、想法、情绪等。

2.封闭式提问

封闭式提问是要对方对某一特定的事做出反应,回答多用"是""否"式的简单回答。这种询问常用来搜集资料并加以条理化,澄清事实,获取重点,缩小谈论范围。

(四)表达

表达性技术可以分为内容表达和情感表达。

1.内容表达

内容表达是指传递信息、提出意见、提供忠告、给予保证、进行褒贬和反馈等。内容表达时应注意措辞的缓和、尊重,不应该认为自己的忠告是唯一正确的、必须执行的。

2.情感表达

交流时所做的情感表达,其目的是为患者服务的,而不是为了满足自己的表达欲望或宣泄自己的情感。因此,其所表达的方式、内容应有助于患者的叙述和谈话顺利进行。

3.常用的表达技术

(1)鼓励与重复语句:鼓励其进一步讲下去,简明地重复患者的话,尤其是重复患者回答问题中最后一句话,或者仅以某些词语,比如"嗯""接着说"之类的过渡性短语来强化患者叙述的内容。

(2)解释:解释是护士基于相关知识和理论对患者所提供的信息予以分析和说明的过程,帮助患者从不同角度审视问题。这样做的目的是为了与患者建立良好的护患关系。

(3)指导:就是护士直接告诉患者做某件事情,以及如何做或者以某种方式去做。

(4)劝告与提供信息:护士向患者提供相关的经验和专业知识,以帮助他们利用相关知识准确理解问题。

(五)暗示

暗示是利用言语、动作或其他方式,使患者在不知不觉中受到积极暗示的影响,它的前提是在建立信任关系后,通过不断重复暗示,从而不加主观意志地接受护士的某种观点、信念、态度或指令,以解除其心理上的压力和负担,实现消除疾病症状。

治疗中安慰剂的应用配合技巧性的语言或表情,给予患者诱导和心理暗示,使患者改变原有的病态感和不良态度,从而达到治疗目的。

带着积极的信念去生活,可延长生命,让生命更有意义、有质量。否则,精神上的绝望可导致患者丧失对生活下去的勇气和信心。通过语言的形式,将暗示的信息传达给患者,从而对患者产生积极影响。某护理人员对患者家属小声说话,实际是给旁边的患者听:"从检查的结果看,他不太重,他年纪轻,身体条件好,恢复的会更好一些"等。

(六)赞美

支持、鼓励可以帮助患者更好地达成目标,更快地恢复健康。护士要直接告诉患者他看到患者身上的积极方面。如对某癌症患者术前说:"我今天看到你的眼睛特别有神,特别愿意和我说话,看来你心情不错!""你总能让自己有好的心情,你真棒!"

(七)一般化

一般化即告诉患者很多人都是这样,但都可以走过来,所遇到的问题是发展过程中常见的、暂时性的困境,而不是病态的、变态的、无法控制的灾难,借此让患者减低恐惧感,这样他们就会更接纳自己的困难。一般化解释的使用需要注意避免让患者产生错觉,以为你对他不重视。

(八)振奋性引导

振奋性引导技术是以一种兴奋、喜悦的声调、动作、表情或语言来表示,借此传达出护士支持与鼓励的信息。

(高颜颜)

第三节 子宫肌瘤介入治疗的护理

一、子宫肌瘤的介入治疗

子宫肌瘤是女性生殖器肿瘤中最常见的一种良性肿瘤,由子宫平滑肌组织增生而成,其间有少量纤维结缔组织。生育年龄妇女 20%～25% 有子宫肌瘤,因多数患者无症状或因肌瘤很小,常在盆腔超声检查时偶然发现。

(一)病因

子宫肌瘤确切的发病原因尚不明了。其发生可能与女性激素特别是雌激素有关,有研究认为子宫肌瘤与孕激素有关。神经中枢活动对肌瘤的发病也可能起着重要作用。

(二)病理

肌瘤一般为实质性圆形结节,表面光滑,呈白色,质硬,切面为漩涡状结构,颜色与硬度由纤维组织的多少而决定,周围肌组织受压形成假包膜,包膜中血管丰富。肌瘤中心血管减少,由于瘤壁缺乏外膜,瘤体受压后易引起循环障碍,而使肌瘤发生各种退行性变。镜下肌瘤由皱纹状排列的平滑肌纤维相互交叉组成漩涡状,其间含有不等量纤维结缔组织,细胞大小不均,呈卵圆形或杆状,核染色较深。

(三)分类

子宫肌瘤原发于子宫肌层,根据肌瘤发展过程中与子宫肌壁的关系分为三种。

1.肌壁间肌瘤

肌瘤位于子宫肌层内,周围均被肌层包围,最为常见,占总数的 60%～70%。

2.浆膜下肌瘤

肌瘤向子宫浆膜面生长,突出于子宫表面,占总数的 20%～30%。

3.黏膜下肌瘤

肌瘤向子宫黏膜方向生长,突出于子宫腔,仅由黏膜层覆盖,占肌瘤的 10%～15%。

子宫肌瘤常为多发,各种类型的肌瘤可发生于同一子宫,称为多发性子宫肌瘤。

(四)临床症状与体征

本病症状与肌瘤部位、生长速度及肌瘤有无变性等因素密切相关,而与肌瘤大小、数目关系不大。典型症状是月经过多和继发性贫血。

1.月经过多、白带增多

月经过多、白带增多主要由黏膜下肌瘤及较大的肌壁间肌瘤引起,黏膜下肌瘤一旦发生坏死、溃疡、感染时,则有持续性或不规则阴道流血或排液等。

2.腹部肿块

当子宫肌瘤逐渐长大、子宫超过 3 个月妊娠大小,或位于子宫底部的浆膜下肌瘤,较易从腹部触及。

3.疼痛

一般患者无腹痛,常诉下腹坠胀、腰背酸痛等;浆膜下肌瘤蒂扭转时可出现急性腹痛;肌瘤红色变时,腹痛剧烈且伴发热。

4.压迫症状

肌瘤的压迫症状包括尿频、排尿障碍、尿潴留、肾盂积水、便秘、里急后重、大便不畅等。

5.不孕

不孕的发生率为 20%～30%。肌瘤的存在妨碍受精卵着床,受孕后流产的机会也增加。

6.继发贫血

患者长期月经多可导致继发性贫血。

7.其他

患者常有高血压症状,切除肌瘤后血压恢复正常,但高血压与肌瘤之间的关系尚未明确。

8.体征

体征与肌瘤大小、位置、数目以及有无变性有关。妇科检查时,肌壁间肌瘤子宫常增大,表面不规则、单个或多个结节状突起;浆膜下肌瘤在宫旁可扪及质硬、球状肿物,活动;带蒂黏膜下肌瘤脱出宫颈口时,可有阴道肿物。

(五)影像学检查

1.超声

子宫增大,外形失常,局部隆起,主要见于浆膜下肌瘤和多发性肌瘤;肌瘤结节呈圆形低回声或等回声,周围有包膜,后方常伴回声衰减;子宫内膜移位和变形,肌壁间肌瘤使子宫内膜移向对侧并发生变形,黏膜下肌瘤显示内膜增宽、增强或显示出瘤体;彩超可见部分肌瘤周边或内部有丰富的血流信号,尤为较大肌瘤可检出动脉和静脉频谱。

2.MRI

MRI 是发现和诊断子宫肌瘤最敏感的方法。能发现小至 3 mm 的子宫肌瘤。在 T_1WI 上子宫肌瘤为等信号，T_2WI 呈明显低信号，边界清楚，与周围正常的子宫肌形成鲜明对比。较大的肌瘤内部常见有代表变性的高信号灶。T_2WI 上肌瘤周边有时可见高信号环，代表扩张的淋巴管、静脉或水肿。MRI 也易于分辨黏膜下、肌壁间、浆膜下或宫颈部位的子宫肌瘤。

3.CT

平扫显示子宫增大，可呈分叶状。肌瘤的密度可等于或略低于周围正常的子宫肌，增强检查肌瘤可有不同程度的强化，多略低于正常子宫肌的强化。CT 可清晰地发现肌瘤钙化。

4.DSA

在 DSA 造影上，子宫动脉从双侧髂内动脉前干分出，造影显示子宫动脉呈螺旋状扭曲，肌瘤越大，动脉越粗。子宫肌瘤大部分由双侧子宫动脉同时供血，少数由单侧供血。动脉早期见子宫动脉主干增粗、弯曲，动脉末期见细小动脉显影。实质期可见同侧大部分瘤体染色，双侧染色的瘤体勾画出整个肌瘤的大小及形状，肿瘤染色明显，排空延迟。

（六）适应证

（1）育龄期妇女，绝经之前。

（2）子宫肌瘤诊断明确，且引起的月经过多及压迫症状明显。

（3）保守治疗无效者。

（4）拒绝手术，要求保留子宫及生育功能者。

（5）无症状性子宫肌瘤，肿瘤直径大于 4 cm。

（6）不能耐受手术者。

（7）巨大子宫肌瘤手术前栓塞治疗，以便于手术切除。

（七）禁忌证

（1）重要器官严重功能障碍。

（2）出凝血障碍。

（3）碘过敏。

（4）严重动脉硬化及高龄患者。

（5）妊娠。

（6）子宫肌瘤生长迅速怀疑恶变者。

（7）带蒂的浆膜下肌瘤、阔韧带肌瘤及游离的肌瘤。

（八）操作技术

对于子宫肌瘤的动脉栓塞治疗，原则上采取双侧子宫动脉栓塞术，而且尽可能超选择到子宫动脉上行支，以便接近子宫肌瘤的供血支，将栓塞剂注入到肿瘤中。

患者平卧于 DSA 床上，常规消毒铺巾。采用 Seldinger 技术，经皮穿刺一侧股动脉，留置 5 F 血管鞘，用 4.0～5.0 F 导管经同侧髂外动脉、腹主动脉插入对侧髂内动脉，行血管造影确定子宫动脉开口及观察肌瘤血供表现。使用微导管超选择进入对侧子宫动脉，监视下缓慢注入聚乙烯醇颗粒（PVA）栓塞子宫动脉，再次造影观察栓塞情况。将导管退到腹主动脉，插入同侧髂内动脉，同样的方法栓塞同侧子宫动脉。确定双侧子宫动脉血流完全阻断，拔管，局部加压包扎。

（九）注意事项

1.超选择性血管插管

超选择性栓塞子宫动脉对子宫动脉栓塞的技术要求高，手术时间长，但不良反应轻，治疗效果好。

2.栓塞剂的选择

子宫肌瘤行动脉栓塞术时选用 PVA,子宫肌瘤大多为双侧子宫动脉供血,要求双侧栓塞。

二、子宫肌瘤的介入护理

(一)护理评估

1.术前评估

(1)病史:了解患者的一般病史,如年龄、职业、体重、药物过敏史、婚姻状况等;询问肿瘤病史及以往治疗情况。多数子宫肌瘤患者无明显自觉症状,仅在妇科检查时偶然发现,应了解患者是否有其他压迫症状及继发性贫血。

(2)身体评估:①生命体征,评估生命体征情况。②临床症状,评估阴道流血的时间、量、性质、颜色等;阴道排液的性状、气味等;疼痛的部位、性质等;了解有无尿频、尿急、排尿困难、便秘等症状。③体征,了解子宫大小、质地、活动度、阴道、宫颈有无脱出的瘤体等。④辅助检查,三大常规检查;凝血功能检查;与疾病相关的实验室检查;影像学检查情况,准确了解子宫、附件情况,包括肌瘤大小、数目、位置、肌瘤的血供情况等。

(3)心理评估:了解患者及其家属对疾病的反应及认识情况,全面分析患者的个体差异及心理社会方面的不同表现。介入治疗是目前国内的新技术,尚未被患者所了解,因此患者在接受治疗时难免表现出各种各样的心理状态,护士应予以重视并评估患者对疾病、治疗及治疗后并发症的心理承受程度,做好心理护理,消除其不良心理,协助患者选择能接受的治疗方案。

2.术后评估

(1)介入手术情况:值班护士应详细了解手术情况,如手术方式、插管顺利与否、有无并发症、术中尿量、输液及用药情况。

(2)身体评估:①生命体征,术后患者常有低热,持续时间常为 3～7 天。②穿刺部位,观察穿刺部位敷料是否干燥,有无渗血、血肿形成或瘀斑,骶尾部骨突处有无红肿、硬结等,因为栓塞肿瘤的供血动脉有时可造成下肢部位的毛细血管缺血缺氧,管壁通透性增加,易发生渗血、瘀斑等现象。③评估穿刺侧下肢血供情况,穿刺侧下肢足背动脉搏动、皮肤颜色、温度、感觉及肌力等,并与对侧做比较。④疼痛,评估患者术后疼痛部位、性质、程度及应用止痛剂的效果。⑤尿量,观察并记录尿量、颜色、性质。

(3)心理评估:进行介入手术的患者多为中青年妇女,她们对保留生殖器官及生育功能有强烈的愿望,因此对手术疗效尤为关注,且期望值很高,对躯体及生理出现的变化极为敏感,故护士应耐心做好解释工作。

(二)护理诊断/问题

1.知识缺乏

缺乏疾病及治疗相关知识。

2.恐惧、焦虑

恐惧、焦虑与担心介入治疗术是否顺利及恢复情况有关。

3.潜在并发症

穿刺部位出血、血肿、栓塞后综合征、异位动脉栓塞等。

(三)预期目标

(1)患者将对疾病治疗、护理及手术情况有所了解,能够配合治疗。

（2）患者的心理情况稳定,能够积极配合手术。

（3）患者的穿刺部位不发生出血、血肿及异常动脉栓塞。

（4）患者的栓塞后综合征如发热、疼痛等将得到控制。

（四）护理措施

1.术前护理

（1）心理护理:做好心理护理,消除患者的心理压力。由于介入治疗是一种新的治疗方法,患者往往关心其疗效、治疗期限、不良反应等,有些患者特别担心是否影响生育功能。所以应向患者详细介绍该方法的治疗原理、目的及该方法不会破坏机体的解剖、生理功能。介绍术后出现的一般不良反应、原因及处理措施,并介绍已经做过该手术的患者的随访结果。

（2）营养支持:在病情允许的情况下,给予高热量、高蛋白、富含维生素、易消化的饮食,必要时给予静脉输液,以纠正患者的一般状况,使其能耐受手术及术后的不良反应。

（3）常规检查:按医嘱完成术前的化验检查,如血常规、出凝血时间、肝肾功能、心电图、影像学检查等。

（4）碘过敏试验:皮试前护士应了解患者有无诱发碘过敏反应的高危因素,如肾功能不全、心肺疾病、糖尿病。

（5）备皮:以股动脉插管为例,范围包括双侧髂前上棘至大腿上 1/3,包括会阴部。备皮完毕后用蓝墨水在足背动脉搏动明显处做标记,便于术中及术后观察。

（6）练习床上排尿排便。

（7）呼吸训练,如吸气后憋住气等训练。

（8）如患者感冒、备皮处皮肤破损、患者月经期,应暂停治疗。

（9）术前禁饮食 4 小时,术前一天保持充足睡眠。

（10）物品准备 根据手术需要选择合适的穿刺针、导管、导丝、血管鞘等。备好术中所用的药物,包括对比剂、抗生素、止吐剂、抗凝药、栓塞剂、止痛药及急救物品等。

2.术后护理

（1）值班护士协助患者上床平卧,注意保暖,询问有无不适。测量生命体征并记录。

（2）患者绝对卧床 8 小时,必要时穿刺部位压砂袋,该侧肢体平伸 8 小时,观察穿刺部位有无渗血、出血,观察该肢体远端血液循环情况。若出现皮肤颜色苍白、皮温下降、感觉异常、肌力减退等情况应及时报告医师,遵医嘱使用血管扩张剂及神经营养药物。术后 8 小时可下床轻微活动。

（3）其他栓塞症状的观察与处理:观察患者的大小便情况,包括量、颜色、性状等,如有血尿,提示膀胱部局部缺血坏死,如有血便,提示直肠局部缺血坏死。还要观察会阴部皮肤有无红肿溃疡等异位栓塞情况。

（4）发生尿潴留时可采取以下办法:平静呼吸,稍用力排尿;用热毛巾敷于下腹部;按摩下腹部;听流水声;用温水冲洗会阴部;必要时导尿。

（5）疼痛的护理:①如患者出现疼痛,向患者讲解术后疼痛的原因,为栓塞后肿瘤等坏死组织被吸收时出现的现象,数天后即可消失,以消除顾虑。较严重的疼痛,应及时处理。②教会患者应用 0～10 级数字强度量表,评估疼痛强度。③合理应用止痛药物。④采取其他辅助措施,以缓解疼痛。

（6）发热的护理:发热由于栓塞综合征或继发感染所致。栓塞综合征所致的发热通常不超过

38.5 ℃,1周内可降至正常,一般不予特殊处理,也可适量应用退热剂;对继发性感染应及时应用抗生素。

(7)呕吐的观察和护理:部分患者术后可发生恶心、呕吐。轻者无需特殊处理,呕吐较重者可肌内注射甲氧氯普胺或静推恩丹西酮等药物。

(8)会阴部的护理:患者术后1~5天可出现阴道流血,是由于子宫内膜脱落或肌瘤坏死所致。此外,阴道尚有组织坏死物质排出,术后2个月后可消失,应对患者说明,消除其顾虑。保持外阴清洁,用碘伏溶液擦洗外阴,勤换卫生垫,预防感染。

(五)护理评价

(1)患者能否说出手术名称、术前准备的主要内容,并积极配合术前准备。

(2)患者能否主动与护士沟通,表达内心感受等。

(3)患者是否积极配合手术,情绪平稳。

(4)患者的术后疼痛能否缓解或消失。

(5)患者的穿刺部位是否发生出血、血肿及异位动脉栓塞。

(6)患者有无水、电解质失衡。

(7)患者能否正确掌握康复期护理知识。

(六)健康教育

(1)告知患者肌瘤缩小或消失、症状改善是一个缓慢的过程,不应过早失去治疗信心。

(2)出院后若出现下腹坠痛、阴道出血或异常分泌物、尿频或突发性血尿及大便伴脓血、发烧等症状,应及时来院就诊。

(3)注意营养合理搭配,少进辛辣、盐腌、油炸食物,多吃蔬菜水果。

(4)劳逸结合,避免重体力劳动。

(5)保持会阴清洁,勤换内裤。治疗后进行性知识指导。性交困难如干燥或疼痛可用润滑剂,鼓励患者进行提肛锻炼,以增加阴道肌肉张力。

(高颜颜)

第四节　输卵管阻塞介入治疗的护理

一、输卵管阻塞的介入治疗

输卵管阻塞是妇产科的多发病,占女性不孕患者病因的1/3左右。输卵管炎、输卵管内膜结核可导致输卵管阻塞,阻碍卵子与精子相遇,这是女性不孕的重要因素;也可能因炎症、粘连使输卵管的蠕动受限,影响卵子、精子的运送。

(一)适应证

单侧或双侧输卵管非结核性炎症粘连或发育异常引起阻塞致不孕者,如一般炎症、子宫内膜异位症、子宫黏膜下肌瘤、宫腔内节育器等原因所致的输卵管狭窄。

(二)禁忌证

(1)内、外生殖器的炎症活动期。

（2）月经期或子宫出血者。

（3）严重的全身疾患。

（4）碘过敏者。

（5）壶腹远端、输卵管伞端完全阻塞，不宜用导丝进行再通（但可行选择性输卵管碘化油造影）。因导丝不易到达该部，强行再通易导致输卵管穿孔，导丝穿破伞端有损伤卵巢导致大出血的危险。

（6）子宫角部严重闭塞者、结扎输卵管吻合再通术后再次阻塞，以及确诊为结核性输卵管阻塞者。

（三）操作技术

（1）术前准备：介入操作的时间应选择在月经干净后4～10天，术前半小时肌内注射阿托品0.5 mg，患者取截石位，常规消毒铺巾。

（2）经子宫颈置入真空同轴导管造影摄片，显示子宫角的位置、形态、输卵管阻塞的部位及程度。

（3）在透视下将同轴导管内套管插向子宫角或输卵管近端，并稍加压注入对比剂，如不能复通，可显示阻塞部位的形态与位置。

（4）经内套管插入导丝，轻轻推进使之通过阻塞段，并往复数次，注意不要用力过猛，以防穿孔。拔出导丝，再行输卵管加压造影，并行疏通液（庆大霉素8万单位，地塞米松5 mg，α糜蛋白酶5g，溶于40 mL盐水）灌注，灌注后拔出同轴导管。

（5）术后2～3天及第2、3个月经周期干净后3～7天行宫腔反复通液，并口服抗生素预防感染。

二、输卵管阻塞治疗的介入护理

（一）护理评估

1.术前评估

（1）健康史：了解患者的一般病史，如年龄、职业、体重、药物过敏史、婚姻状况、生育史、月经史、阴道流血情况等；询问以往有无输卵管炎症、子宫内膜异位症、盆腔感染、宫颈炎、宫外孕、妇科肿瘤及治疗情况；是否做过介入治疗。

（2）身体状况。①专科检查：子宫大小、质地、活动度；阴道、宫颈有无异常。②全身状况：评估生命体征、营养状况等。③辅助检查：影像学检查，如B超、输卵管造影等。

（3）心理、社会状况：评估患者及其家属对疾病的反应及认识情况，全面分析患者的个体差异及心理社会方面的不同表现。

2.术后评估

（1）术中情况：值班护士应详细了解术中情况，如介入治疗术的名称、插管是否顺利、有无并发症、输液及用药情况。

（2）恢复情况：评估患者的体温、血压、脉搏、呼吸变化，注意神志、皮肤黏膜颜色改变等；疼痛部位、性质、程度及应用止痛剂的效果。

（3）心理状况：评估患者及家属的心理状态，对输卵管再通术知识的掌握程度。

(二)护理诊断/问题

1.恐惧、焦虑

恐惧、焦虑与患者担心治疗是否顺利及预后有关。

2.疼痛

疼痛与机械刺激及药物注入有关。

3.知识缺乏

患者缺乏疾病治疗、护理及配合手术的相关知识。

4.有感染的危险

感染与反复宫腔内操作有关。

(三)预期目标

(1)患者的恐惧、焦虑感得到缓解,情绪稳定。

(2)患者的疼痛症状减轻或消失。

(3)患者能对输卵管阻塞的基本知识、护理及治疗情况有所了解,对术后注意事项及康复知识基本掌握。

(4)患者未出现感染征象或感染能被控制。

(四)护理措施

1.术前护理

(1)心理护理:输卵管再通术是输卵管阻塞的一种新兴治疗技术,患者及家属对该治疗不甚了解,大多数存有疑虑和恐惧心理。为减轻患者的负担,护士在患者入院时应向患者耐心细致地介绍这种治疗方法的优点、目的、操作中的感受和程序以及术中、术后出现的问题,消除其顾虑,增强治疗信心,以取得密切配合。患者大多数因不孕寻求治疗,精神上有莫大的压力,护士应积极进行心理治疗和护理,引导她们正确对待,以利于顺利完成介入治疗。

(2)阴道冲洗:术前 2 天行常规阴道冲洗,注意会阴部卫生。

(3)术前 2 天遵医嘱口服抗生素预防感染,连用 1 周。

(4)术前 30 分钟肌内注射地西泮 10 mg 和阿托品 0.5 mg,镇静及防止输卵管痉挛。

(5)一般准备:按医嘱完成术前的化验检查,如血常规、凝血功能和必要的影像学检查等;术前做碘过敏试验;备齐术中所需药物。

2.术后护理

(1)一般护理:询问患者有无不适,注意保暖,测量生命体征并记录。患者术后平卧休息 1～2 小时,如无不适即可下床进行轻微活动。指导患者可随意进食。

(2)病情观察。

1)阴道流血:术后 2～5 天患者均有少量血性分泌物流出,与宫腔内操作和插管注药有关,告诉患者不必紧张,出血会自行停止。

2)盆腔疼痛:患者常有轻微疼痛,与宫颈操作损伤子宫内膜和注射对比剂的子宫与输卵管扩张有关,不必做特殊处理,术后 2～5 天内症状可消失,如疼痛剧烈,可报告医师进行处理。

3)人工流产综合征:由宫腔和输卵管内插管操作刺激迷走神经和患者过分紧张所引起,表现为心慌、胸闷、面色苍白、大汗淋漓等。预防方法:术前肌内注射阿托品 0.5 mg。

(3)并发症的观察及护理。

1)盆腔感染并发症:表现为盆腔疼痛和发热。因此,介入治疗前有盆腔感染者一定要进行抗感染治疗。输卵管阻塞介入治疗的炎症并发症少见。

2)对比剂并发症:对比剂因对子宫、输卵管黏膜刺激而引起炎症性黏膜水肿。另外,碘过敏反应也引起黏膜损伤。可遵医嘱给予水化,鼓励患者多饮水加速对比剂的排泄。对过敏者应给予对症处理。

(五)护理评价

(1)患者能否主动与护士及病友沟通,表达内心的感受,患者的情绪是否平稳。

(2)患者的疼痛症状是否减轻或消失,有无并发症的发生,或并发症发生后能否被及时发现和有效处理。

(3)患者能否复述输卵管再通术的基本知识、护理及治疗情况、术前准备的主要内容,能否正确掌握康复期护理知识。

(六)健康教育

(1)指导患者注意会阴部卫生,防止感染。再通术后2周内禁性生活和盆浴。

(2)介入治疗后第2个月经周期即可择期性生活,争取怀孕。未妊娠者行子宫输卵管造影复查,以了解输卵管通畅情况,发生再度阻塞者仍可重复进行介入治疗,且仍有妊娠可能。

(3)学会自测基础体温,掌握排卵期,合理安排性生活,以利于增加受孕机会。

(4)随访,指导患者术后2～3天及第2、3个月经周期干净后3～7天回院行宫腔通液一次,以巩固疗效。并口服抗生素防止感染。

(5)告知患者再通术后有发生宫外孕的危险,应积极治疗导致宫外孕的其他因素,通过中西医结合等治疗炎性粘连,以防宫外孕的发生。

(高颜颜)

第五节 盆腔大出血介入治疗的护理

盆腔脏器由于外伤、肿瘤和产后继发性病变等原因而导致出血,且出血量在24小时内达600 mL以上,称为盆腔大出血。盆腔大出血来势凶猛,常危及生命。保守治疗疗效欠佳,以往的治疗措施主要为外科手术,但疗效亦差。近年来,由于介入放射学的发展,经导管栓塞治疗不但能达到立即止血的效果,而且具有简单、安全、患者痛苦少、大多能保留脏器功能等优点,逐渐成为治疗盆腔大出血的重要方法。

一、病因

外伤、肿瘤、产后及剖宫产术后、先天性血管畸形、某些血液病、医源性损伤等均可引起盆腔大出血,如果诊断与处理不及时,患者可有生命危险。

二、临床症状与体征

盆腔大出血患者都有明确的病史。如外伤、盆腔肿瘤晚期或放疗后;产科疾患除宫外孕外,其他产前产后病史更为明确。一旦出现盆腔大出血,患者常出现休克,表现为面色苍白、表情淡漠、脉搏加快、血压下降,突出表现是肉眼血尿、阴道流血。

三、影像学检查

血管造影检查可见对比剂外溢和聚集。连续造影动脉期可见对比剂自血管外溢的全过程。在造影末期,当血管内对比剂完全被血流冲走时,聚集于组织间隙或腔隙内的对比剂显示更加清晰,且不易消失。上述典型出血征象在外伤及产科疾患所致的盆腔大出血中表现最为明显。盆腔肿瘤性疾病往往伴随肿瘤自身血管造影的表现,如肿瘤血管、肿瘤染色、动静脉瘘等,而出血所致的对比剂外溢往往位于肿瘤外围边缘。待肿瘤染色消失后,外溢的对比剂仍滞留。

四、诊断

根据病史、临床症状与体征,一般诊断不难。盆腔内出血时,诊断性腹腔穿刺可抽出不凝的暗红色血液。如诊断有疑问,则应及早作盆腔动脉造影以明确诊断。

五、适应证

各种原因的盆腔大出血。包括骨盆外伤出血、医源性出血、经保守治疗后无效的产后出血、原发或继发盆腔肿瘤的出血、动静脉瘘、盆腔肿瘤放射治疗后等难治性出血。

六、禁忌证

无绝对禁忌证,但对于重要脏器功能不全、严重出凝血功能障碍、严重感染患者,介入治疗应慎重。

七、操作技术与注意事项

介入治疗的原理是将出血动脉的远侧分支和近侧供血动脉同时栓塞,即不仅使近侧供血中止,而且将侧支供血也予以阻断,所以可达到立即和永久止血的目的。介入治疗常和动脉造影同时进行,如有出血表现,则应立即进行栓塞处理。为避免并发症,一般作出血动脉的超选择性插管及栓塞处理,如果情况紧急、不允许作超选择性插管,此时不必过于强调超选择性插管。由于髂内动脉有丰富的侧支循环,所以不必担心有严重的并发症发生。

栓塞剂的选用非常重要,应根据不同的病因及目的来选用。如外伤、医源性或手术后出血,应选用能使栓塞组织恢复血供或血管再通的材料,如明胶海绵。一般先用细小的明胶海绵颗粒栓塞周围小动脉,再用明胶海绵条块栓塞近端大血管,可起到持久止血的效果。栓塞时需注意注射栓塞剂的速度、压力。栓塞过程应在 X 线透视下进行。

八、介入护理

(一)护理评估

1.术前评估

(1)健康史:了解患者的一般病史,如年龄、职业、体重、药物过敏史、婚姻生育状况等。

1)现病史:外伤者了解受伤时间、致伤源、伤情及院前急救措施;产后出血患者应了解有无使用全身麻醉剂及过多镇静剂,有无前置胎盘、胎盘早剥,是否多胎、死胎、急产等;恶性肿瘤引起出血者更多,其中以宫颈癌最常见,子宫内膜癌次之,应了解肿瘤病史、手术史、放化疗史、有无转移病灶等。

2)既往史:有无剖宫产史、宫颈糜烂、宫颈溃疡、血液病史、维生素缺乏、肝硬化、肾炎,有无先天性血管畸形;宫外孕患者应仔细询问月经史,注意不要将不规则流血误认为末次月经,有无输卵管炎症、输卵管发育异常,有无子宫内膜异位症,此外,对不孕、放置宫内节育器、绝育术、盆腔炎等与宫外孕相关的高危因素,应予以高度重视;创伤史,如宫颈电熨、激光、冷冻、微波术后出血、性交后出血等。

(2)了解患者的身体状况。

1)局部症状:评估阴道流血的时间、量、性质、颜色等;阴道排液的性状、气味等;疼痛的部位、性质、持续时间;有无放射痛及肛门坠胀感;腹部有无压痛、反跳痛、肌紧张等腹膜刺激征,有无移动性浊音;评估子宫收缩情况;了解子宫大小、质地、活动度,阴道黏膜有无紫蓝色结节,有无宫颈举痛;卵巢有无黄素囊肿。

2)全身表现:评估体温、脉搏、呼吸、血压变化;评估患者的神志、皮肤黏膜色泽与温度、尿量等组织灌流情况;了解肿瘤患者贫血、消瘦、恶病质等症状;如为外伤患者,可通过全面体格检查判断有无合并其他部位损伤。

3)辅助检查:三大常规检查;凝血功能检查;与疾病相关的实验室检查,如血 HCG、尿 HCG、癌胚抗原、甲胎蛋白等;影像学检查情况;疑是恶性肿瘤者应取活组织送检。

(3)心理、社会状况:评估患者及家属对盆腔出血性疾病的认识、拟采取介入治疗术的方法,及治疗后并发症的心理承受程度、认知程度和经济承受能力。

2.术后评估

(1)术中情况:值班护士应详细了解患者的术中资料:如麻醉方式及效果、手术情况、有无并发症、术中尿量、出血量、输液、输血及用药情况。

(2)恢复状况。①生命体征:评估患者的血压、脉搏、呼吸变化,注意神志、皮肤黏膜颜色、周围循环、尿量的改变。输卵管妊娠者如出现血压下降、脉速伴腹痛加剧,应警惕内出血的发生。②穿刺部位:敷料是否干燥,有无渗血、血肿形成或瘀斑,术后 6 小时观察骶尾部骨突处有无红肿、硬结等。③穿刺侧下肢血供情况:评估穿刺侧下肢足背动脉搏动、皮肤颜色、温度、感觉及肌力等,并与对侧肢体及术前作比较。④疼痛:评估患者术后疼痛部位、性质、程度及应用止痛剂的效果,对子宫角部妊娠、输卵管妊娠者,腹痛时须注意有无腹膜刺激征及肛门坠胀感,以排除内出血的可能。⑤阴道出血:因宫颈管处缺少弹力纤维,不易收缩,当发生流产或刮宫后胚胎附着面易出现止血困难,因此,宫颈妊娠者介入术后应加强观察阴道流血。

(3)心理状况:评估患者和家属的心理状态、对盆腔出血介入治疗术后注意事项及康复知识的掌握情况。

(4)判断预后:根据原发疾病、出血量、介入治疗术后恢复情况等判断预后。

(二)护理诊断/问题

1.体液不足

体液不足与大量出血有关。

2.恐惧、焦虑

恐惧、焦虑与患者担心介入治疗术是否顺利及恢复情况有关。

3.疼痛

疼痛与输卵管妊娠引起腹痛、外伤或恶性肿瘤晚期病变浸润有关。

4.营养失调

营养失调与出血或癌症消耗有关。

5.知识缺乏

缺乏疾病与治疗、护理的配合及康复期护理知识。

6.潜在并发症

穿刺部位出血、血肿、动脉血栓形成、出血性休克等。

7.有感染的危险

感染与失血过多、抵抗力低下、反复操作检查有关。

(三)预期目标

(1)患者的体液平衡得到维持,生命体征稳定,尿量正常。

(2)患者的恐惧/焦虑程度将减轻,情绪稳定,愿意接受介入治疗。

(3)患者的疼痛症状能被控制,舒适感增加。

(4)患者将维持合理营养,体重增加或维持平衡。

(5)患者能复述关于盆腔出血性疾病治疗、介入治疗术的配合、术后注意事项及康复期护理知识。

(6)患者未发生并发症或并发症发生后被及时发现与处理。

(四)护理措施

1.术前护理

(1)休克的观察与护理:在严密观察患者生命体征的同时,配合医师积极纠正休克症状,做好术前准备。对于严重内出血并出现休克的患者,应立即建立两个以上静脉通道,交叉配血,做好输血、输液的准备,以迅速纠正血容量不足;患者应绝对卧床休息,不宜随意搬动患者以免加重病情,给予吸氧、保暖等护理措施;重视患者的主诉,尤应注意阴道流血量与腹腔内出血量不成比例,告诉患者病情发展的一些特征,如出血增多、腹痛加剧、肛门坠胀感明显等,以便病情发展时医师能及时发现给予相应的处理;产后 24 小时内阴道出血量达 400 mL 以上者,阴道持续或阵发性大量流血或短时间内大量流血,色泽鲜红,可迅速发生休克,多见于子宫收缩不良、胎盘残留、软产道损伤、凝血机制障碍等。

(2)加强心理护理:当患者发生大量出血时,多是病情变化或危重的表现,此时给予患者心理支持相当重要。应于术前简洁明了地向患者及家属讲明介入治疗术的必要性,应专人守护在患者身边。护士严肃认真的工作态度和有条不紊的操作,可以给予患者及家属莫大的安慰,可增加患者的安全感。保持周围环境安静、有序,减少和消除患者的紧张恐惧心理,协助患者接受介入治疗方案。

(3)营养支持:在病情允许的情况下,给予高热量、高蛋白、富含维生素、易消化的饮食,多食富含铁的食物,如动物肝脏、鱼肉、豆类、绿叶蔬菜及黑木耳等。保证静脉输液、输血通畅,以纠正患者的一般状况,使其能耐受介入治疗术后的不良反应。

(4)疼痛的观察与护理:输卵管妊娠及残角子宫妊娠可有一侧下腹胀痛,嘱患者卧床休息,避免突然变换体位等增加腹压的动作,从而减少异位妊娠破裂的机会。当腹痛突然呈撕裂样伴腹膜刺激征及肛门坠胀感,应警惕妊娠囊破裂或流产的发生;恶性肿瘤转移灶及肿瘤穿破宫体致腹腔内出血时,可出现较剧烈的腹痛,应立即通知医师,并做好抢救及剖腹探查的准备。

(5)术前准备。①完善术前辅助检查:急症治疗者可只做血常规、血型、出凝血时间测定及心电图;备皮,急性出血者在抗休克的同时应立即备皮;备齐术中用药及新鲜血液;做碘过敏试验;遵医嘱术前应用镇静剂。②留置导尿管:急性出血患者应术前留置导尿管,可留取尿标本进行化验,便于观察尿量,避免术中因膀胱充盈影响栓塞效果。③胃肠道准备:少量出血者术前一天给予易消化饮食,术前 6 小时开始禁食、禁水。一般不做灌肠。④保持外阴清洁:每天用 1:15 碘伏溶液擦洗外阴,每天 2 次,以预防感染。

2.术后护理

(1)病情观察:协助患者上床,注意保暖,询问有无不适,测量生命体征并记录,术后每小时测量脉搏、呼吸、血压一次,4～6 小时后改为每 2 小时测一次,监测 24 小时。每天测体温 4 次。如患者出现面色苍白、出冷汗、脉搏加快、血压下降、尿量少等休克表现,应立即通知医师并做好抢救准备。协助医师查明原因,必要时再行血管造影,准备行栓塞治疗或剖腹探查。观察肢体远端血液循环情况,若出现皮肤颜色苍白、皮温下降、感觉异常、肌力减退及足背动脉搏动减弱或消失等情况,应及时报告医师,遵医嘱使用血管扩张剂及神经营养药物。注意有无"5P 征"的发生,"5P 征"即疼痛(pain)、麻木(paresthesia)、运动障碍(paralysis)、无脉(pulseless)及苍白(pale),是动脉栓塞的典型症状。

(2)患者体位:患者穿刺侧肢体平伸制动 12 小时,以利于血管穿刺点收缩闭合,保持血流通畅,防止血栓形成。术后 24 小时可下床轻微活动。

(3)穿刺部位的观察与护理:术后 24 小时内应密切观察穿刺部位有无渗血或血肿形成,引起穿刺部位出血的原因是:拔管后压迫止血的力度不够或时间过短,患肢过早屈曲及运动妨碍了穿刺口血痂的形成或过早脱落引起出血。所以,导管拔出后应立即用指压法压迫 15～20 分钟。有下列情况者压迫时间应延长:患者消瘦、出凝血时间延长、皮下脂肪疏松、穿刺不顺利或反复穿刺、高龄或有高血压病史者。指压方法:示指、中指并拢,用指腹紧压皮肤穿刺点上端 0.5～1.0 cm 处,露出皮肤穿刺点以便观察指压效果,压力大小以能触及足背动脉搏动及穿刺点不出血为宜。解除指压后用弹性绷带包扎伤口,并置 0.5 公斤砂袋加压 6 小时,注意砂袋不能移位。迟发性出血主要与过量应用抗凝剂及过早下床活动有关,因此术后肢体制动非常重要。应向患者做好宣教,12 小时后可在床上取半卧位,术后 24 小时方可下床活动。保持伤口清洁干燥、预防感染。

(4)HCG 的监测:对于宫外孕、滋养细胞肿瘤患者,需动态观察 HCG。异位妊娠患者尿 HCG 于术后第 3 天开始下降,1 周至 1 月内降至正常。对于大孕囊及 HCG 水平较高者,在灌注 MTX 的基础上结合口服米非司酮,可缩短 HCG 下降时间及症状消失时间。若 HCG 有升高趋势,应考虑病情是否朝不利的方向发展。因此,护士应教会患者自测 HCG,指导患者 2～3 天留晨尿检测一次,直至降至正常。

(5)疼痛的护理:疼痛是栓塞术后较突出的不良反应,与栓塞部位缺血、肌瘤肿胀变性坏死及包膜牵拉,同时累及正常组织有关。疼痛部位多为下腹部和臀部,可放射至外阴及大腿上 1/3 处。如患者出现疼痛,应向患者讲解术后疼痛的原因,以消除顾虑,较严重的疼痛应及时处理。但宫外孕患者应谨慎使用止痛剂,禁用镇痛泵,因这些措施可掩盖病情变化,妨碍观察。若患者腹痛的性质发生变化,突然出现撕裂样疼痛,甚至全腹压痛、反跳痛、腹肌紧张,应疑是胚囊破裂或流产,应立即通知医师进行抢救或进一步处理。

(6)预防感染:注意观察阴道流血量及排液情况,如产妇应注意观察恶露的量及性质。指导患者补充营养,必要时遵医嘱给予静脉补充营养,提高机体的抵抗力。勤换卫生垫,保持外阴清洁,每天用碘伏擦洗外阴两次。

（7）胃肠道反应、肝肾功能不全、骨髓抑制等,遵照化疗药物的不良反应护理。

（五）护理评价

（1）患者的体液平衡是否得到维持,生命体征是否稳定。

（2）患者能否主动与护士沟通,表达内心的感受,紧张恐惧感是否减轻,能否积极配合手术。

（3）患者的疼痛症状是否得到有效缓解。

（4）患者的饮食是否合理,营养状况是否改善。

（5）患者及家属能否掌握盆腔出血的介入治疗术知识、术前准备的主要内容、术后注意事项及康复知识。

（6）患者有无并发症的发生,或并发症发生后能否被及时发现及处理。

（六）健康教育

（1）输卵管妊娠者的预后在于防止输卵管损伤及感染,应教育患者保持外阴清洁,勤换卫生垫、勤洗浴、勤换衣,养成良好的卫生习惯,预防盆腔感染。发生盆腔炎后须立即彻底治疗,以免延误病情。告知患者由于输卵管妊娠者中约有 10% 的再发生率和 50%～60% 的不孕率,在下次妊娠时要及时就医,并且不宜轻易终止妊娠。

（2）加强宣传安全防护知识,避免意外损伤的发生,积极治疗原发病。

（3）遵医嘱按时复查及坚持治疗,出院后 1、3、6、9、12 个月回院复查,出现下腹坠痛、阴道出血或异常分泌物、尿频或突发性血尿及大便伴脓血、发烧,应及时来院就诊。

（4）指导患者应保证足够的休息与营养,避免疲劳,多食富含铁的食物。

（5）妇科肿瘤介入治疗禁性生活 1 个月,产后出血禁性生活 3 个月。

（高颜颜）

第六节　盆腔恶性肿瘤介入治疗的护理

一、卵巢癌的介入治疗

卵巢癌是女性生殖器官最常见的肿瘤之一,发病率仅次于宫颈癌和子宫内膜癌,居妇科恶性肿瘤的第 3 位,占妇女各种恶性肿瘤的第 6 位,占全身恶性肿瘤的 5%。在各类妇科恶性肿瘤中,卵巢癌的死亡率占第 1 位,对妇女的生命健康造成严重威胁。

（一）病因

卵巢癌的病因至今仍不清楚,但环境和内分泌影响在卵巢癌的致病因素中最受重视。此外还受地区、种族和饮食习惯等影响。

卵巢癌可以发生于任何年龄,但不同卵巢恶性肿瘤的年龄分布有很大差异,如卵巢上皮癌的发病率在 40 岁以后迅速增长,至 70 岁以后又迅速下降,高峰年龄为 50～60 岁。而生殖细胞瘤主要发生在年轻女性,20 岁以前其发生率达 60%。20%～25% 的卵巢癌患者有家族史,有家族史的女性患卵巢癌、子宫内膜癌及乳腺癌的危险性均可能增加。

卵巢癌患者的平均妊娠数低,未孕妇女发病多,说明妊娠可能保护妇女不患或少患卵巢癌,因为妊娠期停止排卵,减少卵巢上皮的损伤。45 岁以上的未产妇女和首次妊娠在 30 岁以上及累计排卵超过 40 年者,均为高危妇女。

流行病学调查表明,子宫内膜癌史、乳腺癌史、绝经后是卵巢癌的高危因素。除此之外还有些可能导致卵巢癌的因素,如 X 线照射、病毒感染(腮腺炎、感冒等)、化学致癌因素及动物脂肪摄入过多等。

(二)病理

卵巢恶性肿瘤是全身脏器中肿瘤类型最多的肿瘤,组织结构复杂,并各有不同的生物学特性,且对化疗、放疗等的敏感性各异。

1.上皮性卵巢癌

(1)浆液性囊腺癌:包括乳头状腺癌和乳头状囊腺癌,是临床上最常见的原发性卵巢恶性肿瘤,占 40%～60%,多为双侧,体积较大,半实质性,结节状或分叶状,表面光滑,灰白色,或有乳头状增生,切面为多房,腔内充满乳头状突起;镜下见囊壁上皮明显增生,复层排列,可超过 4 层,癌细胞为立方形或柱状,细胞异形性明显,并向间质浸润。恶性程度高,5 年生存率仅为 20%～30%。

(2)黏液性囊腺癌:发病率占原发性卵巢恶性肿瘤的 10%～20%,其特点是单侧多见,肿瘤体积较大,肿瘤切面多为多房性,囊壁厚。预后较浆液性囊腺癌好。

(3)内膜样癌:较少见,占卵巢肿瘤的 5% 以下。其特点是组成肿瘤的腺管类似增生的内膜腺体或内膜腺癌,常伴鳞状化生。

(4)透明细胞癌,占卵巢癌的 5%,该类肿瘤的特征为瘤细胞所组成的结构复杂、多样,可见透明细胞和图钉细胞。

(5)移行细胞肿瘤:分为 Brenner 瘤和移行细胞癌。Brenner 瘤的镜下特点为肿瘤由上皮和纤维间质两种成分组成。近年来发现有些原发性卵巢癌的临床病理特征类似泌尿道的移行细胞癌,缺少 Brenner 瘤的形态特征,将其称为卵巢的移行细胞癌,对化疗较敏感。

(6)混合性上皮瘤:不同的细胞类型往往可以在同一肿瘤内看到。

(7)未分化癌:分化差,癌细胞弥漫成片,成巢状、条索状和乳头状结构。

2.性索-间质肿瘤

性索-间质肿瘤占卵巢肿瘤的 6%。大多为功能性,向卵巢型细胞分化的有颗粒细胞、卵泡膜细胞;向睾丸型细胞分化的有支持细胞、间质细胞。该类肿瘤较为复杂,各种细胞可单独组成相应的肿瘤,卵巢型或睾丸型两种细胞可出现在同一肿瘤内,更有 4 种细胞类型同时在肿瘤内见到的。

(1)颗粒细胞瘤:低度恶性肿瘤,约占卵巢恶性肿瘤的 10%,多为单侧,大小不一,圆形或卵圆形,可呈分叶状,表面光滑,实性或部分囊性,预后好。

(2)睾丸母细胞瘤:罕见,多发生在 40 岁以下的妇女。往往有男性激素分泌,常伴有内分泌症状。

(3)性索瘤:占性索-间质肿瘤的 10%。

(4)两性母细胞瘤:罕见,肿瘤由卵巢型和睾丸型细胞以不同比例组成,占性索-间质肿瘤的 10%,恶性度不高。

3.类固醇细胞肿瘤(脂质细胞瘤)

类固醇细胞肿瘤由类似于黄体细胞、间质细胞、肾上腺皮质细胞的大圆形或大多边形细胞组成,以往称为脂质细胞瘤或类脂细胞瘤。由于部分(约 40%)肿瘤细胞内不含丰富的脂质,故称为类固醇细胞肿瘤。

4.生殖细胞肿瘤

生殖细胞肿瘤较为常见。在欧洲和北美仅次于表面上皮肿瘤,占卵巢肿瘤的 20%,恶性者占卵巢癌的 3%。在亚洲和非洲,较表面上皮肿瘤多见,恶性者高达 15%。可见于各种年龄,但年轻人较多见,儿童和青春期妇女中 60% 的卵巢肿瘤为生殖细胞来源,其中 1/3 为恶性。

(1)无性细胞瘤:中等恶性的实性肿瘤,为较常见的生殖细胞来源恶性肿瘤,几乎占 50%。80% 的患者小于 30 岁。单侧居多,对放疗敏感。

(2)胚胎性癌:占生殖细胞瘤的 3%。体积大,实性,常见出血、坏死。

(3)多胚瘤:罕见。肿瘤由多数胚胎样小体组成。胚胎样小体类似正常早期胚胎。该瘤恶性程度高,很早就侵犯邻近器官和大网膜。

(4)内胚窦瘤(卵黄囊瘤):较少见,恶性度高,生长迅速,易早期转移,预后差,多见于儿童及青少年。

(5)绒毛膜癌:很罕见。占生殖细胞肿瘤的 1% 以下。患者年龄小于 20 岁。血清 HCG 水平升高。形态同宫体绒癌。卵巢原发性绒癌分为妊娠性和非妊娠性两大类。妊娠性绒癌来自卵巢妊娠,非妊娠性绒癌来自原始生殖细胞。卵巢非妊娠性绒癌是高度恶性肿瘤,患者多于手术后 1 年内死亡。

(6)畸胎瘤:肿瘤内含 2 个或 3 个胚层的组织。分未成熟型畸胎瘤、成熟型畸胎瘤恶变、单胚层畸胎瘤与性腺母细胞瘤。

5.转移性肿瘤

卵巢是恶性肿瘤常见的转移部位,大约 10% 的卵巢肿瘤是转移性的,最常见的是来自胃肠道、乳腺和生殖道的转移癌。转移性癌侵犯双侧卵巢的机会为 70%～90%,侵犯单侧卵巢者仅占 10%。有黏液分泌的卵巢转移性腺癌称 Krukenberg 瘤,原发于胃肠道,肿瘤为双侧,多伴腹水,预后极差。

(三)扩散与转移

1.直接蔓延

癌细胞可直接侵犯包膜,蔓延邻近器官或腹腔浆膜面和腹腔脏层,也可侵及输卵管、子宫、膀胱和直肠的浆膜层等。

2.淋巴转移

沿卵巢血管走行,从卵巢淋巴管向上达腹主动脉旁淋巴结;从卵巢门淋巴管达髂内、外淋巴结,经髂总至腹主动脉旁淋巴结;沿圆韧带入髂外及腹股沟淋巴结。

3.血行转移

较少见,晚期患者可经血道转移到肝、肺及脑等器官。

4.腹腔种植转移

较常见,癌细胞可广泛种植于腹膜及大网膜表面。

(四)临床分期

Ⅰ期:肿瘤限于卵巢。

Ⅱ期:肿瘤有盆腔内扩散,累及子宫、输卵管或盆腔其他组织。

Ⅲ期:肿瘤发生腹膜腔转移,包括网膜和/或腹膜后、腹股沟淋巴结转移。

Ⅳ期：发生远处转移，包括胸部、肝脏转移。

（五）临床症状与体征

卵巢恶性肿瘤生长迅速，易扩散，但早期患者常无症状，往往在妇科检查时偶被发现，或待肿瘤生长至一定大小，超出盆腔以外腹部可扪及时，或出现并发症时才被患者发现，待就医时已到晚期。

1.症状

（1）腹部不适：腹部不适或盆腔下坠感，可伴食欲缺乏、恶心、胃部不适等胃肠道症状。

（2）腹部膨胀感：卵巢癌即使临床早期也可出现腹水，或肿瘤生长超出盆腔在腹部即可扪及肿块。

（3）压迫症状：肿块伴腹水者，除有腹胀外还可引起压迫症状，如横膈抬高可引起呼吸困难、不能平卧、心悸；由于腹内压增加，影响下肢静脉回流，可引起腹壁及下肢水肿；肿瘤压迫膀胱、直肠，可有尿急、尿频、排尿困难、肛门坠胀及大便性状改变等。

（4）疼痛：卵巢癌极少引起疼痛，如发生肿瘤破裂、出血和/或感染，或由于浸润、压迫邻近脏器，可引起腹痛、腰痛等。

（5）消瘦：由于肿瘤的快速生长，导致患者营养不良及体力消耗，患者出现贫血、体重下降等恶病质现象，此常是恶性肿瘤的晚期症状。

（6）月经紊乱及内分泌症状：肿瘤间质成分产生激素或肿瘤破坏双侧卵巢，可导致月经紊乱或阴道流血，功能性卵巢恶性肿瘤如颗粒细胞瘤可产生过多的雌激素，引起性早熟；睾丸母细胞瘤可产生过多的雄激素而引起男性化表现；临床上会出现不规则阴道流血或绝经后阴道流血。

（7）因转移产生的相应症状：肺转移可产生干咳、咯血、胸腔积液及呼吸困难；骨转移产生转移灶局部剧烈疼痛。

2.体征

肿瘤体积超出盆腔后，尤其在膀胱充盈时，在耻骨联合上方可扪及肿块，或在妇科检查时发现盆腔肿块。若在直肠阴道陷凹部位检查到不规则结节，提示为恶性肿瘤种植病灶。并发腹水者腹部可叩到移动性浊音，恶性肿瘤的腹水多为血性。有时在锁骨上、腹股沟部位可扪及肿大的淋巴结。绝经后妇女若扪到一个与绝经前妇女大小相同的卵巢时，也应高度怀疑肿瘤，需进一步检查。

（六）影像学与实验室检查

1.CT

CT表现为盆腹腔内较大肿块，内有多发大小不等、形态不规则的低密度囊性部分，其间隔和囊壁厚薄不均，有明显呈软组织密度的实性部分。增强检查可见，肿瘤的间隔、囊壁和实体部分发生显著强化。多数肿瘤可见显著腹水。肿瘤发生腹膜腔转移时，CT可以发现腹膜腔转移情况。侵犯其他脏器，如子宫受累，可见宫旁脂肪密度增高，子宫增大而形态不规则。CT还可以发现盆腔、腹膜后和腹股沟淋巴结转移和肝内转移。

2.MRI

肿瘤的形态学表现类似CT所见，通常为不规则的囊实性肿块，囊液视其内容在 T_1WI 上表现为低至高信号，而 T_2WI 上均显示为高信号。囊内隔和囊壁增强检查可见强化，其内囊液无强化。MRI也可发现腹水、腹膜种植性转移、淋巴结转移及邻近脏器的直接侵犯。

3.超声

超声为盆腔肿瘤首选的筛选诊断技术，表现为盆腹腔内较大肿块，可为双侧性，形态不规则，边界不清。肿块回声杂乱，呈不均匀实性回声与无回声区相间；分隔形成的带状回声厚薄不均，常有较大乳头状或菜花状强回声突起。多伴有腹水。彩超显示肿块的实性部分、分隔及乳头状突起内均有丰富血流信号，动脉频谱常呈舒张期成分丰富的血流。超声亦能发现肿瘤的腹膜种植、淋巴结转移及肝转移情况。

4.DSA

卵巢癌从形态上有实性和囊性两种，在DSA上表现有所区别。其血供呈双重供血，一为患侧卵巢动脉，一为患侧子宫动脉卵巢支。以患侧卵巢动脉为主，子宫动脉为辅。实性肿瘤可见供血侧子宫动脉和卵巢动脉增粗，瘤体内血管丰富，并可见明显新生血管网，排列紊乱，可见肿瘤染色。囊实性肿瘤供血动脉增粗不如实性肿瘤明显，可见多条血管环绕瘤体，瘤体内实性部分见明显肿瘤血管网，亦可见肿瘤染色，DSA影像显示范围与瘤体不符。如肿瘤侵犯直肠，则可见肠系膜下动脉参与供血。

另外，有明确原发恶性肿瘤特别是胃肠道或乳腺的恶性肿瘤，若影像学检查发现双侧卵巢肿块及胸腔积液、腹水情况，应考虑卵巢转移癌。

5.细胞学诊断

卵巢癌的细胞学诊断包括脱落细胞检查诊断及细针穿刺吸取细胞学检查两部分。从腹水或腹膜冲洗液中找恶性细胞，已被广泛用来诊断卵巢癌及确定分期，用于妇科临床也已有数十年的时间。细针穿刺吸取细胞学检查，已在各种肿瘤的诊断中被广泛采用。临床拟诊为卵巢恶性肿瘤、盆腔炎性肿块或盆腔子宫内膜异位症，而在鉴别诊断上有困难者，可经阴道、直肠陷凹、腹部进行穿刺吸取细胞检查，并可以从浅表淋巴结如锁骨上和/或腹股沟淋巴结获取细胞检查。

6.肿瘤标志物测定

(1)癌抗原125(CA125)检测卵巢上皮癌的敏感性及特异性均较非上皮性高，现在临床上多作为检测卵巢上皮癌的肿瘤标志物。临床检测以35 U/mL为标准。

(2)甲胎蛋白(AFP)为内胚窦瘤的最佳肿瘤标志物，未成熟畸胎瘤AFP值也可升高，放射免疫法以小于20 ng/mL为标准。

(3)癌胚抗原(CEA)临床检测以5 mg/mL为标准，卵巢腺癌血清中阳性率约为48%，主要用于消化系统肿瘤的标记物。

(七)诊断与鉴别要点

根据病史、妇科三合诊检查在阴道后穹隆触及盆腔质硬的结节，影像学检查发现盆腔或盆腹腔内有较大的单侧或双侧性肿块，呈囊实性表现，常可作出正确诊断。影像检查亦可发现肿瘤转移情况。

鉴别诊断主要与盆腔子宫内膜异位症、盆腔炎性包块、腹膜后肿瘤相鉴别。子宫内膜异位症为异位内膜周期性出血，及其周围组织形成紧密粘连并纤维化，形成大小不等的实质结节或包块。鉴别困难时可在超声引导下长针穿刺，从后穹隆可抽取出巧克力样囊液。盆腔炎性包块有长期盆腔炎反复发作史，有发热及腹痛，经抗感染治疗后可有好转。腹膜后肿瘤可经影像学检查明确诊断。若卵巢癌伴腹水，则需与肝硬化腹水相鉴别。

(八)适应证

(1)外科手术前栓塞化疗，可减少术中出血和肿瘤转移。

（2）术中化疗,减少术中癌细胞的扩散。

（3）术后化疗,消灭残存肿瘤病灶或微小转移灶,提高患者的生存率。

（4）卵巢癌所致出血及放疗后并发出血的止血。

（5）各种无法手术的中晚期卵巢癌,或术后复发患者的姑息性动脉化疗。

（九）禁忌证

（1）全身转移患者。

（2）肝肾功能不全患者。

（3）合并有重要脏器衰竭者。4.严重动脉硬化和碘过敏者。

（十）操作技术

卵巢的血供来自两个方面:一是卵巢动脉起源于腹主动脉侧后壁,开口于肾动脉下方,下行经卵巢系膜进入卵巢,二是髂内动脉前干分支子宫动脉,在可能的情况下应尽可能对两个血管分别实施介入灌注和栓塞。

一般从患病对侧股动脉插管,易于插入患侧髂内动脉。由于卵巢动脉细小,直径往往只有0.1 cm左右,难以插管到位,并且卵巢癌侵袭力强,一般出现盆腔内或脏器转移,行灌注化疗时超选入髂内动脉前干即可,不必强求超选入子宫动脉,行栓塞术时要超选择性送导管于子宫动脉,避开膀胱动脉。

化疗药物一般选用顺铂,还可选用多柔比星、氟尿嘧啶,单用或联合应用。动脉栓塞前将2/3的抗癌药物先行灌注,然后将余下的抗癌药物加入栓塞剂中进行栓塞,使肿瘤组织首先得到一个较高的药物浓度峰值,随之栓塞剂中的药物可使肿瘤组织中的抗癌药物保持较长时间的高浓度,有利于对肿瘤细胞的持续杀伤。栓塞剂可选用碘化油和明胶海绵。

（十一）注意事项

（1）尽可能超选择插入子宫动脉或髂内动脉前干。

（2）避开臀上动脉开口或防止导管头位于髂内动脉壁支或其分支内实施栓塞,以免造成误栓,栓塞剂注入时要在 X 线监视下进行。

（3）选用合适的栓塞剂。

二、宫颈癌的介入治疗

宫颈癌是最常见的女性恶性肿瘤之一,占女性生殖系统恶性肿瘤的首位。该病发病率有明显的地区差异性,我国宫颈癌主要分布在中部地区,农村高于城市,山区高于平原。

（一）病因

宫颈癌的病因至今尚不明,但近数年来的研究与调查认为,宫颈癌的发病率与性生活过早或紊乱、早婚、早育、密产、多产、宫颈糜烂、性激素失调、吸烟、经济状况、种族及地理环境等因素有关。

1.与性生活、婚姻、妊娠、分娩的关系

性生活过早(18 岁以前)的妇女,其宫颈癌的发病率较 18 岁以后开始性生活的要高 4 倍,主要是因为青春期妇女的生殖道发育尚未成熟,对致癌因素比较敏感,若较早开始性生活,一旦被某些细菌或病毒感染后,容易引发癌症。约 50％的宫颈癌患者有早婚史(20 岁以前结婚),而在未婚及未产妇女中,宫颈癌的发病率明显偏低。

2.宫颈糜烂

宫颈糜烂是一个重要的危险因素,因为宫颈癌最常发生于经产妇,且多发生在宫颈糜烂区及撕裂部位。

3.病毒感染

研究病毒感染与宫颈癌发生的关系已有数十年的历史,至今认为有三种病毒可能与宫颈癌的发生有关:单纯疱疹Ⅱ型病毒(HSV-Ⅱ);人乳头状瘤病毒(HPV);人巨细胞病毒(HCMV)。

4.吸烟

吸烟可能与宫颈癌的发生有关。吸烟者患宫颈癌的机会比不吸烟者增加 2 倍,并发现高危患者都有长期吸烟的历史。

5.社会经济状况

无论在发达国家或不发达国家,宫颈癌多见于社会经济地位低下的妇女。我国宫颈癌的发病率也是农村明显高于城市。

(二)病理

宫颈癌的组织发生可能来源于子宫颈阴道部或移行带鳞状上皮,或柱状上皮下储备细胞或子宫颈管黏膜柱状上皮。

宫颈癌 80%～95% 为鳞状上皮癌,其次为腺癌,其他类型的癌很少。

(三)扩散与转移

主要为直接蔓延及淋巴转移,血行转移极少见。

1.直接蔓延

最常见,肿瘤向局部浸润,并向邻近器官及组织包括阴道、宫体、两侧宫旁、盆壁扩散,晚期侵及膀胱和直肠。

2.淋巴转移

主要通过宫颈旁淋巴结转移到闭孔、髂内、髂外、髂总及腹股沟淋巴结,晚期可转移至腹主动脉旁淋巴结及锁骨上淋巴结。

3.血行转移

晚期可发生血行转移,常转移到肺、肝及骨。

(四)临床分期

0 期:原位癌,上皮内癌。

Ⅰ期:肿瘤限于宫颈。

Ⅱ期:肿瘤超出宫颈,宫旁浸润未达盆壁,肿瘤已累及阴道但未达到下 1/3。

Ⅲ期:肿瘤浸润已达盆壁,直肠检查时与盆壁间无间隙;肿瘤累及阴道下 1/3;有肾盂积水或肾无功能者均属Ⅲ期,除外其他原因引起的肾盂积水或无功能肾。

Ⅳ期:肿瘤播散已超出真骨盆腔,或临床侵犯膀胱或直肠黏膜。

(五)临床症状与体征

早期宫颈癌常无症状,也无明显体征,与慢性宫颈炎无明显区别,有时检查时见宫颈光滑,尤其老年妇女宫颈已经萎缩者。患者一般有以下症状。

1.阴道流血

当肿瘤侵及间质内血管时,开始出现流血。年轻患者表现为接触性出血,发生在性生活后或妇科检查后,出血量可多可少;也可表现为经期延长,周期缩短,经量增多;老年患者常表现为绝经后不规则阴道流血。

2.阴道分泌物增多

患者常诉阴道分泌物增多,最初可没有任何气味,呈白色、淡黄、血性或脓血性等,稀薄似水样或米泔水样,腥臭;晚期因癌组织破溃,组织坏死,继发感染时则有大量脓性或米汤样恶臭白带。

3.大小便改变

当病灶侵及腹膜、直肠和膀胱时,常出现尿频、尿急、尿闭、血尿或大便秘结、里急后重、黏液便和血便。

4.疼痛

晚期症状,由于肿瘤沿宫旁组织延伸,侵犯骨盆壁压迫周围神经,临床症状与体征为坐骨神经痛或一侧骶髂部持续性疼痛。肿瘤压迫或侵犯输尿管致管道狭窄,阻塞导致肾盂积水则表现为一侧腰痛,甚至剧烈疼痛。

5.恶病质

晚期由于全身广泛转移,出现继发感染、高热、食欲下降等以致消瘦,全身衰竭。

6.体征

早期宫颈癌局部无明显病灶,宫颈光滑或轻度糜烂为一般宫颈炎表现,因宫颈浸润癌的生长类型不同,局部体征亦不同。外生型见宫颈上有赘生物向外生长,呈息肉状或乳头状突起;内生型则见宫颈肥大,质硬。晚期由于癌组织坏死脱落,形成溃疡,整个宫颈可被空洞替代,并覆盖有灰褐色坏死组织,有恶臭。

(六)影像学与实验室检查

临床上,宫颈癌的诊断主要依据宫颈涂片和活检。影像学检查主要是确定肿瘤的范围。对于Ⅰ期较小肿瘤,无论 CT、MRI 或超声均不能发现异常,然而对于Ⅰ期较大及Ⅱ～Ⅳ期肿瘤,CT、MRI 或超声均可较准确地显示病变范围,尤为 MRI 检查,其准确性要优于超声和 CT。此外,MRI 检查还有助于鉴别肿瘤复发与治疗后纤维化。

1.CT

CT 检查可见宫颈肿块,其内可因坏死而有不规则略低密度区,增强检查,肿瘤强化程度低于残存的宫颈组织。CT 还可发现肿瘤侵犯邻近组织、器官的征象,如侵及阴道、输尿管、膀胱、直肠及盆腔淋巴结转移。MRI 是目前宫颈癌首选的影像检查方法。多方位成像可以清晰地显示子宫体、子宫颈、阴道及其邻近结构。典型表现为 T_2WI 上呈中、高信号,较大肿瘤内有坏死组织时 T_1WI 呈低信号,使整个肿瘤呈不均匀混杂信号。T_1WI 上盆腔解剖关系清晰,但肿瘤与宫颈组织之间无明显对比,显示不清,因此 T_2WI 是检查宫颈癌最主要的成像序列。

2.超声

超声可见宫颈体积增大,形态不规则,边缘模糊;宫颈回声不均,内有不规则强回声和无回声区;亦可见侵犯宫旁器官征象。

3.DSA 检查

早期宫颈癌仅见宫颈部位局部对比剂浓染,范围较局限,子宫动脉增粗不明显;中晚期宫颈癌见双侧子宫动脉明显增粗、扭曲,肿瘤内新生血管极度弯曲成不同角度,毛细血管网丰富,部分见肿瘤染色,亦可见充盈缺损,并出现对比剂延迟及潴留现象,可较清楚地勾勒出肿瘤的大小及浸润范围。肿瘤血供以子宫动脉为主,若肿瘤侵犯周围组织,可见相应部位出现对比剂染色并有毛刺现象,此时髂内动脉其他分支如阴部内动脉、膀胱上动脉等亦参与供血。

4.宫颈刮片细胞学检查

宫颈刮片细胞学检查是目前早期发现宫颈癌最有效的方法,简便易行,准确率高,也是普查采用的主要方法。为提高涂片诊断正确率,应从宫颈癌好发部位即宫颈外口的鳞状上皮与柱状上皮交界处取材。

5.碘试验

将浓度为2%碘溶液直接涂在子宫颈和阴道黏膜上,观察其染色情况。正常宫颈和阴道鳞状上皮含糖原,可被碘溶液染为棕色或深褐色。不着色则为阳性,可帮助指示活检取材的部位。

6.宫颈和宫颈管活体组织检查

宫颈和宫颈管活体组织检查是确诊宫颈癌及其癌前病变最可靠和不可缺少的方法。在宫颈刮片细胞学检查为Ⅲ级以上处涂片,但宫颈活检为阴性时,应在宫颈鳞-柱交界部的3、6、9、12点处取活检做病理检查。

7.阴道镜检查

凡宫颈涂片为巴氏Ⅱ级以上,临床有可疑症状和体征,都应进行阴道镜检查。阴道镜不能直接诊断,但可协助选择活检的部位。

8.宫颈锥形切除术

宫颈锥形切除术常用于早期病变的诊断。

(七)诊断与鉴别要点

根据病史及临床症状与体征,尤其有接触性出血者,应想到宫颈癌的可能。根据实验室检查及影像诊断,不难作出宫颈癌的诊断。最后确诊必须依靠活组织检查的病理结果。

(八)操作技术

采用Seldinger技术行右侧股动脉穿刺插管,至L_3、L_4椎体水平的腹主动脉末端,注射对比剂,充分显示髂总动脉及其分支的位置、形态、走行情况,尤其充分显示双侧髂内动脉开口。借助导丝选择入髂内动脉分支处,造影显示髂内动脉分支及走行情况,显示肿瘤病变供血动脉的根数及来源,以及肿瘤血供的多寡、范围。如能超选择入子宫动脉更佳。灌注一定化疗药物后进行栓塞。退出导管在腹主动脉成祥后到同侧髂内动脉,超选到肿瘤供血动脉,同法灌注化疗药物及进行栓塞。

三、恶性滋养细胞肿瘤的介入治疗

恶性滋养细胞肿瘤是指由胚胎滋养细胞恶变而来的肿瘤。这类肿瘤包括侵蚀性葡萄胎、绒毛膜癌和胎盘部位滋养细胞肿瘤3种。侵蚀性葡萄胎和绒毛膜癌除在病理及预后方面有明显区别外,其他如临床症状与体征、分期、诊断和治疗方面基本相仿,故一并叙述。

(一)病因

恶性滋养细胞肿瘤患者发病之前约50%患过葡萄胎。这类肿瘤的病因目前仍不清楚,以下几方面可能与本类疾病的发生有关。

1.营养不良

本病较多发生在生活水平低的人群中,因此认为与营养不良有关,特别是缺乏高质量的动物蛋白饮食者。

2.卵巢功能失调及卵子异常

40岁以后的妇女如果怀孕,发生滋养细胞肿瘤的概率比40岁以前者为高。因40岁以后的妇女卵巢功能开始逐渐衰退,内分泌易发生紊乱,卵子在发育上易致缺陷。这种缺陷的孕卵,胚胎发育不全致使滋养细胞过度生长而发展为葡萄胎。

3.染色体异常

细胞学研究显示,在完全性和部分性葡萄胎的发展中,染色体异常起着主要作用。完全性葡萄胎是正常二倍体核型,其染色体均来自父系,而无母系成分。部分性葡萄胎是三倍体核型,有69条染色体,额外的单倍体是父系来源。葡萄胎恶变主要为完全性葡萄胎,但部分性葡萄胎也有少数可以恶变。

(二)病理

侵蚀性葡萄胎的病理特点为葡萄胎组织侵入了子宫肌层和其他组织或有远处转移。镜检可见增生的滋养细胞和肿大的绒毛,伴有组织出血和坏死。

绒癌的病理特点为增生的滋养细胞大片侵及子宫肌层和血管,并常伴有远处转移。肉眼观察子宫不规则增大、柔软,表面可见紫蓝色结节,单发或多发,位于子宫肌层内,或向表面浆膜层、宫腔内或宫旁浸润。剖面呈暗红色,常伴有出血、坏死及感染。子宫旁血管常可见到瘤栓,局部血管呈水桶样增粗。镜下,绒癌由高度增生的异型性细胞滋养层细胞及合体滋养层细胞构成,癌细胞呈团、片状排列,常见核分裂,不形成绒毛结构。绒癌其本身组织内不含血管也无绒毛间质,滋养层细胞靠宿主细胞渗透出来的营养物质维持其生存。常广泛侵犯宫壁肌层,病灶周围常有大片出血、坏死。绒癌多通过血道转移到肺、阴道、外阴、脑、肝及骨等。淋巴道转移极为少见。

胎盘部位的滋养细胞肿瘤较少见,为发生于胎盘部位的滋养细胞恶变,多发生于生育期妇女。病例特点为子宫增大,肌层呈结节性病变,边界清楚可呈息肉状肿瘤突向宫腔,也可侵及浆膜层,甚至侵及附件。镜检可见中间型滋养细胞侵入子宫内膜及肌层。侵犯肌层不引起肌纤维破坏,仅见肌纤维束分离。

(三)临床症状与体征

患者常见有阴道流血,子宫增大,血或尿人绒毛膜促性腺激素(HCG)定量升高,出现各种转移灶及相应的临床症状。侵蚀性葡萄胎常在葡萄胎排出后有持续或间断的阴道流血。绒癌则常见为在葡萄胎、流产或足月产之后,有阴道持续性不规则流血。长期出血可导致贫血。子宫增大的程度及形状,由子宫内病灶的大小、数目和部位而定。

由于转移灶的部位不同,可发生不同的症状:阴道转移结节溃破可发生阴道大出血或分泌物增多;肺转移患者可有咯血、胸痛、呼吸困难等症状;脑转移可出现头痛、呕吐、抽搐、偏瘫与昏迷;肝、脾转移可出现肝大、脾大;消化道转移可有呕血、便血;肾转移有血尿等。

(四)影像学与实验室检查

1.超声

侵蚀性葡萄胎在肌壁间存在水泡状胎块时,除见子宫增大、不规则向外呈结节状突起外,还可见类葡萄胎样密集不均匀光点。绒癌则在宫体病灶部位出现不规则光点、光团和索条结构。当癌肿出血、坏死时,在子宫内构成散在性暗区。对恶性滋养细胞肿瘤合并卵巢黄素囊肿、子宫穿孔内出血以及癌肿侵及子宫周围形成肿块等,均有诊断价值。

2.CT

对辅助性诊断各处转移灶,如肺、脑、肝、肾、盆腔等有一定帮助。治疗前确定病灶范围,治疗中观察病灶消退情况,十分重要。特别对脑转移病例的诊断和治疗,脑 CT 检查尤为重要。

3.MRI

对某些恶性滋养细胞肿瘤病灶,结合 CT 检查可提高确诊率,如子宫内病灶。

4.DSA

造影检查可见子宫动脉扩张、血管增多、走行紊乱及不规则扩张,可见动静脉瘘,出现肿瘤血管湖及肿瘤染色。亦可见充盈缺损区域,为肿瘤坏死。

滋养细胞具有产生人绒毛膜促性腺激素(HCG)的功能,血和尿内 HCG 含量和体内滋养细胞的活动情况有关,因此测定血和尿内 HCG 含量,有助于正常和不正常妊娠的诊断和治疗,特别是在滋养细胞肿瘤中应用价值更大。对恶性滋养细胞肿瘤的诊断、监测治疗变化、评定疗效、随访等均为极重要的指标。

(五)诊断和鉴别诊断

绒癌和侵蚀性葡萄胎的临床症状与体征相似,通过病史、体检、血或尿 HCG 测定等对典型病例不难作出诊断。如葡萄胎排出后,阴道有持续或不规则出血;葡萄胎排除 2 个月以上,血 HCG 测定仍持续阳性或阴性后又转为阳性,再经排除葡萄胎残存或有较大黄素囊肿存在时,则可诊断为侵蚀性葡萄胎。凡产后或流产后,以及葡萄胎后若有阴道持续出血,子宫复旧不佳、较大且软,HCG 持续不正常,并有逐渐升高趋势,以及全身有消瘦、衰竭、恶病质等症状出现,则应考虑绒癌的存在。恶性滋养细胞肿瘤需与良性葡萄胎、流产、前置胎盘等进行鉴别诊断。

(六)适应证

(1)反复全身化疗效果不佳的难治性滋养细胞肿瘤。

(2)滋养细胞肿瘤出现出血者,包括原发灶出血、转移灶出血等。

(七)操作技术

绒癌在术式上以灌注化疗为主,部分病例选择栓塞。滋养细胞肿瘤较容易出现病灶内动静脉瘘,存在动静脉瘘时,栓塞是非常危险的。另外,滋养细胞肿瘤生长迅速,在子宫肌层内形成血窦,对缺血、缺氧特别敏感,栓塞对滋养细胞肿瘤具有较好的效果,但同时也会出现大面积坏死,包括正常肌层的坏死,因此栓塞时应综合考虑。

目前的化疗药物有卡铂、顺铂、丝裂霉素、5-氟尿嘧啶等。栓塞剂为明胶海绵颗粒或条、钢圈。

采用 Seldinger 技术穿刺右侧股动脉,至 L_3、L_4 椎体水平的腹主动脉末端,注射对比剂,充分显示双侧髂内动脉开口。借助导丝选择入髂内动脉分支处,造影显示髂内动脉分支及走行情况,显示肿瘤病变供血动脉的根数及来源,如能超选择入子宫动脉更佳。灌注一定化疗药物后进行栓塞。退出导管在腹主动脉成袢后到同侧髂内动脉,超选到肿瘤供血动脉,同法灌注化疗药物及进行栓塞。栓塞完毕后注射对比剂观察栓塞情况。退出导管,加压包扎,穿刺侧制动 12 小时。

四、盆腔恶性肿瘤患者的介入护理

(一)护理评估

1.术前评估

(1)健康史:了解患者有关的发病情况。

1)一般资料:年龄、职业、性格、生活环境、婚姻生育史、月经史、吸烟史、阴道不规则流血史、性生活史,特别是与高危男子有性接触史;是否有长期进高胆固醇饮食及性激素紊乱等高危因素。

2)家族史:家族中有无其他肿瘤患者。

3)既往史:有无绝经推迟及激素替代治疗;有无肥胖、糖尿病、少育、不育、密育、自然流产史、慢性宫颈炎、子宫内膜癌、乳腺癌、宫颈糜烂;有无药物过敏史;曾否进行过介入治疗等。

(2)身体状况:了解疾病的性质、发展程度和手术耐受情况。

1)局部症状:阴道流血、流液的时间、量、性质、颜色、气味;阴道排出物的性状;疼痛的性质、部位、持续时间;了解子宫的大小、质地、活动度;阴道、宫颈局部有无紫蓝色结节及宫颈有无赘生物,宫颈有无脱出的瘤体。

2)全身表现:有无贫血、乏力、消瘦、食欲减退及恶病质;有无下肢肿胀、疼痛等静脉和淋巴回流受阻症状;有无输尿管阻塞、肾盂积水的症状;有无腹胀、膀胱直肠等压迫症状;有无其他脏器转移症状。

3)辅助检查:三大常规检查及心、肺、肾等重要器官功能检查;凝血功能检查;与疾病相关的实验室检查;影像学检查情况。详细全面了解子宫、附件情况,包括肌瘤大小、数目、位置和肌瘤的血供情况。恶性肿瘤患者的疾病性质、病理分期。

(3)心理状况:评估患者对疾病、治疗及治疗后并发症的心理承受程度,以协助患者应对压力。

(4)社会支持状况:家属对疾病的认知和心理反应,对患者的关心支持情况,家庭对患者手术的认识和经济承受能力。

2.术后评估

(1)术中情况:值班护士应详细了解术中情况,如麻醉方式及效果、插管是否顺利、有无并发症、术中尿量、输液及用药情况等。

(2)康复状况:生命体征稳定状况,栓塞效果,穿刺处是否愈合良好,穿刺肢体功能及术后常见并发症的恢复情况。

(3)心理和认知状况:评估患者及家属对肿瘤介入治疗术后注意事项、康复内容的掌握程度,对术后并发症的认识程度和出院前的心理状态。

(4)预后判断:根据患者的临床症状、体征、辅助检查、介入治疗效果和病理学检查结果评估预后。

(二)护理诊断/问题

1.恐惧、焦虑

恐惧、焦虑与恶性肿瘤确诊带来的心理应激、担心手术是否顺利及恢复情况有关。

2.营养失调

营养失调与消耗增加及化疗有关。

3.舒适的改变

舒适的改变与并发症(对比剂的不良反应、栓塞后综合征、动脉插管和灌注术的并发症)有关。

4.体温过高

发热与栓塞综合征及继发感染有关。

5.知识缺乏

缺乏肿瘤防治知识、护理知识及配合介入治疗的知识。

6.有感染的危险

感染与癌症的消耗及化疗后引起的机体抵抗力降低有关。

7.潜在并发症

穿刺部位出血或血肿形成、异位栓塞等。

(三)预期目标

(1)患者将能接受诊断、检查和治疗方案,恐惧、焦虑感减轻。

(2)患者将维持合理的营养,体重增加或维持平衡。

(3)患者栓塞后综合征如发热、疼痛等得到控制,舒适感增加。

(4)患者能简述疾病治疗、护理及介入治疗术的配合知识,能够配合治疗。

(5)患者的穿刺部位未发生出血、血肿、异位动脉栓塞或能及时发现并处理并发症。

(四)护理措施

1.术前护理

(1)心理护理:接受介入治疗的恶性肿瘤患者的病情多属晚期阶段,大多数患者会通过较重的临床症状猜测自身疾病的严重程度。主要心理特征为焦虑、恐惧,表现为紧张、失眠、食欲减退、注意力难以集中,伴有与实际不符的不适症状加重的主诉;抑郁也是妇产科患者较为普遍的情绪反应,主要特征为情绪低落。引起抑郁的原因除了有个性及对疾病的恐惧等因素之外,还有以下疾病因素:低血钾、内分泌紊乱、肿瘤脑转移、脑血栓、严重营养不良和化疗的毒副作用等。

(2)饮食指导:在病情允许的情况下,给予高热量、高蛋白、富含维生素、易消化的饮食,保证充足的营养供给,提高机体的耐受能力和组织修复能力;禁食辛辣刺激性食物,避免刺激咽喉部引起咳嗽而影响介入治疗;放射介入治疗前1~2天进易消化少渣食物,以防术后便秘而用力排便导致穿刺部位出血。

(3)生命体征观察:术前一天测体温、脉搏、呼吸三次,血压一次,行介入治疗前测血压,如果体温超过37.5 ℃或有血压升高,应通知医师暂缓手术,并向患者及家属解释。

(4)准确计算药物剂量:行动脉灌注化疗术的患者,为了使药物用量计算准确,治疗前要测身高、体重。测体重时指导患者:①空腹下进行;②排空大小便;③穿最少量的衣服。

(5)阴道准备:为预防感染,于术前3天开始用高效碘溶液擦洗阴道,每天一次。为宫颈癌患者擦洗时动作应轻柔,避免损伤病灶引起出血增多。

(6)留置导尿管:目的是排空膀胱,避免术中膀胱充盈影响操作。如果使用球囊导尿管,以球囊内注入无菌液3~4 mL为宜,避免注入过多溶液导致尿管前端开口位置过高造成引流不畅或影响术野的造影效果。

(7)术前准备:协助患者完成术前辅助检查;做碘过敏试验;备皮;给予饮食指导。胃肠道准备:术前一天晚上给予灌肠一次,可避免术中肠道内容物造成的伪影或因肛门括约肌松弛排便污染手术台。月经期、穿刺处皮肤损伤或感冒期应暂缓手术。

2.术后护理

(1)术后一般护理。

1)生命体征监测:协助患者平卧,注意保暖,询问有无恶心、呕吐、胸闷、头晕及其他不适。测量生命体征并记录,术后每小时测量脉搏、呼吸、血压一次,观察4~6小时。留置镇痛泵者应监测呼吸变化。

2)患者卧位:一般取平卧位,穿刺部位纱布加压包扎10小时或砂袋压迫2小时,注意砂袋不能移位。该侧肢体平伸制动 10 小时,10 小时后肢体可左右旋转或取健侧卧位。因患者处于一种强迫体位时间过长,将产生精神高度紧张,导致较严重的不适感。为减轻患者的痛苦,护士应指导患者翻身,术后 10 小时可取半卧位,24 小时后可下床轻微活动,但应避免下蹲、使用腹压等动作。

3)下肢血循环监测:应严密观察双下肢皮肤温度、皮肤颜色、肌力、感觉及足背动脉搏动情况,警惕动脉血栓形成或发生动脉栓塞、化疗药物及对比剂引起的神经损伤。出现异常应及时报告医师,遵医嘱应用血管扩张剂和神经营养药物,并配合物理治疗。

(2)动脉栓塞并发症的观察与护理。

1)臀部及骶尾部皮肤硬结:由于髂内动脉后支被栓塞,致使臀部肌肉皮肤血供受阻,同时术后长时间平卧使臀部持续受压,导致局部组织营养障碍,因而部分患者术后可出现臀部皮肤红肿、硬结及疼痛,偶见表皮破损,应指导患者术后翻身,如臀部皮肤有红肿、硬结时,立即进行预防褥疮的护理。

2)疼痛:由于动脉栓塞后导致局部组织缺血、缺氧产生疼痛,疼痛部位在下腹部、臀大肌等处。如患者出现疼痛,应向患者讲解术后疼痛原因,数天后即可消失,以消除顾虑。较严重的疼痛应及时处理,遵医嘱应用有效的止痛剂。术后应观察疼痛的部位、性质及程度。疼痛可分为两阶段:第一阶段为术中栓塞后即刻疼痛,程度较剧烈,持续 1～6 小时,与组织缺血、水肿致被膜紧张有关;第二阶段在术后 24～48 小时发生,程度为轻至中度,持续 2～6 天,时间长者可持续数天至数月,患者可耐受,为组织缺血坏死性疼痛,多伴有发热。应做好疼痛患者的护理,首先使用非药物止痛法,如鼓励患者读书、看报、听音乐、和患者交谈分散注意力等。严重者遵医嘱给予有效镇痛剂,如路盖克、哌替啶、吗啡、多瑞吉贴剂等。若疼痛超过 1 周并较剧烈,应警惕发生严重误栓、感染的可能。

3)发热:发热是由于栓塞综合征或继发感染所致。栓塞综合征所致的发热通常不超过 38.5 ℃,1 周内可降至正常,应注意其热型及持续时间,一般不予特殊处理,也可适量应用退热剂;接受化疗者观察其血常规变化,对继发性感染者应及时应用抗生素;向发热患者解释发热的机制及使用抗生素预防感染的重要性,发热期间指导患者摄入充足的水分,保持口腔及皮肤清洁。

4)异位栓塞:异位栓塞是动脉内栓塞治疗中最严重的并发症,可由于误栓或栓子脱落所引起。髂内动脉栓塞可引起膀胱及直肠缺血坏死。应密切观察下肢血循环情况,警惕股动脉栓塞的发生;膀胱组织缺血坏死表现为血尿,一般梗死程度较轻,应鼓励患者多饮水并持续膀胱冲洗,保持尿道通畅,预防感染;直肠组织缺血坏死表现为黏液血便,应指导患者保持肛周清洁,进少渣、无刺激饮食;会阴、阴唇黏膜也可出现溃疡,应观察黏膜是否完整,保持外阴清洁,每天用高效碘溶液擦洗外阴两次,每晚用 1∶5 000 高锰酸钾溶液坐浴,以防止外阴感染。

5)神经损伤:由于髂内动脉分支被栓塞或化疗药物及对比剂直接损伤神经组织,引起损伤平面以下感觉及运动障碍,患者表现为下肢麻木、乏力或大腿处皮肤感觉异常现象,如发现上述症状应遵医嘱给予激素、扩血管药物及神经营养药物。

6)恶心、呕吐:与栓塞反射性引起迷走神经兴奋有关。应指导患者进食清淡半流质饮食。保持空气新鲜,及时清理呕吐物,协助患者漱口。必要时遵医嘱应用止吐剂如甲氧氯普胺、恩丹西酮或枢复宁等,静脉补液,补充热量及电解质。术后 24 小时内发生恶心、呕吐,要注意保护穿刺部位防止出血。

7)阴道出血、分泌物增多:绝大多数患者术后有少量阴道出血,持续约 7 天。宫颈癌患者有黄白色分泌物排出,且 2~4 天时量较多,是局部动脉被栓塞并灌注化疗药物使肿瘤组织变性坏死所致。注意观察血量及排液的量及性质,保持外阴清洁,给予 7.5%碘溶液清洁外阴部,每天一次,预防感染。另外,化疗药物可致阴道黏膜溃疡,故应每天观察阴道黏膜情况。

8)卵巢早衰:表现为不可恢复的闭经。逐渐出现更年期症状,如烦躁易怒、潮热、多汗、皮肤干燥等。告知患者无有效的治疗方法,可施行替代疗法。

(3)观察尿量:尿量正常与否可反映对比剂及化疗药物降解产物的排泄情况,因此术后应鼓励患者多饮水。如术后在 24 小时足量静脉输液及饮水时仍有尿少现象,应警惕化疗药及对比剂对肾脏的毒副作用。

(4)营养与饮食:评估患者对摄入足够营养的认知水平、目前的营养状况及摄入营养物的习惯。纠正患者的不良饮食习惯,兼顾患者的嗜好,必要时与营养师联系,以多样化食谱满足患者的需要。

(5)化疗不良反应的监测与护理 同静脉化疗的护理。

(五)护理评价

(1)患者能否主动与护士及病友沟通,表达内心的感受,情绪是否平稳。

(2)患者的发热、疼痛等不适症状是否缓解或消失。

(3)患者的饮食是否合理,营养状况是否得到改善。

(4)患者能否说出介入治疗术的名称、健康教育的主要内容,是否积极配合术前准备;能否正确掌握术后注意事项及康复期护理知识。

(5)患者有无并发症的发生,或并发症发生后的处理是否及时有效。

(六)健康教育

1.提供预防保健知识

大力宣传导致宫颈癌和卵巢癌的高危因素,积极治疗和预防癌前病变,如慢性宫颈炎、宫颈糜烂。加强高蛋白、富含维生素 A 饮食,避免高胆固醇饮食。30 岁以上的妇女每年进行一次妇科查体,高危人群最好半年接受一次查体。已婚妇女尤其是绝经前后有月经异常或有接触性出血者,应及时就医,警惕生殖道癌的可能。凡乳腺癌、子宫内膜癌、胃肠癌等患者,在术后随访中应定期接受妇科检查。妇科肿瘤介入治疗后禁性生活 1 个月。

2.做好随访工作

鼓励患者及家属积极参与出院计划的制定过程,以保证出院计划的可行性。对出院患者应说明随访的重要性,出院后 1、3、6、9、12 个月时回院复查,坚持治疗。出院后若出现下腹坠痛、阴道出血或异常分泌物、尿频、突发性血尿、大便伴脓血及发烧,应及时来院就诊。

(高颜颜)

第十五章

血液透析护理

第一节 血液透析患者的健康教育

血透患者只有具备良好的身心状态,进行有效的自我管理,才能保证良好的生活质量,护理人员对此担负着重要的责任。

一、诱导期的自我管理指导

患者从保守治疗进入到透析治疗,护理人员首先应全面评价患者的身心状况,从而制定出具体的宣教计划。对于诱导期的患者,宣教的目标是让患者了解自我管理的重要性,改善患者的身体状况,通过心理护理使患者尽早接受透析治疗,改变原有的生活方式适应透析生活。

(一)健康教育指导的内容

1.持续透析

为使透析治疗顺利进行,在诱导期需要让患者了解肾功能不全的相关知识、血液透析原理及其必要性。为更好地提高透析治疗的效果,需要患者进行自我管理(充分透析、合理饮食、适当运动、预防感染、排便)等。同时应指导患者学会读取实验室检查结果、预防并发症(贫血、血钙的代谢异常、感染、糖尿病)的发生,一旦发现异常与医院进行联系,并指导患者日常生活中的注意事项。

2.水分和饮食管理

(1)透析饮食的制定方法:透析饮食的制定原则是维持和促进健康、保证摄入平衡。具体要点如下:①营养平衡、优质的食物。②适当的热量。③必要的蛋白质(不要摄入过量)。④控制水分。⑤禁食含钾食物。⑥禁食含磷食物。

(2)告知患者如水、盐摄入过量易导致心功能不全、脑出血;热量摄入过多易出现高脂血症、动脉硬化;血钙、血磷摄入不平衡易引发甲状旁腺功能亢进症。

水盐的摄入方法:每次血液透析过程中,脱水量最好控制在体重的 5% 以内。告知患者如果透析间期体重增加过多,易增加心脏、血管的负担,体液过多易导致高血压、心功能不全等并发症。此外,体重增加过多时,透析中可出现脱水困难、体力下降等问题。

钾的摄入方法:由于肾功能不全使钾不能在尿中排泄,因此如果钾摄取过量,易引发猝死等危险。指导患者每天钾的摄取量最好是 1 500～2 000 mg。

磷的摄入方法：蛋白质含量多的食物，磷的含量也比较高(1 g 蛋白质,含磷 12～14 mg)。指导患者不要过量摄取蛋白质含量多的食物,最好应用食品成分表选择食物。

3.药物管理

(1)慢性肾衰竭患者因肾功能减退,药物排泄受阻,药物血浓度增高,半衰期延长,用药需调整剂量及用药间隔时间,尽量避免使用对肾脏有毒性作用的药物,如庆大霉素等。

(2)透析可丢失水溶性维生素,故需补充叶酸、B 族维生素、维生素 C,但不能过量。补钙药应含服或嚼服,同时适当补充维生素 D,并监测血钙浓度。

(3)大多数血液透析的患者常伴有高血压。高血压主要是由水、钠潴留引起的。通过透析清除多余的水分,纠正高钠后,血压会得到控制。但也会有部分患者尽管通过充分透析和超滤,血压仍持续升高,透析间期需服用降压药来控制血压。指导患者正确有规律地服用降压药,不得随意增减、不可自行停药;教会患者及家属自己测量血压,同时测量卧位、坐位和立位血压,可以防止直立性低血压;体位改变时动作尽量缓慢,防止直立性低血压的发生;透析前和透析中减少或停用降压药,以避免透析中低血压和透析后的直立性低血压;每天监测血压至少 2 次,做好记录;在服药过程中如出现不良反应,及时通知医师进行处理。

(4)有贫血者定期注射促红细胞生成素,并注意药物不良反应的观察,每月复查血常规,口服铁剂如硫酸亚铁等,宜饭后 30 分钟口服,以减少胃肠道反应。同时忌饮浓茶,以免影响药物吸收。服药过程中如出现不良反应状况,及时通知医师及时处理,避免不良反应发生。

(5)从肾脏排泄的药物(如 H_2 受体阻断剂等抗溃疡药物等),因在体内停留时间较长,为防止药效过量,应减少药量。

(6)易被透析清除的药物(如头孢类药物),原则上应该在透析后服用或注射。

(7)患者应了解目前口服或注射药物的用途、作用、服用方法、不良反应及注意事项等。

4.内瘘管理

内瘘是维持性血液透析患者的生命线,为了保持内瘘能长久的应用,应防止发生闭塞、狭窄、感染以及出血。一旦出现问题,透析治疗就不能顺畅进行,进而导致透析不充分。因此,应指导患者了解内瘘对于患者的意义及其重要性,学习自我观察要点以及透析后的止血方法等。

(二)健康教育方法

1.持续透析

(1)相对于说明书这类的文字说明,图片或照片、录像带、模型、实物等能更加贴近现实。为让患者更好地理解血液透析疗法,可以让其观看透析管路、透析器以及透析膜断面的实物,以减少恐惧感,增进理解。

(2)让患者熟悉各项实验室检查的正常值,便于自我管理。

(3)为预防和早期发现并发症,可以应用各种宣传手册加深患者的认识,同时也可让一些自我管理较好的患者介绍经验。

(4)对于刚刚开始透析治疗,身体状态调整不佳或对疾病尚未完全接受的患者,此时可能并不能马上进行自我管理。护理人员切忌向患者介绍过多的知识,以免增加负担,仅提供 1～2 个重要的信息即可。可以告诉患者所谓的自我管理,是指患者能够对自身情况进行观察和判断。此外介绍一些患者感兴趣、关心的事情,注意在宣教的时候应注意与患者的个人情况相结合。

2.水分和饮食管理

(1)对患者进行饮食指导,最好能连同营养师一起进行。

(2)平衡的饮食应该是有效控制水和盐,不过量摄入钾和磷。

(3)可以通过宣传手册、录像带等形式让患者了解食品种类及成分。

(4)告知患者每摄入 1 g 盐能使 100 mL 的水贮存在体内。为加深印象,可以让患者观看血管内充满水时的照片,并比较正常时和心功能不全时胸部 X 线片,以增加患者的感官认识。

3.药物管理

(1)应该让患者记住正在服用的口服药和透析中应用的注射药物的药品名、作用及不良反应,还应告诉患者为达到最佳药效必须按照规定的方法服药。

(2)提醒患者把正在服用的其他科室的处方药和保健食品等告诉护理人员。

(3)有些患者会根据以往的习惯进行服药,所掌握的知识可能是不完全正确的,因此护理人员应对患者了解的知识进行评估,对缺乏的部分进行补充说明,对错误的部分给予修正。

4.内瘘管理

(1)可以让患者看内瘘的图片或照片,举例说明内瘘管理的重要性。

(2)指导患者了解内瘘的部位、走行,用手触摸内瘘搏动,用耳倾听内瘘的范围和强度。

(3)指导患者每天观察内瘘血管的紧张度、弹性等,防止发生闭塞、感染、出血等异常情况,一旦发现异常,应马上和医院取得联系。

(4)宣教时应注意根据患者的实际情况来进行,避免使用专业术语,多用一些患者能理解的语言。

(三)健康教育技术

1.测量体重

向患者说明为达到水、盐管理的意义,做到每天测量体重,告知透析前后测量体重的意义,并强调如果测量错误可能出现透析不充分、脱水过量进而导致心功能不全和低血压。

2.测量血压

测量血压是自我管理的项目之一。护理人员应向患者说明通过血压测量,可以及时观察到水盐管理的效果、降压药或升压药的药效。患者应该掌握血压的正常值和测量方法,护理人员在指导患者进行血压测量时,可通过让其反复练习达到操作正确,并提醒患者血压出现异常时一定和医院取得联系。

3.观察内瘘

为预防内瘘出现闭塞等情况,应每天进行观察。教会患者沿着血管的走行进行触摸、利用听诊器听取血流声音。了解正常的声音以及血管搏动的范围。

4.作观察笔记

指导患者每天做观察笔记,记录的内容包括血压值、身体状态、自我感觉、身体调整状况、与医务人员交流后获得的信息、日常情况等。

5.健康教育要点

(1)掌握正确的方法,护理人员进行指导的时候,先演示正确的方法,让患者进行观看,然后让患者来做,进行观察,对错误的地方进行纠正。通过反复的练习逐渐掌握正确的操作方法。

(2)模仿正确的行为,模仿是提高学习效果的重要方法。为了使患者掌握正确的行为,指导者应注意每次进行演示时都应一致,不应有不同,这样才便于患者进行模仿。

（3）减少操作错误，告知患者在测量血压和体重时，如操作不规范，可能出现错误的结果，应尽量减少操作失误。

（四）心理、社会指导

（1）慢性肾衰竭患者因疾病难以痊愈，需长期透析治疗并有沉重的经济负担。患者易产生悲观、失望、焦虑、抑郁的情绪和逆反行为，对治疗信心不足。作为护理人员，首先对患者深表同情，充分认识了解患者的心理要求，态度和蔼、热情、认真，操作熟练准确，获得患者与家属的信赖。重视与患者家属沟通，取得家属的支持。根据患者不同的实际给予鼓励、帮助、提供相关忠告、咨询与支持，适当解释情绪对病情的影响，做好疏导工作，有计划地使患者了解血液透析的原理、疗效、血管通路的保护、控制导致疾病加重的危险因素及合适的生活方式和稳定的情绪对恢复健康的重要性等。鼓励患者树立乐观向上的思想，保持心情愉快，以最佳的身心状态接受治疗。

（2）当患者出现愤怒、悲伤的感情时，护理人员应鼓励患者记录下自己的心理反应，或者与医护人员进行交流。护理人员应多创造与患者交流的机会，帮助患者度过心理危机。如果出现了不能解决的心理问题，应适当请教心理专家进行援助。

（3）如果是社会因素，如原有的社会义务无法履行，或由于住院给家人带来了麻烦，或者是由于住院环境、经济状况、医保手续等方面的问题而造成的，都可能给患者带来影响。针对具体原因提供相关的信息给患者，并注意为患者争取来自社会支持系统的援助。

（4）护理人员应特别关注高龄患者和由于并发症而影响日常生活的患者。

（5）有些患者因担心治疗无法继续履行自己的社会责任（工作、家庭和学业），体力无法从事重体力劳动而产生忧虑，这时可以适当向患者提供腹膜透析或肾移植等方面的信息，便于患者结合自身情况进行选择。

（五）对患者家属的健康教育

作为透析患者的家属，应做好与患者的治疗和疾病长期相处的精神准备。护理人员应指导家属正确的理解疾病和透析治疗，指导其作为协助者，多给予患者必要的、长期的援助。

1.宣教内容和方法

在对家属进行宣教时，一般应和患者共同进行，护理人员应制定包括宣教次数、时间、内容和方法等内容的具体计划，便于操作。

2.慢性肾功能不全和透析疗法

向患者的家属及周围人说明患者一旦出现慢性肾功能不全就应做好终身依靠血液透析维持生命的准备，家人应给予长期的援助。

3.协助饮食管理

患者家属应该和患者共同学习透析饮食的原则。在饮食制作上多下功夫，因为只有家人的参与与支持才能保证饮食疗法的正确实施。

4.协助用药管理

告知家属患者目前正在应用的药物的品名、作用、服用方法，当药物变化、停药及出现不良反应等情况时，能及时发现。如患者不能与医师进行有效沟通时，家人应积极与医院取得联系，进行详细说明。

对于个别不能有效进行体重管理、血压管理和用药管理的患者，护理人员应向家属进行详细介绍，提醒家人做好监督。

5.协助内瘘管理

护理人员应指导家属了解内瘘的意义、重要性,学会出现异常时如何应对,必要时应与医院进行联系。

6.观察日常生活行动

家属在日常生活中应注意观察患者的身体变化、体重、血压、实验室检查结果,并协助记录观察笔记,便于为医务人员提供相关信息。

7.社会资源的利用

由于患者长期进行透析治疗,给家庭带来了一定的经济负担。护理人员应该向家属介绍医疗保险、商业保险等信息。长期透析治疗也会给家属带来影响,出现心理、社会等方面的问题,护理人员应给予关注,给予必要的援助。

二、维持期患者的健康教育

维持期是指患者在诱导期之后病情趋于稳定,能正确对待疾病和治疗、能进行自我管理的阶段。

(一)健康教育内容和方法

1.持续透析

(1)为使透析治疗顺利进行,指导患者了解充分透析的意义、体重和血压管理的重要性、如何根据实验室检查结果判断健康状态以及如何预防并发症等方面的内容。

(2)有效利用透析记录、实验室检查结果、观察笔记的内容,制定出保证患者充分透析的计划。

(3)医院方面,可以成立患者联谊会促进患者之间的经验交流,通过印制透析手册宣传相关知识。

(4)提醒患者学会判断异常情况,以及出现时应尽早和医院取得联系。

2.水分和饮食管理

饮食管理中,要特别留意患者的自我管理记录、实验室检查结果、透析中的状态。对于自我管理较为困难的患者,不能单纯地进行鼓励,应注意与患者多沟通,以了解具体的原因,给予有针对性的指导。

3.药物管理

了解患者目前正在使用的药物并观察其服药的方法是否正确等。

4.内瘘管理

指导患者了解有关内瘘的种类、血管的走行、长期使用者的观察要点等知识,并掌握患者是否进行正确的自我观察。

5.适当的体育锻炼

大多数维持性血透患者对运动知识缺乏了解,害怕运动会加重病情。为提高患者的日常生活活动能力(ADL),要注意调整适合自身的活动量。医护人员在为患者做透析治疗时,应向其宣传正确的体育运动方法及适当运动的益处。对于长期透析患者来说,除了规律透析、合理膳食外,加强运动锻炼,不但可以增强肌力、改善心功能、改善全身机体状态,使透析更加充分,还可以转移患者对负性事件的注意力,缓解抑郁、焦虑等不良情绪。患者由于贫血、营养不良、血管疾病等限制了疾病的耐受力,运动应在控制血压、纠正贫血及心力衰竭的情况下进行。锻炼的原则:

早期、渐进、维持、综合，以有氧运动为主，每次运动时间 30 分钟左右，不可过长，4～6 次/周。锻炼项目：如散步、跳绳、骑自行车、练气功、打太极拳等，以出现轻度气喘、疲乏及出汗为运动力充分标准，禁止剧烈运动。

（二）心理、社会等因素的指导

透析治疗过程中，患者常由于透析并发症伴有的躯体不适、对预后的担心、对家庭关系的担忧、对经济的忧虑、需要不断往返于医院而带来的困难而出现各种心理、社会等方面的问题。为此，护理人员在不断改善患者躯体症状的同时，应留心观察患者日常生活中的烦恼，建立良好的护患关系，与患者进行有效的交流。

有关心理、社会方面的指导目标是使患者在接受透析治疗的同时还能担负工作和家庭的责任。

有些患者，由于运动功能、心功能以及视力等方面的障碍而导致日常生活活动能力（ADL）下降；有些患者由于容貌的变化、依赖家人以及原有社会责任的丧失等原因出现自卑等情绪。对于这些患者，作为护理人员，应对其经济能力、社会支持支持、患者心理等进行深入研究，充分了解患者目前所面临的困难，给予有效地援助，扩大患者的活动范围。

（张　兰）

第二节　妊娠期妇女血液透析技术及护理

慢性肾衰竭患者由于月经紊乱和排卵异常，其生育能力降低，如妊娠前血肌酐大于 265.2 μmol/L(3 mg/dL)，尿素氮大于 10.7 mmol/L(3 mg/dL)，成功的妊娠是罕见的。今年随着血液透析治疗及其技术的不断进展，成功的妊娠和正常分娩的报道日益增多，据国际肾脏病协会统计表明，妇女透析患者妊娠发生率美国每年约 0.5%，沙特阿拉伯每年约 1.4%，我国目前尚无该方面的确切资料。由于透析患者妊娠可危及母亲和胎儿的安全，肾脏科、产科及儿科恰当的配合与处理可帮助患者顺利度过妊娠期、围生期，提高胎儿成活率。本节重点阐述妇女妊娠期透析。

妊娠过程中，妇女的血容量负荷增加，心脏处于高排出量状态；前列腺素分泌增加，肾血管阻力下降，肾血流增加，使早期肾小球滤过率增加 30%～50%，导致溶质的排泄率增加，血肌酐和尿素氮水平下降。Sim 等观察到正常非妊娠期妇女血肌酐为(59.2±12.4)μmol/L、尿素氮为(4.9±4.1)mmol/L，而血压正常妊娠妇女血肌酐为(40.7±26.5)μmol/L，尿素氮为(3.1±0.5)mmol/L，因此认为妊娠期间血肌酐大于 70.7 μmol/L 时应进行肾功能检查。

一、透析患者妊娠及其后果

透析患者生育能力明显下降，据统计透析患者妊娠发生率每年在 0.5%～1.4%，比利时一项研究表明发生率仅为每年 0.3%。晚期随着促红细胞生成素的应用，透析患者生育能力有所改善，特别注意的是血液透析患者妊娠率为腹膜透析的 2～3 倍。透析患者生育能力下降原因尚不明确，早先文献报道仅有 10% 的育龄妇女透析期间恢复月经，最近研究报道达 40%。早在 15～20 年前就有证实透析患者存在激素水平异常，在月经周期卵泡雌二醇水平同正常一样，但缺乏黄体生成素和卵泡刺激素高峰,孕激素水平持续下降,约 70％的妇女继发于高泌乳素血症而产生泌乳。以上研究提示慢性肾衰竭患者存在下丘脑-垂体-卵巢轴基础水平异常,缺乏典型的排卵高峰和对月经的周期性调节作用。慢性肾衰竭患者妊娠常发生在透析开始的前几年,但亦有报道妊娠发生在透析 20 年之久。多次妊娠亦较常见,美国国家透析患者妊娠登记(NPDR)资料显示,8 例孕龄妇女妊娠 2 次,8 例妊娠 3 次,1 例妊娠 4 次。透析患者妊娠结局如何报道不一,婴儿生存仅是判断妊娠成功标志,其实大多数婴儿早产或生长发育迟缓,新生儿常合并呼吸窘迫综合征及其他早产并发症,NPRD 报道 116 例成活婴儿中有 11 例发生呼吸窘迫综合征及 1 例死胎存在先天性异常。随诊资料较全的 49 例婴儿中有 11 例需长期医治或存在发育障碍,他们大多数归因于早产而非宫内氮质血症环境。

二、妊娠与透析

(一)透析治疗的时机

目前对于妊娠合并慢性肾衰竭的透析时机尚无统一标准,与非妊娠妇女相比,早期和充分透析是有益的。Hou 提出,当血清尿素氮为 30～40 mmol/L(80～100 mg/dL)时,必须开始透析。透析治疗有利于减轻宫腔内胎儿的氮质血症,改善胎盘功能不全,避免死产和自然流产。此外,透析治疗有助于控制孕妇的容量依赖性高血压,增加透析次数可以减少透析中低血压的发生,而且不需限制饮食,改善母婴的营养状况。妊娠末期,由于婴儿每天约产生 540 mg 尿素氮,透析时间必须适宜延长。

(二)透析时间

关于妊娠合并慢性肾衰竭,每周透析总时间和透析的目标,各家报道不一。有研究主张强化透析(每天透析),尽管强化透析价值尚没有最后确定,但从理论上是可以实施的。Kundaye 等报道妊娠期间透析和残肾功能尚可,孕妇妊娠结局较满意,婴儿成活率达 75％～80％,但尚不能区分是残余肾功能还是充分透析治疗改善了妊娠结局,但起码降低了胎儿暴露于代谢产物环境的概率。另外,每天透析,透析间期体重增加较适宜,降低了低血压危险。透析患者羊水过多较普遍,增加了早产概率,相对于婴儿正常肾功能,血清过高尿毒素可促使渗透性利尿,增加羊水过多的概率。有资料主张每周至少 20 小时透析才能明显改善妊娠预后。

透析治疗对胎儿有害的证据不足,有些研究认为,透析可诱发早产。这是因为透析能使体内黄体酮下降 10％,而早产与黄体酮减少有关。Sancbez-Casajus 等在透析过程中对胎儿进行监测,结果提示胎儿对透析治疗的耐受力较好。透析中低血压可导致胎儿宫内窘迫,因此,必须防止妊娠过程中低血压的发生。

三、透析液处方

有关血液透析的处方建议很多,但能否改善母婴的预后不肯定。Hou 主张透析液钠浓度为 134 mmol/L,使之接近正常妊娠妇女血清钠较低的水平;增加透析液钙浓度至 2 mmol/L,以适应母婴钙的需求量;透析液中含糖量为 200 mg/dL,防止透析中出现低血糖;维持血压稳定的措施与非妊娠透析一致。

对于强化透析易引起电解质紊乱,需进行调整。如果每天饮食中钾的摄入量不能抵消透析丢失量,可导致血清钾水平下降,因而需适当增加透析液钾浓度。如果透析液中钙离子浓度仍为 0.875 mmol/L 可导致高钙血症,因而钙离子浓度为 0.625 mmol/L 较适宜。一般来说,透析液

中 HCO_3^- 浓度设计为35 mmol/L,可缓冲两天间期酸负荷,每天透析可致血清 HCO_3^- 浓度上升,导致代谢性碱中毒,因而需个体化调节 HCO_3^- 浓度。

四、抗凝治疗

过去妊娠患者要适当减少肝素用量,对于每天透析患者需用最小剂量肝素,然而因非妊娠患者降低肝素用量可增加体外循环凝血,尽管迄今尚无严格病例对照研究,但妊娠处于高凝状态,可适当增加肝素用量,肝素不能通过胎盘,因而无致畸作用,对于明显出血孕妇主张无肝素透析。华法林能通过胎盘,在妊娠前 3 个月有致畸作用,在妊娠后 3 个月可引起胎儿出血,因而,对于需用华法林预防血管通路高凝状态的孕妇应该用肝素皮下注射预防。随着低分子量肝素普遍使用,及其出血危险性低等优点,目前主张应用低分子肝素。

五、妊娠透析患者的营养指导

妊娠期间经各种营养支持满足母婴需要,透析本身会导致严重营养不良,因而妊娠透析期间需合理营养指导,如表 15-1 所示。

表 15-1　妊娠透析患者营养指导

热卡	35 kcal/(kg·d)+300 kcal
蛋白质	1.2 g/(kg·d)+10 g
维生素	
维生素 A	无需补充
维生素 B	无需补充
维生素 C	≥170 mg/d
维生素 B_1	3.4 mg/d
核黄素	3.4 mg/d
烟酸	≥20 mg/d
维生素 B_6	>5 mg/d
叶酸	1.8 mg/d
矿物质	
钙	2 000 mg/d
磷	1 200 mg/d
镁	200～300 mg/d
锌	15 mg/d
卡尼汀	330 mg/d

注:1 kcal=4.2 kJ。

六、透析患者产科问题

慢性肾衰竭妊娠对母婴均有极大威胁,因需泌尿科、产科、妇科、儿科通力协作,才能保证母婴平安。早产是慢性肾衰竭妊娠婴儿死亡率和发病率增加的关键因素,需加强指导,同预防先兆子痫一样,需补充镁离子,但小心避免镁中毒和孕妇呼吸窘迫,当血清镁离子浓度低于 0.28 mmol/L

时需给予负荷剂量并在每次透析后给予补充。吲哚美辛可促进胎儿成熟,使分娩延后72小时,并可预防羊水过多,但过多应用可加重肾功能损害,引起高钾血症。由于死胎发生率增加,需密切观察胎儿生长发育状况,主张在孕30周后经腹壁羊膜腔穿刺抽吸羊水测胎肺成熟度,并注入地塞米松10 mg每周两次,促进胎肺成熟。对胎儿宫内发育迟缓的治疗,每天吸氧3次,每次30分钟,并口服解痉药,如沙丁胺醇或氨茶碱,同时加强营养支持。关于选择分娩时机尚有争论,一些作者主张如果胎儿肺成熟,选择34~36周分娩较佳,但现在多数主张孕妇38周分娩较好,但对于透析患者,往往由于早产和产科问题留给我们选择的时间不多。对于剖宫产仅适用于产科问题,而绝非肾脏本身,否则主张自然分娩较好。特别注意的是分娩过程避免水负荷增加和感染,因为催产素能增加水潴留的危险。至于新生儿处理尤为必要,透析患者婴儿分娩时血清尿素氮和血肌酐水平同母亲一样,可导致出生后渗透性利尿,没有密切监测和适当补充,可导致血容量不足和电解质紊乱。新生儿血清钙离子浓度监测也尤为重要,因为婴儿长期暴露在高钙血症的环境,出生后易发生低钙血症和痉挛等危险。

妊娠合并慢性肾衰竭对母婴均有危险,孕前肾功能良好者,妊娠可能不会引起肾功能的损害,婴儿生存率高;孕前肾功能中度以上损害者,妊娠可能导致1/3的患者肾功能恶化,密切监测和早期终止妊娠,也难以保证肾功能的逆转;积极配合透析治疗,肾功能可能恢复,妊娠高血压疾病也是不可忽视的问题,需警惕高血压的危险。另外,自然流产、早产和死产的发生率高,对胎儿的生存威胁极大。透析治疗可提高母婴的生存率,必须早期和充分透析,掌握透析原则,避免透析并发症。

(李向超)

第三节　小儿血液透析技术及护理

一、适应证

(一)急性肾衰竭

利尿剂难治的液体超负荷导致高血压或充血性心力衰竭,高分解状态或因为支持循环需要大量肠外补充液体,以上情况合并持续少尿状态时需要透析。

(二)慢性肾衰竭

小儿慢性肾衰竭的年发病率为(2.0~3.5)/100万人口,病因与第一次检出肾衰竭时小儿的年龄密切相关,5岁以下的慢性肾衰竭常是先天性泌尿系统解剖异常的结果;5岁以上的慢性肾衰竭以后天性肾小球疾病为主。对慢性肾衰竭来说生化指标的改变比临床症状更重要,当小儿肾小球滤过率将为5 mL/(min·1.73 m²)时,就相当于年长儿童血浆血肌酐884 mmol/L。慢性肾衰竭小儿透析指征见表15-2。

凡具备以上任何一项都应开始透析,有条件时尽量提前建立动静脉内瘘,早期、充分透析可以预防出现严重并发症,如左心衰竭、致死性高血钾、心包炎等,有助于纠正营养不良及生长发育迟缓。

表 15-2　慢性肾衰竭小儿开始透析的指征

血肌酐:年长儿童>884 mmol/L,婴儿>442 mmol/L

血清钾>6.0 mmol/L

CO_2CP<10 mmol/L 或血磷>3.23 mmol/L

药物治疗难以纠正的严重水肿、高血压、左心衰竭

保守治疗伴发严重肾性骨病、严重营养不良及生长发育迟缓者

二、小儿血液透析特点

近 10 年由于血液透析新技术的应用使小儿血透更加安全,如血管通路的建立、专用的小儿透析材料和设备等,但是在不同国家和地区之间,小儿透析的开展还是有很大的差距。

(一)血管通路

良好的血液通路是小儿血液透析的关键。由于小儿透析患者血管细,合作不好,建立有效的血管通路是血透成功的关键。

1.经皮穿刺中心静脉置管

目前小儿临时血透血管通路以采用经皮中心静脉穿刺插管为主,穿刺部位常用股静脉、颈内静脉及锁骨下静脉,婴幼儿多选用穿刺技术简便又安全的股静脉,缺点是限制患儿活动,并易发生感染,导管留置时间不宜超过 1 个月,较大儿童能够合作可选择颈内静脉或锁骨下静脉,不影响患儿活动,导管留置时间较长,可达 3 个月,但穿刺技术要求高,要求患儿能够很好地配合,可考虑应用短效的静脉麻醉剂,并发症为误穿动脉、误穿腹膜等。

2.动静脉内瘘

对于需慢性血透的患儿,最常用的部位是上肢的桡动脉与头静脉。体重 5~10 kg 的小儿可利用大隐静脉远端和股动脉侧壁建立隐静脉祥内瘘,血管条件差者可行移植血管建立动静脉搭桥。由于小儿血管细,常需要应用显微外科技术建立动静脉内瘘,术后内瘘成熟期应足够长(1~6 个月),在成熟期内患儿应在医护人员指导下做一些有助于扩张血管的锻炼。过早使用动静脉内瘘易发生血肿或假性动脉瘤。

(二)透析器及血液管道

选择透析器型号和血液管道容量应依据患儿年龄和体重的不同而有所差异。透析器和血液管道总容量不应超过患者总血容量的 10%,小儿血容量约为 80 mL/kg,即透析器和血液管道总容量不应超过体重的 8%,最好选用小血室容量和低顺应性透析器,如中空纤维型、小平板型,而具有大血室容量和高顺应性的蟠管型就不适合。为防止透析后失衡综合征,首次透析选择透析器为尿素清除率不超过 3 mL/(min·kg),以后的规律透析也选择尿素清除率在 6~8 mL/(min·kg)。一般情况下体重<20 kg 者选 0.2~0.4 m^2 膜面积的透析器,20~30 kg 者选 0.4~0.8 m^2 膜面积的透析器,30~40 kg 者选 0.8~1.0 m^2 膜面积的透析器,体重超过 40 kg 者可选用成人透析器和血液管道。

小儿的血液管道容量为 13~77 mL 不等,用直径 1.5~3.0 mm 的管道可限制血流量在 30~75 mL/min,如用大流量透析可选用短和直径大的管道,以减少体外循环血容量。

(三)血透方案设计

血透初期遵循频繁短时透析的原则,避免血浆渗透压剧烈改变。低蛋白血症患儿可在透析

中输清蛋白 1～2 g/kg。

1.血流量

3～5 mL/(min·kg)。体重超过 40 kg 者可使血流量达 250 mL/min。

2.抗凝剂

常规应用肝素,首次用量 25～50 U/kg,维持量 10～25 U/(kg·h),透析结束前 30 分钟停用。低分子肝素平均剂量为:体重低于 15 kg 者用 1 500 U,体重 15～30 kg 者用 2 500 U,体重 30～50 kg 者用 5 000 U。有出血倾向者应减少肝素用量或无肝素透析。

3.透析液

为避免醋酸盐不宜耐受,主张全部应用碳酸氢盐透析液,钠浓度 140～145 mmol/L,透析液流量 500 mL/L,婴幼儿血流量小,则透析液流量减少到 250 mL/L。

4.透析频率

一般每周 2～3 次,每次 3～4 小时,婴幼儿因高代谢率和对饮食适应性较差,有时需每周透析 4 次或隔天透析,透析充分性指标应高于成人透析患者,建议维持 Kt/V 在 1.2～1.6。

三、小儿透析组织机构和人员设置

建议专为肾衰竭儿童设置肾病中心,包括小儿透析中心、儿科病房,透析中心除了成人透析中心应该配备的工作人员外,还应配备专门培训过的相应专业人员,如营养师、教师及心理医师等,这才能很好地控制小儿饮食等各方面,有助于教育和纠正患儿的心理障碍。

四、血液透析的护理

(一)一般护理

(1)做好透析患儿的心理护理。医务人员穿着白色服装,每次透析都由护士做血管穿刺等,血液透析的不舒适及透析中没有家长的陪伴,这些往往使患儿感到恐惧、紧张,作为医务人员可以通过与透析患儿交谈,努力成为他们的朋友,用温柔的言语和娴熟的技能缓解患儿的恐惧、紧张的心理。通过做好生活护理,及时发现和满足患儿的需求,拉近与患儿的距离,提高患儿在透析过程中的依从性。另外,要做好患儿家属及年龄较大患儿的宣教工作,告诉他们疾病的相关知识,透析间期血管通路的护理及饮食控制的知识,以及自我护理对疾病预后的重要性。

(2)小儿一般选择容量控制型的透析机,调节血流量和透析液流量,控制超滤量,降低透析失衡综合征和低血压的发生。应根据患儿的情况采用不同的透析处方,包括透析方式、透析液的温度和浓度。了解患儿的一般情况,如体重、年龄、血压、体温、有无出血倾向、有无并发症等,确定使用抗凝剂的种类及剂量,决定选用的透析器型号、超滤量及透析时间。回血时控制生理盐水的入量,以不超过 100 mL 为宜。

(3)患儿的血管条件较成人差,穿刺技术不佳可以引起血肿,诱发动静脉内瘘闭塞,加重患儿对血液透析的恐惧,不利于治疗。因此要求护士操作技术规范、娴熟,可以由资深的护士进行血管穿刺,做到"一针见血",提高穿刺的成功率,有利于动静脉内瘘的成熟,并减轻患儿的恐惧心理。

(4)在透析过程中加强观察,包括:①穿刺处有无渗血;管道安置是否妥当,有无扭曲或折叠;②透析机运转是否正常;③管路内血液的颜色是否正常;④血流量是否正常;⑤血液、脉搏和体温情况。应经常询问患者有无抽筋、头痛、头晕和胸闷等不适。患儿年龄小,往往对不良反应敏感度较低,不能做到出现不适时及时告知医护人员,因此应通过对生命体征的密切观察,及早发现一些不良反应的早期征象,及时处理。

(5)对于有低蛋白血症的患儿,可以:①在透析过程中通过使用人血清蛋白或输注血浆提高血浆胶体渗透压;②对于严重低血压或严重贫血的患儿,可以增加预冲液量或使用新鲜血预冲体外循环系统,或在透析中使用升压药;③对于因体重增长过多使心脏前负荷过重或伴有急性肺水肿的患儿,应减少预冲液量;④对急性左心衰竭但不伴有高钾血症的患儿可以先行单纯超滤;⑤对合并高钾血症的患儿可以先用降钾药物,使高钾血症有所缓解,再行透析。

(6)保持呼吸道通畅,防止窒息;指导和督促患儿按时服药,定期注射重组人红细胞生成素,定期检查血液分析等各项检查。

(二)营养管理

小儿处于生长发育期,其代谢速度较成人快,活动量大,营养要求也高,但因疾病等原因,患儿食欲较差,且由于饮食控制使食物过于单调,加之透析丢失营养物质,因此患儿容易发生营养不良。因此可选择患儿喜爱的食物,经常变换烹饪方法,以保证患儿的营养需求。血液透析的患儿营养需求如下:优质高蛋白饮食,蛋白质摄入量为 $1.0 \sim 1.2 \text{ g/(kg·d)}$,男性患儿热量摄入为 $251 \text{ kJ/(kg·d)}[60 \text{ kcal/(kg·d)}]$,女性患儿为 $201 \text{ kJ/(kg·d)}[48 \text{ kcal/(kg·d)}]$,要求其中35%来自碳水化合物。

(三)并发症及其护理

许多成人透析的远期并发症,如肾性骨营养不良、贫血、高血压、心包炎、周围神经病变等,也同样发生于慢性透析的小儿患者。因为小儿处于生长发育期,透析中低血压、失衡综合征、"干体重"的监测方面有其特殊性,且并发症中肾性骨营养不良和贫血的治疗尤其重要。此外慢性透析小儿还受生长发育迟缓、性成熟延迟、心理障碍的困扰等。

1."干体重"的监测

小儿自我管理能力较差,对水、盐不能很好限制,透析间期食欲不佳,常并发营养不良,加之处于生长发育时期,随年龄增加或肌肉增长等"干体重"都会随之变化,每次透析都应精确计算脱水量,防止容量负荷过高,在血透过程中实时监测血细胞比容可防止透析中血液下降,定期根据心胸比等有关指标确定"干体重",注意防止因脱水过多导致血压降低或脱水不足导致心力衰竭。

2.透析中低血压

小儿对血流动力学改变非常敏感,每次透析应遵循出水少于体重的5%,婴幼儿小于3%或除水速度小于 10 mL/(kg·h) 的原则。体重不足 30 kg 的患者,每周血透3次,每次4小时,65%的病例出现循环衰竭、腹痛、恶心、呕吐等因急速除水引起的症状。体重 30 kg 以上的患者,只有20%的病例出现这些症状。发生这些症状主要与除水有关,其他原因还有选用大血室容量透析器或血液管道,非常仔细地观察透析当中生命体征,透析中最好配备血容量监控装置,回血时生理盐水不能过多(尽量不超过 100 mL)。当患儿血容量相对或绝对不足时,如重度贫血、低蛋白血症或较低体重($<25 \text{ kg}$),血透时没有相适应的小透析器而只能用较大透析器时,在透析前预冲血液或血制品(如血浆或清蛋白)于透析器和透析管道中可预防低血压的发生。透析中低血压的处理主要是输注生理盐水或清蛋白。

3.失衡综合征

若透析前尿素氮明显升高,超过 $35.7 \text{ mmol/L}(100 \text{ mg/dL})$ 或使用大面积高效能透析器都易发生失衡综合征,常表现为头痛、恶心、呕吐或癫痫样发作,处理可静脉滴注甘露醇 1 g/kg,

30％在透析开始1小时内滴入,其余在透析过程中均匀滴入,若频繁或大量使用,应注意对残余肾功能的影响,也可提高透析液葡萄糖浓度。若透析前尿素氮超过71.4 mmol/L就应频繁短时间的透析。

4.心理和精神障碍

透析小儿不仅要接受长期依赖透析生存的现实,还得应付一些透析治疗带来的问题,如穿刺的疼痛、透析过程中的不适、饮食的限制、与同龄儿童的隔阂及死亡的恐惧等,这些常常导致小儿情绪低落,精神抑郁,加重畏食。鼓励这些儿童建立生活信心,需要心理医师、护士、家长及学校教师共同配合。对这类儿童更要强调生活质量,主张回归社会,尽可能参加体育运动,应帮助患儿合理安排透析时间,与同龄儿童一样入学校完成学业。

总之,在小儿透析过程中,早发现、早处理是防治血液透析急性并发症的关键,加强对患儿及家属的宣教工作,做好饮食管理及采用个体化透析,是防治远期并发症、提高透析患儿的存活率和生活质量的前提。医务人员高超的透析技术、穿刺技术在缓解小儿不良心理情绪方面起着至关重要的作用。

从长远观点看,终末期肾衰竭患儿长期血透并非上策,因为它对患儿生活质量影响较大,故在接受一段时间透析后最终行肾移植。北美儿童肾移植协作组资料显示,12岁以前肾移植有利于生长发育,13岁以后肾移植未见预期的青春期加快生长,强调在青春期前进行肾移植有利于生长和性发育,与透析治疗比较,肾移植具有可以获得正常生活、较好职业的优点。

(李向超)

第四节　老年患者血液透析技术及护理

血液透析疗法已成为治疗终末期肾脏病(ESRD)的有效措施。近年来透析人群中老年人比例显著增加,据欧洲肾脏病学会(ERA-EDTA)的登记报道,1995年EARD进入透析治疗的患者平均年龄56.8岁,其中大于60岁者占52％。美国大于65岁的透析患者已从1973年的5％,1990年的38％上升至目前的42％。由于这一人群存在着与年龄相关的脏器组织学、功能及代谢的特殊性,老年终末期肾衰竭的治疗问题越来越引起人们的关注。

一、疾病特点

老年尿毒症患者并发症多,透析中的急性并发症以低血压、抽搐和心律失常为主,慢性并发症以心血管系统疾病、感染、营养不良、脑血管意外、恶性肿瘤和肾性骨病较常见,死亡原因主要为心血管疾病。

老年尿毒症患者在透析前大多伴有高血压、糖尿病、骨质疏松、心血管系统疾病、呼吸系统及消化系统疾病,因此在透析过程中容易发生低血压、抽搐和心律失常,有部分患者在透析过程中会出现腹痛,要警惕有无小肠坏死或腹腔感染灶。

维持性血液透析患者在透析前往往已存在营养不良,进行血液透析后,营养不良则更为明显,其中老年患者更为突出。患者由于对透析不耐受导致透析不充分,伴有糖尿病、胃肠道等慢性病,或使用某些药物引起不良反应导致患者厌食,蛋白质摄入不足;特别是透析不充分、微炎症状态、透析过程中各种营养物质的丢失及透析的不良反应等,这些都是引起营养不良的主要原因。长期的营养不良会使机体的免疫力降低,引起呼吸系统、泌尿系统的感染率上升。维持性血液透析的老年患者若由于上呼吸道感染诱发肺炎、高热,会使病情加重,使营养不良的状况变得更加严重,导致患者对血液透析不耐受,如此恶性循环,使患者死亡的危险性大为增加。

二、透析时机及血管通路的建立

对老年患者透析时机目前尚无一致看法,一般认为 Ccr<0.17 mL/(s·1.73 m^2)[10 mL/(min·1.73 m^2)],或血肌酐浓度>707.2 μmol/L 并有明显尿毒症症状(尤其有较明显的水、钠潴留,如明显水肿、高血压和充血性心力衰竭迹象),有较严重的电解质紊乱(如血钾>6.5 mmol/L),有较严重的代谢性酸中毒(CO$_2$CP≤6.84 mmol/L)者,均应开始透析。

慢性肾衰竭老年透析患者,在透析前 4～6 周应安排行动静脉内瘘吻合术,使动静脉内瘘有充分的成熟时间,如需紧急透析而动静脉内瘘未建立,可以通过建立临时血管通路进行透析,如经皮静脉插管或直接进行血管穿刺。

三、血液透析的特点

(一)透析器

老年患者因疾病的特殊性,在透析中极易引起低血压、抽搐等不适,应尽量安排超滤稳定、有可调钠功能的机型。伴有心功能不全、持续性低血压者,应避免选择大面积、高通量的透析器,一般使用面积为 1.2 m^2 的透析器。

(二)血管通路

建立合适的血管通路是血液透析得以进行的前提,亦是提供充分透析的必要条件。老年血透患者由于动脉粥样硬化、血管中层钙化、营养不良等因素,给自体动静脉内瘘的建立带来困难。常用的动静脉内瘘是在前臂进行桡动脉与头静脉的吻合。老年人由于桡动脉粥样硬化,造成桡动脉-头静脉瘘的失败率高达 56%,老年患者特别是年龄大于 74 岁者内瘘存活时间明显低于年轻者。

近期研究表明,老年人行直接的肘部内瘘(肱动脉合并行静脉吻合)优于任何其他形式的血管通路,早期失败率仅 1.8%,而前臂瘘大于 20%,血管移植建立动静脉瘘为 16.5%。当肘部瘘因流量不足而无法有效进行透析时,在相同血管通路改用移植血管建立动静脉内瘘均获得了成功。

如果不能建立肘部自体动静脉内瘘,用同种移植静脉建立血管通路优于聚四氟乙烯人造血管,主要是并发症少,宿主血管的依从性好,技术容易等。最常见的并发症是血栓形成,常需要血管成形术或搭桥术。

部分老年透析患者无论自体或移植建立动静脉内瘘都有困难,可选用持久性双腔导管作为长期血管通路的有效补充形式。与普通双腔导管不同的是,持久性双腔导管长一些,柔韧性更好,对组织损害小,不易移动。此外,其在出皮肤处与穿刺点的平行距离至少有 2 cm,且皮下有一涤纶扣,被组织生长包绕,有利于导管在皮下的固定,并设置了自然抗感染屏障,延长了导管的使用时间。由于持久性双腔导管作为血管通路可立即使用,无动静脉分流,对心脏的血流动力学影响小,加之不需要忍受每次透析时穿刺的痛苦,使一些慢性肾衰竭患者容易接受,特别是无法建立有效血管通路时。

（三）血流量

不伴有慢性病的老年患者,血流量根据其年龄、性别、体重控制在 200～250 mL/min;伴有心血管系统疾病、肺心病、持续性低血压者,血流量应控制在 150～180 mL/min。流量过快可加重患者的心脏负担,引起心律失常及心动过速等。

（四）透析液浓度

根据患者在透析中存在的不同问题调节钠浓度。对于高血压的患者,可适当调低钠浓度,一般控制在 138～142 mmol/L;对于低血压、在透析中易出现抽筋的患者,可适当调高钠浓度,一般控制在 142～148 mmol/L。

（五）透析液温度

透析液温度一般控制在 36～37 ℃,对于持续性低血压的患者将透析液温度调到 35.5～36.5 ℃,因低温透析可使患者外周血管收缩,对血压有一定的调控作用。对发热患者也可适当降低透析液温度。对于血压正常或较高,但在透析中易引起抽搐的患者,可将透析液温度适当调高,控制在 37.0～37.5 ℃,以减少透析中肌肉抽搐的发生。

（六）超滤量

根据患者体重的增长情况设定超滤量。若患者透析间期体重的增长超过了干体重的 4%,则应根据患者以往的透析资料确定超滤量。一般超滤率控制在 500 mL 以内,并根据患者透析中的情况和透析结束前 1 小时的血压适当增减超滤量。

对个别水肿严重或伴有腹水、胸腔积液的患者,可以通过序贯透析来减缓透析对患者心血管系统造成的影响,促使水分排出。

（七）每周透析的次数和时间

年纪较大的患者,一般不能耐受长达 6 小时的透析,所以大都安排每周透析 3 次,每次4 小时。

四、护理

（一）一般护理

(1)病室环境应保持清洁,地面保持干燥,阳光充足,每天定时开窗通风,保持室内空气清新,保持室内温度在 18～20 ℃,湿度在 50%～60% 为宜。

(2)根据患者的病情及需求让其采取舒适的卧位,保持床单位清洁、干燥,床单位做到一人一用一更换。

(3)做好基础护理,满足患者的合理需求,对生活不能自理的患者,应帮助其进食和饮水。

(4)做好心理护理,仔细耐心地向患者及家属讲解关于血液透析的基础知识,让患者了解血液透析的意义及注意事项,消除患者紧张、恐惧的心理,使患者能配合治疗。生活上给予患者无微不至的关心,用温柔的言语、和蔼的微笑感染患者,对患者每一点微笑的进步都予以鼓励,使老年患者感受到医院的温暖,保持健康、乐观的心情,增强战胜疾病的信心和勇气。

(5)体重监测。老年患者的记忆力减退,往往在季节变换时由于衣物增减弄错了自己的体重,护士应陪同患者测量体重,并做好详细记录,对透析间期体重增长过快的患者应提醒其注意控制饮食。

(6)透析前仔细询问患者有无出血倾向,合理选择抗凝剂;了解患者有无感染、发热,如有异常,先通知医师处理后再上机。根据患者体重增长情况及疾病的特点设定超滤模式、超滤量、血流量及透析液浓度等,给予患者个体化透析。

(7)加强永久性血管通路和临时性血管通路的护理。老年患者因某些慢性病,如糖尿病、肿瘤、慢性支气管炎等食欲下降,而分解代谢增加,消耗了体内蛋白质及脂肪的储备,引起营养不良,同时由尿毒症导致体内代谢和激素水平紊乱,故伤口不易愈合。老年患者大都伴有高血脂和肥胖,且疾病因素使患者血管条件较差,血管细、脆、易滑动,穿刺失败时易引起血肿,管壁修复较慢,这些给内瘘穿刺带来一定的难度。因此穿刺时应选择年资较长、技术较熟练的护士进行操作,有计划地选择动静脉内瘘穿刺点。

老年人因精力不足、经济条件的限制、自身照顾不周而不能做好个人清洁卫生,容易引起动静脉内瘘感染。因此护士对其进行动静脉内瘘穿刺前应先做好皮肤清洁,观察有无血肿、内瘘是否通畅、周围皮肤是否完好;穿刺时应严格执行无菌操作技术,认真执行操作规程,防止并发症的发生。

使用临时血管通路前,护士同样要做好皮肤的清洁消毒,观察伤口有无渗血、管道固定处有无缝线脱落、固定是否妥当。此外,还要做好患者动静脉内瘘及临时性血管通路的宣教工作,让其进行自我保护。

(8)给予吸氧:对伴有心肺疾病者,在透析开始时就可给予吸氧。

(9)保持呼吸道通畅:对于透析中出现恶心、呕吐者,应及时清理呼吸道,保持呼吸道通畅。

(10)透析过程中严格执行操作规程,避免发生不必要的医疗差错,造成患者身体上和心理上的痛苦。

(二)密切观察病情变化,做好记录

(1)在透析过程中加强观察:①穿刺处有无渗血;②管道安置是否妥当、有无扭曲或折叠;③透析机运转是否正常;④管路内血液的颜色是否正常;⑤血流量是否正常;⑥患者的血压、脉搏和体温情况。经常询问患者有无抽搐、头痛、头晕、胸闷等不适。有些老人对不良反应的敏感度较低,出现不适时不能及时告知医护人员,因此医护人员应通过对生命体征的密切观察,及早发现不良反应的早期征象,及时处理。

(2)在透析中,患者如需输血、输液,应严格掌握输液速度。为了使血液中的钾离子清除充分,输血应控制在透析结束前2小时结束;输液时根据不同的药物调节滴速,避免过快,一般控制在每分钟30滴为宜。用药时,密切观察患者有无输血反应、输液反应、药物变态反应等,以及用药后有何不适,如有异常应及时通知医师。

(3)透析结束后,对止血有困难的患者,应该帮助止血;告诉患者起床速度不要太快,避免发生直立性低血压;严密观察生命体征,待患者一切正常后才能护送出血透室。

(三)饮食护理

护士应关心患者透析期间的饮食、起居情况,加强与患者的沟通,讲解有关的营养知识,告诉患者饮食多元化的方法,把握机会和患者家属沟通,告知家庭支持的重要性。

对合并其他慢性病的老年患者,在饮食上要结合患者的不同情况,作出相应的调整。如患者伴有糖尿病,则应避免摄入含糖量过高的食物,主食以米、麦类碳水化合物为宜。

(四)并发症的护理

老年血液透析患者的急性并发症及远期并发症与常规透析患者的并发症基本相同,但由于疾病及年龄的特殊性,他们更易发生透析失衡综合征、心血管系统并发症、感染、营养不良、脑血管意外、肾性骨病及肿瘤等并发症。

1.透析失衡综合征

透析失衡综合征多见于首次进行血液透析的患者,在透析过程中后透析后 24 小时内发生以神经系统症状为主的一系列综合征,如头痛、失眠、恶心、呕吐和血压升高等,初次血液透析的患者应缩短血液透析时间,以 3～4 小时为宜;血流量不易过快,一般控制在 150～180 mL/min。若患者在透析中出现上诉症状,在无糖尿病的情况下,可以静脉推注高渗糖水。

2.心血管系统并发症

心血管系统并发症是 60 岁以上的老年血液透析患者的常见并发症,也是最常见的致死原因之一。老年患者多患有缺血性心脏病、高血压和心脏传导系统疾病,导致心脏功能储备减弱;体外循环破坏了血流动力学的稳定性,增加了心脏的负担。透析中的低血压、体液及电解质的急剧变化、动静脉内瘘的形成均是构成老年血液透析患者心血管系统并发症的诱因。

(1)低血压:老年患者由于机体耐受力下降,多伴有心血管系统慢性病,在透析过程中极易发生低血压,应根据产生的原理认真分析,采取相应的防治措施。

患者如在透析一开始就出现血压下降,可能与伴有心血管系统疾病或体外循环的建立、血流量过大致患者不能耐受有关。可通过减慢血流量、减慢超滤、增加预冲液量或使用新鲜血液预冲管道等方面减轻患者的不适,使患者顺利完成血液透析。

如在透析过程中或透析结束前突然出现血压下降、打哈欠、恶心、呕吐、出冷汗、胸闷或伴有下肢肌肉痉挛,可能与患者透析间期体重增长过多,以致在透析时超滤量过多、速度过快有关,也可能是透析中进食过多所引起,应立即减慢血流量、减慢或停止超滤水分,补充生理盐水,待症状改善后继续透析。但要注重控制补液量,避免因补液过多造成透析结束后体内仍有过多水分潴留,诱发急性左心力衰竭。对于在透析中经常出现低血压、抽搐的患者,通过适当调高透析液钠浓度能使患者顺利地完成透析治疗。做好饮食宣教工作,让患者知道因饮食控制不佳而导致透析过程中出现各种并发症的危险性,使患者自觉遵守饮食常规,同时宣教患者在透析过程中避免过多进食。

(2)心绞痛:由于体外循环的建立,患者可出现暂时的冠状动脉供血不足,在透析过程中突然出现胸骨后疼痛、胸闷,心电图可见 ST 段压低、T 波平坦或倒置,应立即减慢血流量及超滤量,或停止超滤,吸氧,并通知医师,根据医嘱给予硝酸甘油舌下含服,待情况好转后继续透析。如症状不缓解,应立即停止透析治疗。

(3)心律失常:在透析过程中患者感觉心悸、胸闷,出现心动过速、心律不齐,严重者可以出现室性或房性心律失常,应立即减慢血流量及超滤量,或停止超滤,吸氧,针对病因给予抗心律失常的药物,严重者应停止透析治疗。

(4)高血压:多见于患者饮食控制不佳,摄入过多水钠、患者过于紧张、肾素依赖性高血压、透析液浓度过高、超滤不足、失衡综合征、降压药物被透出,药物因素如重组人红细胞生成素的使用等。

加强宣教工作,使患者了解饮食控制的重要性,严格控制水、钠的摄入;每次透析都应完成透析处方;鼓励患者在透析间期按时服药,使高血压能得到有效控制;或改变透析方式,如进行血液滤过治疗;检查透析液的浓度是否过高;对在透析中有严重高血压的患者可以使用药物加以控制。

(5)心力衰竭:患者突发呼吸困难、不能平卧、心率加快、血压升高,在排除高钾血症的情况下,可以先给患者行单纯超滤,然后改为血液透析,这样可以减轻心脏负担,给予患者半卧位,吸氧或必要时用50%乙醇湿化给氧。积极控制贫血,平时注意充分超滤,及时拍胸片以了解心胸比例,特别在发热或换其他疾病后,应警惕因体重减轻引起的水分超滤不足,预防透析后未达到干体重而诱发心力衰竭。

3.感染

老年患者由于疾病及年龄因素,免疫力低下,加上营养不良,易发生感染性疾病,特别是呼吸系统、泌尿系统感染及结核。上呼吸道感染易并发肺炎,老年血液透析患者感染的发生率仅次于心血管并发症。因此,应鼓励患者平时注意饮食的合理均衡,进行适度的锻炼,注意在季节变换时及时增减衣物,防止上呼吸道感染。一旦发生感染应立即去医院就医,按时服药,使感染得到有效控制。同时,在透析过程中,应注意严格执行无菌操作技术,防止医源性感染。

4.营养不良

长期血液透析的老年患者大多合并其他慢性疾病,由于消化吸收能力减弱,对蛋白质的吸收和利用能力降低,更易发生营养不良。很多患者独居,不愿给儿女带来负担,因此缺乏照顾,因疾病因素使其精力有限,不能做到饮食的多元化;因饮食需要控制,故饮食单一乏味;或由于缺乏营养知识,蛋白质及能量摄入减少,这些都会导致营养不良。

5.脑血管意外

老年患者由于高血压、高血脂、脑动脉硬化的发生率较高,反复使用肝素后,在动脉硬化的基础上,更易发生脑出血。患者往往表现为持续头痛、无法解释的痴呆、神志的改变,严重的出现偏瘫、死亡。有些患者因脑动脉硬化、降压幅度过大,诱发脑循环障碍,脑血栓形成,引起脑梗死。

因此,对高血压患者应鼓励其在透析间期严格做好自身防护,定期测量血压,按时按量服药,严格控制水分摄入,注意劳逸结合,避免过度疲劳。同时,对严重高血压的患者,应避免短时间内降压幅度过大。对已出现脑血管意外的患者,应避免搬动,在透析中严格控制血流量及超滤量,严密观察生命体征。因病情需要进行无肝素透析的患者应注意血流量、静脉压、跨膜压的变化,防止体外凝血。

6.肿瘤

老年血液透析患者因其免疫功能低下,恶性肿瘤的发生率是正常人的3～5倍,且预后差。对于患有恶性肿瘤的患者,做好心理护理极为重要。在透析过程中更要给予无微不至的关怀,密切观察病情,尽量减少急性并发症的发生。

7.老年血液透析胃肠道出血

老年人消化道憩室、毛细血管扩张、癌症的发生率高于年轻人,因而胃肠道出血的发生率也增高。出血原因以出血性胃炎占首位,其次为毛细血管扩张,可发生在任何部位,常为多发性,确诊靠内镜检查。结肠憩室穿孔的症状不典型,以低热和模糊的腹痛为初发症状,须提高警惕。

8.精神心理问题

首先,慢性疾病的存在导致了患者对治疗的依赖性,维持性血液透析患者则更多依赖医师、护士,依赖透析机。其次是由于疾病自身及由此产生的依赖性,他们不得不进行调整,改变生活方式,并寻求在新的水平上的平衡,这常常是不舒服的,并由此产生一系列心理问题。国内统计资料表明,老年透析患者常存在着焦虑和抑郁,常有一些模棱两可的感情和行为,特别是那些集体活动受阻而致功能损害,不得不依赖他人者。国内资料显示,老年血透患者抑郁、焦虑自评量表总分,明显高于中青年组,血液透析患者情感障碍严重者,可影响康复及预后,更加严重的可造成血液透析治疗中并发症的发生率增多,使血液透析中不稳定因素增加,治疗的风险性加大。尤其应注意的是老年患者血液透析时高血压的发生率较高,Kennedy 发现抑郁症增加冠心病患者心源性猝死的危险性。有研究发现,抑郁症状患者在血液透析中心律失常的发生率明显增加,中青年患者出现抑郁症状时,虽然心律失常增加,但更多则表现为胃肠反应。

临床上绝大多数疾病背景下的抑郁未获得及时诊断和治疗,因此对患者抑郁症状发作的再认识已是临床上不可忽视的问题。老年血透患者抑郁症状的产生使临床医师面临更为复杂的医疗问题。两种疾病的并存和相互影响使得对躯体疾病治疗的难度增加。

患者在透析过程中出现不适时会紧张、焦虑,医护人员若能准确、快速、沉稳地做出处理,缓解患者的不适,既能减轻患者的痛苦,又能增加患者的信任感,提高患者在治疗过程中的依从性,改善患者的透析质量和生活质量。

随着血液透析技术的不断成熟、更新和发展,年龄不再是血液透析考虑的首要因素,但如何提高老年患者的透析质量和生活质量,仍然是我们继续探讨的话题。

（李向超）

第十六章

消毒供应中心护理

第一节 回收、分类

一、回收

(一)目的
对重复使用的医疗器械、器具和物品进行集中回收处理,防止污染扩散,减轻临床负担。

(二)操作规程
1.工作人员着装

工作人员应穿外出服,戴网帽、口罩。

2.回收工具

密闭回收车、密封回收容器或贮物袋,密闭回收车要有污车标记。车上备有手套和快速手消毒液。回收工具存放在标示明确,固定的存放区域。

3.回收

(1)使用科室包括门诊、病区和手术室负责人员,应将重复使用的污染诊疗器械、器具和物品直接放置于密封的容器或贮物袋中,并注明科室、物品名称、数量。

(2)沾染较多血液和污物的器械应在使用科室进行简单冲洗,如手术器械、阴道窥镜、直肠窥镜,来不及处理的采用保湿液保湿并且密封储存。

(3)消毒供应中心回收人员每天定时收回,回收时与使用科室负责人员当面点清已封存好的物品名称、数量,并做好登记,双方签字。在诊疗场所不再对污染的诊疗器械、器具和物品进行拆封清点,以减少对环境的污染。

(4)回收时,污染器械应放在有盖的容器中或使用密封专用车。精密器械应单独放置在容器中运送,防止损坏。

(5)被朊毒体、气性坏疽及突发原因不明的传染病病原体污染的诊疗器械、器具和物品,使用者应用双层黄色胶袋密封,胶袋外标明科室、传染病名称、器具数量,由消毒供应中心单独回收处理。

(6)在回收过程中,应尽量缩短回收时间,防止有机污染物的干涸,增加清洗难度。

（7）保障运输过程中装载物不会发生掉落等意外，任何的撞击对手术器械都会造成一定的伤害，同时也会出现污染的问题。

（8）维护装载物的安全性，任何人不得私自打开/拆开密封容器。也就是说负责运送的操作人员对内装物品不负数量的责任，如容器在运送途中有打开过的迹象，责任就在运送人员，而如果封存完整，则问题就出在临床或消毒供应中心两者上。

（9）使用后的医疗废弃物和材料，不得进入消毒供应中心处理或转运。

（10）回收人员将回收污染器械物品通过消毒供应中心污物接收口与接收分类人员交接，无误后整理、清洗、消毒回收工具。

4.回收工具的处理

回收车、容器等用具，每次使用后用消毒液擦拭消毒，清水冲洗后擦干备用。消毒液通常使用含氯消毒剂擦拭消毒。

（三）质量标准

（1）按规定的时间到科室对被污染的、可重复使用的医疗器械器具和物品进行回收。

（2）与科室责任人做好交接登记，包括日期、时间、科室、物品名称、数量，与交接人员同时签全名。

（3）不在科室内清点数目，直接把科室移交的被封存的污染物品放入密封污物车或密封容器中。分类清楚，摆放整齐，运输途中无丢失、拆封、器械坏损。

（4）严格遵守消毒隔离原则，不得污染环境及工作人员，包括消毒供应中心到科室之间途经的场所、通道、电梯、门等，携带快速手消毒液。

（5）做好个人防护，回收人员必须戴口罩、戴手套，不得徒手操作。

（四）注意事项

（1）回收科室物品时，与科室主管人员当面交接，并认真做好每项登记。

（2）采用密封回收方式，不得将污染液体外漏，以防污染环境。

（3）消毒供应中心回收人员将回收的物品送到去污区，及时清点数目，发现与登记不符，按规定时间与科室联系，要求科室增补或记账赔偿。

二、分类

（一）目的

将回收后的污染器械、器具、物品进行接收清点、检查和分类，保证物品数量准确、结构完整，同时防止器械在清洗过程中被损坏、洗不干净以及工作人员被锐器刺伤。

（二）操作规程

（1）工作人员着装：隔离衣、圆帽、口罩、手套、防护鞋。

（2）在消毒供应中心的去污区，回收人员与接收分类人员对回收的诊疗器械、器具和物品进行清点数目、检查其结构的完好性，并做好登记，包括日期、科室、物品名称、数量、清点人员签字。发现问题立即与相关科室联系。

（3）根据器械物品材质、结构、污染程度、污染物性质、精密程度等进行分类处理。根据器械的材质可分为金属、橡胶、玻璃等，根据形状可分为尖锐器械、单管腔类器械，套管腔类器械、轴节器械、盆、盘、瓶等。各种分类的物品应放置在不同的容器或清洗装置上，注明标记，防止混乱。

（4）根据器械、物品的材质、结构、污染程度，选择清洗的方式，如手工清洗、超声清洗机清洗、全自动消毒清洗机清洗。

(5)标有"特殊感染"的器械,按国家规定选择处理方法。

(6)一些专科器械可根据使用科室的要求,进行特别处理。

(三)质量标准

(1)数目清点及时、准确,器械、器具、物品结构完好。

(2)分类清晰、摆放整齐。

(3)选择正确清洗方法。

(四)注意事项

(1)做好接收分类前的准备工作。将各类清洗容器、篮筐、清洗架等摆放在分类操作台上或周围,便于分类时物品有序摆放,操作便捷。

(2)尖锐器械摆放方向一致,避免清洗时人员被刺伤。

(3)对缺失、坏损的器械,在与科室及时沟通的同时要与护士长请领补充,以保证器械数量,使无菌物品正常供应。

(4)做好自身防护,严格按要求着装,手套破损时及时更换。

(何　翠)

第二节　清洗、消毒、保养干燥

一、清洗

(一)目的

去除医疗器械、器具、物品上的污物(如微生物、颗粒异物、其他有害污染物),物品灭菌前使其污染量降低到可以接受的水平。

(二)操作规程

根据器械、器具、物品的材质、结构、污染程度、污染物性质、精密程度等选择手工清洗或机械清洗。机械清洗包括自动清洗消毒器清洗和超声清洗机清洗。不同清洗方式的选择应遵循相应的工作流程。

1.工作人员着装

戴网帽、口罩、眼罩或面罩,戴手套,穿防水的隔离衣或防水围裙及工作鞋。

2.物品准备

(1)清洁剂。碱性清洁剂:PH 大于等于 7.5,对各种有机物有较好的去除作用,对金属腐蚀性小,不会加快返锈的现象。中性清洁剂:pH 为 6.5~7.5,对金属无腐蚀。酸性清洁剂:pH 小于等于 6.5,对无机固体粒子有较好的溶解去除作用,对金属物品的腐蚀性小。酶清洁剂:含酶的清洁剂,有较强的去污能力,能快速分解蛋白质等多种有机污染物。根据物品的性质及污染程度,选择适宜的清洁剂。不得使用去污粉。

(2)手工清洗用具:棉签,用于擦拭穿刺针针座内部。不同型号的管腔绒刷,用于管腔器械的刷洗。手握式尼龙刷,用于带轴节、咬齿器械的刷洗。禁止使用钢丝球,以防损坏器械。

（3）除垢除锈剂,用于去除器械上的锈迹或污垢。

3.机械清洗流程

（1）将待清洗器械、物品有序摆放在清洗架上,打开轴节,能拆卸的拆至最小结构,放入清洗机。

（2）检查清洗酶、润滑剂液面是否在吸管口之上,吸引管是否通畅和完好。检查电、蒸汽、自来水压力、蒸馏水制水机工作状况是否满足清洗机工作需要。

（3）根据需要选择清洗程序进行清洗。

（4）清洗过程注意观察机器运行情况并做好记录。如有故障,可根据报警提示原因及时处理。

（5）机械清洗程序。①冲洗:使用流动水去除器械、器具和物品表面污物。②洗涤:使用含有化学清洗剂的清洗用水,去除器械、器具和物品污染物。③漂洗:用流动水冲洗洗涤后器械、器具和物品上的残留物。④终末漂洗:用软水、纯化水或蒸馏水对漂洗后的器械、器具和物品进行最终的处理。

（6）进入消毒程序。

4.手工清洗流程

（1）工作人员洗手戴手套、穿专用鞋、戴圆帽、口罩、防水罩衣、面罩。

（2）将器械分类。

（3）将器械在流动自来水下冲洗。

（4）器械在规定配比浓度的多酶清洗液中浸泡5～10分钟。

（5）各种穿刺针座用棉签处理,有水垢、锈迹的除垢、除锈处理。

（6）自来水清洗（管腔用高压水枪冲洗）。

（7）进入消毒程序。

近年来,大量实验证明,物品的清洗质量直接影响灭菌质量,生物膜、有机物污垢均可阻碍灭菌因子的穿透,从而影响灭菌效果,造成医院内恶性感染事件的发生。所以清洗是消毒供应中心工作的一项重要环节。

（三）质量标准

（1）工作人员着装符合要求和分区规定。

（2）环境清洁,地面无杂物、无水迹,垃圾分类处理。

（3）备用物品摆放整齐,保持台面、设备清洁。

（4）正确选择处置方式（机洗/手工清洗）。

（5）清洁剂浓度配制符合要求并做好记录、器械分类浸泡过面。

（6）监测每批次清洗消毒器的物理参数及运转情况并记录。

（7）清洗消毒器维护运转正常、腔体机面无锈迹,清洗程序选择正确。

（8）机洗器械摆放整齐、有轴节器械充分打开。

（9）保证金属类器械表面光亮,齿牙处无血迹、无锈迹、无污渍。

（10）橡胶类保持干爽,管内壁干净、无血迹。

（11）按要求进行清洗,按要求进行制水设备的维修、保养并有记录。

（四）注意事项

（1）清洗组应做好个人防护工作,防护用具包括帽子、面罩、口罩、防水罩袍、防护胶鞋、双层手套。清洗过程中,污水不慎溅入眼睛,应立即用洗眼器彻底清洗眼睛,防止感染或化学试剂对眼睛造成损伤。

(2)清洗时应保证待清洗器械关节全部打开,以保证清洗效果。

(3)手工清洗时应使用软毛刷,在水面下清洗,以防气溶胶对人体造成危害。

(4)当使用自动清洗机时,每层摆放数量应最小化,能拆卸的器械拆卸到最小单位。

(5)管道器械应配合管道刷和气枪、水枪清洗。

(6)超声波清洗器(台式)适用于精密、复杂器械的洗涤。超声清洗时间宜3～5分钟,可根据器械污染情况适当延长清洗时间,不宜超过10分钟。

(7)清洗亚光手术器械禁用除锈除垢剂浸泡,以免破坏器械表面镀层而变色。应用清洗酶浸泡时,严格掌握浸泡时间和浓度。

二、消毒

(一)目的

通过物理或化学方法,进一步降低清洗后器械、器具和物品的生物负荷,消除和杀灭致病菌,达到无害化的安全水平

(二)操作规程

清洗后的器械、器具和物品应进行消毒处理。根据器械、器具、物品的材质及消毒后用途,选择消毒方式。消毒可分为物理消毒和化学消毒。物理消毒包括机械热力消毒、煮沸消毒,化学消毒应选择取得卫计委颁发卫生许可批件的安全、低毒、高效的消毒剂。

1.物理消毒

(1)机械热力消毒方法的温度、时间应参照下表的要求。此流程一般经过清洗程序后自动转入消毒程序,无需人工操作,但要密切观察机器运行参数,温度和时间应达到表16-1规定的标准。

表 16-1　湿热消毒的温度与时间

温度	消毒时间	温度	消毒时间
90 ℃	≥1 分钟	75 ℃	≥30 分钟
80 ℃	≥10 分钟	70 ℃	≥100 分钟

(2)煮沸消毒,将清洗后清洁的耐湿热的器械、物品放入盛有软水的加热容器中煮沸,有效消毒时间从水沸腾开始计算并保持连续煮沸。在水中加入1%～2%碳酸氢钠,可提高水沸点5 ℃,有灭菌防腐作用。一般在水沸后再煮5～15分钟即可达到消毒目的,可杀死细菌繁殖体、真菌、立克次氏体、螺旋体和病毒。水温100 ℃,时间大于或等于30分钟,即可杀死细菌芽孢,达到高水平消毒。

2.化学消毒

(1)按要求着装。

(2)根据选用的化学消毒剂使用说明配制消毒液。消毒供应中心常用的化学消毒剂,一般为高水平消毒剂和中度水平消毒剂。高水平消毒剂包括2%戊二醛,浸泡20～90分钟,主要用于内窥镜的消毒;0.2%过氧乙酸,浸泡10分钟,或0.08%过氧乙酸,浸泡25分钟,主要用于手工清洗器械的消毒处理。中水平消毒剂包括500～1 000 mg/L含氯消毒剂,浸泡10～30分钟,主要

用于手工清洗器械的消毒;250～500 mg/L含氯消毒剂,用于操作台面、车、储物架等物品擦拭消毒;75％乙醇,用于台面、手的消毒;0.5％碘伏,用于皮肤损伤时的消毒;2％三效热原灭活剂,浸泡1小时以上,主要用于器械的消毒和去热原。

(3)将清洗达标的器械、物品浸泡在消毒液面以下,记录时间。

(4)浸泡规定的时间后,使用自来水彻底冲洗,去离子水再次冲洗后进入干燥程序。

(三)质量标准

(1)消毒后直接使用的诊疗器械、器具和物品,湿热消毒温度应大于或等于90 ℃,时间大于或等于5分钟,或A0值大于或等于3 000;消毒后继续灭菌处理的,其湿热消毒温度应大于或等于90 ℃,时间大于或等于1分钟,或A0值大于或等于600。

(2)在全自动或半自动清洗消毒器工作运行中要密切观察并记录各项参数,以保证消毒质量。

(3)记录煮沸消毒每次消毒物品的锅次、器械名称、数量、水沸腾时间、停止煮沸时间。

(4)记录化学消毒剂配制浓度、浸泡时间,可测试浓度的,将测试结果留档。消毒剂在有效期内使用。

(四)注意事项

严格按照器械、物品的材质要求选择消毒方式。

1.物理消毒

(1)煮沸消毒时,器械、物品浸没在水面以下,煮沸时容器要加盖。

(2)水沸腾开始计时后,中途不增加其他物品。

(3)防止烫伤。

2.化学消毒

(1)配置化学消毒剂时要注意安全防护,戴手套、口罩和眼罩。

(2)正确选择和使用消毒剂,严格按照产品使用说明书配置消毒剂浓度,测试消毒剂浓度达到有效浓度标准时方可使用。

(3)消毒剂现用现配,浸泡消毒时一定要加盖。

(4)使用对金属器械有强腐蚀作用的消毒剂时,按产品要求加放抗腐蚀剂,并严格控制浸泡时间,以免损坏器械。

(5)亚光金属器械禁止使用强腐蚀性消毒剂,以防破坏表面镀层而变色。

三、保养干燥

(一)目的

防止器械表面及轴节腐蚀生锈、藏污纳垢,保证各种灭菌方法的灭菌质量,延长器械的使用寿命。

(二)操作规程

清洗消毒后的器械应及时干燥处理。保养干燥目前也有机械和手工两种方式,如经济条件允许应首选机械保养干燥。消毒后直接使用的物品,应机械干燥,不允许使用手工干燥或自然干燥方法,以防止细菌污染。

1.机械器械保养干燥

保养液应该使用水溶性润滑剂,以利于灭菌因子穿透,保证灭菌效果。其流程如下。

（1）根据选用的水溶性润滑剂的产品使用说明书，调节全自动或半自动清洗消毒器抽吸润滑剂的时间，直至达到需要的浓度。

（2）根据器械的材质选择适宜的干燥温度，金属类干燥温度 70～90 ℃，需时间为 20～30 分钟；塑胶类干燥温度 65～75 ℃，防止温度过高造成器械变形，材质老化等问题，一般烘干约需要 40 分钟。

（3）机器根据设定的干燥时间结束程序自动开门。

2.手工器械保养干燥

（1）根据选用的水溶性润滑剂的产品使用说明书配置润滑剂浓度。

（2）将器械浸泡在润滑剂液面以下，浸泡时间遵照产品说明书的要求。

（3）捞出器械，用低纤维絮擦布擦干。穿刺套管针及手术吸引头等管腔器械可用高压气枪或 95％的酒精干燥，根据厂商说明书和指导手册，软式内窥镜等器械和物品也可选用 95％的酒精处理，保证腔内彻底干燥。

（三）质量标准

（1）器械、物品干燥无水迹。

（2）器械有光泽，无锈迹（润滑剂浓度过低易生锈）。

（3）器械表面无白斑、花纹（出现此现象可能是润滑剂浓度过高或水质不达标所致）。

（4）操作台面用 500 mg/L 含氯消毒剂擦拭，2 次/天。

（5）低纤维絮擦布一用一清洗、消毒、干燥备用。

（四）注意事项

（1）禁止使用石蜡油（液状石蜡）作为润滑剂保养。石蜡油为非水溶性油剂，阻碍水蒸气等灭菌因子的穿透，影响灭菌效果。

（2）消毒后直接使用的器械、物品，禁止采用手工干燥处理，以防在擦拭过程中再次污染。

（3）不使用容易脱落棉纤维的棉布类擦布，如纱布等。避免影响器械洁净度，造成微粒污染。

（4）不允许采用自然干燥方法进行器材干燥。

（何　翠）

第三节　检查、制作、包装

一、检查

（一）目的

保证器械物品的清洗、消毒、干燥质量，以及器械物品的功能完好，便于临床科室使用。

（二）操作规程

（1）物品准备：设备设施（应备带光源的放大镜、带光源的包布检查操作台）、棉签、纱布等。

（2）着装：戴圆帽、口罩，穿专用鞋，戴手套。

（3）器械检查：在打开光源的放大镜下逐个查看器械，如刀子、剪子、各种钳子表面、轴节、齿牙是否光亮、洁净，用棉签检查穿刺针座内部是否清洁。用纱布检查管腔器械腔体内部是否洁净,擦拭器械表面是否有油污。

(4)将检查出的有污渍、锈迹的器械进行登记,并由传递窗传回去污区,重新浸泡、去污、除锈、清洗处理,按登记数目及时索要,保证临床供应数目相对恒定。

(5)检查有轴节松动的器械,将轴节螺钉拧紧。穿刺针尖有钩、不锋利的可在磨石上修复。检查剪刀是否锋利,尖部是否完好。

(6)将不能修复的坏损器械进行登记,交护士长报损并以旧换新。

(7)检查合规的器械进入包装程序。

(8)敷料检查:将各种敷料如包布、手术中单、手术衣等单张放在打开光源的包布检查操作台上检查,检查是否有小的破洞、棉布纱织密度是否均匀、清洁、干燥。检查手术衣带子是否齐全、牢固,袖口松紧是否适度。洗手衣腰带、橡皮带、扣子是否整齐牢固。

(9)挑拣不合规的手术敷料并登记数量,以备到总务处报损,领取新敷料。护士长补充当天检出的敷料,保证临床和手术室无菌物品的供应。

(10)检查质量合规的敷料进入包装程序。

(三)质量标准

1.日常检查有记录

其意义有二:首先,便于器械物品流通时的查找,保证器械物品数量的恒定,满足临床工作需要;其次,为管理者提供数据资料,便于管理者发现问题,保证器械物品清洗、消毒质量,使灭菌合格率达100%。

2.每周定期抽查有记录

记录内容包括检查时间、检查内容、检查者、责任人、出现的问题、原因分析、整改措施。

3.每月定期总结有记录

记录整月出现问题整改后的效果,对屡次出现而本科室不能解决的问题,报有关职能部门请求帮助解决。

(四)注意事项

(1)有效应用带光源放大镜和操作台,使其保持功能完好。

(2)各项检察记录要翔实,不能流于形式,对工作确实起到督促指导作用,以保证工作质量。

(3)定期进行清洗、消毒等各个环节质量标准的培训学习,对检查中发现的问题及时组织讨论,查找原因,提高消毒供应中心全员的责任心和业务水平。

二、制作

(一)目的

根据临床各个科室的工作特点和需要,制作出不同规格、数量、材质的无菌物品。

(二)操作规程

制作过程是消毒供应中心一项细致而严谨的工作。把好这一关,不但能满足临床工作需要,提高临床科室对消毒供应中心的满意度,而且能降低消耗,避免浪费。需要制作的物品种类繁多,大体可遵循如下原则。

(1)明确物品的用途。

(2)明确物品制作的标准。

(3)物品、原料准备。

(4)制作后、包装前检查核对(此项工作需双人进行)。

(5)放置灭菌检测用品(生物或化学指示物)。

(6)进入包装流程。

(三)质量标准

(1)用物准备齐全,做到省时省力。

(2)物品制作符合制作标准。

(3)器械、物品数量和功能满足临床科室需要。

(4)厉行节约原则,无浪费。

(四)注意事项

(1)敷料类、器械包类分室制作,以防棉絮污染。

(2)临床科室的特殊需求,要与科室护士长或使用者充分沟通并得到其认可后制作。

(3)定期随访临床科室使用情况,根据反馈信息及时调整制作方法。

三、包装

(一)目的

需要灭菌的物品,避免灭菌后遭受外界污染,需要进行打包处理。

(二)操作规程

1.包装材料的准备

根据包装工艺和消毒工艺的需要选择包装材料的材质、规格。无菌包装材料包括医用皱纹纸、纸塑包装袋、棉布、医用无纺布等。

(1)医用皱纹纸有多种规格型号,用于包装各种诊疗器械及小型手术器械,为一次性使用包装材料,造价贵,抗拉扯性差。

(2)纸塑包装袋被用于各种器械和敷料的包装,需要封口机封口包装,为一次性使用包装材料,造价贵,对灭菌方式有要求,高温高压蒸汽灭菌的有效期相对低温灭菌短,适用于低温灭菌。

(3)棉布。被用于各种器械、敷料的包装。要求其密度在140支纱/每平方英寸以上,为非漂白棉布。初次使用应使用90℃水反复去浆洗涤,防止带浆消毒后变硬、变色。严禁使用漂白剂、柔顺剂,防止对棉纱的损伤和化学物品的残留。棉质包布可重复使用,价格低廉,其适用于高温高压蒸汽灭菌,皱褶性、柔顺性强,抗拉扯性强。但需要记录使用次数,每次使用前要检查其质量完好状态。当出现小的破洞、断纱、致密度降低(使用30~50次后)时,其阻菌效果降低,应检出报废。

(4)医用无纺布被用于各种器械、敷料的包装。其皱褶性、柔顺性强,抗拉扯性次于棉布。阻菌性强,适用于高温高压蒸汽灭菌和指定低温灭菌的包装。为一次性使用包装材料,造价贵。

(5)根据需要包装物品的大小制定包装材料的规格。

2.包装

(1)打器械包和敷料包的方法通常采用信封式折叠或包裹式折叠,这样打开外包装平铺在器械台上,形成了一个无菌界面,有利于无菌操作。这种打包方法适用于布类、纸类和无纺布类包装材料。①信封式包装折叠方法:内层包装,将内外双层包布平铺在打包台上,将器械托盘沿包布对角线放置于包布中央,将离身体近的一角折向器械托盘,将角尖向上反折,将右侧一角折向器械,角尖向上反折,重复左侧,将对侧一角盖向器械,此角尖端折叠塞入包内,外留置角尖约

5 cm长度;外层包布的包装方法同内层;用封包胶带粘贴两道,封严包裹,在一侧封包胶带上粘贴5 cm长、带有化学指示剂的胶带,并贴上标有科室、名称、包装者、失效日期的标示卡。②包裹式包装折叠方法:内层包装,将内外双层包布平铺在打包台上,将器械托盘沿包布边缘平行的十字线放置于包布中央,将身体近侧一端盖到器械托盘上,向上反折10 cm,将对侧一端盖到器械托盘上,包裹严密,边缘再向上反折10 cm,将左右两侧分别折叠包裹严密;外层包布的包装方法同内层;用封包胶带粘贴两道,封严包裹,在一侧封包胶带上粘贴5 cm长、带有化学指示剂的胶带,并贴上标有科室、名称、包装者、失效日期的标示卡。

(2)用包装袋包装的物品,应根据所包装物品的大小选择不同规格的包装袋,剪所需要的长度,装好物品,尖锐物品应包裹尖端,以免穿破包装袋。包内放化学指示卡,能透过包装材料看到指示卡颜色的包外不再贴化学指示标签。用医用封口机封口,在封口外缘注明科室、名称、包装者、失效日期。

(三)质量标准

(1)包装材料符合要求。有生产许可证、营业执照、卫生检验报告。

(2)物品齐全。

(3)体积、重量不超标。用下排气式压力蒸汽灭菌器灭菌,灭菌包体积不超过30 cm×30 cm×25 cm;预真空或脉动真空压力灭菌器灭菌,灭菌包体积不超过30 cm×30 cm×50 cm,敷料包重量不超过5 kg。金属器械包重量不超过7 kg。

(4)标示清楚。包外注明无菌包名称、科室、包装者、失效日期。

(5)植入性器械包内,中央放置生物灭菌监测指示剂或五类化学指示卡(爬行卡),其他可放普通化学指示卡以监测灭菌效果。

(6)准确的有效期。布类和医用皱纹纸类包装材料包装的物品有效期为1周,其他根据包装材料使用说明而定。

(7)清洁后的物品应在4小时内进行灭菌处理。

(8)包布干燥无破洞,一用一清洗。

(9)封口应严密。

(四)注意事项

(1)手术器械应进行双层包装,即包装两次。

(2)手术器械筐或托盘上垫吸水巾。

(3)手术器械码放两层时中间放吸水巾,有利于器械的干燥。

(4)纸塑包装袋封口和压边宽度不少于6 mm。

(5)新的棉布包装必须彻底洗涤脱浆后使用,否则变硬、变黄呈地图状。每次使用后要清洗。

(6)化学气体低温灭菌应使用一次性包装材料。

(7)等离子气体低温灭菌使用专用的一次性包装材料。

(何　翠)

第四节 灭菌、储存、发放

一、灭菌

(一)目的
通过压力蒸汽或气体等灭菌方法对需要灭菌的物品进行处理,使其达到无菌状态。

(二)操作规程
压力蒸汽灭菌器。

1.灭菌操作前灭菌器的准备

(1)清洁灭菌器体腔,保证排汽口滤网清洁。

(2)检查门框与橡胶垫圈有无损坏、是否平整,门的锁扣是否灵活、有效。

(3)检查压力表、温度表是否在零位。

(4)由灭菌器体腔排气口倒入 500 mL 水,检查有无阻塞。

(5)检查蒸汽、水源、电源情况及管道有无漏气、漏水情况。打开压缩机电源、水源、蒸汽、压缩机,蒸气压力达到 0.3～0.5 MPa,水源压力 0.15～0.30 MPa,压缩气体压力大于等于 0.4 MPa等,运行条件应符合设备要求。

(6)检查与设备相连接的记录或打印装置处于备用状态。

(7)进行灭菌器预热,当夹层压力大于或等于 0.2 MPa 时,则表示预热完成。排尽冷凝水,特别是冬天,冷凝水是导致湿包的主要原因。

(8)预真空压力蒸汽灭菌器做布维-狄克(B-D)试验,以测试灭菌器真空系统的有效性,B-D测试合格后方可使用。

具体操作如下。①待灭菌器预热之后,由消毒员将 B-D 测试包平放于排气孔上方约 10 cm处,关闭灭菌器门,启动 B-D 运行程序(标准的 B-D 测试程序即 121 ℃、15 分钟或 134 ℃、3.5 分钟)。②B-D 程序运行结束,立即在 B-D 测试纸上注明 B-D 测试的日期、灭菌锅编号、测试条件以及操作者姓名或工号。③查看 B-D 测试结果:查看 B-D 测试纸变色是否均匀,B-D 测试纸变色均匀则表示 B-D 测试成功,即可开始运行灭菌程序;否则 B-D 测试失败,查找失败原因予以处理后,连续进行 3 次 B-D 测试,均合格后方可使用。④B-D 测试资料需留存 3 年以上。

标准 B-D 测试包的制作方法如下。①100%脱脂纯棉布折叠成长(30±2)cm、宽(25±2)cm、高25～28 cm 大小的布包,将专门的 B-D 测试纸放入布包中心位置。所使用的纯棉布必须一用一清洗。②测试包的重量欧洲标准为 7 kg,美国标准为 4 kg。

标准 B-D 包与一次性 B-D 包的区别如下。①标准 B-D 包需每次打包,费时费力;打包所用材料多次洗涤,洗涤剂的残留,影响到测试的稳定性;受人为因素影响大,打包的松紧程度不同会影响到测试的结果。②一次性 B-D 包使用简便,受人为及环境因素影响小,但成本较高。③模拟 B-D 测试装置,使用简便,包装小,灭菌难度可控,但处于发展阶段。

2.灭菌物品装载

装载前检查灭菌包外标志内容,并注明灭菌器编号、灭菌批次、灭菌日期及失效日期。

具体装载要求如下。

(1)装载时应使用专用灭菌架或篮筐装载灭菌物品,物品不可堆放,容器上下均有一定的空间,灭菌包之间间隔距离大于或等于 2.5 cm(物品之间至少有足够的空间可以插入伸直的手),以利灭菌介质的穿透,避免空气滞留、液体积聚,避免湿包产生。

(2)灭菌物品不能接触灭菌器的内壁及门,以防吸入冷凝水。

(3)应将同类材质的器械、器具和物品,置于同一批次进行灭菌。若纺织类物品与金属类物品混装时,纺织类物品应放置于灭菌架上层竖放,且装载应比较宽松;金属类则置于灭菌架下层平放;底部无孔的盘、碗、盆等物品应斜放,且开口方向一致;纸袋、纸塑袋亦应斜放。

(4)预真空灭菌器的装载量不得超过柜室容积的 90%,下排气灭菌器的装载量不能超过柜室容积的 80%,同时预真空和脉动真空压力蒸汽灭菌器的装载量分别不得小于柜室容积的 10% 和 5%,以防止"小装量效应"残留空气影响灭菌效果。

(5)各个储槽的筛孔需完全打开。

(6)易碎物品需轻拿轻放,轻柔操作。

(7)将批量监测随同已装载好的灭菌物品一同推入灭菌器内,批量监测放置在灭菌柜腔内下部、排气孔上方。

3.灭菌器工作运行中

(1)关闭密封门,根据被灭菌物品的性质选择灭菌程序,检查灭菌参数是否正确,启动运行程序。如根据蒸汽供给的压力,判断灭菌所能达到的最高温度,选择采用温度 132~134 ℃,压力 205.8 kPa,灭菌维持时间 4 分钟;或温度 121 ℃,压力 102.9 kPa,灭菌维持时间 20~30 分钟。目前多数灭菌器采用电脑自动控制程序,当温度达不到 132 ℃时自动转入 121 ℃灭菌程序。

(2)灭菌过程中,操作人员必须密切观察设备运行时仪表和显示屏的压力、温度、时间、运行曲线等物理参数,如有异常,及时处理。

(3)按要求做好每批次灭菌物品登记工作:灭菌日期、灭菌器编号、批次号、装载的主要物品、灭菌程序号、主要运行参数、操作员签名或工号,便于物品的跟踪、追溯。

4.无菌物品卸载

(1)灭菌程序结束后,从灭菌器中拉出灭菌器柜架或容器,放于无菌保持区或交通量小的地方,直至冷却至室温,冷却时间应大于 30 分钟,防止湿包产生。

(2)灭菌质量确认。确认每批次的化学批量监测或生物批量监测是否合格,对每个灭菌包进行目测,检查包外的化学指示标签及化学指示胶带是否合格,检查有无湿包现象,湿包或无菌包掉落地上均应视为污染包,污染包应重新进入污染物品处理程序,不得烘烤。

(三)质量标准

(1)物品装载正确:①包与包之间留有空间符合要求;②各种材质物品摆放位置、方式符合要求;③在灭菌器柜室内物品的摆放符合要求,避免接触门或侧壁,以防湿包;④有筛孔的容器必须把筛孔打开,其开口的平面与水平面垂直。

(2)按《消毒技术规范》要求完成灭菌设备每天检查内容。

(3)灭菌包规格、重量符合标准。装载容量符合要求,容量不能超出限定的最大值和最小值。

(4)灭菌包外应有标志,内容包括物品名称、打包者姓名或编号、灭菌器编号、批次号、灭菌日期和失效日期。

(5)每天灭菌前必须进行 B-D 检测,检测结果合格方可使用;B-D 检测图整理存档,保留

3 年。

(6)根据灭菌物品的性能、所能耐受的温度和压力确定灭菌方式。凡能耐受高温、高压的医疗用品采用压力蒸汽灭菌法。油剂、粉剂采用干热灭菌。不耐高温的精密仪器、塑料制品等采用低温灭菌。

(7)选择正确的灭菌程序。根据灭菌物品的材质如器械、敷料等选择相应的灭菌程序。

(8)选择正确的灭菌参数,记录每锅次灭菌的温度、压力、灭菌时间等物理参数。

(9)严格执行灭菌与非灭菌物品分开放置。

(10)每周每台灭菌器进行生物检测 1 次,登记结果并存档保留 3 年。

(11)每批次有化学指示卡检测,检测结果有记录并存档保留 3 年。

(12)植入性器械每批次生物检测合格后方可发放,急诊手术五类化学指示卡、灭菌过程挑战装置(PCD)批量检测合格后可临时发放并做好登记以备召回。

(13)无菌物品合格率达 100%。确认灭菌合格后,存档批量监测物并做好登记。

(14)按要求做好设备的维护和保养,并有记录。

(四)注意事项

(1)开放式的储槽不应用于灭菌物品的包装。

(2)严格执行安全操作,消毒员经过培训合格,持证上岗。

(3)排冷凝水阀门开放大小要适当,过大蒸汽大量释放造成浪费,过小冷凝水不能排尽,造成湿包,灭菌失败。

(4)灭菌器运行过程,消毒员不得离开设备,应密切观察各个物理参数和机器运行情况,出现漏气、漏水情况及时解决。

(5)灭菌结束,开门操作时身体避开灭菌器的门,以防热蒸汽烫伤。

(6)待冷却的灭菌架应挂有防烫伤标示牌,卸载时戴防护手套,防止烫伤。

(7)压力蒸汽灭菌器不能用于凡士林等油类和粉剂的灭菌,不能用于液体的灭菌。

二、储存

(一)目的

灭菌物品在适宜温度、湿度的独立空间集中保存,在有效期内保持无菌状态。

(二)操作规程

1.空间要求

无菌物品应存放在消毒供应中心洁净度最高的区域,尽管卫计委对无菌物品存放区未做净化要求,但对其空气流向及压强梯度做了明确规定:空气流向由洁到污;无菌物品存放区为洁净区,其气压应保持相对正压;湿度低于 70%,温度低于 24 ℃。目前有些医院消毒供应中心的无菌物品存放区与消毒间无菌物品出口区域连通,其弊病是造成无菌物品储存区域温度、湿度超标。无菌物品存放间与灭菌间的无菌物品出口区域应设屏障。

2.无菌物品储存架准备

无菌物品的储存架最好选用可移动、各层挡板为镂空的不锈钢架子,优点是根据灭菌日期排序时不用搬动无菌包,直接推动架子,减少对无菌包的触摸次数且省时省力。挡板为镂空式,有利于散热,及时散发无菌包内残留的热量,防止大面积接触金属,蒸汽转化为冷凝水造成湿包现象。

3.无菌物品有序存放

无菌物品品种名称标示醒目且位置固定。根据灭菌时间的先后顺序固定排列,先灭菌的物品先发放,后灭菌的后发放。库存无菌物品基数有备案,每天或每班次物品查对有记录。

4.及时增补

根据临床需要无菌物品情况,及时增补,以保证满足临床使用。

(三)质量标准

(1)进入无菌物品存放区按要求着装。

(2)无菌物品存放区不得有未灭菌或标示不清物品存放。

(3)外购的一次性使用无菌物品,须先去掉外包装方可进入无菌物品存放区。

(4)室内温度保持在 24 ℃以下,湿度在 70％以下。

(5)存放间每月监测一次:空气细菌数小于或等于 200 CFU/m³;物体表面数小于 5 CFU/cm²;工作人员手细菌数小于5 CFU/cm²;灭菌后物品及一次性无菌医疗器具不得检出任何种类微生物及热原体。

(6)物品存放离地 20～25 cm、离顶 50 cm、离墙 5 cm。

(7)无菌包包装完整,手感干燥,化学指示剂变色均匀,湿包视为污染包,应重新清洗灭菌。

(8)无菌包一经拆开,虽未使用,也应重新包装灭菌,无过期物品存放,物品放置部位标示清楚醒目,并按灭菌日期有序存放,先人先发,后人后发。

(9)凡出无菌室的物品应视为污染,应重新灭菌。

(四)注意事项

环境的温度、湿度达到标准时,使用纺织品材料包装的无菌物品有效期宜为 14 天;未达到环境标准时,有效期宜为 7 天。医用一次性纸袋包装的无菌物品,有效期宜为 1 个月;使用一次性医用皱纹纸、医用无纺布包装的无菌物品,有效期宜为 6 个月;使用一次性纸塑袋包装的无菌物品,有效期宜为 6 个月。硬质容器包装的无菌物品,有效期宜为 6 个月。

三、发放

(一)目的
根据临床需要,将无菌物品安全、及时运送到使用科室。

(二)操作规程

(1)与临床科室联系,确定各科室需要的无菌物品名称、数量,并记录在无菌物品下送登记本上。根据本院工作量进行分组,按省时省力的原则分配各组负责的科室。

(2)准备下送工具。无菌物品下送工具应根据工作量采用封闭的下送车或封闭的整理箱等。下送工具每天进行有效消毒处理,并存放在固定的清洁区域内。

(3)于无菌物品发放窗口领取并清点下送无菌物品。

(4)发放车上应备有下送物品登记本,科室意见反馈本。与科室负责治疗室工作人员认真交接,并在物品登记本上双方签字。定期征求科室意见,并将科室意见反馈给护士长。

(三)质量标准

(1)运送工具定点存放标示清楚。

(2)无菌物品下送车或容器不得接触污染物品,污车、洁车严格区分,并分别定点放置。每次使用后彻底清洗、消毒,擦干备用。

（3）严格查对无菌物品的名称、数量、灭菌日期、失效期、包装的完整性、灭菌合格标示及使用科室。

（4）物品数目登记完善准确；下发物品账目清楚。

（5）及时准确地将消毒物品送到临床科室。

（6）记录科室意见，并有相应整改措施和评价。

（四）注意事项

发放无菌物品时，剩余物品不得返回无菌物品存放区，按污染物品重新处理。

（何　翠）

第五节　紫外线消毒

紫外线(ultraviolet ray，简称 UV)属电磁波辐射，而非电离辐射(图 16-1)，根据其波长范围分为 3 个波段：A 波段(波长为 315.0～400.0 nm)、B 波段(280.0～315.0 nm)、C 波段(100.0～280.0 nm)，是一种不可见光。杀菌力较强的波段为 250.0～280.0 nm，通常紫外线杀菌灯采用的波长为 253.7 nm，广谱杀菌效果比较明显。

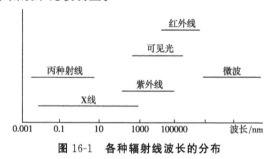

图 16-1　各种辐射线波长的分布

一、紫外线的发生与特性

（一）紫外线的发生

目前用于消毒的紫外线杀菌灯多为低压汞灯，它所产生的紫外线波长 95％为 253.7 nm。用于消毒的紫外线灯分为普通型紫外线灯和低臭氧紫外线灯，低臭氧紫外线灯因能阻挡 184.9 nm 波长的紫外线向外辐射，减少臭氧的产生，因此目前医院多选择低臭氧紫外线灯。

（二）紫外线灯消毒特性

紫外线灯的杀菌特性有以下几点。

（1）杀菌谱广。紫外线可以杀灭各种微生物，包括细菌繁殖体、细菌芽孢、结核杆菌、真菌、病毒和立克次体。

（2）不同微生物对紫外线的抵抗力差异较大，由强到弱依次为真菌孢子、细菌芽孢、抗酸杆菌、病毒、细菌繁殖体。

（3）穿透力弱。紫外线属于电磁辐射，穿透力极弱，绝大多数物质不能穿透，因此使用受到限制；在空气中可受尘粒与湿度的影响，当空气中每立方厘米含有尘粒 800～900 个时，杀菌效力可降低20％～30％,相对湿度由33％增至56％时,杀菌效能可减少到1/3。在液体中的穿透力随深度增加而降低,小、中杂质对穿透力的影响更大,溶解的糖类、盐类、有机物都可大大降低紫外线的穿透力。酒类、果汁、蛋清等溶液只需0.1～0.5 mm即可阻留90％以上的紫外线。

(4)杀菌效果与照射剂量有关。杀菌效果直接取决于照射剂量(照射强度和照射时间)。

(5)在不同介质中紫外线杀菌效果不同。

(6)杀灭效果受物体表面因素影响。紫外线大多是用来进行表面消毒的,粗糙的表面不适宜用紫外线消毒,当表面有血迹、痰迹等污染物质时,消毒效果亦不理想。

(7)协同消毒作用。有报道,某些化学物质可与紫外线起协同消毒作用,如紫外线与醇类化合物可产生协同杀菌作用,经乙醇湿润过的紫外线口镜消毒器可将杀芽孢时间由60分钟缩短为30分钟,污染有HBsAg的玻璃片经3％过氧化氢溶液湿润后,再经紫外线照射30分钟即可完全灭活,而紫外线或过氧化氢单独灭活上述芽孢菌需要60分钟左右。

二、紫外线消毒装置

(一)紫外线杀菌灯分类

紫外线灯管根据外形可分为直管、H形管、U形管;根据使用目的不同被分别制成高强度紫外线消毒器、紫外线消毒箱、紫外线消毒风筒、移动式紫外线消毒车、便携式紫外线灯等。

(二)杀菌灯装置

1.高强度紫外线灯消毒器

高强度的紫外线灯是专门研制出的H形热阴极低压汞紫外线灯,它在距离照射表面很近时,照射强度可达5 000 $\mu W/cm^2$ 以上,5秒内可杀灭物体表面污染的各种细菌、真菌、病毒,对细菌芽孢的杀灭率可达99.9％以上。目前国内生产的9 W、11 W等小型H形紫外线灯,在3 cm的近距离照射,其辐射强度可达到5 000～12 000 $\mu W/cm^2$。该灯具适用于光滑平面物体的快速消毒,如工作台面、桌面及一些大型设备的表面等。刘军等报道,多功能动态杀菌机内,在常温常湿和有人存在情况下,对自然菌的消除率在59％～83％,最高可达86％。

2.紫外线消毒风筒

在有光滑金属内表面的圆桶内安装高强度紫外线灯具,在圆桶一端装上风扇,进入风量为25～30 m^3/min,开启紫外线灯使室内空气不断经过紫外线照射,不间断地杀灭空气中的微生物,以达到净化空气的目的,适合有人存在的环境消毒。

3.移动式紫外线消毒车

移动式紫外线消毒车有立式和卧式两种。该车装备有紫外线灯管2支、控制开关和移动轮,机动性强,适合于不经常使用或临时需要消毒的表面和空气的消毒。

4.循环风空气净化(洁净)器

现在市场上有很多种类的空气净化器,这些净化器大多由几种消毒因素组合而成,紫外线在其中起着非常重要的杀菌作用,而且还具有能在各种动态场所进行空气消毒的显著特点。某公司生产的MKG空气洁净器,就是由过滤器、静电场、紫外线、空气负离子等消毒因素和进、出风系统组成。连续消毒45分钟,可使空气中喷染的金黄色葡萄球菌和大肠埃希菌的杀灭率达到99.90％以上,对枯草杆菌黑色变种芽孢的杀灭率达到99.00％以上。朱伯光等研制了动态空气消毒器(图16-2),由循环箱体、风机、低臭氧紫外线灯、初效和中效过滤器、程控系统等组成。在60 m^3 房间,静态开启30分钟后,可使自然菌下降80％,60分钟下降90％,动态环境下可保持空气在Ⅱ类环境水平。但循环风空气消毒器内可能存在未被破坏的细菌,重复使用的消毒器内可能存在定植菌,进而造成空气二次污染。

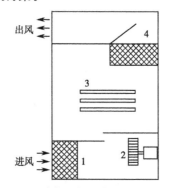

图16-2　动态空气消毒器结构示意图

1、4.初、中效过滤器;2.轴流抽风机;3.紫外线灯管

5.高臭氧紫外线消毒柜

高臭氧紫外线消毒柜是一种以高臭氧、紫外线为杀菌因子的食具消毒柜。在实验室用载体定量灭活法进行检测,在环境温度20~25 ℃,相对湿度50%~70%的条件下,开机4分钟,柜内紫外线辐射强度为1 400~1 600 $\mu W/cm^2$,臭氧浓度40.0 mg/m^3,消毒作用60分钟加上烘干45分钟,玻片上脊髓灰质炎病毒的平均灭活对数值大于或等于4.0。以臭氧和紫外线为杀菌因子的食具消毒柜,工作时臭氧浓度为53.6 mg/L,紫外线辐照值为675~819 $\mu W/cm^2$,只消毒或只烘干均达不到消毒效果,只有两者协同作用90分钟,才可使杀灭对数值大于5.0。

三、影响紫外线消毒效果的因素

与紫外线消毒效果有关的因素很多,概括起来可分为两类:影响紫外线辐射强度、照射剂量的因素和微生物方面的因素。

(一)影响紫外线辐射强度和照射剂量的因素

1.电压

紫外线光源的辐射强度明显受到电压的影响,同一个紫外线光源,当电压不足时,辐射强度明显下降。

2.距离

紫外线灯的辐射强度随灯管距离的增加而降低,辐射强度与距离成反比。

3.温度

消毒环境的温度对紫外线消毒效果的影响是通过影响紫外线光源的辐射强度来实现的。一般来说,紫外线光源在40 ℃时的辐射强度最强,温度降低时,紫外线的输出减少,温度增高,辐射的紫外线因吸收增多,输出也减少。因此,过高或过低的温度对紫外线的消毒都不利,杀菌试验证明,5~37 ℃范围内的温度对紫外线的杀菌效果影响不大。

4.相对湿度

当进行空气紫外线消毒时,空气的相对湿度对消毒效果有影响,相对湿度(RH)过高时,空气中的水分增多,可以阻挡紫外线,因此用紫外线消毒空气时,要求相对湿度最好在60%以下。

5.照射时间

紫外线的消毒效果与照射剂量呈指数关系,照射剂量为照射时间和辐照强度的乘积,所以要杀灭率达到一定程度,必须保证足够的照射剂量,在光源达到要求的情况下,可以通过保证足够的时间来达到要求剂量。

6.有机物的保护

有机物对消毒效果有明显影响,当微生物被有机物保护时,需要加大照射剂量,因为有机物可以影响紫外线对微生物的穿透,并且可以吸收紫外线。

7.悬浮物的类型

紫外线是一种低能量的电磁辐射,其能量仅有 6 eV,穿透力很弱,空气尘埃能吸收紫外线而降低杀菌率,当空气中每立方厘米含有尘粒 800～900 个时,杀菌效能降低 20％～30％。如枯草杆菌芽孢在灰尘中比在气溶胶中悬浮时,对紫外线照射有更大的抗性。

8.紫外线反射器的使用

为了更有效地对被辐照表面进行消毒,必须使用对波长为 253.7 nm 的紫外线具有高反射率的反射罩;反射罩的使用,还可以避免操作者受紫外线的直接照射。

(二)微生物方面的因素

1.微生物的类型

紫外线对细菌、病毒、真菌、芽孢、衣原体等均有杀灭作用,不同微生物对紫外线照射的敏感性不同。细菌芽孢对紫外线的抗性比繁殖体细胞大,革兰氏阴性杆菌最易被紫外线杀死,紧接着依次为葡萄球菌属、链球菌属和细菌芽孢,真菌孢子抗性最强。抗酸杆菌的抗力,较白色葡萄球菌、铜绿假单胞菌、肠炎沙门菌等要强 3～4 个对数级。即使在抗酸杆菌中,不同种类对紫外线的抗性亦不相同。

根据抗力大致可将微生物分为三类:高抗性的有真菌孢子、枯草杆菌黑色变种芽孢、耐辐射微球菌等;中度抗性的有鼠伤寒沙门菌、酵母菌等;低抗性的有大肠埃希菌、金黄色葡萄球菌、普通变形杆菌等。

2.微生物的数量

微生物的数量越多,需要产生相同致死作用的紫外线照射剂量也就越大,因此,消毒污染严重的物品需要延长照射时间,加大照射剂量。

四、紫外线消毒应用

(一)空气消毒

紫外线的最佳用途是对空气消毒,也是空气消毒的最简便方法。紫外线对空气的消毒方式主要有三种。

1.固定式照射

紫外线灯固定在天花板上的方法有以下几种:①将紫外线灯直接固定在天花板上,离地约 2.5 m;②固定吊装在天花板或墙壁上,离地约 2.5 m,上有反光罩,往上方向的紫外线也可被反向下来;③安装在墙壁上,使紫外线照射在与水平面呈 3°～80°角范围内;④将紫外线灯管固定在天花板上,下有反光罩,这样可使上部空气受到紫外线的直接照射,而当上下层空气对流交换时,整个空气都会被消毒(图 16-3)。

通常灯管距地面 1.8～2.2 m 的高度比较适宜,这个高度可使人的呼吸带受到最高辐射强度有效照射,使用中的 30 W 紫外线灯在垂直 1 m 处辐照强度应高于 70 $\mu W/cm^2$(新灯管 >90 $\mu W/cm^2$),每立方米分配功率不少于 1.5 $\mu W/cm^2$,最常用的直接照射法,时间应不少于 30 分钟。唐贯文等报道,60 m^3 烧伤病房,住患者 2~3 人,悬持 3 支 30 W 无臭氧石英紫外线 灯,辐照度值大于 90 $\mu W/cm^2$,直接照射 30 分钟,可使烧伤病房空气达到 Ⅱ 类标准(空气细菌总 数≤200 CFU/cm^3)的合格率为 70%,60 分钟合格率达到 80%。

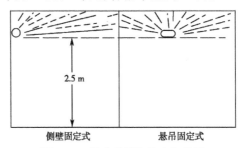

2.5 m

侧壁固定式　　悬吊固定式

图 16-3　固定式紫外线空气消毒

2.移动式照射

移动式照射法主要是利用其机动性,使其既可对某一局部或物体表面进行照射,也可对整个 房间的空气进行照射。

3.间接照射

间接照射是指利用紫外线灯制成各种空气消毒器,通过空气的不断循环达到空气消毒的 目的。

(二)污染物体表面消毒

1.室内表面的消毒

紫外线用于室内表面的消毒主要是医院的病房、产房、婴儿室、监护病房、换药室等场所,某 些食品加工业的操作间也比较常用。一般较难达到卫生学要求,必要时可以在灯管上加反射罩 或更换高强度灯管,提高消毒效果。

2.设备表面的消毒

用高强度紫外线消毒器进行近距离照射,可以对平坦光滑表面进行消毒。如便携式紫外线 消毒器可以在近距离表面 3 cm 以内进行移动式照射,每处停留 5 秒,对表面细菌杀灭率可达 99.99%。

3.特殊器械消毒的应用

针对某些特殊器械专门设计制造的紫外线消毒器,近几年已开发使用。如紫外线口镜消毒 器,内装3 支高强度紫外线灯管,采用高反射镜和载物台,一次可放 30 多支口镜,消毒 30 分钟可 灭活 HBsAg。紫外线票据消毒器可用于医院化验单、纸币和其他医疗文件的消毒。

(三)饮用水和污水的消毒

紫外线消毒技术正以迅猛发展的态势出现在各种类型的水消毒领域,许多大型水厂和污水 处理厂开始使用紫外线消毒技术和装置。紫外线用于水消毒,具有杀菌力强,不残留对人体有害 有毒物质和安装维修便捷等特点。目前,紫外线水消毒技术已在许多国家得到推广和使用。按 紫外线灯管与水是否接触,紫外线消毒装置分为灯管内置式和外置式两类。目前正在使用和开 发的大多数紫外线消毒技术均为灯管内置式装置。

紫外线在水的消毒中的应用有饮用水的消毒和污水的消毒。饮用水的消毒是将紫外线灯管固定在水面上,水的深度应小于 2 cm,当水流缓慢时,水中的微生物被杀灭。另一种方法是制成套管式的紫外线灯(图 16-4),水从灯管周围流过时,起到杀菌作用。国内现已研制出纯水消毒器,使用特殊的石英套,能确保灯管在正常水温下实现最优紫外输出。每分钟处理水量 5.7 L,每小时 342 L。

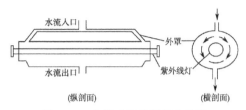

图 16-4　套管式紫外线灯水消毒

(四)食具消毒

餐具保洁柜以臭氧和紫外线为杀菌因子。实验室载体定量杀菌试验:启动保洁柜 60 分钟,对侧立于柜内碗架上左、中、右三点瓷碗内表面玻片上大肠埃希菌的平均杀灭率分别为 99.89%、99.99%、99.98%,对金黄色葡萄球菌的平均杀灭率为 99.87%、99.98%、99.96%,但是启动保洁柜 180 分钟,不能完全破坏平铺于保洁柜底部碗、碟内的玻片 HBsAg 的抗原性。

五、消毒效果的监测

随着紫外线灯具使用时间的延长,辐射强度不断衰减,杀菌效果亦会受到诸多因素的影响,因此对紫外线灯做经常性监测是确保其有效使用的重要措施,监测分为物理监测、生物监测两种,在卫计委的《消毒技术规范》里均有较详细说明。

(一)物理监测

物理监测器材是利用紫外线特异敏感元件制成的紫外线辐射照度计,直接测定辐照度值,间接确定紫外线的杀菌能力,国家消毒技术规范将其列入测试仪器系列。

仪器组成:由受光器、信号传输系统、信号放大电路、指示仪(或液晶显示板)等部件组成。测试原理:当光敏元件受到照射时,光信号转变成电信号,通过信号传输放大器由仪表指示出读值或转变成数字信号,在显示窗口显示出来。测试前先开紫外线灯 5 分钟,打开仪器稳定 5 分钟后再读数。

(二)生物监测

生物监测是通过测定紫外线对特定表面污染菌的杀灭率来确定紫外线灯的杀菌强度。方法:先在无菌表面画出染菌面积 5 cm×5 cm,要求对照组回收菌量达到 $5×10^5 \sim 5×10^6$ CFU/cm² 。打开紫外线灯 5 分钟后,待其辐射稳定后,移至待消毒表面垂直上方 1 m 处,消毒至预定时间后,采样并做活菌培养计数,计算杀菌率,以评价杀菌效果。

(何　翠)

第六节　等离子体消毒

等离子体消毒技术是消毒学领域近年来出现的一项新的物理消毒灭菌技术,等离子体灭菌技术创始于 20 世纪 60 年代。美国首先对等离子体杀灭微生物的效果进行了研究,梅约希(Menashi)等对卤素类气体等离子体杀灭微生物的研究证明,等离子体具有很强的杀菌作用,并于 1968 年研制出等离子体灭菌设备。现已有不少关于等离子体灭菌技术的研究报道和专利产品。等离子体灭菌是继甲醛、环氧乙烷、戊二醛等低温灭菌技术之后,又一新的低温灭菌技术,它克服了其他化学灭菌方法时间长、有毒性的缺点。这一技术在国内发展比较快,国内生产厂家已经有不少产品上市,主要用于一些不耐高温的精密医疗仪器,如纤维内镜和其他畏热材料的灭菌,现已在工业、农业、医学等领域被广泛使用。

一、基本概念

等离子体是指高度电离的电子云,等离子体的生成是某些气体或其他汽化物质在强电磁场作用下,形成气体电晕放电,电离气体而产生的,是在物质固态、液态、气态基础上,提出的物质第四态,即等离子体状态,它是由电子、离子和中子等组合而成的带电状态云状物质,据分析还含有分子、激发态原子、亚稳态原子、自由基等粒子,以及紫外线、γ 射线、β 粒子等,其中的自由基、单态氧、紫外线等都具有很强的杀菌作用(图 16-5)。等离子体在宇宙中普遍存在,如星云、太阳火焰、地球极光等。人工制造的等离子体是通过极度高温或强烈电场、磁场激发等使某些气体产生等离子体状态,在等离子体状态下,物质发生一系列物理和化学变化,如电子交换、电子能量转换、分子碰撞、化学解离和重组等,根据激发形式不同,等离子体可在交直流电弧光激发下产生,高频、超高频激光、微波等都可以激发产生等离子体。

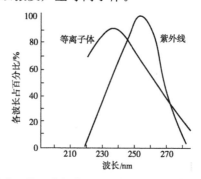

图 16-5 等离子体灭菌与紫外线杀菌所产生的紫外线波长比较

二、物理性质

等离子体是物质存在的一种形式,因而具有特定的物质属性。

(一)存在形式

等离子体是一种电离气体云,这是等离子体的客观存在形式,即所谓物质第四态。随着温度的升高,物质由固态变成液态,进而变成气态,但这并未使物质分子发生质的变化。当继续向气体施加能量时,分子中原子获得足够的能量,开始分离成自由电子、离子及其他粒子,形成了一种新的物态体系,即等离子体。

(二)存在时间(寿命)

气体分子吸收足够的能量,价电子由低能轨道跃迁到高能轨道成为激发态,这时各种粒子都是不稳定的。在气体分子的辉光放电过程中,空间电子弛豫时间由 10^{-10} 秒变为 10^{-2} 秒。若要使等离子体保持稳定,维持气体云浓度,需不断施加能量。

(三)等离子体温度与浓度

等离子体中各种粒子的存在都是短时间的,且没有热平衡,所以电子温度与气体温度相差很大。电子温度受其产生过程和真空度的影响,放电真空度下降,功率不变,电子温度下降。等离子体浓度随输入功率增加而增加,可以通过控制真空度、电磁场强度来维持等离子体浓度。

(四)空间特性

由于正离子与电子的空间电荷互相抵消,使等离子体在宏观上呈现电中性,但只有在特定的空间尺度上电中性才成立。德拜长度是描述等离子体空间特性的一个重要参量,用 λD 表示。德拜长度是等离子体中电中性成立的最小空间尺度,也可以说德拜长度是等离子体中因热运动或其他扰动导致电荷分离的最大允许空间尺度限度。

(五)粒子温度

等离子体中不同粒子的温度是不一样的。如果将电子温度设为 Te,离子温度设为 Ti,则依据粒子的温度可将等离子体分为两大类,即热平衡等离子体和非热平衡等离子体。当 Te 温度与 Ti 相等时,为热平衡等离子体,此时二者的温度都高,这很难达到。当 Te 温度高于 Ti 时,为非热平衡等离子体,电子温度达 104 K 以上,而原子和离子之类的重粒子温度可低到 300～500 K,等离子体的宏观温度取决于重粒子的温度,这类等离子体也叫低温等离子体(low temperature plasma,LTP),其宏观温度并不高,接近室温。

三、等离子体灭菌设备

等离子体灭菌设备的基本组成有:电源、激发源、气源、传输系统和灭菌腔等。等离子体装置因激发源不同,分为如下几种类型。

(一)激光等离子体灭菌装置

此类装置是以激光作为激发能源激发气体产生等离子体。激光源发出的激光通过一个棱镜将激光束折射经过透镜聚焦在灭菌腔内,激发腔体内气体产生等离子体。由于激光能量高,在等离子体成分里含紫外线、γ 射线、β 射线及软 X 射线等杀菌成分比较多。但这种装置腔体小,距离实用相差较远,加之产生的等离子体温度高,目前尚未投入使用。

(二)微波等离子体灭菌装置

微波等离子体是一种非平衡态低温等离子体。微波或微波与激光耦合等离子体是灭菌应用研究较多的类型。微波等离子体具有以下特点:①电离分解度高,成分比较丰富;②电子温度与气体温度比值大,即电子温度高而底衬材料温度低;③可以在高气压下维持等离子体浓度;④属于静态等离子体,无噪声。

(三)高频等离子体灭菌装置

此类装置采用高频电磁场作为激发源,利用这种装置产生等离子体的程序是先将灭菌腔内抽真空,然后通入气体再施加能量,激发产生等离子体对腔内物品进行灭菌(图 16-6)。

四、等离子体的杀菌作用

(一)普通气体等离子体消毒

非热放电等离子体 NTP-8T 型净化器放电功率为 40 W,风机量为 800 m³/h,在 84 m³ 室内运行 60 分钟,可使空气中的悬浮颗粒下降 83%,自然菌下降 97%。直接暴露方式,大气压辉光放电等离子体作用 30 秒,对大肠埃希菌和金黄色葡萄球菌杀灭率分别为 99.91％ 和 99.99％;间接暴露法,大气压辉光放电等离子体作用 120 秒,对以上两种细菌杀灭率分别为 99.97％ 和 99.99％。

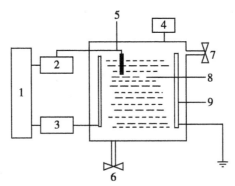

图 16-6　高频等离子体灭菌装置

1.高频电源;2.温控;3.放电控制;4.腔体;5.温度计;6.真空系统;7.进气;8.等离子体;9.电极

(二)协同杀菌作用

芬斯迈尔(Fensmeyer)等将激光与微波耦合,以激光产生等离子体,靠微波能维持其浓度,获得良好的杀菌效果。有研究在两者耦合设备条件下,观察不同功率产生的等离子体对 10 mL 玻璃瓶内枯草杆菌芽孢的杀灭效果,结果证明,200 W 耦合等离子体杀灭细菌芽孢 D_{10} 值为 2.2 秒,500 W 则 D_{10} 值降到 0.3 秒。

(三)消毒剂等离子体消毒

研究发现,将某些消毒剂汽化作为等离子体基础气体可显示出更强的杀菌作用。布埃赫(Boueher)用多种醛类化合物分别混入氧气、氩气和氮气,激发产生混合气体等离子体,观察其对污染在专用瓷杯上的枯草杆菌芽孢的杀灭作用,结果证明,混合气体等离子体的杀菌作用比单一气体更好。在氧气、氩气和氮气中分别混入甲醛、丙二醛、丁二醛、戊二醛、羟基乙醛和苯甲醛等,激发产生混合等离子体,其中甲醛、丁二醛和戊二醛明显比单一气体杀菌效果好。这些气体等离子体虽然具有良好的杀菌作用,但由于作用温度偏高,不适合应用于怕热器材的灭菌。

近年来,等离子体灭菌技术获得了很大发展,强生(Johnson&Johnson)公司研制成了低温等离子体灭菌装置,采用过氧化氢气体作为基础气体在高频电场激发下产生低温过氧化氢等离子体,经过低温过氧化氢等离子体(Sterrad 装置)一个灭菌周期的处理(50～75 分钟),可完全达到灭菌要求。

五、灭菌影响因素

等离子体气体消毒剂对微生物的杀灭效果受很多因素的影响,具体如下。

(一)激发源功率

不同功率的电磁场产生的等离子体的数量可能不同,对微生物的杀灭效果也有所不同。纳尔逊(Nelson)等对此做过研究,结果证明,不同功率的高频电磁场所产生的氧气等离子体对两种细菌芽孢的杀灭效果有明显区别,在 50 W 时,完全杀灭枯草杆菌黑色变种芽孢需 60 分钟,在 200 W 功率时则只需 5 分钟。所以等离子体的杀菌效果与激发源功率有直接关系,功率增加

3 倍,作用时间缩短 90％以上。

(二)激发源种类

如用激光作激发源,激光功率可以很高。输送激光能量在 $2×10^5$ ～$2×10^8$ W,但所产生的等离子体在腔底部直径仅 1 mm,高度 10 mm,维持时间不到 5 μs。若要维持等离子体,只能加快激光脉冲次数,因为杀菌效果与单位时间内激光脉冲数有直接关系。滕迈尔(Tensmeyer)等把激光与微波耦合,以激光激发等离子体,用微波能维持,获得良好的效果。将 2450 MHz 的微波源与激光设备耦合,在 200 W 和 500 W 条件下,观察对 10 mL 玻璃瓶内枯草杆菌芽孢的杀灭效果,耦合等离子体杀芽孢效果明显改善,速度加快,功率 200 W 时,D 值为 2.2 秒,500 W 时,D 值为 0.3 秒。故不同的激发源产生的等离子体的杀菌效果不同。

(三)加入的消毒剂气体种类

在等离子体杀菌作用研究中发现,把某些消毒剂汽化加入载气流中,以混合气体进入反应腔,这种混合气体等离子体可以增强杀菌效果。不同气体作为底气发生的等离子体的灭菌效果也不同。用氧气、二氧化碳、氮气、氩气等离子体处理污染多聚体,结果发现,用氧气和二氧化碳等离子体处理 15 分钟后多聚体为无菌,用氩气和氮气等离子体处理后在同样条件下,仅 70％的样品为无菌,延长到 30 分钟,功率提高后灭菌效果并未提高。顾春英、薛广波等利用等离子体-臭氧对空气中微生物进行联合消毒效果的研究显示,等离子体-臭氧对空气中的金黄色葡萄球菌作用 1 分钟,杀灭率为 99.99％,作用 10 分钟,杀灭率为 100％;对白色念珠菌作用6分钟,杀灭率为 100％;对枯草杆菌黑色变种芽孢作用 15 分钟,杀灭率达到 99.90％以上,30 分钟可全部杀灭。在菌液中加入 10％小牛血清,对消毒效果无明显影响。

(四)有机物的影响

艾夫(Aif)等研究了等离子体灭菌器对放入其腔体内的物体的灭菌效果受有机物影响的情况,发现 10％的血清和 0.65％的氯化钠使效果减弱。布莱斯(Bryce)等也报道氯化钠和蛋白均会影响等离子体灭菌器的效果。奥莱(Holler)等研究表明,5％的血清对低温等离子体灭菌器的效果无明显影响,但 10％的血清会使效果降低。因此,有研究者建议,等离子体不能用于被血清和氯化钠污染的器械的灭菌,尤其是狭窄腔体,如内镜的灭菌;如要使用,应先将器械清洗干净。

六、等离子体的应用

研究发明等离子体灭菌技术的目的之一就是要克服环氧乙烷和戊二醛等低温灭菌技术所存在的缺点。其突出特点是作用快速、杀菌效果可靠、作用温度低、清洁而无残留毒性。目前,等离子体灭菌技术已在许多国家得到应用,主要用于不耐高温的医疗器材的消毒灭菌。

(一)医疗卫生方面的运用

1.内镜的灭菌

要求用环氧乙烷或戊二醛来实现对无菌内镜的彻底灭菌是不现实的,临床难以接受 10 小时以上的作用时间和残留毒性的去除。低温过氧化氢等离子体灭菌技术能在 45～75 分钟内对不耐高温的内镜达到灭菌要求,真正实现无毒、快速和灭菌彻底的要求。

2.畏热器材、设备的灭菌

某些直接进入人体内的高分子材料对灭菌方法要求极高,既怕湿亦不可有毒,如心脏外科材料、一些人工器官以及某些需置入体内的医疗用品。这些器材都可以用低温等离子体进行灭菌处理。

3.各种金属器械、玻璃器械和陶瓷制品的灭菌

现在使用的低温过氧化氢等离子体灭菌装置可用于各种外科器械的灭菌处理,某些玻璃和陶瓷器材也可以用等离子体进行灭菌。实验证明,外科使用的电线、电极、电池等特殊器材均可用等离子体灭菌处理。

4.空气消毒

某等离子体空气消毒机,在 20 ℃、相对湿度 60% 的条件下开启,在 20 m³ 的实验室内,作用 30 分钟,对白色念珠菌的消除率为 99.96%,作用 60 分钟时达 99.98%。

5.生物材料表面的清洁和消毒

生物材料表面的清洗和消毒在电子制造业和表面科学中使用较多,非沉积气体的等离子体辐射作用在表面清洗的应用已有多年。等离子体处理用于去除表面的接触污染,消除溅射留下的残渣,减少表面吸附等。

(二)食品加工工业中的应用

随着食品加工业的大规模发展,人们在关注食品安全性的同时,对食品营养性的需求也在不断扩大。特别是常规的高温压力蒸汽灭菌造成的各种营养元素的损失已经引起人们的普遍关注。实践证明,应用低温等离子体技术来杀灭食品本身以及加工过程中污染的细菌,很少会影响到产品的鲜度、风味和滋味。

1.用于食品表面的消毒

蔬菜、水果在种植、加工、运输过程中,因与外界接触的表面经常附着具有传染性的病原微生物,其中包括国际标准中严格限制的一项微生物指标——大肠埃希菌。利用微波激发氩气等离子体,证实了等离子体不仅能够杀灭物体表面的大肠埃希菌,而且通过改变各个等离子体处理参数,找到了影响该微生物杀灭率的条件。而美国自 20 世纪 90 年代起,利用等离子体对食品表面进行杀菌消毒就获得了美国食品药物监督管理局(FDA)的批准,并且很快应用于商业。实践证明,各类食品表面的大肠埃希菌,经空气等离子体 20 秒至 90 分钟的处理,细菌总数可下降 2～7 个对数值。日本学者开发的组合大气压下等离子体发生器,可将待消毒产品置于反应器腔体内,使其表面直接受到活性粒子的轰击以达到杀菌消毒目的。如使用雷达效应反应器(RER),则可以使这些物料在远程等离子体的范围内(至少距等离子体发生中心 20 cm)被空气强制对流,被迫沿着迂回的通道流经 3 个或更多折返,这使得待消毒产品可以不与等离子体直接接触,在一定意义上克服了某些领域不能应用该技术的限制,为该技术的应用开辟了更为广阔的前景。

2.用于液体食品的消毒

液体食品属于一类特殊的食品。通过向液体中通入空气和纯氧,同时将电场直接作用于液体与气体的混合态可以成功地杀灭大肠埃希菌和沙门菌。在实际生产操作中,基于这一原理设计出的低温等离子体反应器可以根据微生物指标要求,采用串联方式,用多个反应单元对产品进行消毒,实验表明,杀菌效果随着反应器数量的增加而提高。利用该技术对牛奶与橙汁进行消毒,细菌总数下降了 5 个对数值。可见,用低温等离子体对液体食品杀菌消毒的研究,为更多的液体食品,如苹果酒、啤酒、去离子水、液态全蛋、番茄汁等的杀菌提供了新的思路。

3.用于小包装食品的消毒

小包装食品在食品保质期内一般不会发生霉变,但有时也不排除因包装材料的阻氧性能和透气性能改变而引起的微生物污染。为确保产品的货架寿命,提高产品的安全性,仍需要对已包装食品进行消毒。尽管对于等离子体活性粒子(包括激发原子、分子及紫外光子)能否透过包装

材料的问题尚存在异议,但比瑟尔(Bithell)的研究表明利用射频激发的氧气等离子体能够对包装袋内的产品进行消毒。之后,相继有工作者利用过氧化氢等离子体实现了对纸包装、塑料以及锡箔包装食品的消毒。

七、使用注意事项

(一)灭菌注意事项

使用等离子体灭菌技术必须注意如下几点。

(1)灭菌物品必须清洁干燥,带有水分湿气的物品易造成灭菌失败。

(2)能吸收水分和气体的物品不可用常规等离子体进行灭菌,因其可吸收进入灭菌腔内的气体或药物,会影响等离子体质量,如亚麻制品、棉纤维制品、手术缝合线、纸张等。

(3)带有小于 3 mm 细孔的长管道或死角的器械的灭菌效果难以保证。主要是因为等离子体穿透不到管腔内从而影响灭菌效果;器械长度大于 400 mm 亦不能用 Sterrad 系列灭菌器处理,因为其灭菌腔容积受限;各种液体均不能用 Sterrad 系列灭菌器处理。

(4)灭菌物品必须用专门包装材料和容器包装。

(5)使用等离子体灭菌时可在灭菌包内放化学指示剂和生物指示剂,以便进行灭菌效果监测,化学指示剂可与过氧化氢反应,指示其穿透情况,生物指示剂为嗜热脂肪杆菌芽孢。

(二)注意安全操作规则

虽然等离子体中的某些成分如 γ 射线、β 粒子、紫外线等都可能对人体造成损害,但等离子体灭菌装置采用绝缘传输系统,灭菌腔门的内衬及垫圈材料均可吸收各种光子和射线,无外漏现象。只要操作者严格执行操作规程,不会对操作人员构成危害。

(何 翠)

第七节 电离辐射灭菌

20 世纪 50 年代,美国科学家用电子加速器进行实验,证明电子辐射能使外科缝合线灭菌,这种利用 γ 射线、X 射线或离子辐射穿透物品、杀死其中的微生物的低温灭菌方法,统称为电离辐射灭菌。由于电离辐射灭菌是低温灭菌,不发生热的交换,与常用的压力蒸汽灭菌相比,具有穿透力强、灭菌彻底、可对包装后的产品灭菌、不污染环境、在常温常湿下处理等优点,所以尤其适用于怕热怕湿物品的灭菌,而且适合大规模的灭菌。目前,不少国家对大量医疗用品、药品、食品均采用辐射灭菌。对电离辐射中的安全问题,各国都有不同的法律和规章制度。

一、辐射能的种类

电离辐射能可以大致分为两类,即电离辐射(非粒子性的)和粒子辐射(加速电子流)。按其来源分为 X 射线、γ 射线。

(一)γ 射线

γ 射线是光子流,其波长很短,由于它们不带电,所以在磁场中不发生偏转。γ 射线通常是在原子核进行衰变或衰变中伴随发射出来的。原子核发生 α 或 β 衰变时,所产生的子核常常处于较高的状态——核激发态,而当子核从激发态跃迁到能量较低的激发态或基态时,就会放出γ射线。

(二)X 射线

X 射线与 γ 射线的本质是一样的,统属电磁辐射。但它们发起的方式不同,X 射线的发射是从原子发生的,当有一个电子从外壳层跃迁到内壳层时,会将能量以 X 线发射出来。人工制造的加速器产生的快中子轰击重金属也可产生 X 射线。

(三)粒子辐射

粒子的辐射有多种,有天然的和人为的,包括 α 射线、β 射线、高能电子、正电子、质子、中子、重于氢的元素离子、各种介子。天然存在的 α、β 射线穿透力弱,不适用于辐射加工。而人为的正电子、质子、中子、介子和重离子束穿透物质的能力有限,且价格昂贵难于生产,还会导致被照物质呈现明显的放射性。电子加速器将电子加速到非常高的速度时,即获得了能量和穿透力,实际上是将电子获得的能量限制在不超过 10 MeV(如果再增加能量将可能使被照物质获得放射性),其在单位密度物质里的穿透深度是 0.33 cm/MeV,远低于 γ 射线。

二、电离辐射剂量和剂量单位

(一)能量

电子伏特(eV)指单个电子在 1 V 电压作用下移动获得的能量。1 电子伏特(eV)等于 1.602×10^{-19} 焦耳(J),该单位可用于电磁辐射和粒子辐射。$1 \text{ MeV} = 10^6 \text{ eV}$。

(二)吸收剂量

电离辐射照射物体时,通过上述的种种作用,将全部或部分能量传给受照射物体,或者说,受照射物体吸收电离辐射的全部或部分能量,这个能量通常称为剂量。

(三)照射量

照射量是 X 或 γ 线在每单位质量空气中释放出来的所有电子被空气完全阻止时,在空气中产生的带正电或负电的离子总电荷,照射量的单位是伦琴(R)。

(四)剂量当量

一定的吸收剂量所产生的生物效应,除了与吸收剂量有密切关系外,还与电离辐射的类型、能量及照射条件等因素有关。对吸收剂量采用适当的修正因子后就可以与生物效应有直接的联系。这种经过修正的吸收剂量就称为剂量当量,专用单位是希沃特(Sv)。

(五)放射性活度及其单位

放射性活度是用来描写放射性物质衰变强弱的,表示单位时间内发生衰变的原子核数(以每秒若干衰变数表示),放射性强度常用的单位为居里(Ci),其定义为某一放射源每秒能产生 3.7×10^{10} 次原子核衰变,该源的放射性强度即为 1 Ci。

三、电离辐射装置

大规模辐射灭菌通常使用两种类型的辐射源,一种是用放射性核素(如 ^{60}Co)做辐射源的装置,另一种是将电子加速到高能的电子加速器。

(一)^{60}Co 辐射源装置

钴-60(^{60}Co)是放射性核素,它是在反应堆中用于照射 ^{59}Co 产生的人工放射性核素,其半衰期为 5.3 年,每年放射性强度下降 12.6%。^{60}Co 是一种发电中核产物的副产品,造价相当低廉。

常用的源强为 105～106 Ci,辐射装置必须放在能防辐射的特殊混凝土中,不用时放射源放入深水井中,工作人员可安全进入,需要照射时升到照射位置即可。

(二)铯-60 辐射源装置

铯-60 也可释放 γ 射线,是一种常用的 γ 射线辐射源。

(三)电子加速器

电子加速器实质上是把带电的粒子,例如电子或质子,或其他的重离子,在强电场力的作用下,经过真空管道,加速到一定能量的设备。辐射灭菌应用的加速器与工业上应用的加速器一样,必须具备以下的一些基本要求:①能连续地可靠工作;②有足够大的输出功率;③性能稳定;④有较高的效率;⑤操作方便,维修简单;⑥屏蔽条件良好,可以保证操作人员安全。加速的电场,可以是静电场,也可以是高频周期电场。一般将加速器分为两种:一种是脉冲流加速器,另一种是直流加速器。电子加速器的发明和完善,逐步替代了放射性核素的地位,与放射性核素相比,具有功率大,可以随时停机,停机后不消耗能量,没有剩余射线,可以直接利用电子进行辐射,射线的利用率高等特点。通常用于辐照灭菌的机器是 5～10 MeV 的电子加速器。

四、影响辐射灭菌效应的因素及剂量选择

(一)影响因素

1.微生物的种类和数量

微生物对辐射固有的耐受性叫抗性,不同类型的微生物对辐射灭菌的效应是不同的,同一菌种其含菌量不同,则辐射敏感性也不同。

电离辐射灭菌剂量的确定与物品的初始污染菌对辐射的敏感性和拟达到的灭菌保证水平等因素有关。在众多因素中,以初始污染菌的数目与灭菌剂量的关系最为密切。初始污染菌量越多,灭菌后留下杀死的菌体多,这些死菌体都将成为致热原,因此必须降低产品的初始污染菌量。初始污染菌量与三大污染要素有关,即原料、环境和人员因素,如操作技术因素、产品的存贮条件(时间、温度、湿度)因素等。

初始污染菌数量是决定该产品辐照灭菌剂量的一个重要依据,也关系到其他医疗产品辐射灭菌剂量和临床应用的安全性。

(1)样品细菌回收率计算:平均回收率＝(洗脱的平均菌数/洗脱前染菌平均菌数)×100％。

(2)校正因子的计算:校正因子＝100/平均回收率。

(3)辐照剂量的确定:根据初始污染菌数,查找 ISO 1137 标准附录 B 方法 1 获得最低灭菌剂量。

辐照产品初始污染菌情况是企业生产先进程度评判的重要指标之一,反映了企业生产环境的控制能力。因此,企业应通过改进生产工艺、治理生产环境,以高标准的卫生环境设施,精密的卫生学测试手段和易于清扫、消毒、净化、秩序井然的生产控制水平来降低初始污染菌量,确保产品卫生质量。

2.介质

微生物所依附的介质对辐射效应影响很大,不同介质辐射后产生不同的自由基,这些不同的自由基和微生物相互作用的效果不同,因此,不同介质对辐射效应的影响是比较明显的。

3.温度

许多生物大分子和生物系统的辐射敏感性随照射时温度降低而降低,这种效应主要原因是

温度降低,使早期辐射作用产生的自由基减少或在低温下(冰点以下)限制了水自由基的扩散,从而减少了酶分子和自由基相互作用的机会,所以高温可使酶对辐射敏感增加。

4.氧气

在氧气或空气中照射生物大分子(酶和核酸),其辐射敏感性一般比在真空或在惰性气体中高,但这种现象只在电离辐照干燥的生物大分子产生。如在稀水溶液中,氧的增强作用极小或不增强,甚至还出现防护作用。这主要是因为氧气与辐射诱发的自由基具有高度亲和力,在水溶液中,氧有清除水产生的自由基的作用。

5.化学药剂

化学药品中的保护剂使微生物不敏感,如含巯基化合物、抗坏血酸盐、乙醇、甘油、硫脲、二甲亚砜、甲酸钠、蛋白等;而敏化剂使微生物致敏,如氨基苯酚、碘乙酰胺、N-乙基马来酰亚胺、卤化物、硝酸盐、亚硝酸盐、维生素 K 等。

(二)剂量选择

剂量的选择直接关系到辐射灭菌的效果,通常考虑如下。

1.从微生物学角度计算灭菌剂量

一般采用下式计算：$SD = D_{10} \times \log(\dfrac{N_0}{N})$

式中,SD 为灭菌剂量;D_{10} 为杀灭 90% 指示菌所需剂量;N_0 为灭菌前污染菌数;N 为灭菌后残存菌数。

指示菌一般采用短小芽孢杆菌芽孢;灭菌前的污染菌数 N_0 是影响灭菌剂量的重要因素,不必每次都测,但应定期测定,以观察有关变化及特殊情况;灭菌后的残余细菌数,一般采用 10^{-6},这一数值表示灭菌处理 100 万个试样品,全部作灭菌试验时,试验样品残余细菌发现率在 1 或 1 以下。

2.从被灭菌的材料方面确定灭菌剂量

射线辐照被消毒用品,由于射线与物质发生一系列物理化学变化,将对材料产生影响,因此要综合考虑材料性能和微生物杀灭条件,来确定灭菌剂量。

3.确定 2.5 Mrad 剂量

不论灭菌的医疗用品类型如何,在大多数国家,最小或平均的吸收剂量以 2.5 Mrad 被认为是合适的灭菌剂量。

五、辐射灭菌的应用

(一)医疗用品的灭菌

1.使用情况

辐射灭菌应用于医疗用品是从 20 世纪 50 年代开始逐步发展起来的。1975 年,世界上只有 65 个 γ 射线辐照消毒装置,10 多台加速器用于辐射消毒,其中绝大多数是在 60 年代末到 70 年代初投入运行的。目前,辐射灭菌用于医疗用品的灭菌已经非常普遍,我国各大中城市、医学院校几乎都有放射源,并且对外开展辐射灭菌技术服务,灭菌服务的领域已经延伸到敷料、缝合线、注射器和输液器、采血器械、导管和插管、手术衣、精密器械、人工医学制品、各种化验设备、节育器材、一次性使用医疗用品、患者和婴幼儿日常用品等。

2.可用辐射灭菌的医疗用品

可用辐射灭菌的医疗用品有手术缝合线、注射针头、塑料检查手套、气管内插管、产科毛巾、输血工具、牙钻、脱脂棉、卫生纸、塑料皮下注射器、塑料及橡皮塞导管、塑料解剖刀、覆盖纱布、输血器杯、血管内开口术套管、外科刀具、透析带、人造血管、塑料容器、人工瓣膜、采血板、手术敷料、病员服、被褥等。

3.灭菌效果

用酶联免疫吸附法确定电离辐射杀灭乙肝病毒的效果,用物理性能试验,确定其对高分子材料的影响。结果以钴-60 为照射源,剂量为 20 kGy 时灭菌效果可靠,且不改变被消毒物(包括镀铬金属、乳胶、聚丙烯等)材料的理化性质,患者使用电离辐射灭菌后的物品无不良反应,进一步证明了电离辐射灭菌法是一种较为理想的灭菌方法。

(二)药品的辐射灭菌

1.应用情况

因为很多药品对湿、热敏感,特别是中药材、成药由于加工和保管困难,难以达到卫生指标,我国自 20 世纪 70 年代以来,已对数百个品种的中成药做了研究,对其质量控制和保存做出了突出贡献。西药方面,药厂对抗生素、激素、甾体化合物、复合维生素制剂等大都采用辐射灭菌。经 2 Mrad 照射后,一般可保存 4 年,没有发现不利的化学反应。污染短小芽孢杆菌的冷冻干燥青霉素,用 γ 射线照射后与在水中有同样的 D 值,为 200 krad,没有发现有破坏效应。实验中发现大剂量照射对牛痘苗中病毒可能有破坏作用,同时发现电离辐射对胰岛素有有害的影响。

2.可用于辐射灭菌的药品

(1)抗生素类:青霉素 G 钾(钠)、苯基青霉素钠、普鲁卡因青霉素油剂(或水混悬液)、氯唑西林、氨苄西林、链霉素、四环素、金霉素、红霉素、万古霉素、硫酸多黏菌素、两性霉素 B、利福平、双氢链霉素、土霉素、氯霉素、卡那霉素、硫酸新霉素等。

(2)激素类:丙酸睾酮及其油溶液、己烯雌酚、醋酸孕烯醇酮、可的松、雌二醇、孕甾醇、醋酸可的松、泼尼龙等。

(3)巴比妥类:巴比妥、戊巴比妥、阿普巴比妥钠、苯巴比妥、异戊巴比妥、甲苯比妥等。

(三)食品的辐射灭菌

1.国内外食品辐照灭菌研究概况

我国自 1958 年开始食品照射研究以来,先后开展了辐射保藏粮食、蔬菜、水果、肉类、蛋类、鱼类和家禽等的研究,获得了较好的杀虫、灭菌和抑制发芽、延长保存期和提高保藏质量的效果。辐射杀菌过程包括以下步骤:①加热到 65～75 ℃;②在真空中包装,即在不透湿气、空气、光和微生物的密封容器中包装;③冷却至辐射温度(通常为－30 ℃);④辐射 4～5 Mrad 剂量。在辐射工艺方面,辐射源和辐射装置不断增加和扩大,已经实现了食品辐照的商业化。1982 年,据不完全统计,世界上约有 300 个电子束装置和 110 个钴源装置用于辐射应用。1980 年 10 月底联合国粮农组织(FAO)、国际原子能机构(IAEA)和世界卫生组织(WHO)三个组织,组成辐照食品安全卫生专家委员会,通过一项重要建议——总体剂量为 1 Mrad 照射的任何食品不存在毒理学上的危害,用这样剂量照射的食品不再需要进行毒理试验。这一决定有利于大大减少人们对辐照食品是否安全卫生的疑虑,亦进一步推动了食品辐照加工工业的发展。

2.食品辐射灭菌的发展

近年来,世界各国批准的辐射食品品种有了很大发展,1974 年只有 19 种,1976 年增加到

25种,目前已有超过40个国家的卫生部门对上百种辐射食品商业化进行了暂行批准。这些食品包括谷物、土豆、洋葱、大蒜、蘑菇、可可籽、草莓、肉类半成品、鱼肉、鸡肉、鲜鱼片、虾、患者灭菌食物等,随之而来的是一批商业化食品加工企业的诞生。

(四)蛋白制品辐射灭菌

近年来,γ射线辐照灭活蛋白制品中病毒的研究越来越多,如处理凝血因子、清蛋白、纤维蛋白原、α_1-蛋白酶抑制剂、单克隆抗体、免疫球蛋白等。

1.γ射线处理凝血因子Ⅷ

γ射线辐照处理冻干凝血因子Ⅷ,14 kGy剂量可灭活4log及以上的牛腹泻病毒(BVDV),23 kGy剂量可灭活4log的猪细小病毒(PPV),在经28 kGy和42 kGyγ射线辐照后,凝血因子Ⅷ活性分别可保留65%和50%。

2.γ射线处理单克隆抗体

液态和冻干状态下的单克隆抗体在加和不加保护剂抗坏血酸盐的情况下分别用15 kGy、45 kGy的γ射线辐照,ELISA试验显示:15 kGy辐照下,加保护剂的液态单克隆抗体,其活性及抗体结合力与照射前基本一致,不加保护剂的抗体活性下降了3个数量级。在45 kGy辐照下,加保护剂的抗体结合力依然存在,而不加保护剂的抗体结合力消失。冻干状态下的单克隆抗体经45 kGy辐照后,不加保护剂组仍有抗体结合力,而加保护剂组抗体结合力更强,且前后试验对照发现不加保护剂时经45 kGy,辐照冻干状态产品比液态产品表现出更强的抗体结合力。同样,在不加保护剂的情况下分别用15 kGy、45 kGy的γ射线辐照,聚丙烯酰胺凝胶电泳(SDS-PAGE)显示,在重链和轻链的位置上没有可观察到的蛋白条带,相反,加保护剂后有明显的蛋白条带。聚合酶链式反应(PCR)试验显示,加和不加保护剂的样品经45 kGy γ射线辐照后,PPV的核酸经PCR扩增后无可见产物。研究表明,加保护剂或将样品处理成冻干状态均能降低γ射线辐照对蛋白活性的损伤。

3.γ射线处理蛋白制品

(1)处理纤维蛋白原:在27 kGy剂量照射下,至少有4log的PPV被灭活,在30 kGy剂量照射下,光密度测量显示,纤维蛋白原的稳定性大于90%。

(2)处理清蛋白:SDS-PAGE显示,随着照射剂量从18 kGy增加到30 kGy,清蛋白降解和聚集性都有所增加,高效液相色谱(HPLC)试验显示,二聚体或多聚体含量有所增加。

(3)处理α_1-蛋白酶抑制剂:30 kGy剂量照射下,4log及以上的PPV被灭活,当照射剂量率为1 kGy/h时,α_1-蛋白酶在25 kGy剂量照射下活性保留90%以上,在剂量增加到35 kGy时,其活性保留大约80%。

(4)处理免疫球蛋白(IVIG):50 kGy剂量照射下,SDS-PAGE显示,IVIG基本未产生降解,也没有发生交联,免疫化学染色显示,Fc区的裂解少于或等于3%,免疫学实验表明照射前后IVIG的Fab区介导的抗原抗体结合力和Fc区与Fcγ受体结合力均没有大的改变,定量逆转录聚合酶链式反应(RT-PCR)显示,照射前后IVIG的Fc区介导1L-1β mRNA表达的功能性是一致的。

(5)处理冻干免疫球蛋白:30 kGy处理冻干IgG制品,德比斯病毒灭活对数值大于或等于5.5半数组织培养感染剂量(TCID50)。IgG制品外观无变化,pH与未处理组相近,运用抗坏血酸、抗坏血酸钠、茶多酚等作为保护剂,效果明显。

一般情况下,20~50 kGy剂量的γ射线辐照几乎能灭活所有的病毒,但灭活病毒的同时,辐照剂量越大,对蛋白制品成分的损伤也越大,如何在灭活病毒的同时又保留蛋白有效成分、不破坏蛋白成分的活性,这将是γ射线辐照应用于蛋白制品病毒灭活的关键。下列条件可减少蛋白成分损伤:①清蛋白含量高;②加入辛酸钠;③低照射剂量率;④缺氧状态。加入抗氧化剂或自由基清除剂,或者利用一种手段使辐照过程中产生最小量的活性氧,可减少射线对蛋白成分的损伤。由于冻干状态下的蛋白制品所含水分少,经电离辐射后所产生的自由基少,对蛋白制品的损伤也会减弱。

(6)消毒冻干血浆:^{60}Co γ射线经 30 kGy 的辐照剂量能完全灭活冻干血浆中的有包膜病毒和无包膜病毒,照射后的血浆清蛋白等成分含量略有下降,凝血因子活性减少了 $30\%\sim40\%$,因此消毒效果可靠但对血浆蛋白活性有一定影响。

(五)辐射灭菌的优缺点

1.优点

(1)消毒均匀彻底:由于射线具有很强的穿透力,在一定剂量条件下能杀死各种微生物(包括病毒),所以它是一种非常有效的消毒方法。

(2)价格便宜、节约能源:在能源消耗方面辐射法也比加热法低几倍。

(3)可在常温下消毒:特别适用于热敏材料,如塑料制品、生物制品等。

(4)不破坏包装:消毒后用品可长期保存,特别适用于战备需要。

(5)速度快、操作简便:可连续作业,辐射灭菌法将参数选好后,只需控制辐射时间,而其他方法须同时控制很多因素。

(6)穿透力强:常规的消毒方法只能消毒到被消毒物品的外部,无法深入内部,如中药丸这种直径十几毫米的固态样品,气体蒸熏或紫外线无法深入它的中心去杀死菌体,从这一角度考虑,辐射灭菌是个理想的方法。

(7)最适于封装消毒:目前世界上大量高分子材料被应用于注射器、导管、连管、输液袋、输血袋、人工脏器、手套、各式医用瓶、罐和用具,而且很多国家对这些医疗用品采取"一次性使用"的政策。为此,出厂前要灭菌好,并在包装封装好后再灭菌,以防再污染,对这种封装消毒的要求,辐射处理是一种好方法。

(8)便于连续操作:因为"一次性使用"的医疗用品用量很大,所以消毒过程要求进行连续的流水作业,以西欧、北美为例,这种用品的消耗量从 1970 年的 120 亿件增加到 1980 年的 360 亿件,澳大利亚每年灭菌一次性使用的注射器 8 000 万只,此外还有大量的缝合线、针头等,只有采取连续操作流水作业,才能满足需要。

2.缺点

(1)一次性投资大。

(2)需要专门的技术人员管理。

六、电离辐射的损伤及防护

使用电离辐射灭菌时,不得不考虑电离辐射的损伤。一是对人的不慎损害;二是对被辐照物品的损害;三是要做好防护。

(一)电离辐射的损害

1.电离辐射对人体的损害

当电离辐射作用于人体组织或器官时,会引起全身性疾病,因接触射线的剂量大小、时间长短不同,发病缓急也有所不同。多数专家认为,本病是按一定的顺序呈阶梯式发展的,电离辐射是引起放射病的特异因子。

2.对物品的损害

电离辐射对物品的损害主要表现在对稳定性产生的影响,电离辐射对聚合分子可引起交联或降解,并放出 H_2、C_2H_6、CO、CO_2 或 HCl 等气体;高剂量可使其丧失机械强度,如聚烯烃类塑料可变硬、变脆,聚四氟乙烯可破碎成粉末。但常用的塑料在灭菌剂量范围内影响不大,如聚乙烯和酚醛照射 8 Mrad 无明显破坏,甚至照射 100 Mrad 损坏也不大。

(二)电离辐射的防护

电离辐射作用于机体的途径有内照射和外照射,从事开放源作业的危害主要来自内照射,从事封闭源作业的危害主要来自外照射。

1.内照射防护

根据开放源的种类和工作场所进行分类和分级,对不同类、不同级的开放型工作单位的卫生防护均应按有关规定严格要求。

2.外照射防护

从事这一行的操作人员须经专门的培训,合格后方可上岗,并且在操作过程中须采取以下的防护措施。①时间防护:尽量减少照射时间。②距离防护:尽可能增加作业人员与辐射源的距离。③屏蔽防护:尽量在屏蔽条件下作业。④控制辐射源的强度。

(何　翠)

参考文献

[1] 曾菲菲,张绍敏.护理技术[M].北京:北京大学医学出版社,2020.

[2] 罗尧岳,王红红.护理研究[M].长沙:中南大学出版社,2020.

[3] 李勇,郑思琳.外科护理[M].北京:人民卫生出版社,2019.

[4] 万霞.现代专科护理及护理实践[M].开封:河南大学出版社,2020.

[5] 高清源,刘俊香,魏映红.内科护理[M].武汉:华中科技大学出版社,2018.

[6] 王丹丹.现代护理学理论与基础医学研究[M].汕头:汕头大学出版社,2020.

[7] 叶志香,吴文君,邵广宇.外科护理[M].武汉:华中科技大学出版社,2018.

[8] 王庆华,张瑞星.护理研究[M].北京:人民卫生出版社,2020.

[9] 柳淑芳,汪艳霞.基本护理技术[M].武汉:湖北科学技术出版社,2018.

[10] 马雯雯.现代外科护理新编[M].长春:吉林科学技术出版社,2019.

[11] 窦立清.实用临床护理技术[M].长春:吉林科学技术出版社,2019.

[12] 王艳.常见病护理实践与操作常规[M].长春:吉林科学技术出版社,2020.

[13] 王晓艳.临床外科护理技术[M].长春:吉林科学技术出版社,2019.

[14] 李丽,石国凤,肖政华.实用护理综合技能实践[M].北京:中国中医药出版社,2020.

[15] 赵安芝.新编临床护理理论与实践[M].北京:中国纺织出版社,2020.

[16] 杨玉梅,余虹.基础护理[M].北京:北京出版社,2020.

[17] 蔡华娟,马小琴.护理基本技能[M].杭州:浙江大学出版社,2020.

[18] 马秀芬,王婧.内科护理[M].北京:人民卫生出版社,2020.

[19] 王林霞.临床常见病的防治与护理[M].北京:中国纺织出版社,2020.

[20] 方习红,赵春苗,高莹.临床护理实践[M].长春:吉林科学技术出版社,2019.

[21] 吴欣娟.临床护理常规[M].北京:中国医药科技出版社,2020.

[22] 李素霞.心内科临床护理与护理技术[M].沈阳:辽宁科学技术出版社,2020.

[23] 任潇勤.临床实用护理技术与常见病护理[M].昆明:云南科技出版社,2020.

[24] 张文霞.实用临床护理思维[M].长春:吉林科学技术出版社,2019.

[25] 张薇薇.基础护理技术与各科护理实践[M].开封:河南大学出版社,2021.

[26] 管清芬.基础护理与护理实践[M].长春:吉林科学技术出版社,2020.

[27] 丁明星,彭兰,姚水洪.基础医学与护理[M].北京:高等教育出版社,2021.

［28］肖娟.实用护理技术与专科护理规范［M］.长春:吉林科学技术出版社,2020.

［29］张晓霞,于丽丽.外科护理［M］.济南:山东人民出版社,2021.

［30］王岩.护理基础与临床实践［M］.北京:化学工业出版社,2021.

［31］张书霞.临床护理常规与护理管理［M］.天津:天津科学技术出版社,2020.

［32］吴旭友,王奋红,武烈.临床护理实践指引［M］.济南:山东科学技术出版社,2021.

［33］张春梅,闵小彦.重症血液净化护理［M］.北京:科学出版社,2021.

［34］姜雪.基础护理技术操作［M］.西安:西北大学出版社,2021.

［35］陈素清.现代实用护理技术［M］.青岛:中国海洋大学出版社,2021.

［36］韦翠荣.人性化护理干预在原发性高血压患者护理中的应用价值［J］.中国医药指南,2021,19(34):41-43.

［37］贺婷婷,彭相颖.个性化综合护理干预对慢性消化性溃疡患者负性情绪和生活质量的影响［J］.临床医学研究与实践,2022,7(17):167-169.

［38］唐小璐,李小强,何小宇,等.优质护理对脑膜瘤切除术后并发症的预防效果［J］.中国肿瘤临床与康复,2022,29(04):480-483.

［39］钟冬梅.优质综合护理对冠心病患者经皮冠脉介入术后自我管理能力和生活质量的影响［J］.医学信息,2022,35(11):190-192.

［40］杨红平.护理干预对慢性乙肝患者治疗依从性及生活质量的影响［J］.中国社区医师,2022,38(06):130-132.